LEHRBUCH

DER

KLEINEN CHIRURGIE

(VERBANDLEHRE, WUNDBEHANDLUNG, MASSAGE U. S. W.)

FÜR

STUDIERENDE UND ÄRZTE

VON

DR. GREGOR URBAN,

PRIVATDOZENTEN DER CHIRURGIE AN DER UNIVERSITÄT LEIPZI

MIT 254 ABBILDUNGEN IM TEXT.

LEIPZIG

VERLAG VON VEIT & COMP.

1896

Druck von Metzger & Wittig, Leipzig.

Vorwort.

Der Begriff „Kleine Chirurgie“ ist Schwankungen unterworfen, die Grenzen gegenüber der größeren Chirurgie sind nicht scharf zu ziehen. Ich habe in dem vorliegenden Buche diejenigen Kapitel der Chirurgie (nach Weglassung alles Zufälligen) aufgenommen und ihre Grundzüge namentlich für Anfänger festgestellt, die ich durch elf Semester als erster Assistent der chirurgischen Klinik in Leipzig unter dem Herrn Geheimen Rate Prof. Dr. Thiersch in dem gleichnamigen Kursus vortrug und praktisch einübte. Ich habe mich streng an die gewohnten Methoden gehalten und absichtlich nicht zu vielerlei Arten angegeben, um für Anfänger eine ganz bestimmte Bahn vorzuschreiben und den Umfang des Buches nicht unnötig auszudehnen. Die Abbildungen sind ungefähr zur Hälfte nach Photogrammen gezeichnet, die übrigen anderweiten Bildwerken teils ohne, teils mit Abänderungen entnommen. Der Kundige wird die Unterscheidung leicht treffen können.

Das Manuskript war vor einem Jahre annähernd fertiggestellt. Die Drucklegung hat sich durch anderweite Inanspruchnahme meiner Zeit unerwünscht in die Länge gezogen.

Möge die Schrift eine freundliche Aufnahme finden.

Leipzig, den 1. Januar 1896.

Dr. **Urban.**

Inhalt.

Erster Teil.

Verbandlehre.

Seite

1. Einfache Verbandstoffe 1
2. Binden 4
3. Bindengänge 8
4. Allgemeine Verbandregeln 11
5. Übersicht der wichtigsten typischen Verbände 13
   - I. Obere Extremität 14
   - II. Untere Extremität 18
   - III. Rumpf 27
   - IV. Kopf 39
6. Schleuderverbände 45
7. Tücherverbände 46
8. Feststellende Verbände 51
9. Schienenverbände 51
   - I. Obere Gliedmaße 51
   - II. Untere Gliedmaße 55
10. Polsterung der Schienen 59
11. Anfertigung einfacher Schienenapparate 61
12. Laden. Drahtschienen 63
13. Erhärtende Verbände 65
   - I. Der Gypsverband 66
   - II. Der Wasserglasverband 73
   - III. Der Leimverband 75

	Seite
14. Allgemeine Regeln für die Anlegung erhärtender Verbände	77
15. Regeln für die Stellung der Gelenke	84
16. Streckverband	88
17. Druckverband	96
18. Einrichtung der Knochenbrüche	98
19. Übersicht der wichtigsten Verbände bei Knochenbrüchen und Gelenkerkrankungen	102
I. Obere Extremität	104
II. Untere Extremität	113
III. Rumpf	121
20. Einfache Lagerungsvorrichtungen	122

Zweiter Teil.

Wundbehandlung.

Übersicht der Antiseptika	130
I. Karbolsäure	131
II. Sublimat	132
III. Salicylsäure	133
IV. Jodoform	133
I. Lister's Verfahren	136
II. Sublimatantisepsis. Dauerverband	138
III. Aseptisches Verfahren	141
Erläuterungen zu den obigen Vorschriften	147
I. Spray. Luft	147
II. Operateur und Assistenten	149
III. Instrumente	151
IV. Tupfmaterial	152
V. Drainage	153
VI. Naht	155
VII. Operationsfeld	155
VIII. Wundverband	155
Störungen im Wundheilungsverlaufe	157
Verfahren bei Operation nach Wahl	159
Verfahren bei frischen Verletzungen	160
Verbrennung	162
Behandlung infizierter Gewebe	166
Verbandsysteme	170
I. Der trockene Deckverband	170
II. Der Pulververband	171

Seite

III. Feuchter Verband 172
IV. Salbenverband 174
V. Pflasterverband 178
VI. Kollodiumverband 184
Schutz des Wundarztes gegen Infektion 186

Dritter Teil.

Narkose, Massage u. s. w.

1. Anästhetika 188
I. Örtliche Anästhesie 189
II. Allgemeine Anästhesie 192
Chloroformnarkose 192
Morphium-Chloroformnarkose 211
Äthernarkose 214
2. Wiederbelebungsversuche 216
3. Bruchbänder 221
4. Bäder. Umschläge 225
5. Massage 230
6. Einlauf 241
7. Katheterismus 245
8. Ätzmittel 254
9. Glühhitze 259
10. Punktion. Einspritzungen 263
11. Blutstillung 276
I. Oberextremität 286
II. Hals 287
III. Unterextremität 287
12. Die Naht 291
13. Künstliche Glieder 302
14. Hautverpflanzung 308

Anhang.

1. Eiterbildende Eingriffe 315
I. Fontanelle 315
II. Moxa 317
III. Haarseil 317

Seite
2. Blutentziehende Mittel 318
I. Blutegel. Hirudines 319
II. Schröpfen 320
III. Aderlaß 324
3. Hautreizende Mittel 326
I. Spanisches Fliegenpflaster 326
II. Senf 328
III. Jodtinktur 328
Register 331

Erster Teil.

Verbandlehre.

1. Einfache Verbandstoffe.

Die gegenwärtig gebräuchlichsten Verbandstoffe bestehen aus Leinwand oder Baumwolle, seltener aus Wolle.

1. Die *Leinwand* war noch vor wenigen Jahrzehnten der verbreitetste Stoff. Die Verbandmittel wurden aus ihr in zum Teil sehr kunstreiche Formen gearbeitet. Das gewöhnlichste Verbandmittel bildete die Scharpie, die teils geordnet, teils un-

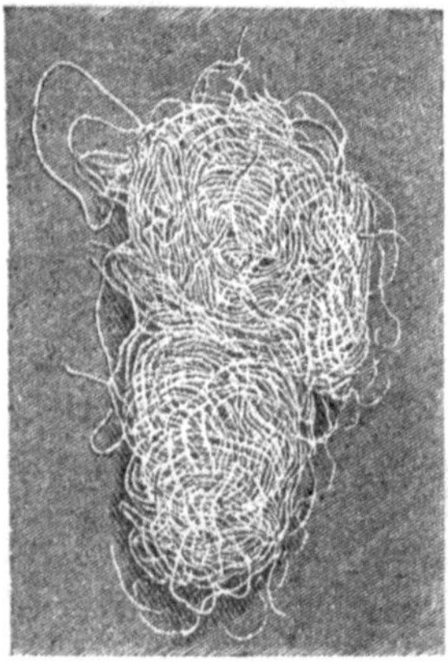

Fig. 1. Ungeordnete Scharpie.

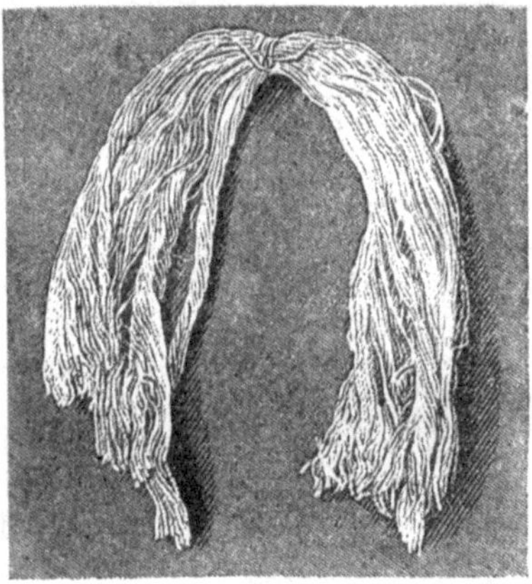

Fig. 2. Geordnete Scharpie.

geordnet angewandt wurde. Ich gebe 4 Abbildungen von Scharpieformen wieder. Fig. 1 stellt die ungeordnete Scharpie dar, wie sie durch einfaches Zupfen aus alter gebrauchter Leinwand gewonnen wird. Neue, ungebrauchte Leinwand läßt sich wegen ihrer Härte und Steifheit nicht verwenden.

Fig. 2 stellt dasselbe Präparat geordnet dar. Aus der geordneten Scharpie wurden Pinsel und Bäuschchen der verschiedensten Form hergestellt.

Fig. 3 giebt die unter der Bezeichnung Gitterscharpie bekannte Form. Sie wurde häufig auf die Wunde gelegt als Grundlage für die darauf zu legende ungeordnete Scharpie.

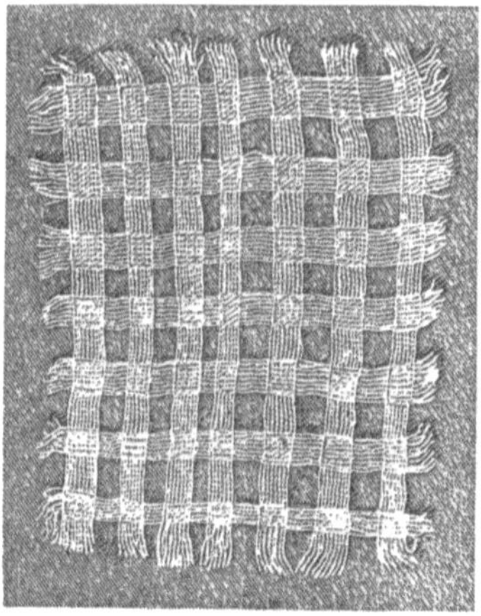

Fig. 3. Gitterscharpie.

Fig. 4. Haarseil oder Eiterband. (Wird im Anhang beschrieben.)

Die genannten Formen gehören der Vergangenheit an.

Gegenwärtig werden zuweilen noch Leinwandbinden in der chirurgischen Praxis verwendet als Unterlage für Flanell- und Gummibinden bei festen Einwickelungen der Extremitäten. Sie müssen aus gebrauchter feiner Leinwand hergestellt und ohne Kanten und Borten sein.

Zu den Übungen in den Verbandkursen werden in der Regel fabrikmäßig hergestellte Leinenbinden verwandt. Sie eignen sich zum chirurgischen Verbande nicht. Die Ränder sind derber gewebt als die Mitte der Binden. Die Mitte giebt nach und dehnt sich, während die Ränder fest bleiben, und so entsteht ein fortwährender Wechsel im Verbande zwischen zu festen und zu lockeren Stellen. Dies beeinträchtigt die Zirkulation in dem verbundenen Gliede.

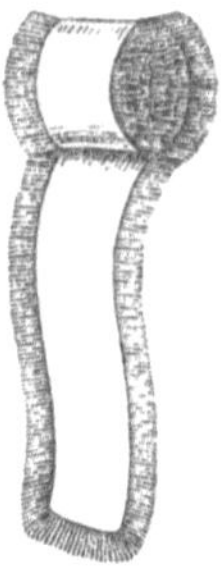

Fig. 4. Haarseil.

Für die ersten Übungen am Gesunden eignen sie sich wegen ihrer Festigkeit und leichten Handhabung. Die Fehler im Verbande treten sehr deutlich hervor, besonders, wenn an beiden Rändern der Binde farbige Streifen verlaufen.

2. *Baumwolle.* Aus Baumwolle werden gegenwärtig die gebräuchlichsten Verbandmittel hergestellt. Baumwolle ist die Samenwolle einer Anzahl tropischer Pflanzen aus der Gruppe der Melvaceen.

Durch Bearbeitung derselben werden die mannigfaltigsten Stoffe verfertigt. Sie ist weich und sanft. Ihre weite Verbreitung und ihre Bevorzugung vor der Leinwand verdankt sie neben den genannten Eigenschaften in erster Linie ihrer Billigkeit.

a) Das Rohprodukt stellt das unter dem Namen Lagerwatte oder Tafelwatte bekannte Verbandmittel dar. Es hat einen leicht gelblichen Farbenton, ist fettig und enthält vielfach Unreinigkeiten. Zum Wundverbande ist es ganz ungeeignet, weil es Flüssigkeiten entweder gar nicht oder nur in ganz geringer Menge annimmt. Die Lagerwatte wird hauptsächlich verwendet zur Polsterung von Schienen und Lagerungsapparaten.

b) Die Verbandwatte oder Bruns'sche Watte. Sie wird aus dem Rohprodukt dadurch hergestellt, daß man sie 1 bis 2 Stunden in einer 4 %igen Sodalösung kocht, dann trocknet und zupft. Durch die Einwirkung der Soda wird sie entfettet, durch das Kochen zugleich sterilisiert. Die Herstellung geschieht im Großen fabrikmäßig. Die Verbandwatte hat beim Wundverbande die größte Verbreitung und ist als aufsaugendes Mittel von keinem anderen bisher übertroffen. Die Lagerwatte schwimmt auf dem Wasser, die Verbandwatte sinkt sofort unter.

c) Mull und Gaze. Beides sind Gewebe aus entfetteter Baumwolle. Sie unterscheiden sich voneinander nur durch die Art der Herstellung. Das Aufsaugungsvermögen beider ist ungefähr gleichgroß. Sie werden verwandt als unterste Lage der Wundverbände, zur Einhüllung der losen Watte, um Kissen anzufertigen, zur Herstellung von Binden. Mull, Gaze und Verbandwatte sind vielfach mit antiseptischen Mitteln getränkt worden und kommen im Handel vor als Salicylwatte, Karbolwatte, Benzolwatte, Eisenchloridwatte, Jodoformgaze, Sublimatgaze u. s. w.

In derselben Weise hat sich die Industrie der verschiedenartigsten in früherer und neuerer Zeit als Verbandmittel verwendeten Stoffe bemächtigt, um sie mit Antisepticis zu imprägnieren und als antiseptische Verbandmittel in den Handel zu bringen. Sie alle hier zu erwähnen würde zu weit führen. Jeder Chirurg und jede Schule hat einige wenige Verbandmittel, mit denen sie auskommt. Der eine erzielt mit diesem, der andere mit jenem Mittel die gleich guten Erfolge: Wahl der richtigen Verbandart, Sorgfalt und Genauigkeit in der Ausführung sind die Grundbedingungen für die Erzielung guter Erfolge. Ich werde mich in den folgenden Ausführungen im wesentlichen an die Methoden und Grundsätze der Leipziger chirurgischen Klinik halten.

3. *Wolle.* Sie ist der teuerste der bisher angeführten Stoffe. Sie wird nur in der Form der Flanellbinden angewandt, als Unterlage für Kapselverbände, zur Einwickelung der Beine

bei venösen Stauungen, Ödemen, Beingeschwüren u. s. w., als äußerste Lage bei Priessnitz-Umschlägen.

4. Als weitere Verbandstoffe erwähne ich kurz: *Moos, Glaswolle, Holzwolle, Gras und Seegras, Hanf, Jute, Papier, Sägespäne, Holzkohle, animalische Kohle.*

Sie werden teilweise beim Wundverbande ihre Besprechung finden.

2. Binden.

Die Binden werden für chirurgische Zwecke aus weichen Stoffen hergestellt. Man reißt sie aus dem Stoffe in langen, schmäleren oder breiteren Streifen, je nach dem Umfange des Gliedes, für welches sie bestimmt sind.

Wenn die Binde gerissen ist, stellt sie einen ungeordneten Knäuel dar, der sich nur schlecht handhaben lassen würde. Man wickelt sie deshalb in geregelter Weise zu einer Rolle auf (Rollbinde). In dieser Form läßt sie sich bequem zum Verbande verwenden.

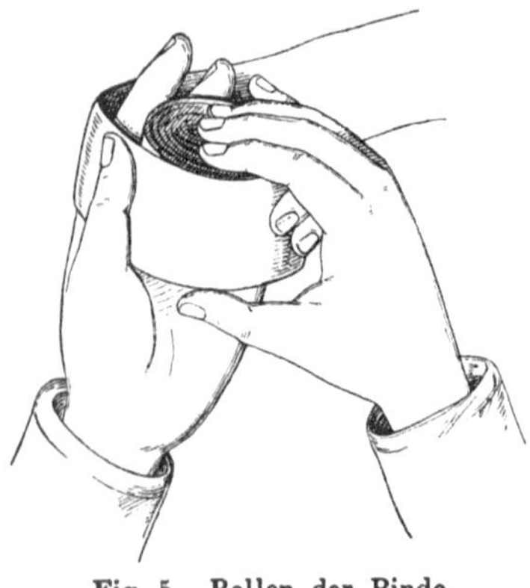

Fig. 5. Rollen der Binde.

Das Aufrollen geschieht entweder mit den Händen, oder mit Maschinen. Will man die Binde mit der Hand wickeln, so schlägt man das eine Ende derselben zuerst ein Stück (20 bis 30 cm) ein, rollt dieses Stück durch wiederholte Faltungen derselben zu einer kleinen Rolle zusammen, auf welche sodann die Binde in der Weise aufgerollt wird, wie es in Fig. 5 angegeben ist: Man nimmt das schon aufgerollte Stück zwischen Daumen und Zeige- oder Mittelfinger der rechten Hand, faßt den aufzurollenden Teil der Binde breit zwischen Daumen und Zeigefinger der linken Hand, so daß der freie Teil derselben über den Rücken der linken Hand herabhängt. Der aufgerollte Teil liegt in der linken Hohlhand unterhalb des aufzurollenden. Im Anfange wickelt es sich schlecht; je mehr aufgerollt ist, desto leichter und bequemer geht das Aufrollen von statten. Die linke Hand hält die Binde immer straff, damit die Rolle fest wird.

Die Technik des Bindenwickelns mit der Maschine erläutert Fig. 6. Die Maschine läßt sich an jedem Tisch festschrauben. Ein Bindenende wird mit dem Finger an der Rolle festgehalten, bis es durch Umdrehung der Kurbel von dem folgenden Teile der Binde selbst festgehalten wird. Die Metallscheibe bezweckt die Sicherung ebener Seitenflächen der Binde. Nach vollendeter

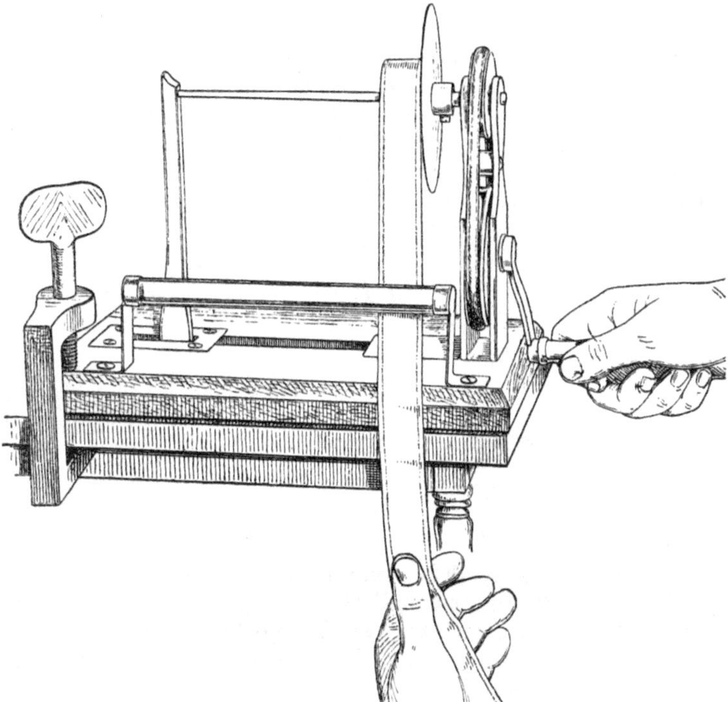

Fig. 6. Bindenwickelmaschine.

Aufrollung wird die Kurbel 1—3 mal in umgekehrter Richtung gedreht, dies erleichtert das Abschieben der Binde. Letztere wird über das freie Ende der Rolle herabgeschoben. Zu diesem Zwecke läßt sich der 2. Stützbalken herabklappen.

Die aufgerollte Binde muß fest sein; je lockerer sie gerollt ist, desto schlechter läßt sie sich handhaben.

Wird die Binde in demselben Sinne von einem Ende bis

zu dem andern vollständig aufgerollt, so erhält man die einköpfige Binde (Fig. 7). Das eine Ende der Binde liegt in der Mitte der Rolle, das andere an der äußersten Peripherie.

Die zweiköpfige Binde (Fig. 8) erhält man, wenn eine Binde zugleich von beiden Enden her aufgerollt wird, so daß sich die beiden Köpfe in der Mitte treffen. Die beiden Enden liegen in der Mitte der beiden Köpfe.

Durch Vernähen der beiden freien Enden zweier einköpfigen Binden erhält man ebenfalls eine zweiköpfige.

Man hat darauf zu achten, daß beide Köpfe auf derselben Seite der Binde liegen. Sie erfüllt sonst ihren Zweck schlecht.

Die dreiköpfige oder T-Binde erhält man, wenn auf die Mitte einer zweiköpfigen Binde eine einköpfige mit dem freien Ende festgenäht wird (Fig. 9).

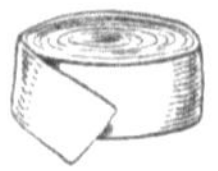

Fig. 7. Einköpfige Binde.

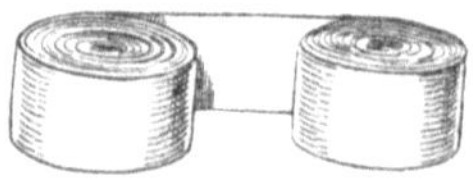

Fig. 8. Zweiköpfige Binde.

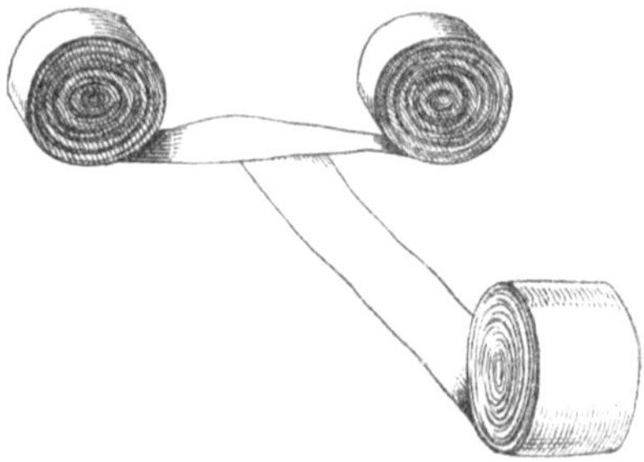

Fig. 9. Dreiköpfige Binde.

Die zweiköpfige Binde verwendet man zuweilen bei Kopfverbänden (Mitra Hippocratis, Capistrum duplex, Binoculus), doch auch hier in der Regel nur als Übungsstück. In der Praxis findet sie heutzutage kaum noch Anwendung. Sie wird durch die einköpfige ersetzt.

Die T-Binde wurde vielfach zu Beckenverbänden (nach Steinschnitt) empfohlen. Sie ist ebenfalls entbehrlich.

Die vielköpfige (18-köpfige oder SCULTET'sche) Binde besteht aus einer Anzahl einzelner Bindenstreifen, die so lang sind, daß sie den einzuhüllenden Teil $1^1/_3$ mal umgeben. Sie werden in der in Fig. 10 abgebildeten Weise nebeneinander geordnet, so daß jeder Streifen den nächsten centralen zur Hälfte deckt; darauf wird der einzuwickelnde Körperteil gelegt. Sodann werden die Enden (Köpfe) der einzelnen Bindenstreifen über der Vorderfläche der Gliedmaßen gekreuzt. Jeder folgende, centralwärts gelegene Streifen hält den vorhergehenden fest. Die Entfernung des Verbandes geschieht in umgekehrter Reihenfolge. Der Verband hat den Zweck, eine Wunde, die auf der Vorder- oder Seitenfläche des Gliedes liegt, frei zugängig zu machen, ohne die Gliedmaßen aufzuheben. Die Wunde wird vor Anlegung der Binden mit einem aufsaugenden Stoffe bedeckt.

Der Verband wird gegenwärtig kaum noch angewandt. Er erübrigt sich durch den dreiteiligen Schienenverband und die vervollkommnete Technik der gefensterten Kapselverbände.

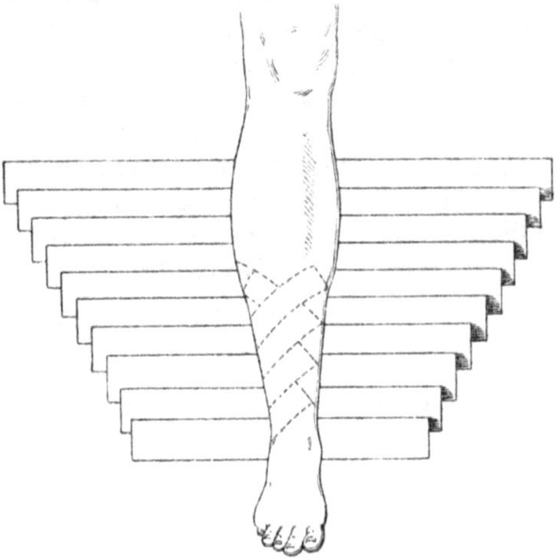

Fig. 10. Vielköpfige Binde.

Als hauptsächlichste Stoffe zur Anfertigung von Binden benutzen wir Mull und appretierte Gaze.

Die Mullbinde dient als unterste Lage der Wund- und Schienenverbände zur Befestigung der Verbandstücke. Sie wird im allgemeinen überall da gebraucht, wo die Möglichkeit besteht, daß die Binde mit der Haut in unmittelbare Berührung kommt. Sie ist weich und nachgiebig und verursacht keinerlei mechanische Reizung. Wir benutzen sie ferner bei Leim- und Wasserglasverbänden zur Aufnahme des erhärtenden Stoffes. Die appretierte oder imprägnierte Gazebinde, Dextrinbinde, ist aus gewöhnlicher Gaze durch Tränkung mit einer Dextrinlösung hergestellt. Sie bildet die oberste Lage aller Wund- und Schienenverbände, deren Dauer auf Tage oder Wochen berechnet ist. Die Mullbinde allein verschiebt sich sehr leicht. Die letztere wird trocken angelegt, die Dextrinbinde vor dem Gebrauch mit Wasser angefeuchtet. Sie trocknet auf dem Verbande in kurzer Zeit, die einzelnen Gänge werden durch den Klebstoff aneinander befestigt und es entsteht dadurch eine Art Kontentivverband, der Tage und Wochen lang unverrückt liegen bleibt.

Mit der bloßen Haut darf die Dextrinbinde unter keinen Umständen in unmittelbare Berührung kommen, weil sie beim Trocknen starr wird, die Haut reibt und Abschürfungen verursacht.

In zweiter Linie benutzen wir die imprägnierte Gaze in der Regel zur Herstellung der Gypsbinden.

Die Flanellbinde wird nur in den oben angegebenen Fällen benutzt.

Neben diesen 3 Arten von Binden findet die Gummibinde ihre eigenartige Verwendung. Sie besteht entweder ganz aus dehnbarem Kautschuk (schwarze Gummibinde) oder der Kautschuk ist in dünnen Schnüren in Gewebe eingelegt. Die erstere Art ist fester und kräftiger, die zweite weniger haltbar und schwächer. Sie findet hauptsächlich Verwendung bei der ESMARCH'schen Blutleere und bei Druckverbänden. In den ersten Jahren der antiseptischen Wundbehandlung bildete sie den regelmäßigen Abschluß des antiseptischen Wundverbandes.

3. Bindengänge.

1. Die Grundlage aller Bindengänge bildet der *Rundgang* (Fig. 11, *a*) (Kreisgang, Kreistour, Fascia circularis). Mit ihm beginnt und endet jeder Verband. Der Rundgang ist nur da anwendbar, wo ein Körperteil weder an Umfang zu- noch abnimmt. Jeder folgende Gang deckt den vorhergehenden vollständig.

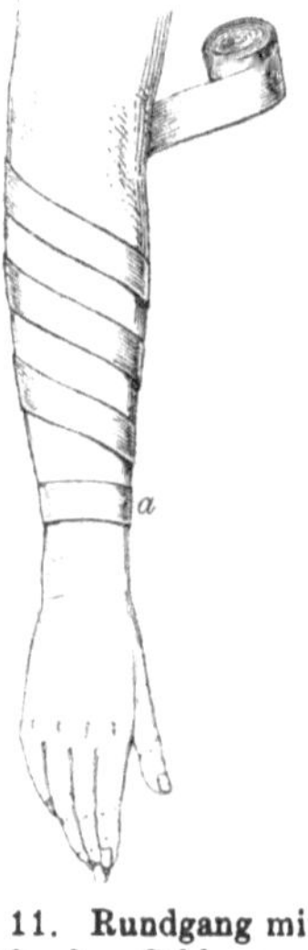

Fig. 11. Rundgang mit anschließendem Schlangengang.

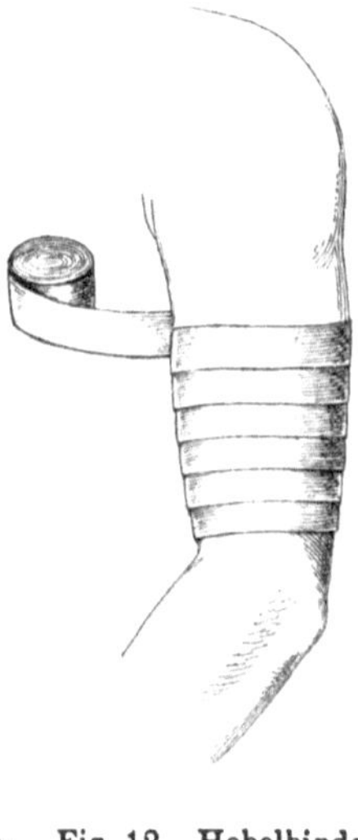

Fig. 12. Hobelbinde.

2. Die *Hobelbinde* (Dolabra currens) (Fig. 12). Jeder folgende Gang deckt den vorhergehenden zur Hälfte. Sie findet an den Teilen Anwendung, wo der Umfang nur mäßig zunimmt. Die Hobelbinde kann aufsteigend und absteigend angelegt werden, je nachdem man an der Extremität von der Peripherie nach dem Centrum

oder umgekehrt wickelt. Schulgerecht ist nur die aufsteigende Hobelbinde.

3. Der *Umschlag* (Dolabra reversa, Renversé) (Fig. 13, 14, 15). Nimmt ein Körperteil stärker an Umfang zu, so reicht die laufende Hobelspanbinde nicht aus. Die einzelnen Gänge würden klaffen, der obere Rand der Binde einschneiden, der untere lose abstehen. Um dies zu verhüten macht man

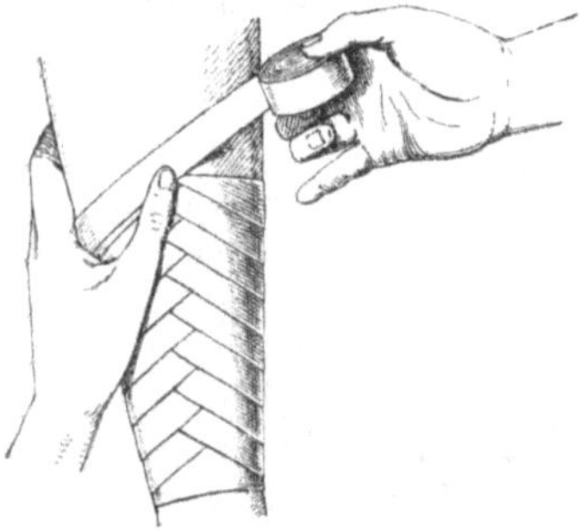

Fig. 13. Umschlag I.

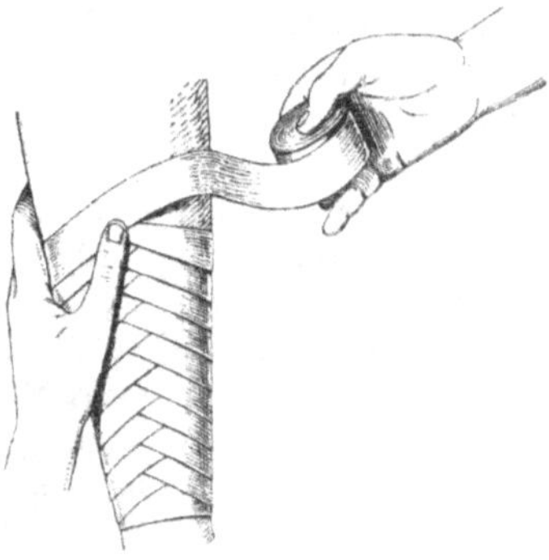

Fig. 14. Umschlag II.

Umschläge, derart, daß der obere Rand der Binde an Stelle des unteren und umgekehrt gesetzt wird. Ist man z. B. mit der Einwickelung des Unterschenkels beschäftigt, so genügt bei dem Beginne der Wadenmuskulatur die laufende Hobelbinde nicht mehr. Sobald bei gewöhnlicher Hobelbinde der untere Rand klaffen würde, beginnen die Umschläge: Man legt die Hohlhand und die ulnaren 4 Finger der linken Hand um die Seiten- und Hinterfläche des Gliedes, setzt den linken Daumen fest auf den oberen Rand der Binde — am Unterschenkel z. B. entsprechend der Schienbeinkante — während man den Bindenkopf in der gewohnten Weise zwischen Daumen und Zeige- oder Mittelfinger der rechten Hand hält. Jetzt tauscht man die Finger der rechten Hand.

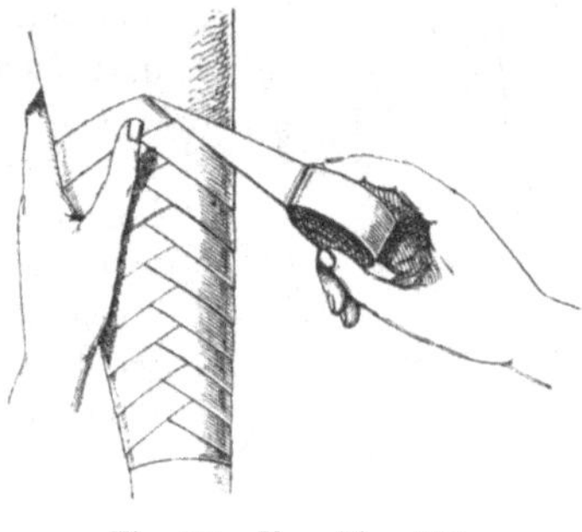

Fig. 15. Umschlag III.

Während bisher der Daumen dem Verbindenden zugekehrt war, kommt er nun an die entgegengesetzte Seite und der andere Finger bleibt dem Verbindenden zugekehrt. Erst jetzt schlägt man die Binde von oben nach unten um, so daß der Daumen wieder dem Verbindenden zugekehrt ist. Es ist dabei mit besonderer Sorgfalt zu beachten, daß der Bindenkopf nur so wenig abgerollt ist, als zum Umschlag unbedingt nötig ist, und daß die Binde beim Umschlagen auch nicht im geringsten gespannt wird. Beim Umschlage darf nur eine einzige glatte Falte entstehen. Ist die Binde zu weit abgerollt, so reicht der Umschlag um den ganzen Umfang der Extremität herum, bis in den nächstfolgenden Umschlag hinein, und es entsteht hier ein Wulst oder eine doppelte Falte. Wird die Binde beim Umschlagen gespannt, so entstehen mehrere Falten, oder sie wird gar strickartig zusammengerollt. In beiden Fällen bilden sich drückende Wülste, die durchaus fehlerhaft sind. Die Umschläge werden fortgesetzt, bis der steile Anstieg des Umfanges der Extremität aufhört und es treten an ihre Stelle wieder Hobelspan- oder Kreisgänge.

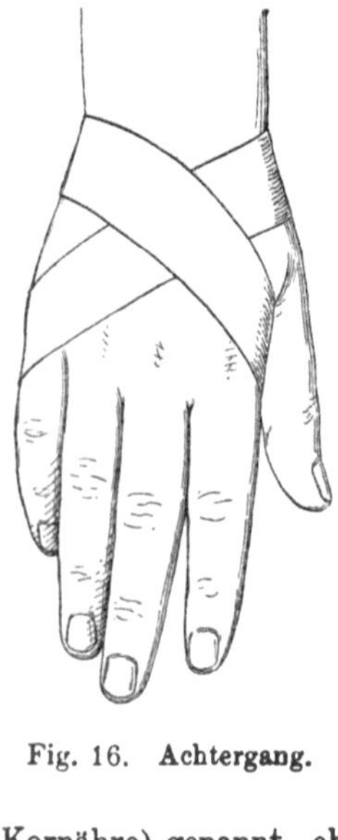

Fig. 16. Achtergang.

Der Umschlag ist der zierlichste aller Bindengänge. Damit er regelrecht liegt, die Binde fest sitzt und ein gleichmäßiges Aussehen gewinnt, ist es erforderlich, daß der Daumen immer so aufgesetzt wird, daß die Umschlagsstellen von unten nach oben eine gerade Linie darstellen.

4. Der *Achtergang* (Fascia cruciata, Kreuzgang) (Fig. 16). Der Achtergang kommt zur Anwendung, wenn die Binde von einem Körperteil über ein Gelenk auf einen anderen übergeht. Die Kreuzungen werden an den einzelnen Gelenken auf ganz bestimmte Stellen gelegt. Die Bezeichnung hat die Tour von ihrer Form. Ein System von Kreuzgängen wird Spica (Kornähre) genannt, ebenfalls entlehnt von ihrer Form. Die Einwickelung des Ellbogen- und Kniegelenkes heißt: Testudo (Schildkröte). Der Verband umgiebt die Streckseite der beiden Gelenke wie die Hornschale die Schildkröte.

Die genannten vier Formen bilden die Grundlage aller regelmäßigen, schulgerechten Bindenverbände. Daneben verdienen jedoch noch zwei Arten Erwähnung, von denen die eine überhaupt unzulässig ist, die andere nur in ganz seltenen Ausnahmefällen Anwendung finden darf:

5. Der *Schlangengang* (Dolabra repens) (Fig. 11).

6. Die *klaffende Binde* (Fig. 17).

Die beiden Grundregeln für jeden Verband sind: 1. Jeder folgende Bindengang deckt den vorhergehenden zur Hälfte. 2. Die Binde muß in ihrer ganzen Breite gleichmäßig fest anliegen. Nimmt ein Körperteil allmählich immer mehr an Umfang zu, so wird man bei aufsteigender Hobelbinde bald nicht mehr diese beiden Grundregeln zu erfüllen im stande sein. Entweder man wickelt nach dem ersten Gesetze, dann entsteht die klaffende Binde, der obere Rand der Binde liegt fest an und schnürt, während der untere lose vom Körper absteht. Die klaffende Binde ist in jedem Falle zu vermeiden, sie ist fehlerhaft. Sie schnürt das Glied stellenweise zu fest ein und erzeugt dadurch Unregelmäßigkeiten in den Kreislaufsbedingungen; außerdem gleitet die klaffende Binde leicht ab.

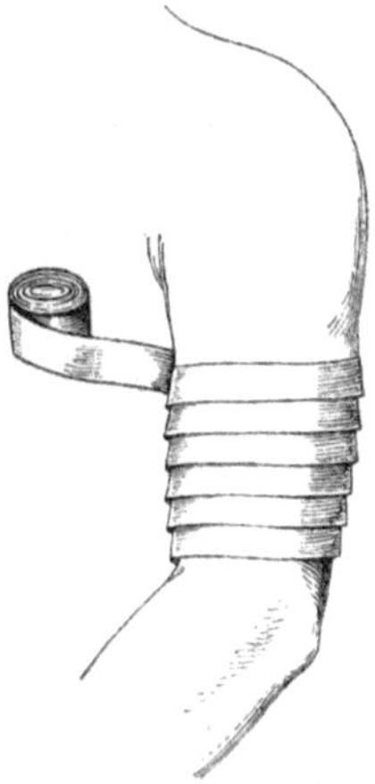

Fig. 17.
Klaffende Binde.

Berücksichtigt man in erster Linie die zweite Forderung, die Gleichmäßigkeit des Druckes, so werden sehr bald die Bindengänge einander nicht mehr zur Hälfte decken und einander schließlich nicht mehr berühren; es entstehen freie Zwischenräume zwischen den einzelnen Gängen. Für eine regelrechte Bindeneinwickelung ist diese Form nicht verwendbar und im allgemeinen ebenfalls auszuschließen. Nur in einem Falle kann man sie unter Umständen verwenden: zur losen provisorischen Befestigung größerer Verbände um Assistenz zu sparen, jedoch muß sich immer noch ein regelrechter Bindenverband anschließen.

4. Allgemeine Verbandregeln.

1. Jeder Verband beginnt und endet mit einem Rundgange. Der erste Rundgang wird durch einen zweiten gedeckt und fest-

gehalten — befestigender Rundgang; dadurch wird jedes Abgleiten beim Beginne des Verbandes verhütet.

2. Der noch nicht abgerollte Bindenteil ruht auf dem abgerollten. Das Abrollen ist so viel bequemer, als wenn der Kopf unterhalb der Binde liegt. Nur beim Umschlage ist es gestattet, abwechselnd den Bindenkopf einmal auf, einmal unter dem abgerollten Teile zu halten. Geht man jedoch bei Fortsetzung des Verbandes wieder zu anderen Bindengängen über, so hat man darauf zu achten, daß der letzte Umschlag so eingerichtet wird, daß die Rolle auf der Binde ruht.

3. Die Rollbinde wird zunächst zwischen Daumen und Mittelfinger der rechten Hand gehalten und geht abwechselnd aus einer Hand in die andere über, ohne das Glied zu zerren oder zu drücken. Das Anlegen der Binde muß sanft und gleichmäßig geschehen.

4. Die Richtung des Wickelns ist von links nach rechts, vom Verbindenden aus gerechnet, d. h. der Anfang der Binde wird bei Beginn des Verbandes in die linke Hand genommen, die Rolle in die rechte und in dieser angefangenen Richtung weiter fortgefahren; diese Vorschrift entspricht der natürlichen Geschicklichkeit der Mehrzahl. Eine andere Vorschrift lautet: Wickelrichtung von innen nach außen, d. h. an den Extremitäten von der Innenfläche über die Vorderfläche nach der Außenfläche u. s. f. Sie stimmt für die linken Extremitäten mit unserer Vorschrift überein, für die rechte Seite verlangt sie die umgekehrte Richtung. Sie ist weniger geschickt und daher nicht zu empfehlen.

5. Der Verbindende steht immer vor dem Kranken, mit dem Gesicht dem Gesicht des Kranken zugekehrt. Beim Verbinden der Extremitäten steht er an der Peripherie.

6. Der Assistent (Gehilfe) steht der Regel nach an der Seite des zu Verbindenden, dem Verbindenden gegenüber. Ist der Kranke bettlägerig, so empfiehlt es sich häufig, den Assistenten auf die gesunde Seite neben das Bett zu stellen.

7. Jedes Glied wird vor dem Anlegen des Verbandes wenn möglich in die Stellung gebracht, die es später beibehält, wenn nicht, so doch annähernd in diese Stellung Ein krankes Ellbogengelenk wird z. B. fast ausnahmslos in rechtwinkliger Beugestellung gehalten. Wird der Arm in Streckstellung verbunden und nachträglich gebeugt, so entstehen in der Ellenbeuge Schnürungen, die zu unangenehmen Zufällen Veranlassung geben.

8. Jeder folgende Gang deckt den vorhergehenden zur Hälfte. Diese Vorschrift ist natürlich nicht mit mathematischer Genauigkeit aufzufassen; aber die Regelmäßigkeit ist Voraussetzung für die Gleichmäßigkeit des Verbandes.

9. Der Grad der Festigkeit eines Verbandes ist schwer zu bestimmen. Dies zu beurteilen ist Sache der Übung. Der Verband soll so fest sein, daß er nicht abgleitet, so locker, daß er nicht drückt oder Zirkulationsstörungen verursacht.

10. Der Regel nach umfaßt jeder Verband das dem erkrankten Teil nächste höher und nächste tiefer gelegene Gelenk mit. Die Gelenke bilden die natürlichen Stützpunkte. Wenn sich andere Stützpunkte finden, so kann von dieser Regel abgewichen werden.

11. Die Entfernung der Binden geschieht entweder durch Abwickeln oder Durchschneiden. Wickelt man die Binde ab, so muß es sanft ohne jede Dehnung, Zerrung oder Druck auf den verbundenen Teil geschehen. Die Binde wird ähnlich wie beim Anlegen um den Körperteil herum aus einer in die andere Hand gegeben. Man soll dabei die Binde immer möglichst zusammengeballt halten. Will man sie wieder benutzen, so wird sie erst aufgerollt, wenn sie vollständig entfernt ist.

Schneidet man die Binde durch, so verzichtet man von vornherein auf die Wiederbenutzung. Das Aufschneiden soll immer an einer Seite geschehen, wo der Knochen durch dicke Weichteillagen geschützt ist, jedenfalls nicht unmittelbar unter der Haut liegt, wie z. B. die Schienbeinkante. Desgleichen soll man Linien vermeiden, in denen man im Winkel schneiden müßte, z. B. die Vorderfläche des Fußgelenkes. Als dritter wichtiger Punkt gilt die Vermeidung der verwundeten Stellen.

5. Übersicht der wichtigsten typischen Verbände.

Die folgenden Seiten geben die Grundregeln für das Anlegen von Verbänden an den einzelnen Körperteilen. Es sind zum Teil volle Verbände, wie die Kopfverbände, zum Teil geben sie nur die Arten wie ein Körperteil verbunden werden soll, ohne immer den Teil in der weitesten Ausdehnung zu umfassen. In diesen Fällen nehmen wir stets als Normalzahl der unbegrenzt wiederkehrenden gleichartigen Bindengänge die Zahl 3 an. So kann z. B. die Spica humeri unter Umständen mit 3 Achtergängen vollständig genügend sein, während in anderen Fällen ein ausgedehnter Verband 10 und mehr Achtergänge erfordert. Die Richtungsangabe: „von links nach rechts“ und dergl. ist, wenn nichts Gegenteiliges beigefügt, vom Standpunkt des Verbindenden aus gemeint.

I. Obere Extremität.

Alle Verbände an der Hand beginnen mit einem Rundgange und einem befestigenden Rundgange unmittelbar oberhalb des Handgelenkes in der Höhe des Proc. styloideus radii et ulnae und enden in derselben Höhe. Hier haben sie ihren natürlichen Stützpunkt.

1. *Spica manus* (Fig. 18). Die Hand wird in Pronation gehalten. Der Verband beginnt mit einem Rundgange und befestigenden Rundgange (1) in der Höhe des Proc. styloid. radii et ulnae, die Binde führt sodann von links oben nach rechts unten (2) schräg über den Handrücken bis zur Höhe des Köpfchens des am meisten nach rechts liegenden Mittelhandknochens (3) — also an der rechten Hand von ulnar und oben nach radial unten, an der linken von radial oben nach ulnar unten. In der Höhe der Köpfchen der Mittelhandknochen wendet sich die Binde auf die Hohlhandfläche, verläuft quer über die Hohlhand von rechts nach links, kehrt links zum Handrücken zurück und geht schräg von links unten nach rechts oben (4, 5) zum Handgelenk zurück. Der erste Achtergang ist vollendet. Ihm folgen noch 2 in derselben Richtung (6—12) nach der Peripherie fortschreitend und der Schlußgang als Rundgang in der Höhe des Anfangsganges (13).

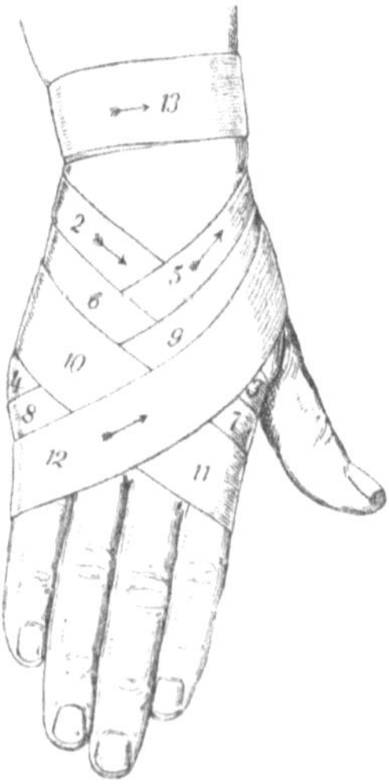

Fig. 18. Spica manus.

2. *Cheirotheca* (Panzerhandschuh) (Fig. 19). Einwickelung der einzelnen Finger. Hand in Pronation. Der Verband beginnt, wie die Spica manus mit einem Rundgange und befestigenden Rundgange in der Höhe des Process. styl. radii et ulnae (1). Die Binde steigt dann von links oben nach rechts unten über die Streckfläche der Mittelhand bis zur Basis des

Fingers, welchen man zu verbinden beabsichtigt (2, 3), von hier mittelst gedehntem Schlangengang bis zur Fingerspitze herab. Der Schlangengang ist durch die folgenden Gänge verdeckt. Der 5. Finger ist in Fig. 19 nicht vollständig eingewickelt, um diesen Gang zu zeigen. Nun erst beginnt die regelrechte Einwickelung des Fingers von der Spitze bis zur Basis mit festen aufsteigenden Hobelspangängen. Die bisherigen Gänge dienten lediglich zur Befestigung des Fingerverbandes nach oben. Würde

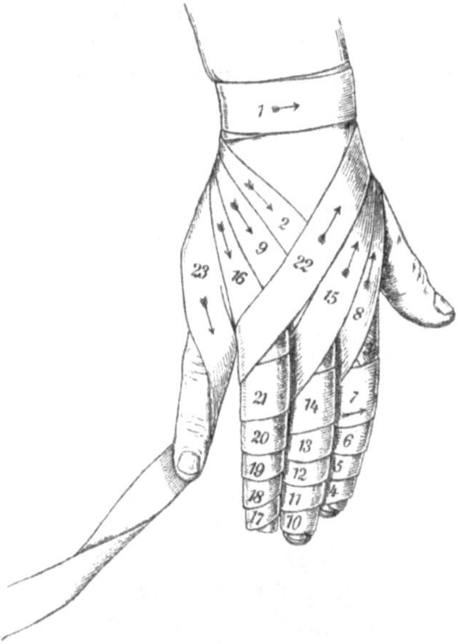

Fig. 19. Cheirotheca.

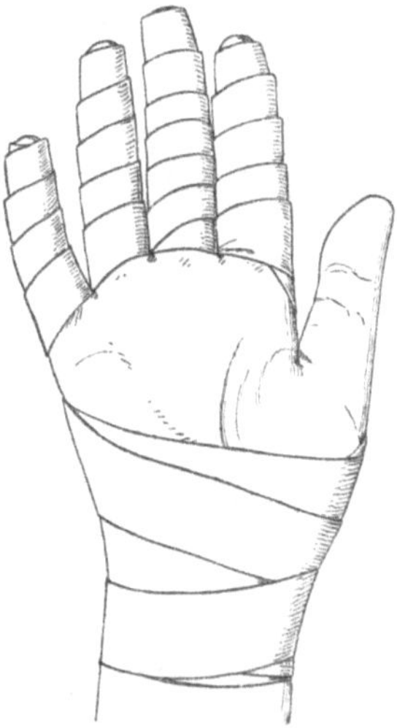

Fig. 20. Cheirotheca von der Hohlhand aus gesehen.

man nur den Finger einwickeln und dem Verbande nach oben keine feste Stütze geben, so könnte man ihn wie einen Handschuhfinger abziehen. Ist der Finger bis zur Basis eingewickelt (4, 5, 6, 7), so kehrt die Binde nach rechts oben über den Handrücken zum Handgelenk zurück, indem sie die absteigende Tour auf dem Handrücken kreuzt (8). Die folgenden Finger werden in derselben Weise jeder für sich eingewickelt. Die Binde kehrt nach Einwickelung jeden Fingers immer wieder zum Handgelenk zurück. Die Hohlhand muß vollständig frei bleiben (Fig. 20). Die über die Mittelhand auf- und absteigenden Gänge ziehen stets über die Streckseite. Je nachdem man nur einen oder einzelne Finger verbindet oder sämtliche, unterscheidet man die Cheirotheca incompleta (Fig. 21) und completa.

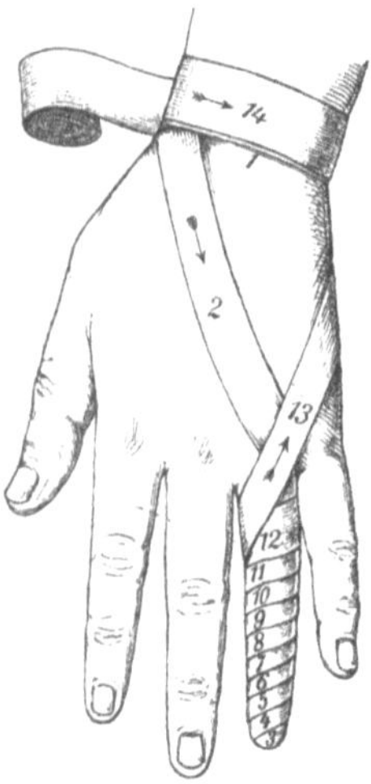

Fig. 21.
Cheirotheca incompleta.

3. Die gewöhnlich in den Lehrbüchern aufgeführte *Spica pollicis* erübrigt sich durch die regelrechte Einwickelung des Daumens ganz analog den anderen Fingern. Die regelrechte Kornähre des Daumens ist ein System von Achtergängen, die um Daumen und Handgelenk verlaufen und ihre Kreuzung auf der Streckseite des Daumens haben. Beginn und Ende wie bei der Spica manus.

4. *Involutio antibrachii.* Beginn in der Höhe des Proc. styl. radii et ulnae in der gewohnten Weise. Es folgen aufsteigende Hobelspangänge, später Umschläge. Der Verband endet unmittelbar unterhalb des Ellbogengelenkes mit einem Rundgange.

5. *Testudo cubiti* (Schildkröte des Ellbogengelenkes) (Fig. 22). Rechtwinklige Stellung des Ellbogengelenkes, Vorderarm in Supination. Beginnt mit einem Rundgange und befestigenden Rundgange 10—15 cm unterhalb der Höhe des Olekranon (1). Die Binde steigt über die Beugefläche des Ellbogengelenkes (2) zum Oberarm empor, macht um Innenfläche, Streck- und Außenfläche einen Rundgang (3) und kehrt an der Beugefläche zum Vorderarm zurück (4). Der untere Rand der Tour um den Oberarm ist von der Spitze des Olekranon genau so weit entfernt, wie der obere Rand des ersten Ganges um den Vorderarm. Das gleiche Verhältnis bleibt bestehen für die jeweiligen einander entsprechenden folgenden Gänge. Ferner ist

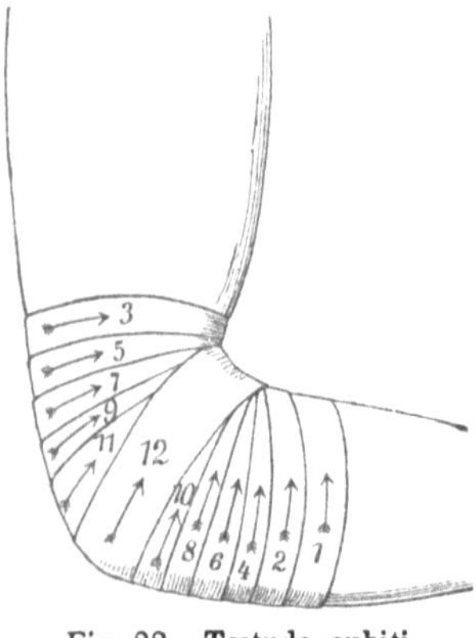

Fig. 22. Testudo cubiti.

sorgfältig darauf zu achten, daß die einzelnen Gänge nur auf der Beugeseite eine auf- oder absteigende Richtung haben, auf den übrigen drei Flächen jedoch streng nach Art eines Rundganges angelegt sind, d. h. daß die Binde in senkrechter Richtung zur Längsachse des Vorderarmes oder des Oberarmes liegt, sonst wird die Binde zu leicht klaffend mit allen Nachteilen der klaffenden Binde.

Der freie Raum an der Streckfläche, welcher zwischen dem ersten Bindengange am Vorderarm und am Oberarm geblieben ist, wird durch abwechselnde Gänge (5—11) am Vorderarm und Oberarm gedeckt. Die Gänge des Vorderarmes steigen auf, die des Oberarmes steigen ab, sodaß immer ein voller Gang am Vorder- und Oberarm die Form einer 8 beschreibt: je eine Öffnung am Ober- und Vorderarm, die Kreuzung an der Beugefläche des Ellbogengelenkes. Der Verband schließt mit einem Rundgange über die Höhe des Ellbogengelenkes (12).

6. *Involutio humeri.* Der Verband beginnt mit den beiden Rundgängen unmittelbar oberhalb des Ellbogengelenkes. Es folgen aufsteigende Hobelspangänge, er endet unmittelbar unterhalb des Schultergelenkes mit einem Rundgange. Nur in seltenen Fällen sind Umschläge nötig, bei ungewöhnlich stark entwickelter Oberarmmuskulatur.

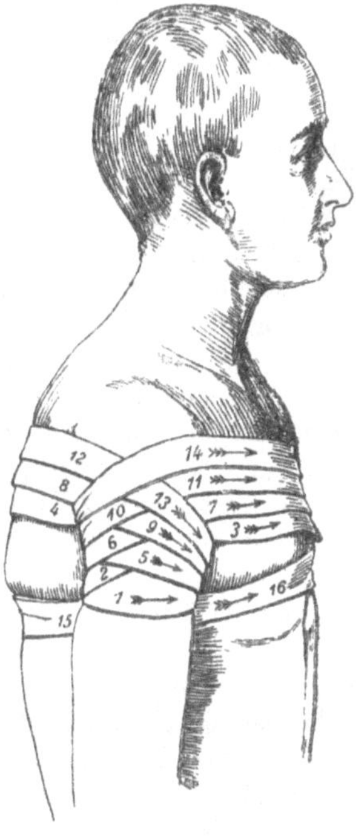

Fig. 23. Spica humeri dextri ascendens lateralis.

7. *Spica humeri* (Fig. 23). Arm in geringer Abduktionsstellung entsprechend der Seitenfläche des Thorax. Rechter Arm. Beginn am Oberarm unmittelbar unterhalb der Achselhöhle mit den beiden Rundgängen (1); der folgende Gang verläuft von der Innenfläche über die Hinter- und Außenfläche des Oberarmes (2), über die Vorderfläche des Schultergelenkes und die Vorderfläche des Thorax (3) zur linken Achselhöhle; von da über die Rückenfläche des Brustkorbes schräg aufsteigend zur

Streckfläche des rechten Schultergelenkes zurück (4) (niemals in d. r. Achselhöhle!), geht von hier über die Vorder- zur Innenfläche des Oberarmes (5). Der erste Achtergang ist vollendet. Die kleine Öffnung der 8 liegt am Oberarm, die große umfaßt den Thorax, die Kreuzung liegt auf der Außenfläche des Oberarmes. Die folgenden Achtergänge verlaufen in ganz derselben Weise nach oben aufsteigend (6—14). Zuletzt folgt der schließende Rundgang, von der Achselhöhle der gesunden Seite aus um den Thorax in der Höhe der Brustwarzen (15, 16). Die Spica humeri der linken Seite ist ganz analog. Nur verlaufen hier die Achtergänge vom Oberarm aus über die Rückenfläche des Brustkorbes zur Achselhöhle der gesunden Seite und über die Vorderfläche zurück.

Die Spica humeri descendens ist, wie schon oben erwähnt, nicht schulgerecht. Sie beginnt in der Höhe der Brustwarzen am Thorax und endet am Oberarm. Alle Bindengänge verlaufen ebenso wie die eben angeführten, nur ist die Reihenfolge derselben umgekehrt. Je nachdem man die Kreuzungen über der Streckseite des Schultergelenkes auf die Vorderfläche, Außenfläche oder Hinterfläche des Schultergelenkes legt, hat man von Alters her die Verbände bezeichnet als Spica humeri anterior, lateralis oder posterior. Wenn man dabei erwägt, daß alle drei Modifikationen sowohl bei der aufsteigenden wie bei der absteigenden Kornähre vorkommen, so folgen daraus sechs Arten der Spica humeri. Die in Fig. 23 abgebildete Spica humeri ascendens lateralis ist die Grundform, nach der sich die anderen Spielarten leicht herstellen lassen. Sie sind übrigens sämtlich überflüssig.

Dieselbe Variationslust wiederholt sich an der unteren Extremität bei der Spica coxae (S. 25).

II. Untere Extremität.

Wie der Bau der unteren Extremität dem der oberen in vieler Beziehung analog ist, so kehren auch bei den Verbänden mit entsprechenden Abänderungen die Gänge wie an der oberen Gliedmaße wieder.

Die Einwickelung der Zehen fällt in der Regel weg. Der Körperteil ist zu klein. Ist bei Erkrankung derselben ein Verband nötig, so wird Verbandstoff zwischen die einzelnen Zehen eingelegt und dieselben im Ganzen nach Art der Gänge der Spica pedis eingewickelt, oder die Verbandstücke werden durch einfache Rundgänge befestigt. Die Verbände am Fuße haben sämtlich ihre Befestigung am Unterschenkel, oberhalb der Knöchel.

Alle Verbände am Fuße, so viele Modifikationen angegeben worden sind, bestehen — mit Ausnahme der Spica calcanei — aus Rundgängen, aufsteigenden Hobelspangängen am Mittelfuß und Achtergängen über das Fußgelenk mit der Kreuzung über dem Fußrücken, entsprechend der Höhe des Fußgelenkes.

1. *Spica pedis* (Fig. 24). Die Spica pedis umfaßt den ganzen Mittelfuß von den Köpfchen der Metatarsalknochen an, die Fußwurzel, das Fußgelenk und die beiden Knöchel.

Der Verband beginnt mit den beiden Rundgängen in der Höhe der Köpfchen der Mittelfußknochen (1). Es folgen aufsteigende Hobelspangänge am Mittelfuß (2, 3, 4), bis die Binde bei Anwendung weiterer Hobelgänge klaffen würde. Tritt dies ein, so beginnt der erste Achtergang: die Binde läuft vom Fußrande linkerseits schräg über den Fußrücken um das Fußgelenk nach rechts zum Unterschenkel. Der erste Gang faßt die beiden Knöchel, zuerst den nach rechts gelegenen, läuft sodann quer über die Achillessehne, faßt den zweiten Knöchel (5) und kehrt schräg über den Fußrücken (6) zum entgegengesetzten Fußrande und zur Fußsohle zurück. Dieser Gang wird dreimal wiederholt (7—13), sodann folgt der schließende Rundgang am Unterschenkel, unmittelbar oberhalb der Knöchel (14).

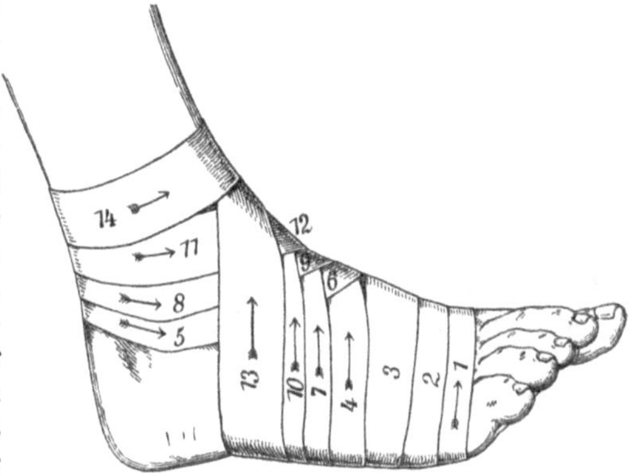

Fig. 24. Spica pedis I.

Durch diese Art erhält man einen systematisch von der Peripherie nach dem Zentrum fortschreitenden Verband. Es sind noch mehrere Arten der Spica pedis angegeben, die sich von der beschriebenen nur durch den Anfang unterscheiden, im übrigen aber dieselben Touren enthalten. Schulgerechter ist es, wie bei der Spica manus den Verband oberhalb der Knöchel zu beginnen und ebenda zu schließen. Fig. 25 erläutert diese Art: Der Verband beginnt mit den beiden Rundgängen unmittelbar oberhalb der Knöchel (1), die Binde verläuft sodann von der

Achillessehne aus über den links vom Verbindenden liegenden Knöchel (2), schräg über den Fußrücken bis zum Köpfchen des Mittelfußknochen am entgegengesetzten Fußrande. Es folgen aufsteigende Hobelspan- und Achtergänge, gerade so wie beim vorigen Verbande (3—8). Der Schluß ist in derselben Höhe wie der Anfangsgang (1).

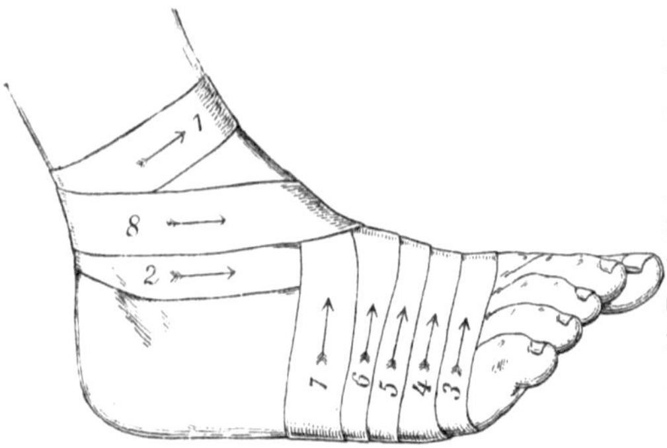

Fig. 25. Spica pedis II.

Eine dritte Art des Anfanges der Binde, auf die manche Chirurgen großes Gewicht legen, erläutert die Fig. 26. Der Bindenanfang liegt auf der Fußsohle am Ballen der großen Zehe. Die Binde verläuft von hier um den inneren Fußrand, schräg über den Fußrücken und das Fußgelenk (1), bedeckt den äußeren Knöchel, verläuft quer über die Achillessehne, geht über den inneren Knöchel und schräg über den Fußrücken (2) zum äußeren Fußrande in der Höhe des Köpfchens des fünften Mittelfußknochens, verläuft quer über die Fußsohle, erfaßt und befestigt den Anfang der Binde. Hieran schließen sich die weiteren Gänge der Spica pedis, wie oben (3 u. s. w.).

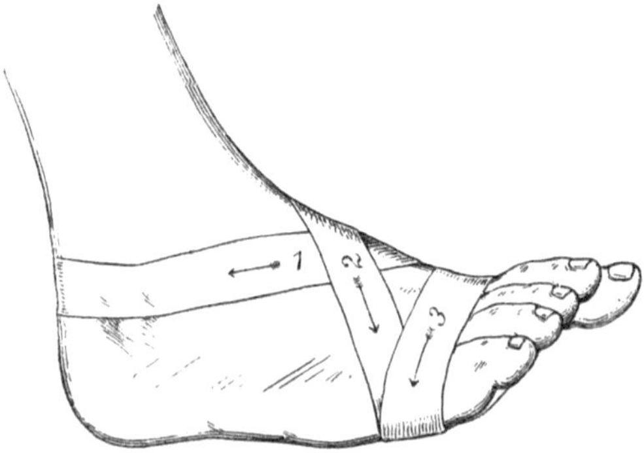

Fig. 26. Spica pedis III.

2. Das *Sandalium* (Fig. 27) besteht aus einer Anzahl (3) Achtergängen über das Fußgelenk. Die Binde nimmt ihren Anfang am linken Fußrande; es folgen die in der Spica pedis angegebenen drei Achtergänge. Der Schluß ist an der Fußsohle ohne jeden Rundgang.

Manche verschmelzen die Spica pedis und das Sandalium zu einem Verbande oder wenden die beiden Bezeichnungen für die oben angegebene Spica pedis gleichzeitig an. Thatsächlich ist

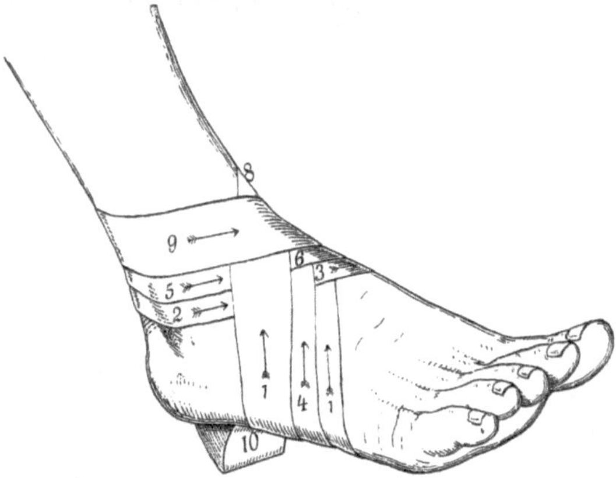

Fig. 27. Sandalium.

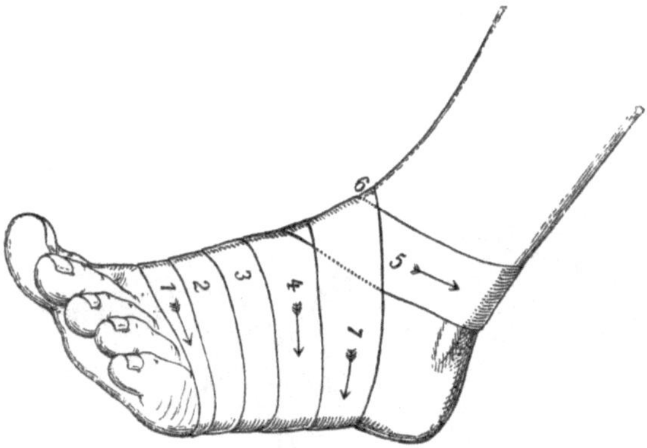

Fig. 28. Stapes.

das hier abgebildete Sandalium nur ein Schema ohne wesentlichen praktischen Wert. Ich führe es nur an, weil es in den alten Verbandlehren eine Rolle spielt.

3. Dasselbe gilt für den *Stapes* (Fig. 28) (Steigbügel). Er besteht aus 3—4 Hobelgängen um den Mittelfuß und einem Achtergange über das Fußgelenk, in gleicher Weise wie bei der Spica pedis. Dem Achtergang verdankt er seinen Namen. In

der früheren Zeit war es der typische Verband für den Aderlaß am Fuße (Fascia pro venae sectione pedis).

Bei all diesen Verbänden am Fuße ist für den guten Sitz der Achtergänge von Bedeutung, daß der erste Achtergang

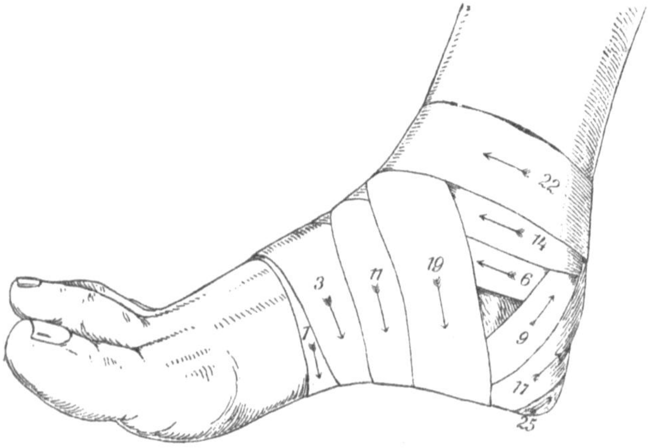

Fig. 29. Spica calcanei I.

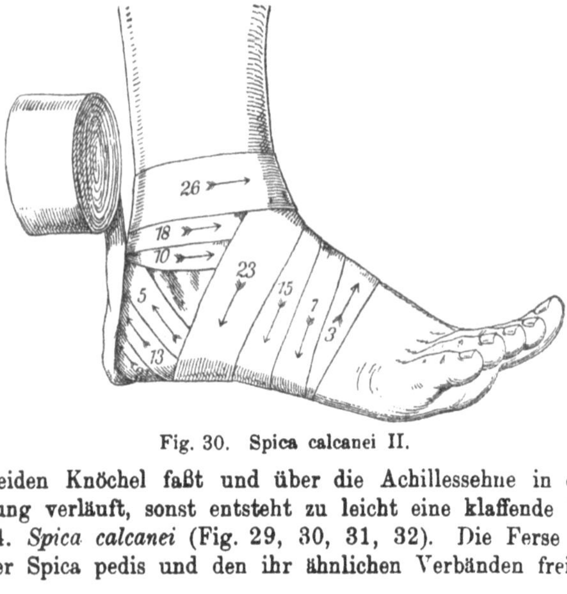

Fig. 30. Spica calcanei II.

die beiden Knöchel faßt und über die Achillessehne in querer Richtung verläuft, sonst entsteht zu leicht eine klaffende Binde.

4. *Spica calcanei* (Fig. 29, 30, 31, 32). Die Ferse bleibt bei der Spica pedis und den ihr ähnlichen Verbänden frei. Sie

kann auch gewöhnlich freigelassen werden; für bestimmte Fälle jedoch ist eine Einwickelung nötig. Der typische Verband reicht von der Basis der Mittelfußknochen bis über die beiden Knöchel empor, umfaßt also die ganze Fußwurzel, das Fußgelenk, das untere Ende des Schienbeins und des Wadenbeines. Er beginnt mit einem Rundgange und befestigenden Rundgange in der Höhe des Tarsometatarsalgelenkes (1, 2). Für die folgenden Gänge merke man sich, daß sie immer vom Fußrücken ausgehen, eine Schlinge um die Seitenfläche der Ferse bilden und wieder zum Fußrücken zurückkehren. Da dies abwechselnd um die eine und die andere Seite geschieht, so kann man zwei dieser Schlingen immer als einen Achtergang auffassen, dessen Kreuzung auf dem Fußrücken liegt, in dessen Öffnungen immer die Ferse ruht.

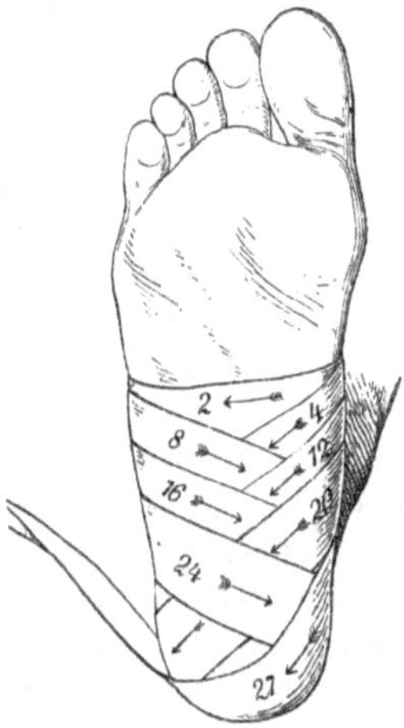

Fig. 31. Spica calcanei III.

Die vier Abbildungen erläutern in fortgesetzter Reihenfolge den Verlauf der Binde. Rechter Fuß: Die Binde verläuft vom Fußrücken über den medialen Fußrand (3), schräg über die Fußsohle (4), nach hinten zum lateralen Fußrande um die laterale Seite der Ferse (5), quer über die Achillessehne, über die untere Spitze des inneren Knöchels (6) zum Fußrücken zurück.

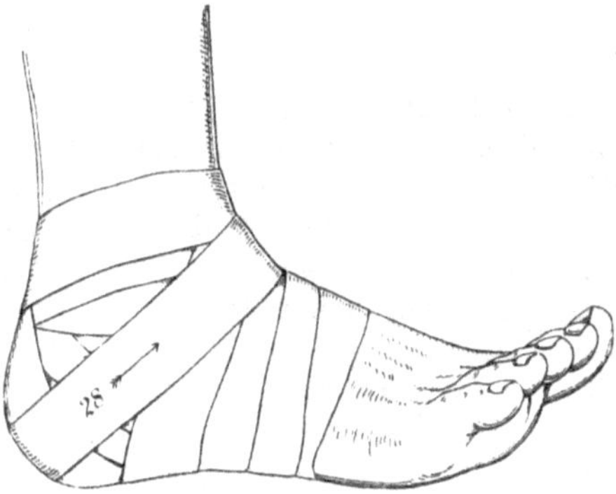

Fig. 32. Spica calcanei IV.

Es folgt die erste Schlinge um die Ferse in entgegengesetzter Richtung: vom Fußrücken zum lateralen Fußrande (7), schräg über die Fußsohle (8), nach hinten zum medialen Fußrande um die mediale Seite der Ferse (9), quer über die Achillessehne, an der lateralen Seite (10) zum Fußrücken zurück. Die ersten beiden Schlingen, und somit der erste Achtergang, sind vollendet. Diese Tour wird noch zweimal wiederholt (11—26), sodann folgt der schließende Rundgang über die Höhe der Ferse und des Fußgelenkes (27, 28). Alle Gänge schreiten in ihrer Aufeinanderfolge von der Peripherie nach dem Centrum fort, d. h. am Fuße nach der Ferse zu, so daß diese durch den schließenden Rundgang vollständig verdeckt wird. Es finden dreimal regelmäßig wiederkehrende Kreuzungen statt: auf dem Fußrücken, auf der Achillessehne und der Fußsohle.

5. *Involutio cruris.* Der Verband beginnt unmittelbar oberhalb der Knöchel, es folgen einige aufsteigende Hobeltouren, darauf Umschläge bis auf die Höhe der Wade, oberhalb derselben schließt der Verband mit einem Rundgange. Bindengänge über das Fuß- und Kniegelenk sind in der Regel überflüssig, weil die Konfiguration des Fußgelenkes das Gleiten des Verbandes nach unten verhütet und oben der Verband durch die dickere Wade genügend festgehalten wird.

Bei den Umschlägen ist es am besten, den Daumen der linken Hand immer entsprechend der Schienbeinkante aufzusetzen, die führende Linie ist eine feste und der Verband wird regelmäßig.

6. *Testudo genus* (Fig. 33). Beginn mit den beiden Rundgängen unterhalb der Kniescheibe (1). Die Binde läuft sodann auf der Hinterfläche des Kniegelenkes steil von rechts unten nach links oben zum Oberschenkel, oberhalb der Kniescheibe um die beiden Seitenflächen und die Streckfläche und biegt an der Beugeseite wieder in scharfem Winkel nach unten zum Unterschenkel. Die Kreuzungen liegen immer auf der Beugeseite. Der freigebliebene Raum zwischen dem ersten Gange um den Unter- und Oberschenkel wird durch abwechselnde Gänge um den Unter- und Oberschenkel gedeckt. Das Auf- und Absteigen der Binde findet stets auf der Beugefläche, nie an der Streck- oder den Seitenflächen statt. Den Schluß bildet ein Rundgang über die Mitte des Gelenkes. Im übrigen sind die bei der Testudo cubiti gegebenen Vorschriften zu beachten. Diese Art des Kniegelenksverbandes heißt Test. genus inversa. Werden die Gänge in umgekehrter Reihenfolge angelegt, d. h. beginnt man mit dem Rundgange über der Mitte des Gelenkes und reiht daran nach oben und unten hin die Achtergänge an, so entsteht die Testudo genus reversa.

7. *Involutio femoris.* Beginn im Anschluß an die Testudo genus oberhalb der Kniescheibe. Dieser Verband besteht fast ausnahmslos aus einer ununterbrochenen Kette von Umschlägen. Die Zunahme des Oberschenkels beginnt schon unmittelbar

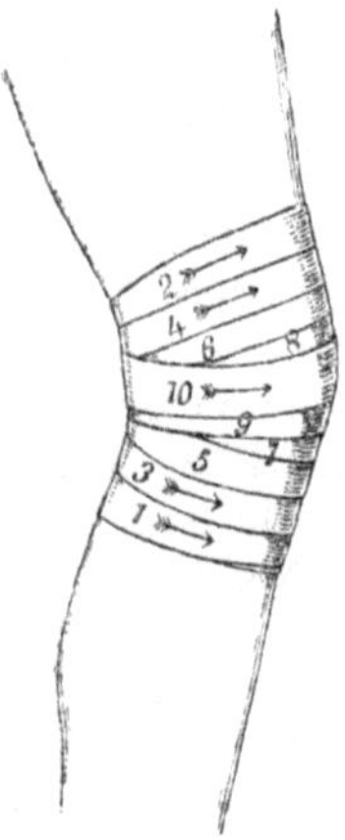

Fig. 33.
Testudo genus.

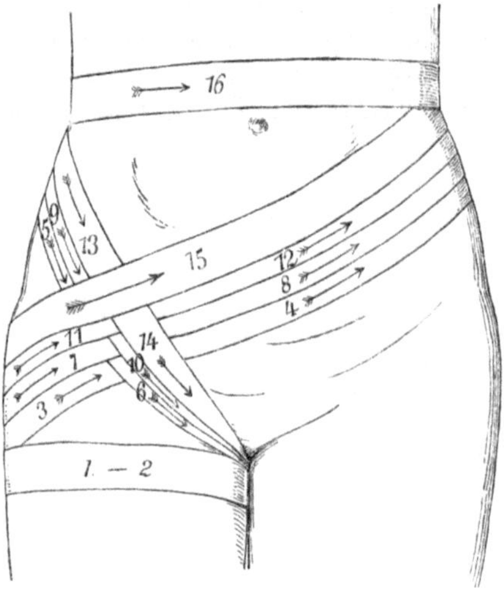

Fig. 34.
Spica coxae dextrae ascendens anterior.

oberhalb des Kniegelenkes, so daß mit Hobelspangängen kein passender Verband zu erzielen ist. Die Befestigung nach oben hin muß fast stets mit einer Achtertour um das Becken nach Art der Spica coxae geschehen.

8. *Spica coxae* (Fig. 34). Die Kornähre umfaßt in ihrer ganzen Ausdehnung das obere Drittel des Oberschenkels, das Hüftgelenk, Becken und den Unterleib bis zur Nabelhöhe. Sie beginnt am Oberschenkel mit den beiden Rundgängen (1, 2), die Binde verläuft dann von links unten über die Leistenbeuge nach rechts oben (3, 4), in der Höhe des Beckenkammes auf die Rückenfläche des Rumpfes, quer über die Lendengegend und kehrt an der rechten Seite des Körpers zum Oberschenkel zurück, indem sie im Absteigen die erste aufsteigende Tour vorn über der Leistenbeuge kreuzt (5. 6). Es folgt die zweite und dritte Achtertour in derselben Weise aufsteigend (7—14), die Binde

kehrt zum Rumpfe zurück (15) und bildet den schließenden Rundgang in der Höhe des Nabels (16).

Ich habe die Spica coxae ascendens anterior dextra als Typus angeführt. Verlegt man die Kreuzungen auf die Außen- oder Hinterfläche, so erhält man in derselben Weise wie bei der Schulter die Spica lateralis und posterior. Ebenso können diese Arten aufsteigend und absteigend gemacht werden.

9. *Spica coxae duplex anterior ascendens.* Fig. 35 veranschaulicht die regelrechte Einwickelung beider Hüftgelenke. Der Verband beginnt am rechten Beine in derselben Weise wie die Spica simplex (1). Die Binde verläuft schräg über die Leistenbeuge, die Vorderfläche des Unterleibes (2, 3, 4), um die linke Seite in der Höhe des Beckenkammes zur Hinterfläche, quer über die Lendengegend zur rechten Seite zurück. Bis hierher, wie bei Spica coxae simplex. Jetzt kehrt sie nicht zum rechten Beine zurück, sondern verläuft schräg über die vordere Bauchwand (5, 6) zur Außenseite des linken Oberschenkels, so daß sie den ersten aufsteigenden

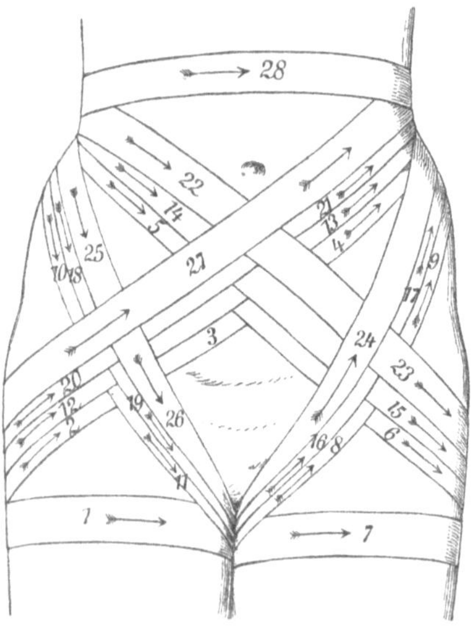

Fig. 35.
Spica coxae duplex anterior ascendens.

Gang über der Mittellinie kreuzt, bildet einen Rundgang um den linken Oberschenkel (7) in derselben Höhe wie am rechten Beine, geht von der Innenfläche des linken Oberschenkels annähernd parallel dem Ligamentum Poupartii um die linke Körperseite (8, 9) quer über die Lendengegend zur rechten Seite und schräg über die rechte Leistenbeuge zur Innenfläche des rechten Oberschenkels zurück (10, 11), wo sie begonnen. Die erste volle Tour ist beendet und damit der Typus für den Verband gegeben. Es finden drei Kreuzungen statt: über der Mittellinie, der linken und rechten Leistenbeuge. Diese ganze Tour wird zweimal wiederholt (12—26). Die Binde steigt an der Vorderseite zum Rumpfe empor (27) und der Verband schließt mit einem Rundgange in der Nabelhöhe (28). Bei der gegebenen Vorschrift kommt es nur darauf an, die Art und Richtung der Bindengänge zu lehren. Für einen vollen Verband wird man die Achtergänge beliebig oft wiederholen. Angelegt wird der Verband der Regel nach in Streckstellung des Beines und geringer Abduktion, so daß man die Binde gerade bequem zwischen den Beinen durchführen kann.

III. Rumpf.

Die Verbände am Rumpfe sind in technischer Beziehung sehr einfach. Den natürlichen Stützpunkt haben sie unten am Beckenkamm, vorausgesetzt, daß eine Einwickelung der Hüftgelenksgegend sich erübrigt. Die Einwickelung des Unterleibes und des unteren Teiles des Thorax bis zur Brustwarze geschieht mit aufsteigenden Hobelspangängen. Das ergiebt sich von selbst. Ist eine Befestigung des Verbandes nach oben hin nötig, um das Abgleiten zu verhüten, so wird eine oder zwei Touren nach Art der Spica humeri oder der Spica pectoris angeschlossen.

Nur am oberen Teile des Brustkorbes sind in Rücksicht auf die Schultergelenke Achtergänge erforderlich.

Um Verbandstücke oberhalb der Brustwarzen sowohl auf der Vorder- als Rückenfläche des Brustkorbes zu befestigen, sind Achtergänge erforderlich, die ihre Kreuzung entweder über der Mitte der Vorder- oder der Rückenfläche, oder auf beiden, und ihren Stützpunkt an den Schultergelenken haben. Daraus entstehen die Spica pectoris, Spica dorsi und Spica pect. et dorsi, die im Prinzip einander vollständig gleich sind.

1. *Spica pectoris* (Fig. 36). Der Verbindende steht vor dem Kranken. Der Verband beginnt mit den Befestigungsgängen um den Brustkorb in der Höhe der Brustwarzen (1), dann steigt die Binde von der rechten Achselhöhle schräg über die vordere Brustwand (2, 3) zur Streckfläche des linken Schultergelenkes hinauf, geht über die Hinterfläche des linken Schultergelenkes zur linken Achselhöhle herab und steigt von hier in gleicher Weise, wie vorhin, über die vordere Brustfläche zur Streckfläche des rechten Schultergelenkes hinauf (4, 5) über die Hinterfläche desselben zur Achselhöhle zurück. Die erste Achtertour ist vollendet. Die Kreuzung liegt über der Mitte der vorderen Brust-

wand, über dem Brustbein. Die beiden Öffnungen der Acht umspannen die beiden Schultergelenke. Dem ersten Gange folgt der zweite und dritte in ganz derselben Weise aufsteigend (6—13) und der Verband endet mit einem Rundgange um den Brustkorb in der Höhe der Brustwarzen (14), so daß der Anfangsgang (1) vollständig von ihm bedeckt wird.

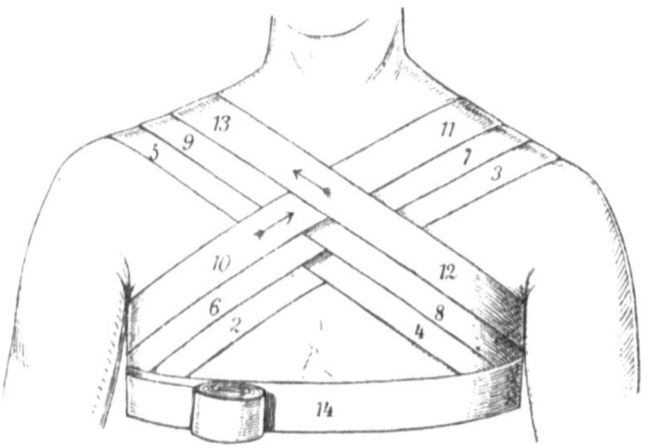

Fig. 36. Spica pectoris.

2. *Spica dorsi.* Sie ist der Spica pectoris vollständig analog und dient zum Befestigen von Verbandstücken auf dem oberen Teile der Rückenfläche des Brustkorbes. Die Kreuzungen liegen über der Wirbelsäule. Die beiden Öffnungen der Acht umfassen die beiden Schultergelenke, die Vorderfläche des Brustkorbes bleibt vollständig frei, ebenso wie bei der Spica pectoris die Rückenfläche. Der Verbindende steht auch hier vor dem Kranken.

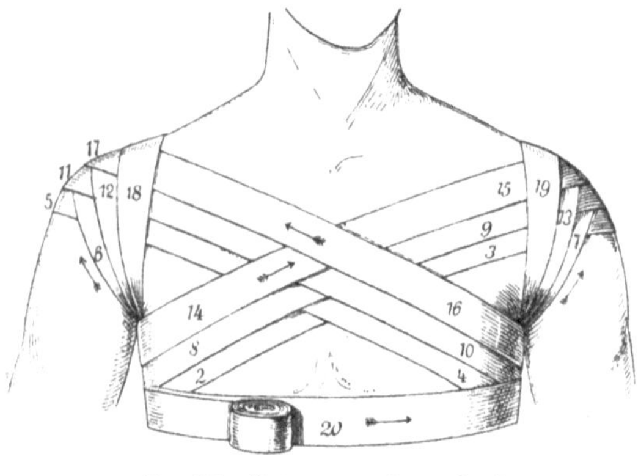

Fig. 37. Spica pectoris et dorsi.

3. *Spica pectoris et dorsi* (Fig. 37). Besteht abwechselnd aus Achtergängen über die Vorder- und Rückenfläche des Brustkorbes. Beginn wie die Spica pectoris, ebenso der erste

Achtergang (2—5). Nach Vollendung des ersten Achterganges über die Brust geht die Binde von der rechten Achselhöhle über die Vorder- und Streckfläche des rechten Schultergelenkes (6) schräg über den Rücken nach abwärts zur linken Achselhöhle; von hier über die Vorder- und Streckfläche des linken Schultergelenkes (7) schräg über den Rücken nach abwärts zur rechten Achselhöhle. Damit ist der ganze erste Gang vollendet. Es finden im ganzen vier Kreuzungen statt: vorn über dem Brustbein, hinten über der Wirbelsäule und über den Streckflächen beider Schultergelenke. Der beschriebene doppelte Achtergang über Brust und Rücken wird in derselben Reihenfolge aufsteigend noch zweimal wiederholt (8—19). Der Verband schließt mit dem Rundgange um den Brustkorb (20) und deckt genau den Anfangsgang (1). Die Arme werden bei der Spica pectoris und Spica dorsi in dieselbe Stellung gebracht wie bei der Spica humeri: geringe Abduktion, so daß die Binde bequem die Achselhöhle passieren kann. Man muß besonders darauf achten, daß die Binde sich in der Achselhöhle nicht strickartig zusammenlegt, sondern breit aufliegt, weil sie sonst sehr bald Druck verursacht.

Der schwierigste Verband am Brustkorb ist

4. das *Suspensorium mammae* (Fig. 38). Wenn eine Brustdrüse entzündet ist oder eine Hängebrust aus anderen Ursachen Beschwerden hervorruft, so ist die erste Bedingung für eine regelrechte Behandlung die richtige Lagerung der Brustdrüse. Die Cirkulation in den abhängigen Teilen ist beeinträchtigt, der venöse Rückfluß erschwert. Um diesen Übelstand zu heben, muß die Brustdrüse emporgehoben und in der erhöhten Lage erhalten werden. Für eine normale, stark entwickelte Hängebrust leistet ein gutsitzendes Korsett dasselbe, wie ein Suspensorium mammae, d. h. es verhütet etwaige Störungen. Sollen jedoch Verbandstücke unverschieblich auf der Brustdrüse befestigt und diese zugleich emporgehoben werden, so erfüllt ein gut sitzender Bindenverband diese Forderung am besten. Die Brustdrüse muß während des Anlegens des Verbandes mit der Hand emporgehoben und in die Lage gebracht werden, die sie durch den Verband erhalten soll. Ein Gehilfe steht hinter der Kranken, faßt mit der ganzen Hohlhand (nicht mit den Fingerspitzen, wie es häufig ungeschickt gemacht wird) die Brustdrüse von unten her, hebt sie in die Höhe und hält sie fest. In dem Maße, wie der Verband nach oben hin vervollständigt wird,

weicht die Hand gleitend allmählich nach oben zurück, bis die Brust vollständig eingewickelt ist.

Der Verband beginnt mit der Befestigungstour um den Brustkorb unmittelbar unterhalb der Brustdrüse (1—2), steigt von der erkrankten Seite aus am unteren Rande der Brustdrüse entlang schräg über die Vorderfläche des Brustkorbes (3) zur

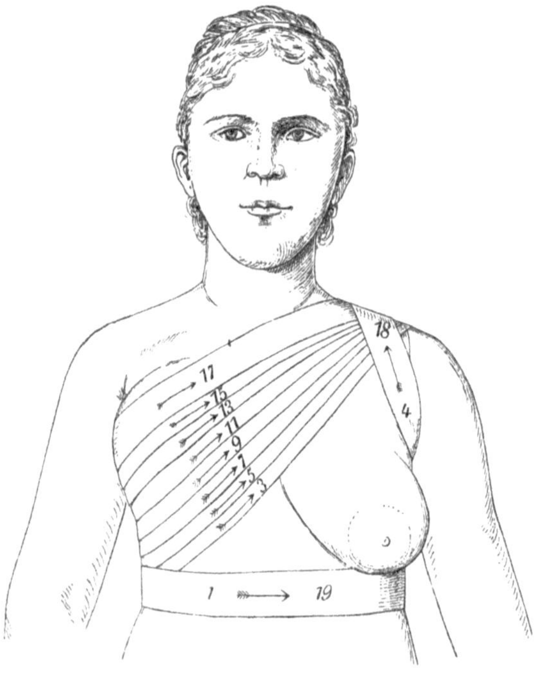

Fig. 38. Suspensorium mammae.

Schulterhöhe der entgegengesetzten Seite, geht über die Hinterfläche des Schultergelenkes, durch die Achselhöhle der gesunden Seite über die Vorderfläche des Gelenkes (4) zum Rücken und kehrt absteigend zur kranken Seite zurück. Aufsteigend folgt Gang für Gang in derselben Weise, bis die Brustdrüse sicher befestigt und vollständig eingehüllt ist (5—18). Es sind Achtergänge. Die Kreuzung liegt auf der Schulterhöhe der gesunden Seite. Die kleine Öffnung der Acht umfaßt das Schultergelenk, die große den Brustkorb. Der Verband schließt mit einem Rundgange da, wo er begonnen (19). Die gewöhnliche Vorschrift weicht von der hier gegebenen insofern ab, als die Bindengänge das Schultergelenk der gesunden Seite nicht umkreisen, sondern direkt über die Schulter und den Rücken zur kranken Brustdrüse zurückkehren. Es sind keine Achtergänge,

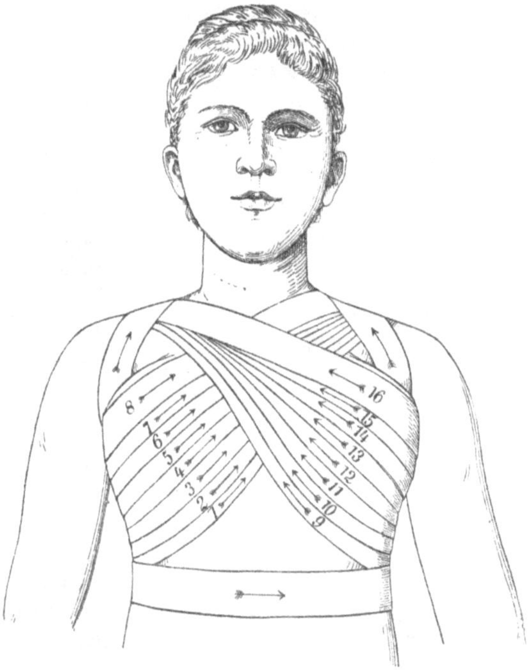

Fig. 39. Suspensorium mammae duplex.

sondern Rundgänge. Diese Art ist ungenügend. Der ganze Verband hat seinen Stützpunkt auf dem gesunden Schultergelenk; fällt diese Stütze weg, so verliert der ohnehin schon schwierige Verband seinen sichersten Halt.

5. *Suspensorium mammae duplex* (Fig. 39). Ist es nötig oder wünschenswert, beide Brustdrüsen mit einem aufhebenden Verbande zu versehen, so ist das sicherste Verfahren, jede Drüse für sich zu bandagieren, zuerst die rechte in der eben an-

gegebenen Weise, sodann die linke entsprechend. Es ist vor allem darauf zu achten, daß die Binde die Brustdrüse immer von unten faßt, d. h. von der Seite des Rumpfes aus auf der Brustdrüse zur Schulter der entgegengesetzten Seite geht, nicht umgekehrt. Zu diesem Zwecke muß die Binde bei Beginn der Einwickelung der linken Brustdrüse umgekehrt geführt werden: über die Vorderfläche des Rumpfes um die rechte Seite auf den Rücken u. s. w. Bei der gewöhnlichen Vorschrift für das Suspensorium mammae duplex, abwechselnd einen Gang um die rechte und linke Brustdrüse zu legen, verliert der Verband seinen sichersten Halt, die Befestigung um die beiden Schultergelenke.

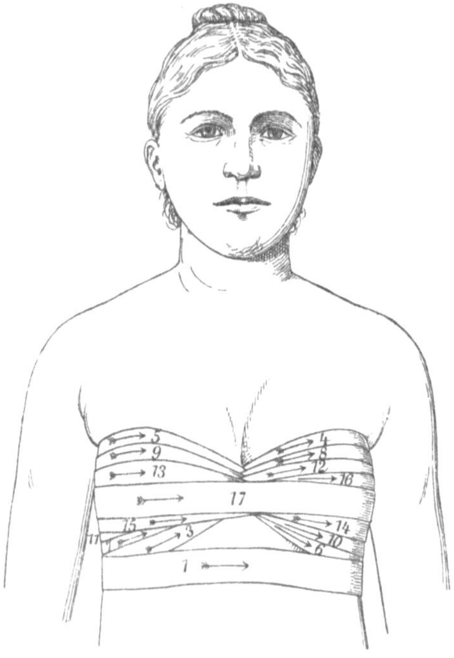

Fig. 40. Fascia ad mammam comprimendam.

Außer bei bestimmten Erkrankungen der Brustdrüse selbst ist die prophylaktische Anlegung eines Suspensorium mammae bei vorhandener Hängebrust immer wünschenswert, wenn es sich um einen größeren Verband am Thorax handelt, z. B. den Desault'schen Verband, oder um einen Wundverband nach Operationen am Thorax, den Brustdrüsen, den Achseldrüsen u. s. w. Unterläßt man diese Vorsichtsmaßregel, so wird der herabhängende Teil der Brustdrüse an die Haut der Brustwand angedrückt; in der entstandenen Falte häufen sich die Hautsekrete an, die sehr leicht zu Ekzemen Veranlassung geben.

6. *Fascia ad mammam comprimendam* (Fig. 40). Der Verband beginnt wie das Suspens. mammae mit den beiden

Rundgängen (1, 2) um den Brustkorb und unmittelbar unterhalb der Brustdrüsen. Die Binde läuft dann von der rechten Seite aus, die rechte Brustdrüse von unten fassend, zwischen den beiden Brustdrüsen empor (3, 4), hüllt die linke von oben ein und geht durch die linke Achselhöhle quer über den Rücken, durch die rechte Achselhöhle, faßt die rechte Brustdrüse von oben (5), verläuft zwischen den beiden Brustdrüsen auf dem Brustbeine nach unten, faßt die linke Brustdrüse von unten (6). Diese beiden Gänge werden 2—3 mal wiederholt (7—16), derart, daß die Touren immer nach der Brustwarze zu sich einander nähern, die oben liegenden steigen nach unten, die unten liegenden nach oben. Den Schlußgang bildet ein Rundgang um den Brustkorb über die Mitte beider Brustdrüsen (17), so daß beide vollständig bedeckt sind.

Ist stärkere Hängebrust vorhanden, so kann es von Vorteil sein, vor dem Anlegen des Druckverbandes ein Suspensorium mammae anzulegen und erst über diesen corrigierenden Verband die Gänge des Compressorium mammae. Soll ein stärkerer Druck ausgeübt werden, so genügen die gewöhnlichen Mullbinden nicht. Man legt über sie noch eine Gummibinde an.

7. *Fascia pro fracta clavicula* (DESAULT), kurzweg der DESAULT'sche Verband genannt (Fig. 41, 42, 43, 44). DESAULT gab diesen Verband an, um die dreifache Verschiebung des lateralen Stückes des gebrochenen Schlüsselbeines samt Oberarmes zu korrigieren und die Bruchstücke in regelrechter Stellung zu erhalten.

Beim Bruch des Schlüsselbeines sinkt die Schulter nach unten, innen und vorn. Der Bruch des Schlüsselbeines wird in folgender Weise eingerichtet: Der Kranke wird auf einen Stuhl ohne Lehne gesetzt. Der Einrichtende stellt sich hinter ihn, setzt seinen Fuß auf den Stuhl hinter das Gesäß des Kranken und drückt das Knie auf die Wirbelsäule zwischen die beiden Schulterblätter, faßt beide Schultern mit den Händen von oben und vorn, zieht die Schultern nach hinten und hebt sie zugleich. In dieser Stellung wird der kranke Arm vermittelst des DESAULT'schen Verbandes an den Thorax befestigt. Um die Abweichung nach innen zu verhüten, wird das DESAULT'sche Kissen in die Achselhöhle der kranken Seite geschoben. Die Form des Kissens ist aus der beigegebenen Fig. 41 ersichtlich; es ist keilförmig,

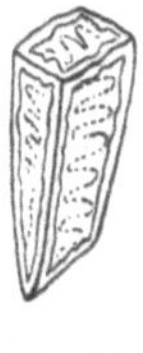

Fig. 41. DESAULT'sches Kissen.

die breitere Seite des Keiles liegt nach oben, die schmälere nach unten.

Der Verband besteht aus drei Reihen von Bindengängen:

I. Die erste Lage (Fig. 42) dient zur Befestigung des Kissens in der Achselhöhle. Der Arm wird etwas in die Höhe gehoben, das Kissen fest in die Achselhöhle gelegt. Die Befestigung desselben geschieht mit festen Rundgängen um den Brustkorb, die das ganze Kissen von oben bis unten einhüllen und feststellen. Um dem Verbande von vornherein einen sicheren Halt nach oben zu geben, wird nach dem befestigenden Rundgange ein Achtergang über die gesunde Schulter eingeschoben (3, 4) nach Art der Achtergänge beim Suspensorium mammae.

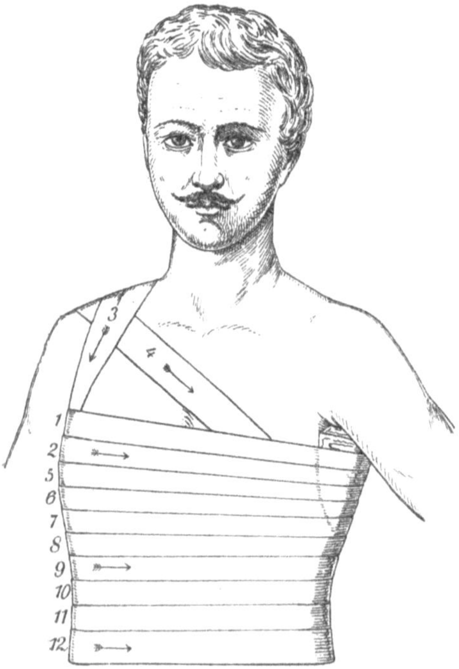

Fig. 42. Fascia DESAULT I.

II. (Fig. 43.) Ist das Kissen sicher befestigt, so wird der Oberarm senkrecht an die Seitenwand des Thorax angelegt, so daß er in die oben angegebene Stellung kommt; wesentlich für die Funktion des Verbandes ist festes Anlegen des unteren Endes des Humerus an die Seite des Brustkorbes, damit die Schulter über dem Kissen, das den Stützpunkt des ungleicharmigen Hebels bildet, kräftig nach außen gezogen wird. Ein häufiger Fehler entsteht dadurch, daß der untere Teil des Oberarmes zu weit nach vorn gelegt wird. Die Längsaxe des Oberarmes muß ganz senkrecht unter dem Akromion verlaufen, darf eher nach hinten als nach vorn abweichen.

Hat der Arm seine richtige Stellung erhalten, so wird er mit einer Reihe von Rundgängen an den Brustkorb befestigt. Die Bindengänge beginnen oben am Akromion, die oberen laufen zunächst etwas schräg nach unten zur Achselhöhle der entgegengesetzten Seiten, nach 4—5 Gängen verlaufen sie jedoch ganz horizontal. Am unteren Ende ist besonders darauf zu achten, daß das Ellbogengelenk ebenfalls vollständig mit eingehüllt wird. Außerdem habe ich es immer vorteilhaft gefunden, den letzten Kreisgang so anzulegen, daß er das untere Ende des Oberarmes faßt und unterhalb des Vorderarmes verläuft, um diesem von vornherein eine Stütze von unten zu geben. Der Vorderarm steht in rechtwinkliger Beugestellung zum Oberarm und liegt quer über die Vorderfläche des Rumpfes.

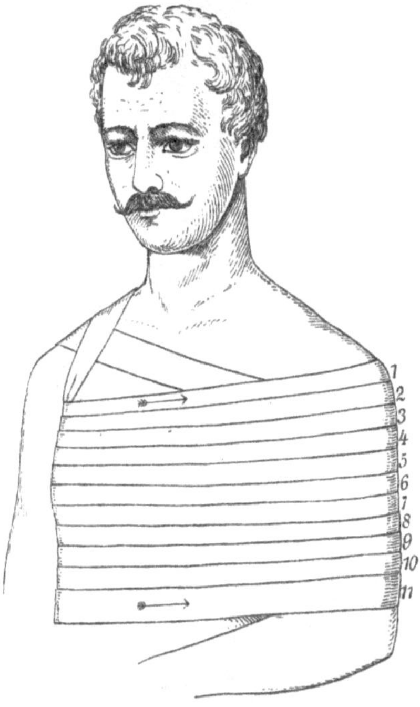

Fig. 43. Fascia DESAULT II.

III. (Fig. 44.) Die dritte Reihe von Bindengängen hat den Zweck, den Oberarm in seiner Stellung endgiltig zu fixieren, das Ausweichen nach vorn und hinten zu verhüten und den Ellbogen von unten her zu stützen, um das Herabsinken der Schulter unmöglich zu machen.

Ihren Stützpunkt haben die Bindengänge sämtlich in der gesunden Achselhöhle.

In unseren Abbildungen handelt es sich nach der Annahme um einen Bruch des linken Schlüsselbeines. Die Binde beginnt in der (rechten) gesunden Achselhöhle, geht schräg über die Brust (1) zur Schulterhöhe der kranken (linken) Seite, zieht auf der Hinterseite des Oberarmes senkrecht bis auf den Vorderarm herab, wendet sich um das obere Gelenkende (2) des Vorderarmes nach vorn und steigt schräg über die Brust (3) zur Achselhöhle der gesunden (rechten) Seite in die Höhe. Es ist eine Schlinge in Gestalt eines Dreieckes, die den Oberarm in seiner ganzen Länge von hinten faßt und nach vorn zieht. Ihre Befestigung haben die Enden der Schlinge in der Achselhöhle der entgegengesetzten Seite. Dieser Befestigungstour folgt die entgegengesetzte, die bestimmt ist, den Arm am Ausgleiten nach vorn zu verhindern. Sie beginnt im Anschluß an die vorhergehende Tour in der gesunden (rechten) Achselhöhle, steigt über den Rücken zur Schulterhöhe der kranken (linken) Seite hinauf, zieht längs der Vorderfläche des kranken (linken) Oberarmes (4) herab, wendet sich um das obere Gelenkende des Vorderarmes (5) nach hinten und geht auf der Rückenfläche des Brustkorbes schräg hinauf zur gesunden (rechten) Achselhöhle zurück. Damit ist der erste Gang der dritten Reihe vollendet; er wird noch ein- bis zweimal wiederholt (6—10). Es ist nur darauf zu achten, daß jeder folgende Bindengang den vorhergehenden zur Hälfte deckt und die Gänge überall in gleichem Sinne fortschreiten. Die Gänge der dritten Reihe erfüllen ihre Aufgabe nur vollständig, wenn sie genau in der angegebenen Weise angelegt werden. Um von Anfang an eine sichere Führung zu haben, ist es von Vorteil, sich die drei festen Punkte: Achselhöhle der gesunden, Schulterhöhe der kranken und Ellbogengelenk der kranken Seite einzuprägen. Die Binde verbindet diese drei Punkte immer in der bestimmten Reihenfolge: Von der

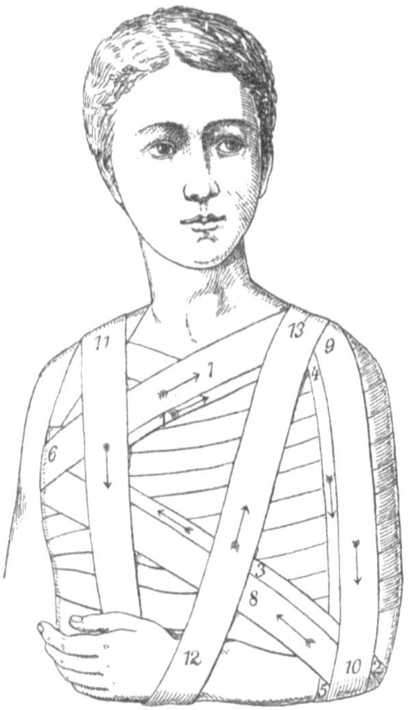

Fig. 44. Fascia DESAULT III.

Achselhöhle der gesunden Seite kann sie nur auf die Schulterhöhe der kranken Seite, von dieser nur zum Ellbogengelenk der kranken Seite und von hier wieder nur zur Achselhöhle der gesunden Seite zurückgelangen, nie anders.

Sind diese drei Gänge vollendet, so schließt der Verband mit einer Schlinge — *Mitella parva* genannt — um das Handgelenk zur Stütze von Vorderarm und Hand: die Binde geht vom Rücken über eine Schulter nach vorn auf der vorderen Brustwand zum Handgelenk herab (11), umfaßt das Handgelenk (12) von hinten und kehrt über die andere Schulter zum Rücken zurück (13), wo der Verband endet. Das Ende wird mit einer Nadel festgesteckt oder festgenäht.

Der Verband Desault's bewirkt die annähernde Koaptation der Bruchstücke nur dann, wenn er sehr genau und sehr fest angelegt wird. In dem Falle beeinträchtigt er die Atmung sehr stark. Dieser Umstand fällt besonders bei alten Leuten ins Gewicht.

Aber auch wenn er nur eine mittlere Festigkeit besitzt, erfüllt er seinen Zweck von allen für den Bruch des Schlüsselbeines angegebenen Verbänden am besten. Ganz ohne Verschiebung heilt kein Schlüsselbeinbruch. Sobald der Desault'sche Verband angelegt ist, kann der Kranke ohne Schmerzen aufstehen und umhergehen. Bei sehr fest angelegtem Verbande kann das Achselkissen einen unheilvollen Druck auf die großen Gefäße und Nervenstämme des Oberarmes ausüben. Man prüft die Cirkulation und Innervation an der freiliegenden Hand. Abgesehen vom Schlüsselbeinbruch findet bald der ganze Verband, bald die einzelnen Reihen von Bindengängen sehr gute Verwendung bei allen Verbänden, bei denen eine Befestigung des Oberarmes am Brustkorbe wünschenswert ist: bei Oberarmbruch, bei Wundverbänden nach Operationen in der Achselhöhle, am Brustkorbe, an der Brustdrüse.

8. *Fascia Velpeau* (Fig. 45). Der Verband ist ebenfalls zunächst für den Schlüsselbeinbruch angegeben worden. Der Arm der kranken Seite wird so gelagert, daß das Ellbogengelenk vor dem Process. ensiform. sterni und die Hand flach auf der Schulter der gesunden Seite liegt. In dieser Stellung wird er durch Bindengänge befestigt, die von der Achselhöhle der gesunden Seite ausgehen, abwechselnd horizontal um Brustkorb und Arm laufen oder annähernd in senkrechter Richtung den Arm der kranken Seite fassen und gegen den Rumpf hin

fixieren. Der Bindengang ist folgender: Nach dem Rundgange und befestigenden Rundgange verläuft die Binde von der Achselhöhle der gesunden (hier linken) Seite über die Rückenfläche des Brustkorbes schräg zur Schulterhöhe der kranken (rechten) Seite über die Höhe der Schulter, das Akromion und die Streckfläche des Oberarmes bis zum Ellbogengelenk (1), über die Streckfläche des Ellbogengelenkes zur gesunden Seite des Brustkorbes. Von hier folgt ein Kreisgang um Brustkorb und Arm der kranken Seite (2). Der erste Kreisgang verläuft in der Höhe des Processus ensiformis sterni und faßt das untere Gelenkende des Oberarms und das obere des Unterarmes, so daß der Arm der kranken Seite mit dem Ellbogengelenk fest an den Brustkorb angedrückt wird. Damit ist der Gang der Binde vorgezeichnet. Es folgt wieder ein Gang von der gesunden Achselhöhle zur Schulterhöhe der kranken Seite, faßt den Oberarm, biegt um das Ellbogengelenk, darauf wieder ein Kreisgang u. s. f. (3—12). Die Kreisgänge folgen einander von unten nach oben (aufsteigend), die senkrechten rücken von der lateralen Seite nach dem Brustbeine zu vor; beim Umschlage um das Ellbogengelenk deckt jeder folgende den vorhergehenden immer vollständig. Sie liegen hier immer auf der Streckseite, weil sie nur so ihre volle Wirkung entfalten können; im übrigen aber folgen sie dem allgemeinen Gesetze: jeder folgende Gang deckt den vorhergehenden zu Hälfte. Der Verband wird so weit fortgeführt, bis die horizontalen Gänge den Arm annähernd bis zum Handgelenk eingehüllt und festgestellt und die senkrecht auf der vorderen Brustseite verlaufenden den Rand des Brustbeines nahezu erreicht haben. Der Verband schließt auf der Rückenfläche des Rumpfes. Der Verband DESAULT's ist bei Schlüsselbeinbrüchen

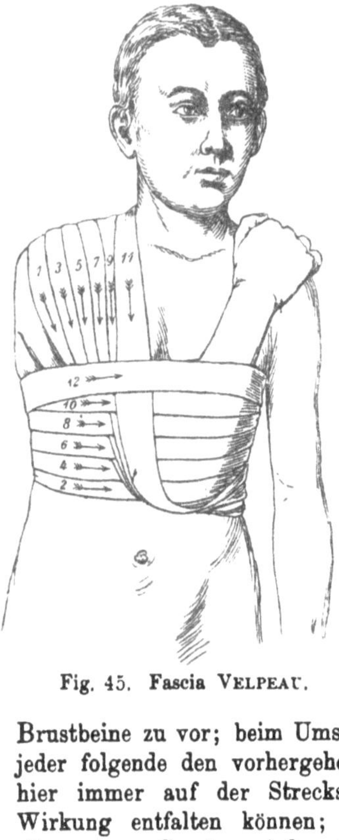

Fig. 45. Fascia VELPEAU.

dem von VELPEAU vorzuziehen. Der letztere eignet sich gelegentlich bei Dislokationen im Schultergelenk, z. B. bei veralteten Luxationen, wenn sie nachträglich noch eingerichtet sind.

IV. Kopf.

Da der Kopf ein kugeliger Körper ist, so müssen wir uns bemühen, die Bindengänge immer annähernd in dem größten Durchmesser anzulegen, weil sie sonst sehr leicht abgleiten. Es ist zweckmäßig sich fünf Ebenen am Kopfe einzuprägen, die für die Binde den sichersten Halt gewähren und, wenn wir die einzelnen Bindengänge nicht immer genau in ihnen anlegen können, die Richtung und den sicheren Stützpunkt angeben:

1. Die *obere horizontale Ebene* (*a*). Sie verläuft um Stirn und Hinterhaupt und zwar so, daß die Bindengänge vorn zwischen Margo supraorbitalis und Tuber frontale liegen, hinten unterhalb des Hinterhauptshöckers quer durch die Nackengrube verlaufen; seitlich verläuft die Ebene unmittelbar oberhalb der Ohrmuschel. Sie ist die einzige unverrückbar feststehende für Bindengänge verwertbare Ebene; in ihr beginnt und endet jeder regelrechte Kopfverband. Bei den folgenden Ebenen kommt das Kiefergelenk in Mitleidenschaft; sie sind demnach veränderlich. Legt man die Rundgänge in der oberen horizontalen Ebene zu hoch, so daß sie gerade die Mitte des Stirn- und Hinterhauptshöckers fassen, so rutscht die Binde sehr leicht nach oben ab.

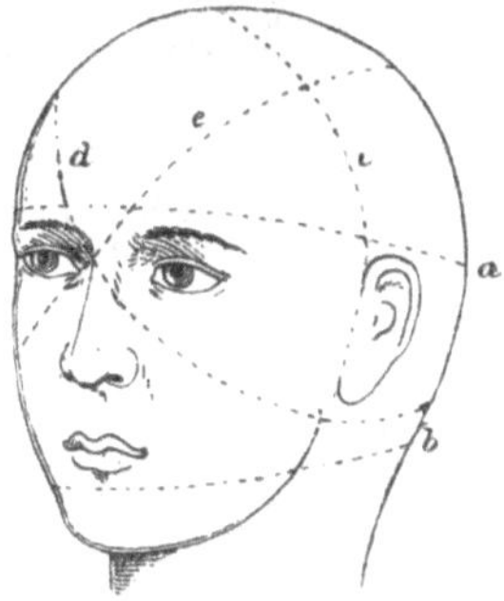

Fig. 46. Die fünf Ebenen am Kopfe.

2. Die *untere horizontale Ebene* (*b*). Sie geht um Kinn und Hinterhaupt bezw. Nackengrube, unterhalb der beiden Ohrmuscheln vorbei.

3. Die *vertikale* (senkrechte) *Ebene* (*c*) hat ihre Stützpunkte auf der Mitte des Scheitels und an beiden Seiten des Unterkieferrandes. Die Ebene verläuft von der Höhe des Scheitels zu beiden Seiten des Kopfes vor den Ohren herab quer unter dem Kinn vorbei.

4. und 5. Die *beiden schiefen Ebenen* (*d*, *e*). Sie kreuzen einander auf dem Hinterhauptshöcker und der Nasenwurzel; die eine verläuft vom Hinterhauptshöcker über das rechte Seitenbein,

die Stirn, Nasenwurzel, linke Wange, um den linken Kieferwinkel zum Hinterhaupt zurück, die andere ganz entsprechend um das linke Scheitelbein und den rechten Kieferwinkel. Die vier Stützpunkte bezw. -flächen sind: die Hinterhauptsschuppe, die Nasenwurzel, das Seitenbein der einen, der Unterkieferwinkel der anderen Seite. Sichere Stützflächen sind die Hinterhauptsschuppe und die Nasenwurzel. Auf dem Seitenbein sitzen die Gänge nur fest, wenn sie entsprechend dem Übergange des horizontaleren in den vertikaleren Teil des Schädeldaches liegen. Der Kieferwinkel ist der unsicherste Befestigungspunkt.

Für den richtigen, festen Sitz der Bindengänge am Kopfe ist vor allem die Figur des Kopfes selbst von hervorragender Bedeutung. Man muß immer individualisieren und vor allem das Klaffen der Binde vermeiden. Eine Binde, die in ihrem ganzen Verlaufe gleichmäßig fest anliegt, wird in der Regel festsitzen, auch wenn sie von den gegebenen Ebenen in der einen oder anderen Richtung abweicht; die klaffende Binde rutscht leicht nach der klaffenden Seite ab.

1. *Mitra* Hippocratis (Kopfmütze). a) Anlegung mit zweiköpfiger Binde. Die beiden Köpfe werden in je eine Hand genommen, das Mittelstück der Binde quer über die Stirn gelegt,

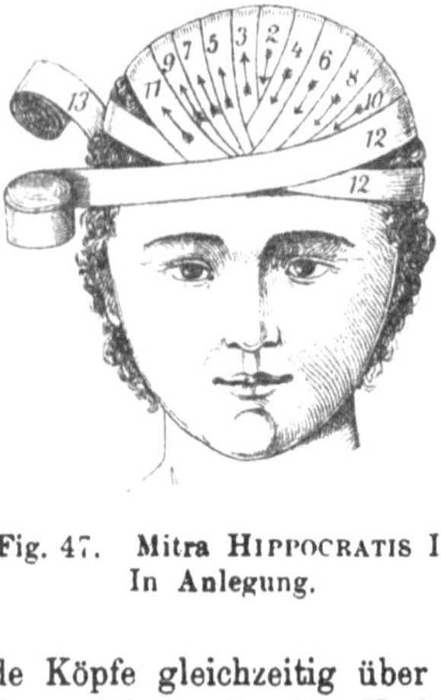

Fig. 47. Mitra Hippocratis I. In Anlegung.

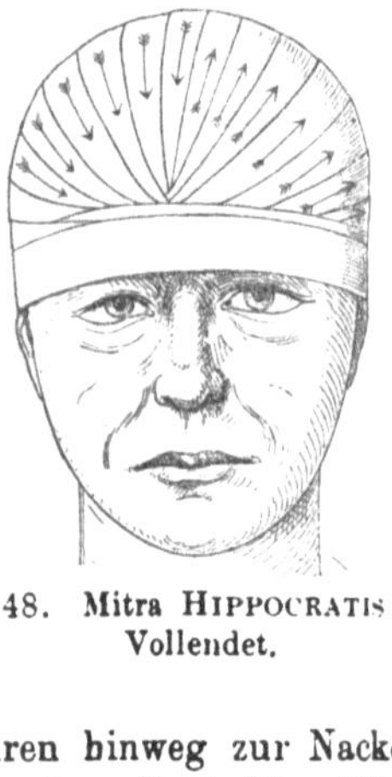

Fig. 48. Mitra Hippocratis II. Vollendet.

beide Köpfe gleichzeitig über beiden Ohren hinweg zur Nackengrube geführt. In der Nackengrube werden die beiden Köpfe gekreuzt. Derjenige, den man zuerst in der rechten Hand hatte, kommt über dem anderen zu liegen. Von nun an verläuft der erstere stetig in der oberen horizontalen Ebene, während der andere von der Nackengrube bis zur Nasenwurzel geht und so allmählich den ganzen behaarten Schädel bedeckt. Jedesmal, wenn der horizontale Streifen einen Rundgang um den Schädel gemacht hat, hat der andere einen Gang von der Nackengrube zur Nasenwurzel und zurück vollendet. Der erste dieser Gänge führt in der Mittellinie von der Nackengrube zur Nasenwurzel; die folgenden abwechselnd auf der einen Seite nach hinten, auf der anderen nach vorn; so bedecken sie allmählich nach der Seite fortschreitend den ganzen behaarten Schädel. In der Nackengrube und auf der Nasenwurzel wird die Binde jedesmal von der horizontalen gefangen und fest gehalten. Es ist besonders darauf zu achten, daß die Enden der Längsstreifen vorn und hinten immer genau in der Mittellinie liegen, sonst klaffen sie und gleiten leicht ab. Den Schluß bildet ein Rundgang der horizontalen Binde in der oberen horizontalen Ebene.

b) Mit einköpfiger Binde. Ein Gehilfe steht hinter dem Kranken. Während man die Kopfmütze mit zweiköpfiger Binde allein ohne Hilfe anlegen kann, braucht man bei Anwendung der einköpfigen Binde einen Gehilfen.

Der Verband beginnt, wie alle Kopfverbände mit einköpfiger Binde, mit einem Rundgange und befestigendem Rundgange in der oberen horizontalen Ebene. Der Bindenanfang liegt über dem rechten Ohre. Von hier verläuft die Binde über die Stirn, oberhalb des linken Ohres zur Nackengrube. Es folgt der befestigende Rundgang bis zur Nackengrube. Ist die Binde wieder hier angelangt, so faßt sie der Gehilfe mit dem Zeigefinger und hält sie in Form einer Schlinge fest. Die Binde wendet sich rechtwinklig ab und verläuft in der Mittellinie des Schädels zur Nasenwurzel; hier faßt sie der Verbindende mit dem Zeigefinger der linken Hand. Von nun an verläuft die Binde abwechselnd auf der einen Seite des Schädeldaches nach hinten zur Nackengrube und auf der anderen nach vorn zur Nasenwurzel. Hinten und vorn werden die Gänge immer festgehalten. Ist der ganze Schädel eingehüllt, so folgt ein Rundgang in der oberen horizontalen Ebene, der die Enden der Längsstreifen faßt und festhält. Den Verlauf der Bindengänge zeigen Fig. 47 und 48.

2. *Capistrum simplex* (Halfterverband) (Fig. 49). Der Verband beginnt mit den beiden Rundgängen in der oberen horizontalen Ebene (1, 2). Ist man mit dem befestigenden Rundgange in der Nackengrube angelangt, so verläuft die Binde von hier

aus (Verband für die linke Wange) unter dem rechten Ohr vorbei, unter dem Kinn vorüber (3), an der linken Wange empor (4), so daß der vordere Rand der Binde unmittelbar neben dem äußeren Augenwinkel verläuft, über den Scheitel nach hinten (5). Der folgende Teil der Binde muß seinen Stützpunkt hinter dem rechten Seitenbeinhöcker haben. Sitzt die Binde auf oder gar vor dem Höcker, so rutscht sie leicht nach vorn ab. Die folgende und dritte Tour (6—11) verläuft ganz wie die erste. An der linken Wange schreitet die Binde nach hinten fort, so daß allmählich die ganze Wange bis zum Gehörgange eingehüllt wird; über der Mitte des Scheitels kreuzt jeder folgende Gang die vorhergehenden, so daß am rechten Seitenbein die Gänge einander in der Richtung von hinten nach vorn folgen. Der dritte Gang liegt hier vor dem rechten Seitenbeinhöcker. Nun wendet sich die Binde nach hinten zur Nackengrube und von hier aus erfolgt der schließende Rundgang (12) in der oberen horizontalen Ebene in umgekehrter Richtung: oberhalb des linken Ohres vorbei, um die Stirn über dem rechten Ohr hinweg zur Nackengrube.

Soll der Verband die rechte Wange bedecken, so beginnt der erste Rundgang in der oberen horizontalen Ebene in der linken Schläfengegend und verläuft in umgekehrter Richtung über die Stirn, über das rechte Ohr zum Hinterhaupt u. s. w. Im übrigen gelten ganz dieselben Vorschriften, wie sie oben an-

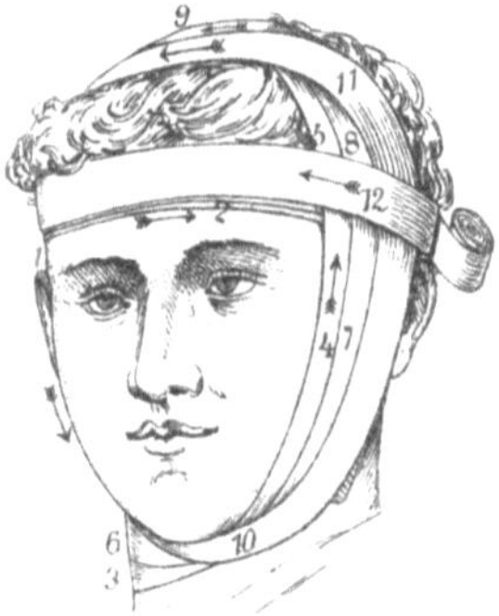

Fig. 49. Capistrum simplex.

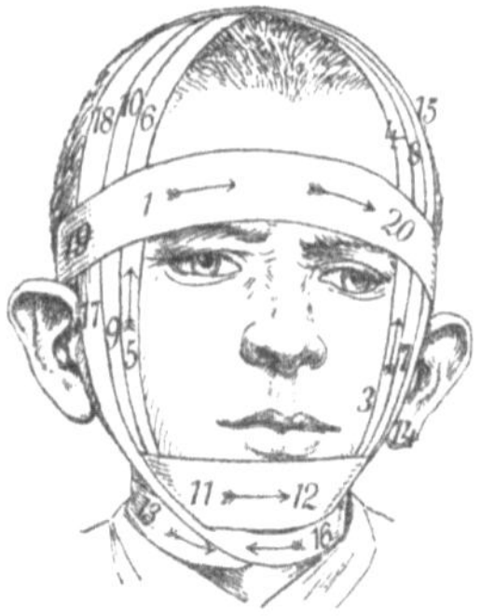

Fig. 50. Capistrum duplex (von vorn).

gegeben mit der Abänderung, daß die Bezeichnungen „rechts“ und „links“ immer mit einander zu vertauschen sind.

3. *Capistrum duplex* (Fig. 50). Beginn in derselben Weise wie bei Capistrum simplex, mit Rundgang und befestigendem

Rundgang (1) in der oberen horizontalen Ebene. Bei den folgenden Gängen muß man sich merken, daß sie immer vom Hinterhaupt bezw. der Nackengrube ausgehen und dahin zurückkehren, und daß abwechselnd ein Gang über die linke, ein Gang über die rechte Wange verläuft. Die Binde geht vom Hinterhaupte unter dem rechten Ohre und Kinn vorbei, steigt an der linken Wange (3) senkrecht in die Höhe hart am äußeren Augenwinkel vorbei, geht über die Mitte des behaarten Kopfes (4) vor dem Höcker des Seitenbeines zur Nackengrube. Die Gänge liegen, im Gegensatz zum Capistr. simplex, vor dem Höcker des Seitenbeines, weil sie immer mit dem entsprechenden Gange der anderen Seite eine Schlinge um das Hinterhaupt bilden. Der Höcker des Seitenbeines verhindert das Abgleiten nach hinten. Es folgt der erste Gang zur Einwickelung der rechten Wange: vom Hinterhaupt unter dem linken Ohr und Kinn vorbei, senkrecht an der rechten Wange (5) aufsteigend, hart am rechten äußeren Augenwinkel vorbei, kreuzt über der Mitte des Schädeldaches (6) den entsprechenden Gang der linken Seite und steigt vor dem linken Seitenbeinhöcker zur Nackengrube herab; damit ist der ganze erste Gang des Capistrum duplex vollendet. Man kann diesen ganzen Gang auch als einen Achtergang betrachten. Die eine Öffnung der Acht bildet das Gesicht, die andere das Hinterhaupt, die Kreuzung liegt in der Mitte des Schädeldaches. Dem ersten Gange folgt der zweite in ganz derselben Weise (7—10). An den Wangen schreiten die Bindengänge nach den Ohren zu weiter, auf den Seitenbeinen desgleichen, d. h. von hinten nach vorn. Nach diesen beiden folgt ein Gang in der unteren horizontalen Ebene: von der Nackengrube unter dem rechten Ohr vorbei um das Kinn (11—12), so daß es von vorn gefaßt wird und die Binde unmittelbar unterhalb der Unterlippe liegt. Vom Kinn unter dem linken Ohr vorbei zur Nackengrube.

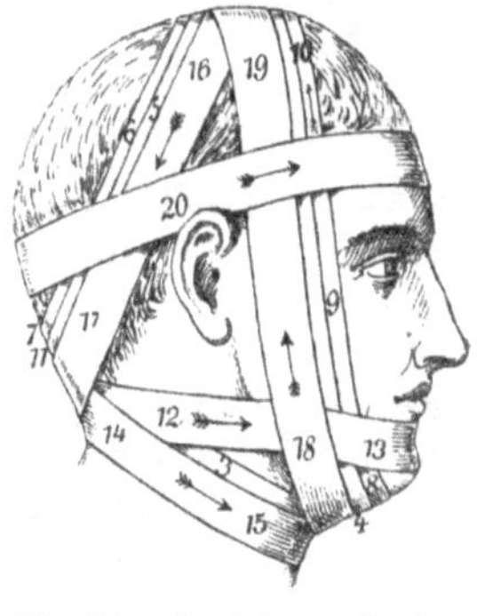

Fig. 51. Capistrum duplex (von der Seite).

Weiter folgt noch einmal ganz dieselbe Tour (13—18) wie die erste und zweite und zuletzt der schließende Rundgang (20) in der oberen horizontalen Ebene. Fig. 51 zeigt das Capistrum duplex von der Seite.

Das Capistrum hat einmal den Zweck, Verbandstücke auf der einen oder anderen oder auf beiden Wangen zu befestigen, zweitens den gebrochenen oder verrenkten Unterkiefer in seiner normalen Lage zu erhalten, oder wenn andere Maßnahmen — Naht — getroffen sind, diese zu unterstützen. Die an beiden Wangen aufsteigenden Gänge stützen die beiden Hälften des Unterkiefers von unten, der Rundgang in der unteren horizontalen Ebene hat den Zweck, das Vorwärtsgleiten des Unterkiefers zu verhüten.

4. *Monoculus* (Fascia oculi simplex, einfache Augenbinde) (Fig. 52). Dient zum Befestigen von Verbandstücken auf einem Auge. Der Verband beginnt wie der Halfterverband mit den beiden befestigenden Rundgängen (1 bis 2). Alle weiteren Gänge nehmen wiederum ihren Ausgang von der Nackengrube: (Rechtes Auge). Bindenverlauf: Nackengrube unter dem rechten Ohr und Kieferwinkel vorbei, von diesem schräg an der rechten Wange empor zur Nasenwurzel (3), über das linke Seitenbein (4) zum Hinterhauptshöcker. Auf dem Seitenbein soll die Binde möglichst parallel der Mittellinie laufen, höchstens 2 cm davon entfernt; je weiter nach der lateralen Seite die Tour liegt, desto näher liegt die Gefahr, daß die Binde nach unten rutscht. Der zweite und dritte Gang folgen genau dem ersten (5, 6, 7, 8). Sie liegen an der Wange aufsteigend, jeder deckt den vorhergehenden zur Hälfte. Jeder folgende kreuzt den oder die vorhergehenden genau über der Nasenwurzel. Am Scheitelbein liegen die Touren absteigend. Die drei Gänge liegen in einer der oben angegebenen schiefen Ebenen. Auf sie folgt der schließende Rundgang (9) in der oberen horizontalen Ebene, der die schiefen Touren an der Stirn und dem Hinterhaupte noch einmal faßt und festhält.

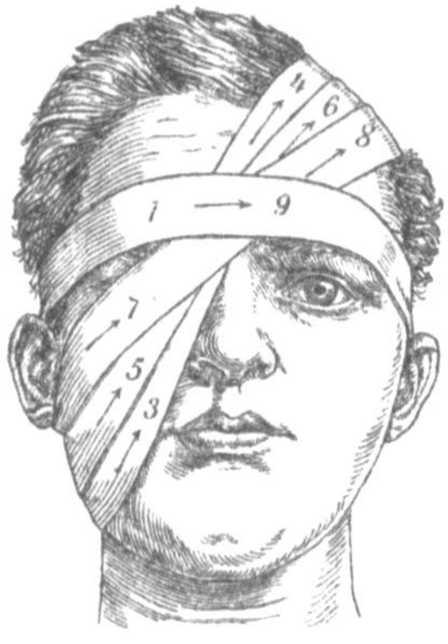

Fig. 52. Monoculus.

Soll das linke Auge eingewickelt werden, so treten die entsprechenden Abänderungen ein, wie beim Halfterverbande der rechten Seite. Der Verband beginnt in der oberen horizontalen Ebene in umgekehrter Richtung. Alles andere ergiebt sich von selbst.

5. *Binoculus* (Fascia oculi duplex, doppelte Augenbinde) (Fig. 53). Eigene Vorschriften für diesen Verband erübrigen sich. Es ist das einfachste, zuerst das eine, dann das andere Auge für sich nach den beim einfachen Augenverbande angegebenen Regeln zu verbinden. Die Anlegung desselben mit der zweiköpfigen Binde gehört zu den althergebrachten Übungsverbänden, die in der Praxis doch nicht ausgeführt werden.

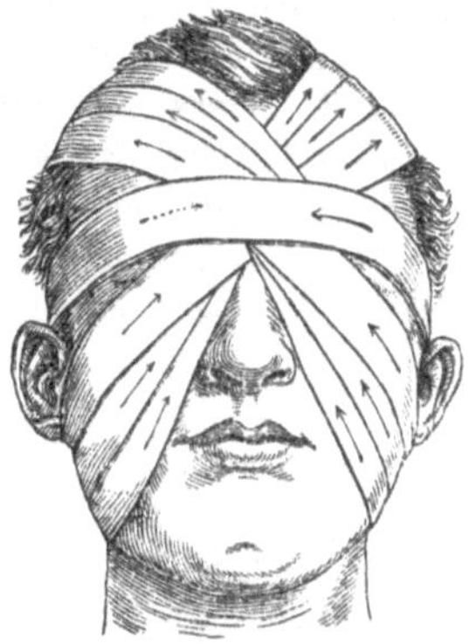

Fig. 53. Binoculus.

6. Schleuderverbände.

Die Schleuder steht in der Mitte zwischen Binden- und Tücherverbänden. Sie hat den Zweck, einfache Verbandstücke an verschiedenen Stellen des Kopfes zu befestigen. Heftet man zwei Binden von entsprechender Breite und etwa 1 m Länge

Fig. 54. Schleuder.

in der Mitte in der Länge von einigen Centimetern aneinander oder reißt man ein Bindenstück von doppelter Breite als die gewöhnlichen Binden, wie sie am Kopf angelegt werden, von beiden Enden her in zwei Teile, so daß sie in der Mitte in der Länge von einigen Centimetern vereinigt bleiben, so erhält man das als Schleuder benannte Verbandstück (Fig. 54).

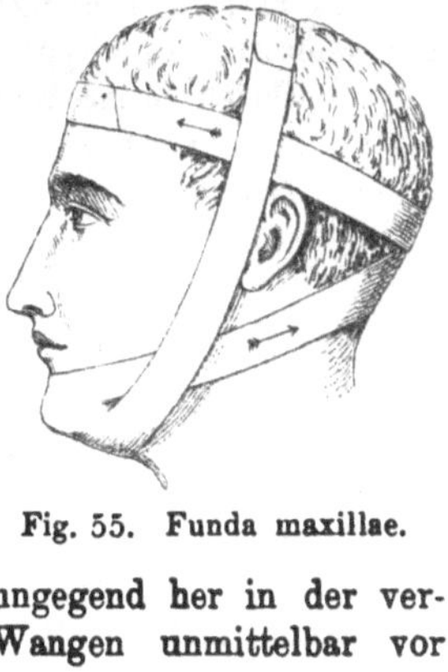

Fig. 55. Funda maxillae.

1. *Funda maxillae* (Kinnschleuder) (Fig. 55). Das Mittelstück wird auf das Kinn aufgesetzt, so daß das Verbindungsstück der beiden Bindenstreifen dem Unterkieferrande entspricht. Sodann wird der untere der beiden Bindenstreifen von der Unterkinngegend her in der vertikalen Ebene beiderseits über die Wangen unmittelbar vor

beiden Ohren zum Scheitel geführt und hier geknüpft. Der obere der beiden Bindestreifen führt beiderseits in der unteren horizontalen Ebene zur Nackengrube. In der Nackengrube kreuzen die beiden Schenkel einander und verlaufen in der oberen horizontalen Ebene zur Stirn. Hier werden sie geknüpft. Der Verband hat den Zweck, Verbandstücke am Kinn und der Unterkinngegend zu befestigen.

2. *Funda capitis.* a) Funda frontis (Fig. 56). Das Mittelstück ruht auf der Stirn und dem Vorderkopf. Die hinteren

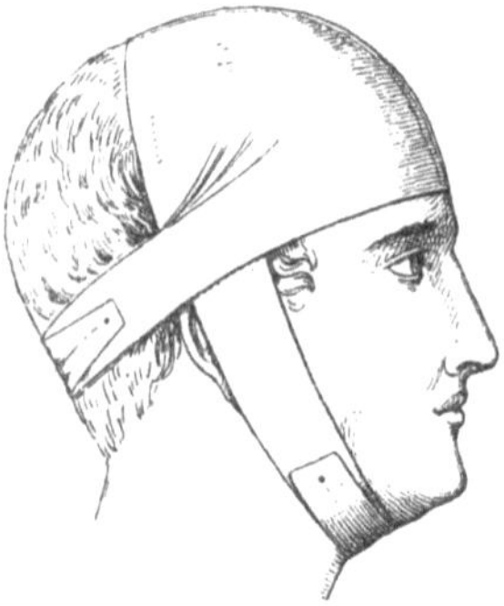

Fig. 56. Funda capitis I.

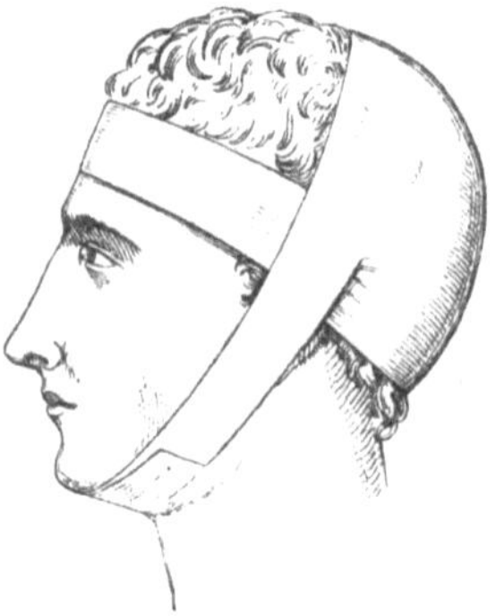

Fig. 57. Funda capitis II.

beiden Köpfe laufen von oben nach unten in der vertikalen Ebene und treffen einander unter dem Kinn. Die vorderen beiden Köpfe laufen in der oberen horizontalen Ebene zur Nackengrube.

b) Funda occipitis (Fig. 57). Das Mittelstück ruht auf der Hinterhauptschuppe. Die beiden Vorderköpfe verlaufen in der vertikalen Ebene herab und treffen einander unter dem Kinn. Die beiden hinteren Köpfe laufen in der oberen horizontalen Ebene nach vorn und treffen einander über der Stirn.

7. Tücherverbände.

Der Tücher- und Schleuderverbände bedienen wir uns nur zu losen Verbänden, niemals zur Anlegung festabschließender Wundverbände. Sie sind unter Umständen gut zu verwenden für ausgedehntere Salben- und Kompressenverbänden bei Ekzemen, eiternden Wunden und zur Befestigung von Notverbänden. Für die antiseptischen Wundverbände und für die feststellenden Verbände, die ihren Zweck nur durch ganz exakten Sitz erfüllen, verwenden wir die Tücher nur ausnahmsweise. Gegenwärtig wird fast nur das dreieckige Tuch angewandt. Das dreieckige Tuch hat die Form eines rechtwinkeligen Dreiecks. Es wird bald in dieser Form, bald in der Krawattenform angewandt. Der Stoff kann jeder beliebige sein, in der Regel ist es aus Leinwand gefertigt.

1. *Mitella* (Fig. 58 und 59). Sie ist der gebräuchlichste der Tücherverbände. Sie hat den Zweck, den Arm ruhig zu

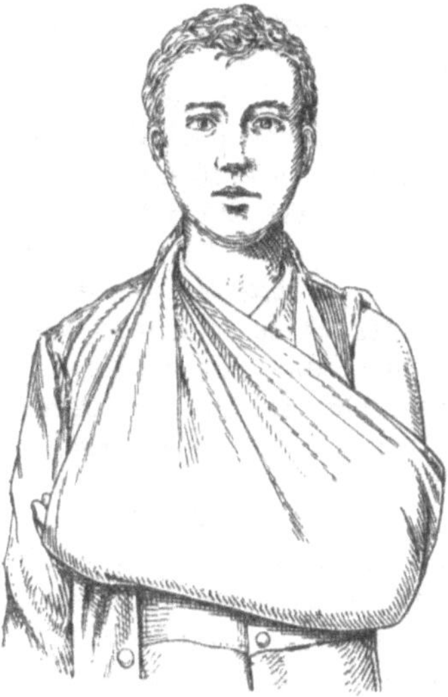

Fig. 58. Mitella I, von vorn.

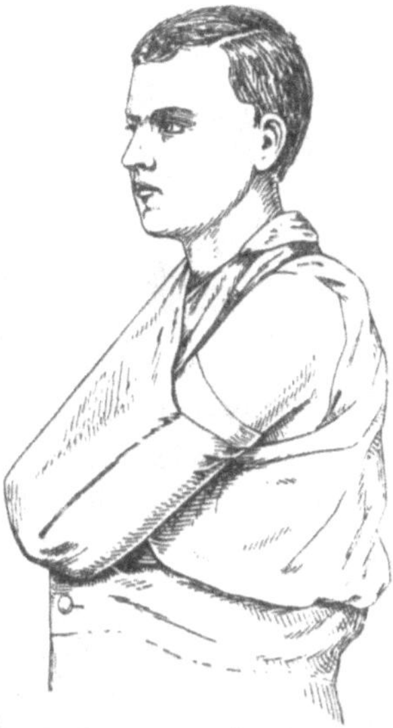

Fig. 59. Mitella II, von der Seite.

stellen und den Vorderarm zu suspendieren. Sie wird folgendermaßen angelegt: Der Verbindende steht vor dem Kranken. Der eine lange Zipfel wird über die Schulter der kranken Seite nach dem Rücken geführt, so daß der rechte Winkel in die Höhe des Ellbogengelenkes zu liegen kommt. Der zweite lange Zipfel hängt auf der Vorderseite des Kranken herab. Nun wird der kranke Arm auf das dreieckige Tuch gelegt und der herabhängende lange Zipfel über den Vorderarm nach oben und über die Schulter der gesunden Seite nach dem Rücken geschlagen. Die beiden langen Zipfel vereinigen sich in der Nackengegend, werden hier geknüpft und so fest angezogen, daß das Handgelenk etwas höher steht, als das Ellbogengelenk. Der rechte Winkel des dreieckigen Tuches liegt jetzt in der Verlängerung des Vorderarmes über das Ellbogengelenk hinaus. Der Zipfel wird vor dem Oberarm unter den vorderen Teil des Tuches geschlagen und der vordere Umbiegungswinkel am Oberarm befestigt. Dieser umgeschlagene Teil reicht in der Regel bis zur Mitte des Oberarmes hinauf und stützt ihn von hinten. In dieser Weise angelegt erfüllt die Mitella den doppelten Zweck, den Vorderarm in die Höhe zu heben und den Oberarm seitlich zu stützen. Ganz fehlerhaft ist es, die Mitella so anzulegen, daß die Hand tiefer steht, als das Ellbogengelenk und der Vorderarm mit dem Oberarm einen stumpfen Winkel bildet.

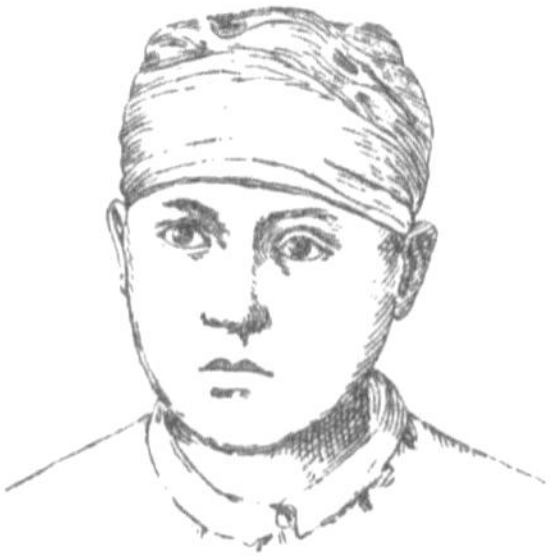

Fig. 60. Capitium triangulare.

2. Das *Kopftuch* (Fig. 60). Die Mitte der langen Seite wird auf die Mitte der Stirn gesetzt, der rechte Winkel über die Mitte des Scheitels nach hinten geschlagen, so daß der ganze behaarte Kopf bedeckt ist und der rechte Winkel über den Nacken herunterhängt. Die beiden langen Zipfel werden in der oberen horizontalen Ebene zur Nackengrube geführt, kreuzen einander über der Nackengrube und über dem kurzen Zipfel des Tuches, werden in der oberen horizontalen Ebene wieder zur Stirn zurückgeführt und über der Mitte der Stirn geknotet. Der kurze Zipfel, der von den beiden anderen in der Nackengrube festgelegt ist, wird über diese zurückgeschlagen und in der Scheitelgegend festgesteckt. Der Verband bedeckt den ganzen behaarten Kopf.

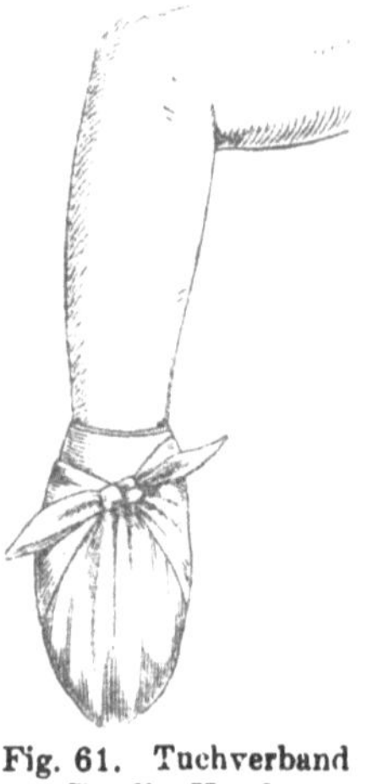

Fig. 61. Tuchverband für die Hand.

3. *Tuchverband für die Hand* (Fig. 61). Das dreieckige Tuch wird auf einer horizontalen Unterlage flach ausgebreitet. Die flache Hand mit der Hohlhandfläche so auf dasselbe gelegt, daß sie mit dem Handgelenk auf der Mitte der langen Seite ruht und die Fingerspitzen nach dem rechten Winkel schauen. Der kurze Zipfel wird über die Rückenfläche der Hand bis auf

den Vorderarm zurückgeschlagen, worauf die beiden langen Zipfel über den Handrücken sich kreuzend entsprechend den Touren der Spica manus zum Handgelenke geführt werden. Sie umgreifen hier von beiden Seiten her das Handgelenk und schließen den Verband mit einem Knoten auf der Beugeseite oder Streckseite des Handgelenkes.

4. *Tuchverband für den Fuß* (Fig. 62). Das dreieckige Tuch wird auf dem Fußboden ausgebreitet, der Fuß so darauf gestellt, daß er in der Verbindungslinie zwischen dem rechten Winkel und der Mitte der langen Seite steht, so daß die lange Seite, wenn sie nach oben geschlagen wird, über die Ferse bis zur Achillessehne reicht. Der kurze Zipfel wird über den Fußrücken bis zur Streckseite des Unterschenkels zurückgeschlagen. Darauf werden die beiden langen Zipfel über dem Fußrücken sich kreuzend zum Unterschenkel geschlagen, bilden hier einen Rundgang und werden entweder auf der Vorderfläche oder auf der Hinterfläche geknotet.

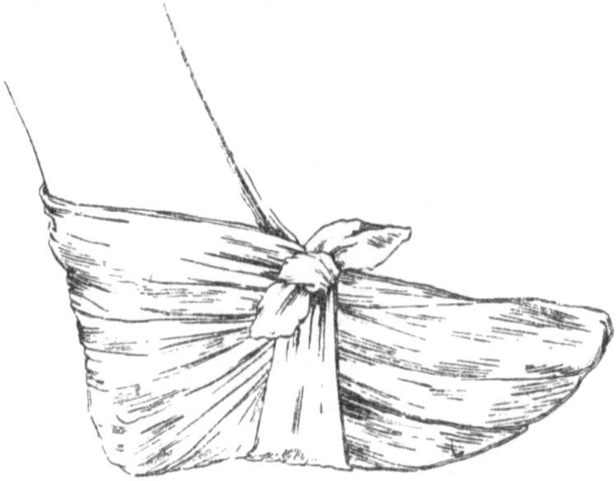

Fig. 62. Fußtuch.

Nächst der Mitella findet das Kopftuch am häufigsten Anwendung, seltener der Tuchverband für Hand und Fuß, andere Formen noch bedeutend seltener.

In Krawattenform läßt sich das dreieckige Tuch als Ersatz für einfache Bindenverbände und zur Befestigung von Schienenapparaten vielfach verwenden. Die Krawattenform wird hergestellt durch wiederholtes Zusammenfalten des Tuches parallel der langen Seite. Die Breite der Krawatte gestaltet man nach dem Zweck; allgemein ausgedrückt, macht man die Krawatte so breit, wie man eine Binde für denselben Zweck nehmen würde.

1. *Stirnbund* (Fig. 63). Die Mitte der Krawatte wird auf die Stirn gesetzt, die beiden Zipfel werden in der oberen horizontalen Ebene zur Nackengrube geführt und hier geknotet. Er dient zur Befestigung von Verbandstücken an der Stirn.

2. Der *Augenbund* (Fig. 64) umkreist den Kopf in einer der beiden schiefen Ebenen und dient als Ersatz des Augenverbandes.

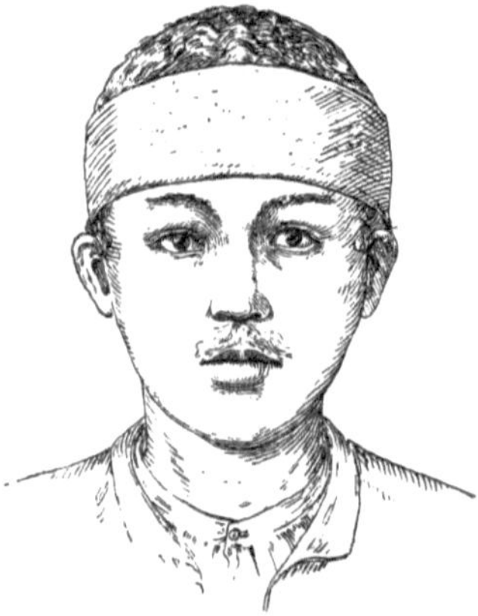

Fig. 63. Stirnbund.

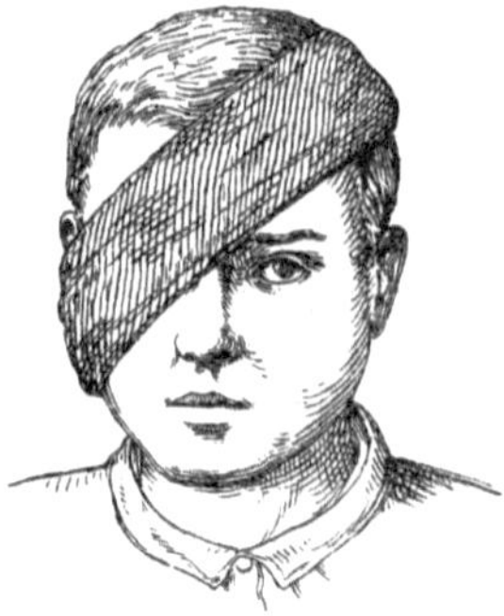

Fig. 64. Augenbund.

3. *Vinculum carpi* (Fig. 65). Die Mitte der Krawatte wird quer über die Hohlhand in der Höhe der Köpfchen der Metakarpal-

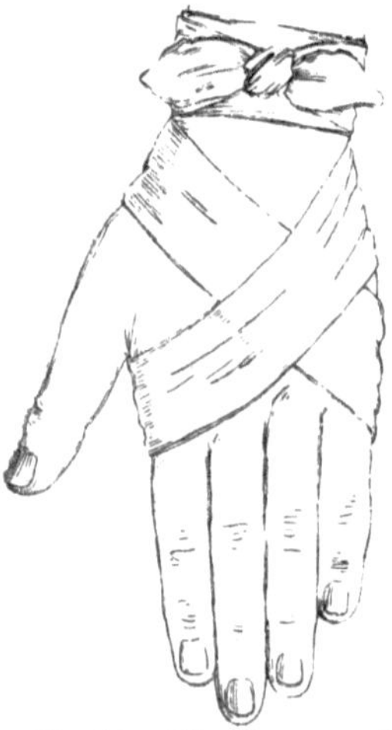

Fig. 65. Vinculum carpi.

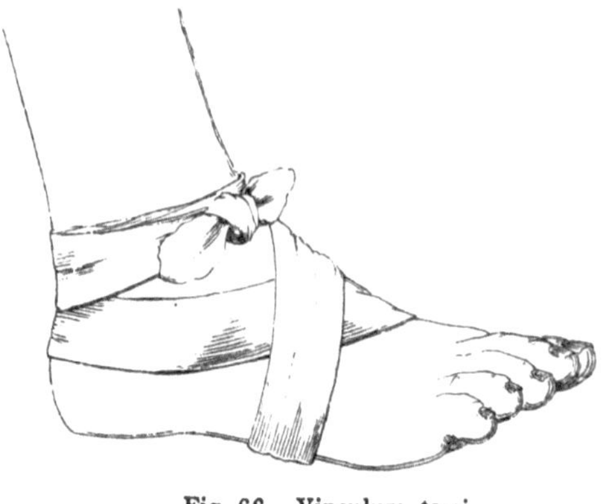

Fig. 66. Vinculum tarsi.

knochen gelegt. Die beiden Enden über dem Handrücken gekreuzt, über das Handgelenk geführt und schließen hier den Verband nach einem Rundgange über der Streckfläche des Handgelenkes.

4. *Vinculum tarsi* (Fig. 66). Die Mitte der Krawatte wird quer über die Mitte der Fußsohle gelegt, die beiden Enden kreuzen einander über dem Fußrücken und enden nach einem Rundgange am Unterschenkel oberhalb des Knöchels.

In dieser Weise lassen sich die Verbände an verschiedenen anderen Körperstellen anlegen, doch genügen für unseren Zweck die angegebenen als Muster.

8. Feststellende Verbände.

Die feststellenden Verbände haben den Zweck, entweder die normale Beweglichkeit eines Körperteiles für kürzere oder längere Zeit aufzuheben, die Gelenke bei Entzündungen und Verletzungen ruhig zu stellen, oder die normale Festigkeit eines gebrochenen Knochens bis zu dessen Heilung zu ersetzen, die Bruchstücke in ihrer normalen Lage zu erhalten und so eine regelrechte Heilung zu gewährleisten.

Es sind teils Schienen-, teils Kapselverbände, letztere werden gewöhnlich aus erhärtenden Substanzen hergestellt, indessen kann man auch Schienen aus erhärtenden Stoffen, Kapselverbände aus aneinander befestigten Schienen herstellen.

9. Schienenverbände.

Schienen sind Verbandstücke aus starrem Material. Ihre Bestimmung ist schon oben angegeben.

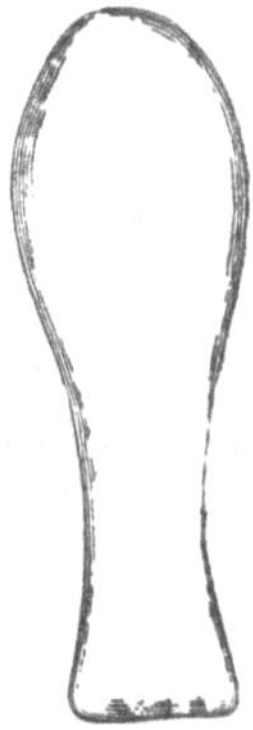

Fig. 67. Handbrett.

Die Schiene in ihrer einfachsten Form ist ein starrer Stab von Holz. Um z. B. einen gebrochenen Unterschenkel zu immobilisieren, genügen unter Umständen zwei platte Holzstäbe, die mindestens vom Fuß bis zum Kniegelenk reichen. Zur Befestigung der Schienen dienen Binden und Verbandtücher. Im Laufe der Zeit sind für verschiedene Zwecke und verschiedene Körperteile entsprechende Schienen aus den mannigfaltigsten Stoffen angegeben worden. Sie alle auch nur aufzuzählen, würde weit über den Rahmen dieses Buches hinausgehen. Ich gebe deshalb im folgenden nur die Repräsentanten bewährter Schienenformen für die einzelnen Körperteile. Die Variationen in betreff der Form und Stoffe beziehen sich gemeiniglich nur auf Nebensächlichkeiten.

I. Obere Gliedmaße.

1. *Handbrett* (Fig. 67). Es besteht in der Regel aus Holz oder Pappe, seltener aus Glas oder Eisenblech. Seine Form ist

annähernd der Form der in Pronation ausgestreckt ruhenden Hand und des Vorderarmes entsprechend, reicht von den Fingerspitzen bis zum Ellbogengelenk und wird auf der Hohlhandseite von Hand und Vorderarm befestigt.

2. *Supinationsschiene* (Fig. 68). Sie reicht von den Fingerspitzen bis zur Mitte des Oberarmes. Besteht in der Regel aus drei Teilen, je einem Brett für die Hand, den Vorderarm und den Oberarm. Der Teil, welcher zur Aufnahme der Hand bestimmt ist, ist gegen den Vorderarmteil in einem rechten Winkel rotiert und mit diesem durch einen Metallstab unbeweglich verbunden. Im Ellbogengelenk kann die Verbindung ebenfalls eine starre sein, in der Regel jedoch ist es eine Gelenkverbindung, die eine Veränderung des Winkels gestattet und in jedem beliebigen Winkel, vom spitzen bis zum gestreckten, feststellbar ist. Die Supinationsschiene stellt Hand und Vorderarm in Supination, so daß die Hohlhand nach dem Gesicht des Kranken, in horizontaler Stellung nach oben gewandt ist.

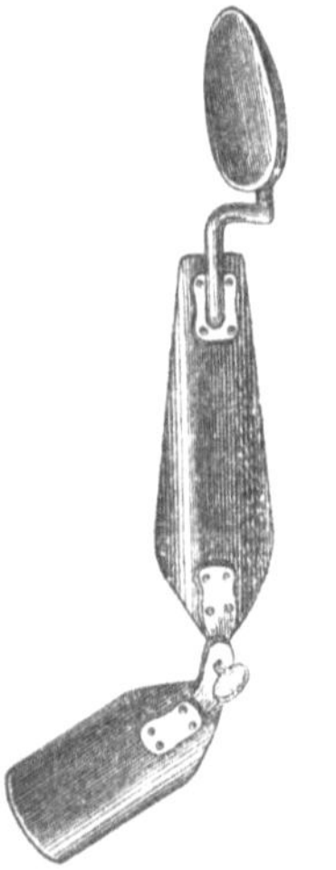

Fig. 68. Supinationsschiene.

3. *Resektionsschiene* für das Handgelenk nach Esmarch (Fig. 69 und 70). Sie besteht aus zwei Teilen, einem flachen Brett für die Hohlhand und einem für die Streckfläche des Vorderarmes. Die beiden Teile sind durch einen metallenen Bügel, der über die Streckfläche der Hand und die Fingerspitzen hinwegzieht, unverrückbar mit einander verbunden.

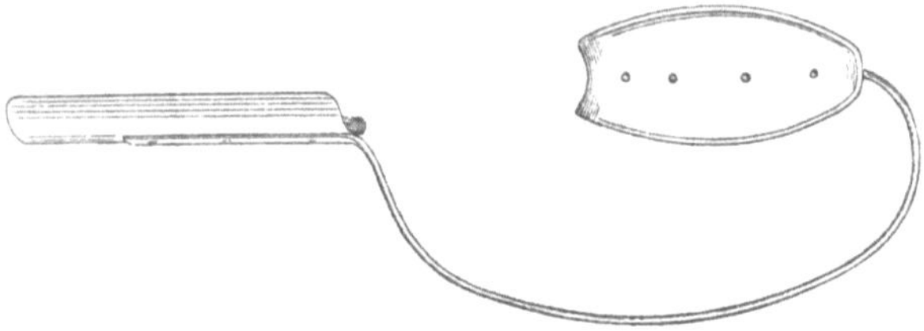

Fig. 69. Resektionsschiene für das Handgelenk I.

Die Gegend des Handgelenkes bleibt zunächst frei. Die beiden Schienenteile werden an Hand und Vorderarm, jedes für sich. befestigt. Erst zuletzt wird die Handgelenksgegend verbunden, so daß dieser Teil des Verbandes jederzeit entfernt werden kann, ohne die Schiene zu lockern. Dadurch ist die Störung der Handgelenksgegend auch während des Wechsels des mittleren Teiles des dreiteiligen Verbandes ausgeschlossen.

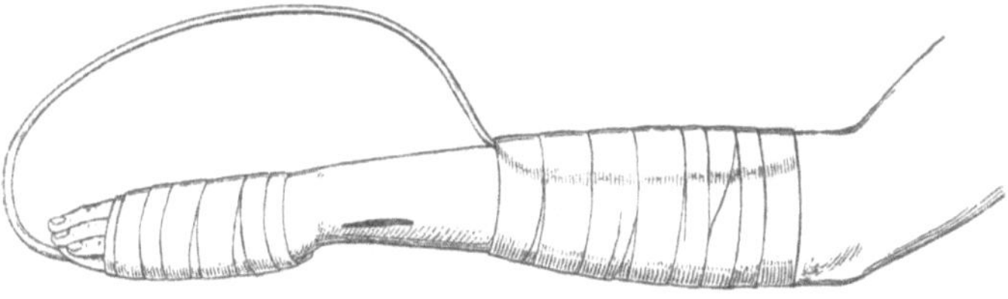

Fig. 70. Resektionsschiene für das Handgelenk II.

4. Die *Abduktionsschiene* für den Bruch der unteren Epiphyse des Radius (Fig. 71). Sie stellt die Hand in äußerste Abduktion gegen den Vorderarm und zugleich in halbe Beugung. Sie wird auf die Beugefläche der Hand und des Vorderarmes angelegt und reicht von den Fingerspitzen bis zum Ellbogengelenk.

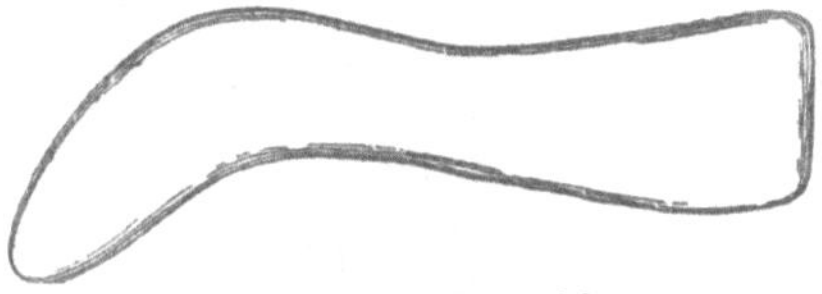

Fig. 71. Abduktionsschiene.

5. Die *Resektionsschiene* für das Ellbogengelenk. Sie ist ähnlich gebaut wie die Supinationsschiene, nur an Stelle des Gelenkes im Ellbogen tritt eine feste Verbindung der beiden Schienenteile für den Vorderarm und Oberarm durch zwei stählerne Bügel, so daß in der Schiene eine überbrückte Lücke bleibt. Die Befestigung geschieht mittelst dreiteiligen Verbandes.

6. *Volkmann's Suspensionsschiene* (Fig. 72 und 73). Eine einfache Holzschiene, die von den Fingerspitzen bis in die Mitte des Oberarmes reicht. Der Vorderarm steht in Pronation, die Schiene ist im Ellbogengelenk rechtwinkelig gebogen. Sie wird auf die Beugefläche der Hand, des Unter- und Oberarmes gelegt. Der wesentliche Bestandteil an ihr ist ein Ansatz an dem Oberarmstück der Schiene, welcher die Streckseite des Oberarmes wie eine halbgebeugte Hand umgreift. Auf ihm ruht bei aufgehängtem Arm die Hauptlast des Armes. Er läßt sich leicht entfernen und auf die entgegengesetzte Seite der Schiene befestigen; so kann dieselbe Schiene sowohl für den rechten wie

für den linken Arm verwendet werden. Am peripheren Ende der Schiene ist ein Ring mittelst einer Schraube befestigst, an

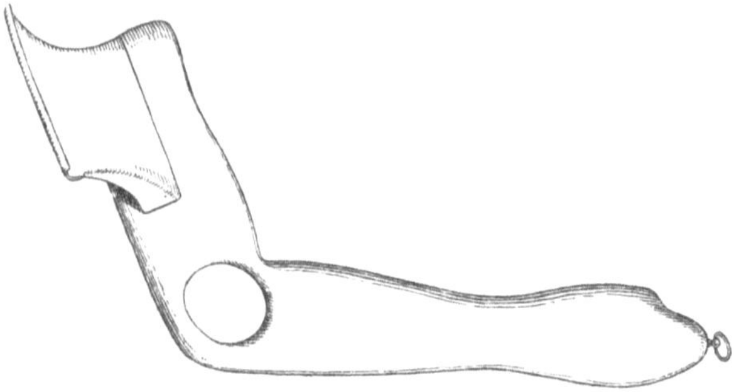

Fig. 72. VOLKMANN's Suspensionsschiene I.

dem der Arm durch eine Schnur an einer geeigneten Vorrichtung über dem Bett befestigt werden kann. Die Schiene hat den Zweck,

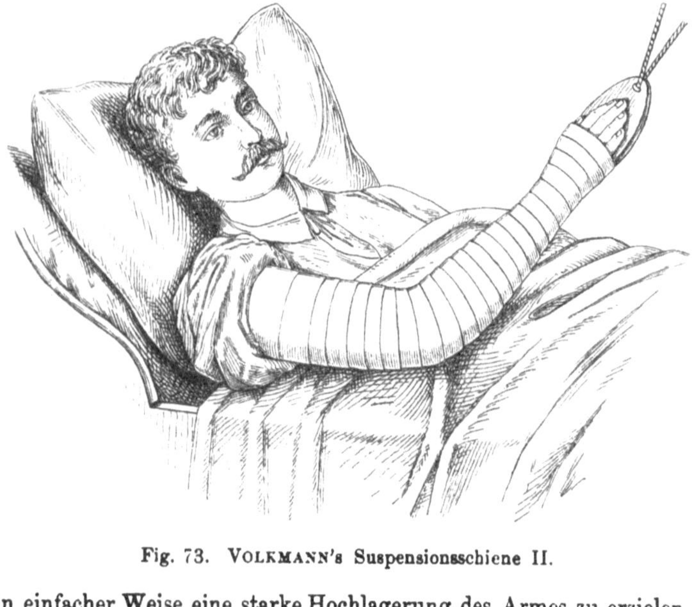

Fig. 73. VOLKMANN's Suspensionsschiene II.

in einfacher Weise eine starke Hochlagerung des Armes zu erzielen, wie sie bei Entzündungen und Ödemen zuweilen erwünscht ist.

7. *Middeldorpf's Triangel* (Fig. 74) stellt ein rechtwinkliges Dreieck dar. Er kann in Form eines soliden Kissens oder eines dreiseitigen Rahmens angewandt werden. Sein Zweck ist bei hohen Brüchen des Oberarmes, bei denen das obere Bruchstück nach der lateralen Seite abweicht, das untere Bruchstück mit seiner Längsachse in die Verlängerung der Achse des oberen zu bringen und zu erhalten. Das obere Bruchstück ist, gerade so wie bei den hohen Oberschenkelbrüchen, oft einer direkten Einwirkung unzugänglich. Die Hypothenuse des rechtwinkligen Dreieckes liegt der seitlichen Brustwand an, die beiden Katheten dienen zur Befestigung des Armes. Der rechte Winkel muß genau im Ellbogengelenk liegen

Die Befestigung geschieht durch Tücher, Binden, oder eigens angebrachte Gurten.

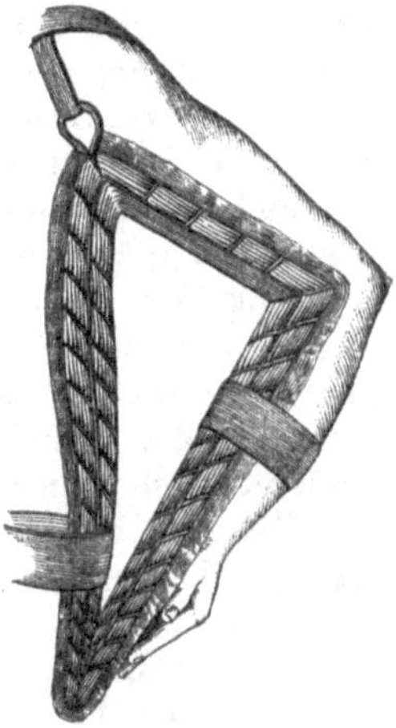

Fig. 74. Middeldorpf's Triangel.

II. Untere Gliedmaße.

1. *Volkmann'sche Schiene* (Fig. 75). Sie dient je nach ihrer Länge zur Ruhigstellung des Fußes und Fußgelenkes, zur provisorischen Lagerung des gebrochenen Unterschenkels oder zur Ruhigstellung des Kniegelenkes. Sie ist aus

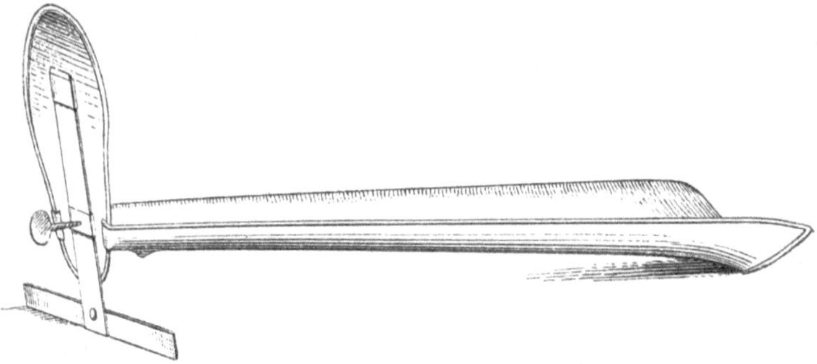

Fig. 75. Volkmann's Schiene für das Bein.

standhaftem Eisenblech gefertigt und besteht aus drei Teilen: einer Rinne für den Unterschenkel, einem flachen Fußbrett und einem festen eisernen Kreuz. Die Rinne für das Bein ist so gearbeitet, daß sie höchstens die Hälfte des Umfanges des Beines einnimmt. Die Rinne für den Unterschenkel und das Fußbrett sind unverrückbar aneinander befestigt. Entsprechend der Ferse findet sich eine größere Öffnung in der Schiene, die Ferse muß vollständig schweben. Das eiserne Kreuz stellt die Schiene auf der horizontalen Unterlage ruhig, es hebt die ohne dasselbe möglichen Drehbewegungen nach innen und außen auf. Sind am Fußbrett Schraubenvorrichtungen angebracht, so kann durch Verschiebung des vertikalen Schenkels des Kreuzes eine Hochlagerung des Beines erzielt werden. Bei der Lagerung des Beines auf der VOLKMANN'schen Schiene ist in erster Linie darauf zu achten, daß der Fuß rechtwinklig steht zum Unterschenkel, die Fußsohle in ihrer ganzen Länge dem vertikalen Fußbrett fest anliegt, die Ferse hohl ruht, die Gegend der Achillessehne bis zur Wade hinauf gut gepolstert ist und im Kniegelenk durch Unterpolsterung eine geringe Winkelstellung erzielt wird.

Der häufigste und schwerste Fehler ist die unrichtige Lagerung der Ferse. Druckbrand entsteht hier einmal, wenn die Befestigung des Fußes ungenügend ist und der Unterschenkel nach oben rutscht, so daß der Fuß mit dem Unterschenkel einen stumpfen Winkel bildet; die Ferse kommt dann auf den oberen Rand des hier befindlichen Ausschnittes zu liegen und wird gedrückt. In diesem Falle entsteht Druckbrand über dem Fersenbein. Wird die Gegend der Achillessehne nicht sorgfältig gepolstert, so erleidet diese einen Druck von dem Rande des Ausschnittes.

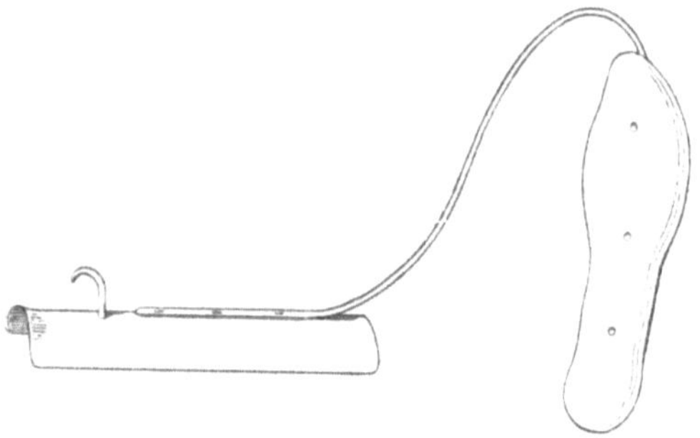

Fig. 76. Resektionsschiene für das Fußgelenk.

2. *Resektionsschiene* für das Fußgelenk nach ESMARCH (Fig. 76 und 77). Sie hat den Zweck, das Fußgelenk auch für die Zeit des Verbandwechsels ruhig gestellt zu erhalten. Sie besteht aus zwei kurzen Schienen: einer flachen Hohlrinne für die Streckseite des Unterschenkels

und einem flachen Fußbrett für die Fußsohle. Beide Teile sind durch einen festen eisernen Bügel unbeweglich miteinander verbunden. Der Verband ist dreiteilig. Die beiden

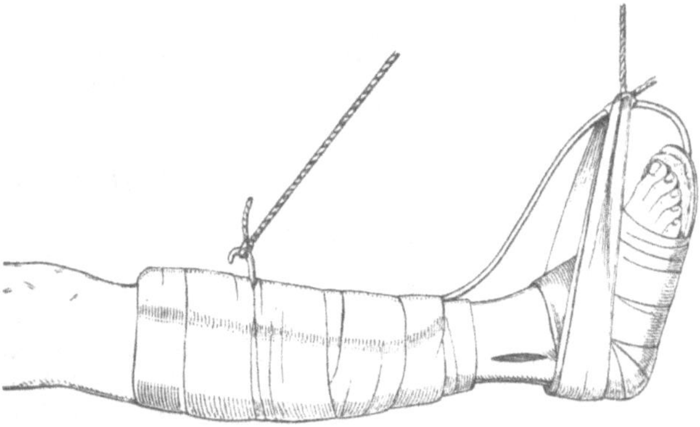

Fig. 77. Resektionsschiene für das Fußgelenk (angelegt).

Schienenteile werden jeder für sich befestigt. Der Verband für das Fußgelenk kommt als dritter Teil zuletzt. Am oberen Ende der Schiene ist ein Haken angebracht. Vermittelst des Hakens und des Bügels kann das Bein bequem in die Schwebe gebracht werden.

3. *Schiene von* DUPUYTREN für den doppelten Knöchelbruch (Fig. 78 und 79). Diese Schiene wird in der Gegenwart kaum noch angewandt. Man ersetzt den Verband in der Regel durch einen entsprechend angelegten Gypsverband, der den Zweck einfacher und sicherer erfüllt. Ich führe den Verband nur an des historischen Interesses wegen, und weil dnrch ihn sich die Stellung des Fußes zum Unterschenkel beim doppelten Knöchelbruch am sichersten einprägen läßt. Der DUPUYTREN'sche Knöchelbruch entsteht durch Einwirkung einer Gewalt, die den Fuß in übermäßige Abduktionsstellung zum Unterschenkel setzt, sei es, daß die Gewalt an der medialen Seite des Fußes angreift und den Fuß abduziert, oder daß eine Gewalt den Unterschenkel von der Außenseite her kräftig nach innen drückt, während der Fuß auf dem Boden aufgesetzt ist und nicht nachgeben kann. Es entsteht ein Rißbruch des inneren Knöchels und ein Knickungsbruch am Wadenbeine. Der Bruch am inneren Knöchel liegt unterhalb der Mitte desselben. Es ist in der Regel nur die

Spitze oder höchstens das untere Drittel abgerissen. Am Wadenbeine liegt der Bruch in der Regel 2 cm oberhalb des Knöchels. Bleibt dieser Bruch sich selbst überlassen, so heilt er derart, daß beim Auftreten die Verlängerung der Längsachse des Unterschenkels neben den inneren Fußrand zu liegen kommt.

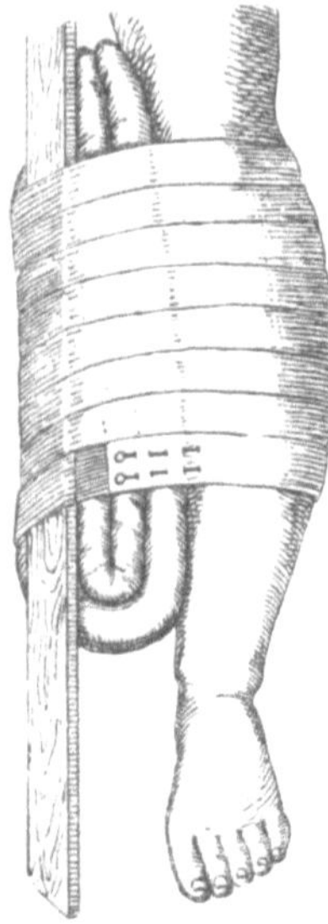

Fig. 78.
DUPUYTREN's Verband für den Knöchelbruch I.

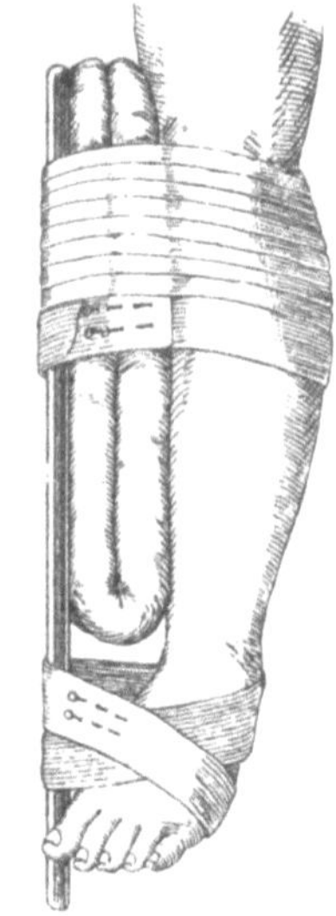

Fig. 79.
DUPUYTREN's Verband für den Knöchelbruch II.

Die Reduktion des Bruches muß durch Einwirkung einer Gewalt geschehen, die der verursachenden Gewalt entgegengesetzt ist, d. h. durch starke Adduktion.

Dadurch werden die Bruchstücke des inneren Knöchels, die von einander gerissen sind, wieder aneinander gedrückt, während die Bruchstücke des Wadenbeines, die nebeneinander in der Längsrichtung verschoben sind, wieder auseinander gezogen werden, so daß die Bruchflächen wieder aneinander liegen. Der Fuß wird in äußerste Adduktionsstellung bei rechtwinkliger Beugestellung zum Unterschenkel gebracht. DUPUYTREN erreichte diesen Zweck durch eine flache Holzschiene von 8—10 cm Breite, 1—2 cm Dicke und ungefähr $^1/_2$ m Länge. Die Schiene wird auf der Innenfläche des Unterschenkels auf einem dicken Kleiekissen befestigt. Das Kissen reicht nach oben bis zum oberen Ende des Schienbeines, unten muß es unmittelbar oberhalb des inneren Knöchels endigen. Die Füllung des Kleiekissens ist am unteren Ende stärker als oben. Die obere Hälfte der Schiene wird durch Rundgänge über dem Kissen an der Innenfläche des Unterschenkels sorgfältig befestigt. Die Füllung des unteren Endes des Kissens muß so stark sein, daß der mediale Fußrand von der Schiene ungefähr 10—12 cm absteht. Nun wird der

Fuß durch mehrere Achtergänge in starker Adduktionsstellung gegen die Schiene hin befestigt. Der Verband ist sehr labil, muß sorgfältig beaufsichtigt und häufig erneuert werden. Auch ist bei geringerer Vorsicht Druck am inneren Knöchel und oberhalb desselben nicht ausgeschlossen.

4. *Volkmann's Dorsalschiene* für den Unterschenkel (Fig. 80 und 81). Eine flache Hohlrinne, für die Vorderfläche des Unterschenkels und den Fußrücken berechnet, an deren konvexer Fläche mehrere Ringe angebracht sind, vermittelst deren der Unterschenkel suspendiert werden kann. Sie ist besonders geeignet für Wunden an der Hinterfläche des Unterschenkels und zur bequemen Hoch-

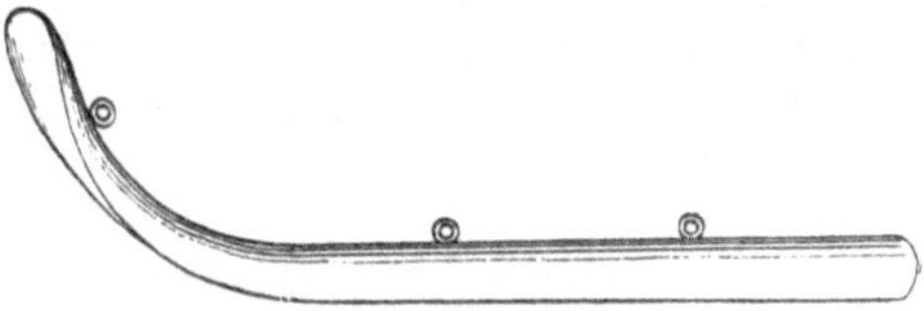

Fig. 80. Volkmann's Dorsalschiene für den Unterschenkel.

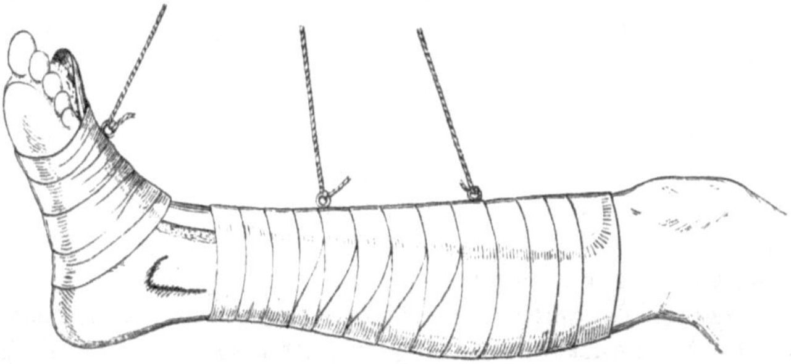

Fig. 81. Volkmann's Dorsalschiene für den Unterschenkel (angelegt).

lagerung (Suspension) des Unterschenkels und Fußes bei Entzündungen, Ödemen u. dergl.

10. Polsterung der Schienen.

Da die Schienen starre Verbandmaterialien sind, so ist überall da, wo sie der Körperoberfläche fest anliegen, die Gefahr des Druckes vorhanden. Schienendruck verursacht dem Kranken örtlichen Schmerz und ruft an der Stelle des Druckes Kreislaufstörungen hervor, die bis zum Druckbrand führen können.

Am meisten gefährdet sind die Stellen, an denen Knochen unmittelbar unter der Haut liegen, ohne dazwischen eingefügte Muskulatur.

Als allgemeiner Grundsatz für die Polsterung der Schienen gilt eine Polsterung mindestens 0,5 cm über die allseitigen Grenzen der Schienen hinaus. Sodann bedürfen diejenigen Stellen des Körpers, die Vertiefungen zeigen, einer stärkeren Polsterung, während die Erhöhungen, welche durch Weichteile bedingt sind, weniger Polsterung erfordern. Die Gefahr des Druckbrandes ist bedingt durch das feste Andrücken der Haut gegen den unmittelbar unter ihr liegenden Knochen. An den eben erwähnten Teilen wird die Polsterung durch die Weichteile des Körpers selbst ersetzt. Stärker vorspringende Knochenkanten und Knochenauftreibungen werden am besten durch entsprechende Ausschnitte in den Schienen geschützt. So ist z. B. in der VOLKMANN'schen Schiene ein größerer Ausschnitt, der der Ferse entspricht. Man hat hier darauf zu achten, daß die Ferse schwebt und die Achillessehne oberhalb der Ferse bis zum Übergang in die Wadenmuskulatur dick unterpolstert ist. Unterbleibt diese Unterpolsterung oder wird sie ungenügend ausgeführt, so liegt die Achillessehne oberhalb der Ferse auf dem Rande des Fersenausschnittes fest und es entsteht hier Druckbrand. In gleicher Weise befindet sich in den Schienen für Vorder- und Oberarm, die an die Beugeseite des Vorderarmes und Innenfläche des Oberarmes befestigt werden, in der Regel ein runder Ausschnitt, welcher dem Epicondylus internus entspricht. Bei Verbänden, die das Becken mit begreifen, muß man auf dem Trochanter major und auf die Spina iliaca anterior superior Rücksicht nehmen und jeglichen Druck vermeiden. Bei älteren und bei marastischen Leuten soll man vorsichtshalber stets die Schienbeinkante in der ganzen Länge mit einer Lage Watte bedecken. Schon der Druck der einfachen Mullbinde, durch die z. B. die VOLKMANN'sche Schiene an dem Beine befestigt wird, kann genügen, an umschriebenen Stellen einen Druckbrand hervorzurufen. Die Polstermaterialien kann man entweder an den Körperteilen oder an den anzulegenden Schienen befestigen. Beides kann seine Vorteile haben. Werden die Polstermaterialien an den Schienen befestigt, so läßt sich die Polsterung durch einen Überzug mit einem wasserdichten Zeuge (Wachstafft oder Guttaperchapapier) gegen das Einsickern etwaiger Wundsekrete schützen. Die Ränder der schützenden Guttaperchalage, die einander berühren, werden am besten mit Chloroform aneinander geklebt. Die Ränder des Wachstafftes werden entweder mit Stecknadeln oder mit Heften befestigt.

11. Anfertigung einfacher Schienenapparate.

Die oben angeführten, ein für alle mal fertigen Schienen aus Holz oder Metall geben für die einzelnen Gliedmaßen ungefähr die Form für die Schienenapparate an. In vielen Fällen würde jedoch vorzuziehen sein, aus leicht formbaren Stoffen für jeden einzelnen Fall Schienen herzurichten, die nach Form und Größe dem Körperteil entsprechen. Einer der einfachsten Stoffe ist die gewöhnliche Pappe von geringerer und größerer Dicke (2—5 mm).

Aus einer Papptafel wird die verlangte Schiene geschnitten, bald eine einfache Längsschiene, bald ein rechtwinkliges Stück. Um sie der Form des Körpers bequem anpassen zu können, wird sie in heißem Wasser aufgeweicht, bis sie ganz schmiegsam geworden ist und sich leicht allseitig an die Oberfläche des Körpers anlegen läßt. Sie wird nun mit Bindengängen in der gewünschten Stellung befestigt, nach 12—24 Stunden ist die Pappe wieder trocken geworden und hat nun die Form der Oberfläche des betreffenden Körperteiles angenommen, die sie von nun an im starren Zustande behält. Um ihre mangelnde Festigkeit für die ersten 12—24 Stunden zu ersetzen, wird zweckmäßigerweise auf der Außenfläche der Schiene ein dicker Schusterspan oder eine dünne Holzlatte von entsprechender Form befestigt. Diese Holzschiene kann auch für die ganze Dauer des Verbandes als Verstärkungsschiene liegen bleiben. Die Pappe ist deshalb so empfehlenswert, weil sie fast überall zu haben ist und geringe Kosten verursacht. In ganz derselben Weise wie Pappe können zu Schienen verarbeitet werden: Sohlenleder, dicke Kautschukplatten, Filz. Diese Stoffe sind bedeutend teurer. Die Verarbeitung ist dieselbe wie bei der Pappschiene: Zurechtschneiden der Schiene, einweichen im warmen Wasser, anlegen im weichen Zustande.

Um die Art der Herstellung dieser Schienen zu illustrieren, beschreibe ich einen Schienenverband, wie er erforderlich ist zur Ruhigstellung des Fußgelenkes und des Unterschenkels: Man braucht zwei Pappschienen, eine auf die Außenseite, eine auf die Innenseite des Unterschenkels und Fußes. Die Pappschienen reichen von den Köpfchen der Metatarsalknochen bis zum Kniegelenk, oder, falls dieses noch ruhig gestellt werden soll, bis zur Mitte des Oberschenkels. Es ist eine rechtwinklige Schiene (Fig. 82), der kürzere Schenkel für den Fuß, der längere für

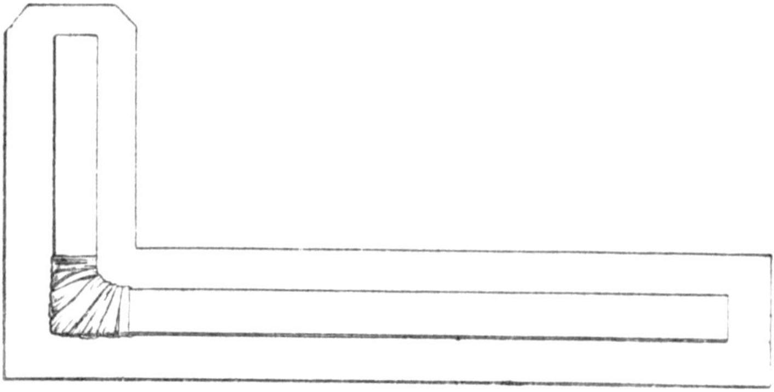

Fig. 82. Pappschiene mit verstärkender Holzschiene für den Unterschenkel und Fuß.

den Unterschenkel bestimmt. Die Breite der Schiene beträgt 4—8 cm. Die verstärkende Holzplatte ist 2—3 cm breit und 2—4 mm dick. Sie wird hergestellt aus zwei Teilen, deren Enden durch Holz- oder Stahlstifte unter einem rechten Winkel aneinander befestigt werden. Die freien Enden der beiden Schienenteile werden von den freien Enden der Pappschienen um je mindestens 1 cm überragt. Hat man den Spitzbrenner eines Thermokauters zur Hand, so lassen sich die beiden Teile der Holzschiene sehr bequem in der Weise befestigen, daß man sich fünf Stichöffnungen in die beiden Schienen brennt und durch diese Öffnungen Holzstifte (zerbrochene Streichhölzer) schiebt. Diese Stifte werden in ihrer Stellung gesichert durch kreuzweise darüber gelegte Heftpflasterstreifen. In der Weise kann man Schienen von der verschiedensten Winkelstellung anfertigen. Bei der Anlegung unseres Verbandes haben wir darauf zu achten, daß die Ränder der Schienen die Schienbeinkante frei lassen, damit sie sicher vor jedem Druck geschützt ist. Am Fuße soll der untere Rand der Pappschiene etwas nach der Fußsohle umgeschlagen werden, um ihm auch von der Fußsohle her eine Stütze zu gewähren.

12. Laden. Drahtschienen.

Nächst den Schienen sind eine Anzahl von Lagerungsapparaten zu erwähnen, die sich aber in der Praxis entbehren lassen. Die bekannteste und älteste ist die Lade von Heister oder Petit. Die beiden Laden sind einander in allen wesentlichen Punkten

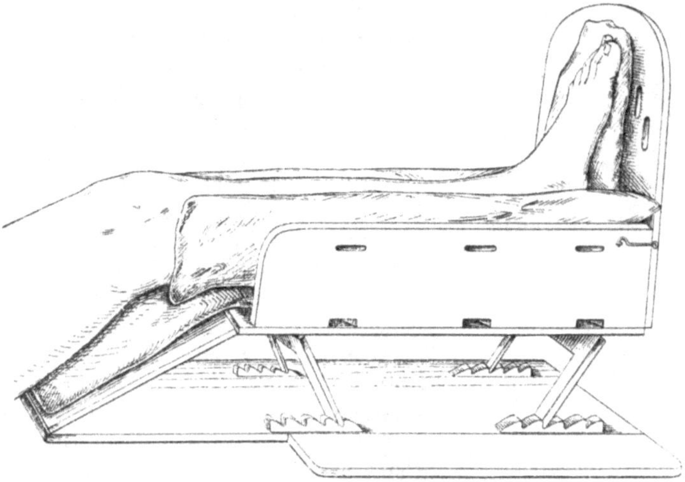

Fig. 83. Heister's Lade.

analog. Die *Heister'sche Lade* (Fig. 83) ist für die untere Extremität bestimmt. Sie besteht aus einem Schienenapparat

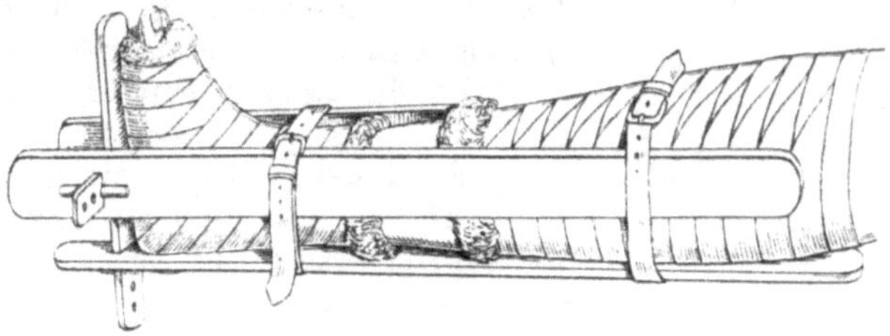

Fig. 84. Scheuer's Lade.

und einer verstellbaren Vorrichtung zur Hochlagerung. Der Schienenapparat besteht aus einer horizontalen Unterlage, zwei seitlichen, durch Charniere mit der Unterlage verbundenen

Längsbrettern und einem ebenfalls durch Charniere befestigten Fußbrett. Die Seitenbretter und das Fußbrett sind bequem herabklappbar, so daß der Umfang des Beines, ohne es aufzuheben, von drei Seiten zugängig gemacht werden kann.

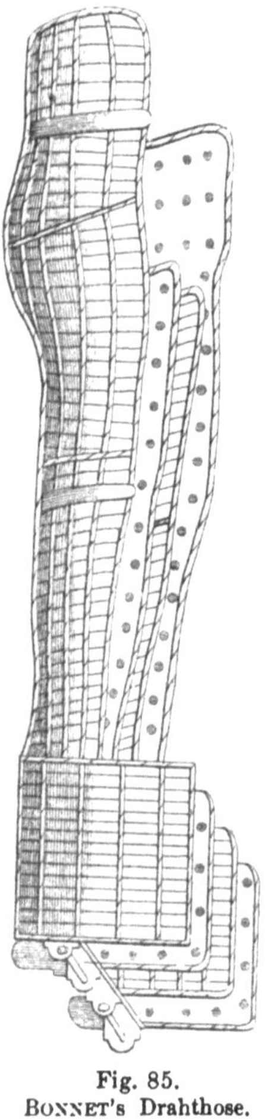

Fig. 85.
BONNET's Drahthose.

Bei regelrechter Lagerung in der HEISTER'schen Lade wird das Bein zuerst auf die gepolsterte Unterlage gelegt, sodann die Seitenbretter und das Fußbrett heraufgeschlagen und durch Haken aneinander befestigt. Die Zwischenräume zwischen dem Beine und Fuße einerseits, den Stützbrettern andererseits werden nachträglich durch Kleie- oder Spreukissen ausgefüllt. Die Kissen haben durchschnittlich die Länge des Unterschenkels und sind zu zwei Dritteln bis höchstens drei Vierteln gefüllt, damit sich der Inhalt bequem verschieben läßt und die Unebenheiten und Ungleichheiten ausgefüllt werden können. Zwischen Fußsohle und Fußbrett wird ein festes Roßhaarkissen eingeschoben. Zur Sicherung werden um Lade und Bein 2—3 dreieckige Tücher in Krawattenform gebunden. Will man den Verband wechseln oder das Bein besichtigen, so werden alle Teile in umgekehrter Reihenfolge entfernt, ohne das Bein aufzuheben; ein Gehilfe unterstützt den Fuß, so daß jede Bewegung ausgeschlossen ist. Die Hochlagerung wird durch Stützen bewirkt, die am Boden der Lade angebracht sind.

Die *SCHEUER'sche Lade* (Fig. 84) ist analog der HEISTER'schen, nur einfacher. Die Vorrichtung zur Hochlagerung fehlt. Der Apparat erklärt sich aus der Zeichnung von selbst.

Aus Draht hat man eine große Anzahl der verschiedenartigsten Lagerungs- und Schienenapparate hergestellt. Der bekannteste und gebräuchlichste ist die *Drahthose* von BONNET (Fig. 85). Ihre Form ist aus der beigegebenen Zeichnung ersichtlich. Es ist ein einfacher

Lagerungsapparat für die untere Extremität, bei schweren Entzündungen und Verletzungen zu verwenden.

All' diese Apparate sind für den praktischen Arzt entbehrlich und durch einfachere billigere und leicht zu improvisierende Verbände zu ersetzen.

13. Erhärtende Verbände.

Die *erhärtenden Verbände* haben denselben Zweck wie die Schienenverbände. Man erreicht denselben durch sie in der Regel einfacher und vollkommener und sie sind für den Kranken meist angenehmer, weil sie sich der Körperform voll und ganz anpassen, unverrückt liegen bleiben und jede Verschiebung ausschließen. Handelt es sich um Verbände von längerer Dauer, so zieht man sie in der Regel den Schienenverbänden vor. Die erhärtenden Stoffe haben sämtlich das gemeinsam, daß sie in flüssiger oder breiiger Form auf den Körper gebracht werden und auf diesem in der gewünschten Weise erstarren. Um sie einfach und bequem an den Körper zu bringen, bedient man sich in der Regel poröser Stoffe, die mit dem erstarrenden Mittel getränkt werden. Ob man Leinwand, Baumwollengewebe oder Wollengewebe nimmt, ist nebensächlich. Je poröser ein Stoff ist, je mehr er von den erhärtenden Substanzen aufnimmt, desto geeigneter ist er. In der Regel verwendet man Gaze, Mull oder Flanell. Man kann die Stoffe mit den erhärtenden Massen tränken, ehe man sie an den Körper legt, oder man kann sie trocken an dem Körper befestigen und sie nachträglich durch Bestreichen mit einem Pinsel imprägnieren. Der Bequemlichkeit halber verwendet man in der Mehrzahl der Fälle Binden, man kann jedoch einzelne kürzere oder längere, schmälere oder breitere Verbandstücke benutzen, die aneinander und aufeinander gelegt werden und durch die Stoffe, mit denen sie imprägniert sind, fest miteinander verkleben.

Die Technik der erhärtenden Verbände, wie sie gegenwärtig besteht, ist in den letzten 50 bis 60 Jahren ausgebildet. Es sind eine große Anzahl Stoffe zu erhärtenden Verbänden verwandt worden: Kleister, Leim, Wasserglas, Paraffin, plastischer Filz, Guttapercha, Tripolith, Gyps. Die Technik ist mit geringen Modifikationen bei den einzelnen ziemlich gleich. Es hat sich jedoch für die einzelnen eine ganz bestimmte Technik herausgebildet, die sich als die zweckentsprechendste im ganzen herausgestellt hat. So werden z. B. beim Gypsverbande die Binden in der Regel mit Gyps imprägniert, ehe sie angelegt werden, während wir es beim Leim- und Wasserglasverbande bequemer und sauberer gefunden haben, die Binden trocken anzulegen und dann mit einem Borstenpinsel zu imprägnieren.

I. Gypsverband.

Der *Gyps* ist schwefelsaurer Kalk. Wird er bis 100° erhitzt, so verliert er das Krystallwasser und zerfällt zu einem weißen Pulver. Wird das Gypspulver mit Wasser gemengt, so nimmt es das Krystallwasser wieder auf und erstarrt zu einer festen Masse. Wird der Gyps zu stark erhitzt (über 160°), so verliert er das Vermögen, das Krystallwasser wieder aufzunehmen. Er ist „tot“. Guter Gyps muß trocken und sehr fein sein, rein weiß, ohne alle grobkörnige Beimengungen. Ist er grobkörnig oder feucht, so wird der Verband brüchig. Die Güte des Gyspes prüft man mit den Fingern. Er fühlt sich an wie feines Mehl. Um ihn trocken zu erhalten, bewahrt man ihn in gut verschlossenen Metall- oder Glasgefäßen an einem trockenen Orte auf. Ist er etwas feucht geworden, so kann man ihn durch vorsichtiges und langsames Erwärmen wieder trocken machen. Will man sich vor der Anlegung eines Gypsverbandes von der Brauchbarkeit des Gypes überzeugen, so bringt man in ein Gefäß gleiche Teile warmes Wasser und Gyps und rührt ihn zu einem Brei an, z. B. je einen Tassenkopf voll Wasser und Gyps. Ist dieser Brei in zehn Minuten erstarrt, so ist der Gyps zuverlässig und zur Verwendung zum Gypsverbande geeignet. Im folgenden führe ich vier Grundtypen von Gypsverbänden und Schienen an, die die Technik des Gypsverbandes erläutern und sich variieren und miteinander verschmelzen lassen.

1. Der *Bindengypsverband.* Der Bindengypsverband ist im allgemeinen die gebräuchlichste Form der Verwendung des Gypses. Die Binden werden am zweckmäßigsten immer frisch hergestellt in der Art, daß man eine Gazebinde langsam aufrollt und das jedesmal aufgerollte Stück mit trockenem Gypspulver bestreut, so daß sie durchschnittlich mit einer Gypsschicht von 0,5 bis 1 mm Dicke bedeckt ist. Der jedesmal bedeckte Teil wird wieder zu einer neuen Binde aufgerollt. Das Aufrollen der Binden muß sehr lose geschehen. Werden sie auch nur annähernd so fest gewickelt wie die gewöhnlichen Mull- oder Gazebinden, so backen sie beim Einweichen zu einem derben Gypskloß zusammen,

der sich nicht wieder entwirren läßt. Sehr bequem für die Herstellung von Gypsbinden sind Maschinen. Fig. 86 giebt ein ganz einfaches und brauchbares Modell. Auf einem flachen Brette von ungefähr 1—1,50 m Länge und 20—25 cm Breite ist ein länglicher viereckiger Kasten befestigt, in welchen der Gyps geschüttet wird. Der Kasten hat zwei Spalten, eine breitere in der halben Höhe der einen Querwand und eine schmälere am Grunde der entgegengesetzten Querwand. Die letztere Spalte läßt sich durch eine stellbare Schiebevorrichtung verkleinern und

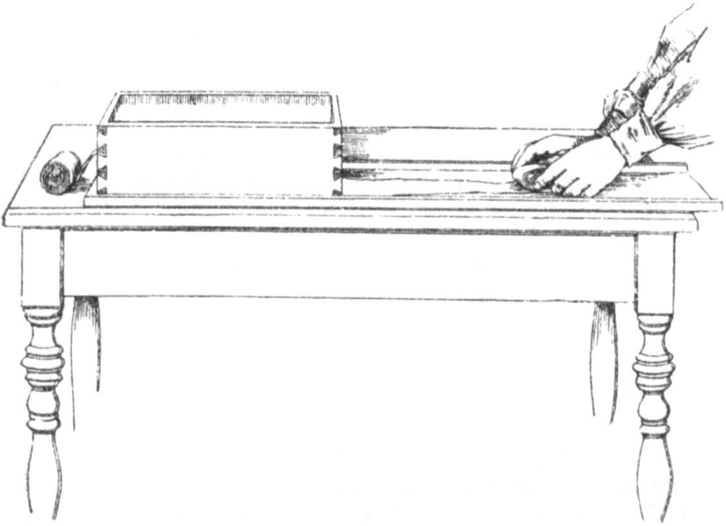

Fig. 86. Gypsbindenmaschine.

vergrößern, so daß man die Menge des Gypses bequem regulieren kann. Will man eine Binde mit Gyps imprägnieren, so wird der Anfang von außen durch die breitere Spalte in den Kasten, längs durch diesen hindurch und durch die am Boden gelegene schmälere Spalte herausgeführt. Der überschüssige Gyps wird durch die Schiebevorrichtung abgestrichen und der mit Gyps bedeckte Teil der Binde vom freien Rande aus lose aufgerollt.

Außer den Gypsbinden braucht man eine schützende Decke für das Glied, die in der Regel aus einer Flanellbinde besteht, und zum Schluß einen Gypsbrei. Der Gypsbrei wird bereitet aus gleichen Teilen warmen Wassers und Gyps, die gründlich durcheinander gerührt werden. Unter Umständen kann man aber auch einen Überschuß von Gyps verwenden, aber dann erstarrt der Brei sehr rasch.

Die Technik des Verbandes ist folgende (Fig. 87): Man bringt den betreffenden Körperteil in die geforderte Lage und läßt ihn in dieser Lage suspendiert erhalten. Nun wird das Glied, soweit der

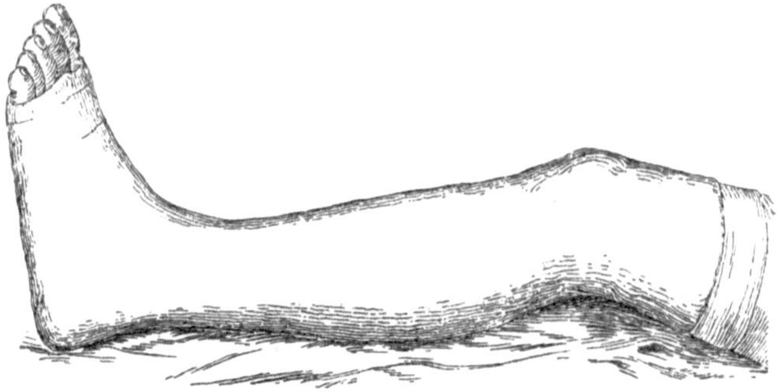

Fig. 87. Bindengypsverband.

Gypsverband reichen soll, mit einer Flanellbinde regelrecht und sorgfältig eingewickelt. Es ist sehr vorteilhaft, so wohl am peripheren als am zentralen Ende die Flanelleinwickelung so zu legen, daß sie nach beiden Richtungen 2 cm weiter reicht als der anzulegende Gypsverband. Dieser überragende Teil der Flanellbinde wird später als Manschette umgeschlagen und verhütet das Einbröckeln von Gyps unter den Verband. Auf die Flanellbinde wird die angefeuchtete Gypsbinde gewickelt. Das Einweichen der Gypsbinden geschieht in einem Gefäß mit warmen Wasser. Das Gefäß muß soweit mit Wasser gefüllt sein, daß es die Gypsbinden vollständig überragt. Ehe man die Gypsbinden in das Wasser legt, wickelt man das Ende einige Zentimeter auf, so daß es auf den Rand des Gefäßes zu liegen kommt. Unterläßt man die Vorsichtsmaßregel, so verklebt das Ende mit dem folgenden Teile; es macht immer einige Mühe, es wieder zu finden. Man läßt die Binde so lange im Wasser liegen, bis keine Luftblasen aus dem Wasser aufsteigen, auch auf leisen Druck nicht. Während die Binde im Wasser liegt, darf man sie weder drücken noch kneten, es wird sonst zu viel Gyps aus ihr herausgepreßt. Ist sie vollständig durchweicht, so wird sie herausgenommen und vorsichtig, aber doch ziemlich fest ausgedrückt. Ehe man sie aufwickelt, legt man eine neue Binde in derselben Weise in das Wasser, die während des Anlegens der ersten sicher vollständig durchtränkt wird. Beim Anlegen der Gypsbinden darf keinerlei Gewalt ausgeübt werden. Sie werden ganz lose auf dem Körperteile aufgerollt. Ob man Umschläge machen will oder nicht, bleibt sich gleichgültig. Bilden sich Taschen, so werden sie gerade gestrichen. Ein mittlerer Gypsverband bedarf durchschnittlich drei bis vier aufeinander liegende Lagen von Gypsbinden. Die Richtung des Wickelns ist wie gewöhnlich, auch hier von der Peripherie nach dem Centrum. Hat der Verband die gewünschte Dicke erreicht, so macht man sich rasch den Gypsbrei zurecht und streicht ihn mit den Händen auf. Der Gypsbrei hat den Zweck, den Verband zu verstärken, alle Unebenheiten auszugleichen und ihm äußerlich ein schöneres, glattes Aussehen zu verleihen. Unbedingt nötig ist er nicht. Ungefähr nach 10 Minuten ist der Gypsverband soweit erstarrt, daß der Körperteil bei richtiger Lagerung sich selbst überlassen werden kann. Trocken wird er erst nach einigen, spätestens nach 12 Stunden. Die Lagerung des eingegypsten Teiles muß auf einer porösen durchlässigen Unterlage geschehen. Legt man ihn auf wasserdichte Unterlage, so bleibt er an dem Teile, wo er aufliegt, lange feucht. Dies beeinträchtigt die Haltbarkeit des Verbandes. Beim Erstarren und Trocknen entwickelt sich immer eine geringe, zuweilen eine stärkere Wärme, die aber nach kurzer Zeit wieder verschwindet. Nach spätestens 12 Stunden ist der Verband immer trocken. Will man das Trocknen beschleunigen, so bringt man die eingegypsten Glieder an warme oder heiße Orte. Im Sommer setzt man sie der direkten Einwirkung der Sonnenstrahlen aus. Im Winter bringt man den Kranken in die Nähe eines warmen Ofens. Die Zehen und die Fingerspitzen müssen unter allen Umständen immer von dem Gypsverbande frei bleiben, um an ihnen die Zirkulationsverhältnisse kontrolieren zu können. Sie können ja ohnedies dem Verbande keinen Halt geben. Die an beiden Enden vorstehenden Teile der untergelegten Flanellbinde werden nach dem Trocknen umgeschlagen und mittelst Heftpflaster befestigt. Dies giebt einen guten Abschluß.

2. Der *Pirogoff'sche* oder *Kataplasmengypsverband* (Fig. 88 und 89). Der Verband eignet sich sehr gut für die Improvisation und für sehr massive Gypsverbände. Man braucht dazu Gypsbrei in größerer Menge und poröse Stoffe von beliebiger Form und Güte. Die porösen Stoffe werden im Gypsbrei

getränkt und um den Körperteil gelegt, nachdem man ihn mit einer 1—2 mm starken Schicht Fett beliebiger Art bedeckt hat, um ein Verkleben des Gypses mit den Haaren zu verhüten. Die Zusammenstellung des Verbandes kann die allerverschiedenartigste sein. Ich führe als Schema an einen Gypsverband, der den Fuß, das Fußgelenk, den Unterschenkel und das Kniegelenk ruhig zu stellen bestimmt ist: a) Man macht sich eine Unter-

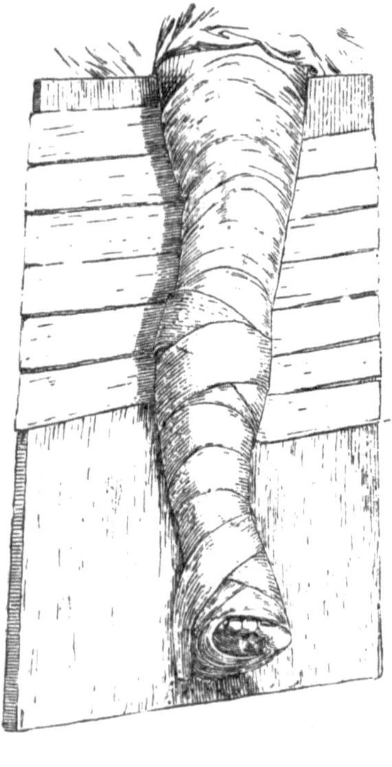

Fig. 88.
PIROGOFF's Gypsverband I.

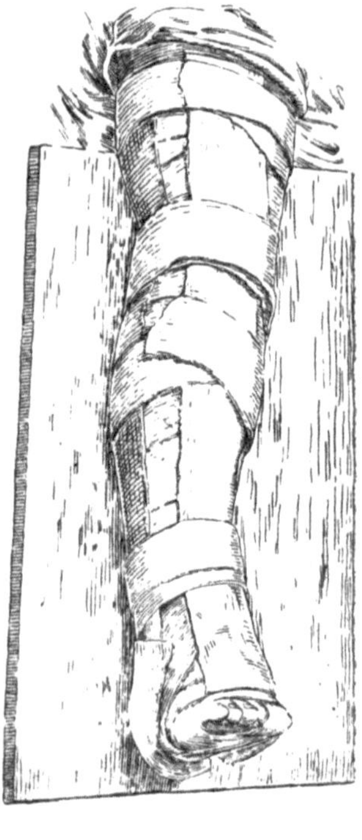

Fig. 89.
PIROGOFF's Gypsverband II.

lage zurecht, die von den Köpfchen der Mittelfußknochen bis zur Mitte des Oberschenkels reicht und so breit ist, daß sie den jeweiligen Umfang des Beines um ein Drittel übertrifft. Sie ist demgemäß am Unterschenkel schmäler als am Oberschenkel. Dieses Stück bildet die Grundlage des ganzen Verbandes.

b) Drei Längsverstärkungsstreifen von Handbreite und so

lang, daß sie von der Mitte der Fußsohle bis zur Mitte des Oberschenkels reichen. Der eine ist bestimmt für die Vorderfläche, der andere für die Außenfläche, der dritte für die Innenfläche des Beines.

c) Vier zirkuläre Verstärkungsstreifen. Sie haben den Zweck, die Längsstreifen und den ganzen Verband noch einmal anzuschmiegen und zusammenzuhalten. Sie sind ebenfalls handbreit und so lang, daß sie den jeweiligen Umfang der Extremität um ein Drittel bis die Hälfte übertreffen. Der erste wird um den Mittelfuß gelegt, der zweite oberhalb der Knöchel, der dritte unterhalb des Kniegelenkes und der vierte um das obere Ende des Verbandes. Dann wird das Ganze noch mit dem übrig gebliebenen Gypsbrei bestrichen und alle Unebenheiten ausgeglichen. Man braucht zu dem beschriebenen Verbande etwa 2 Liter Wasser und 2 Liter Gyps, im ganzen 4 Liter Gypsbrei. Als Stoff kann man verwenden außer Flanell alle beliebigen Kleidungsstücke, Bettstücke u. s. w., gebraucht oder ungebraucht, also alte Hosen, Mäntel, Hemden. Je dicker der Stoff ist, desto massiger wird der Verband.

3. *Zsigmondi'sche Schiene* (Fig. 90 und 91). Es ist ein Gypssack der aus Mull, Flanell oder Leinwand nach dem Umfange des Körperteiles zurecht geschnitten wird. Die Länge richtet sich in jedem Falle nach dem Zwecke der Schiene, die Breite darf die Hälfte des Umfanges des Körperteiles nicht überschreiten. Dieser Gypssack wird an drei Seiten zugenäht und dann mit dem Gypspulver gefüllt. Die Füllung ist für feste Schienen so einzurichten, daß der Gyps, wenn er gleichmäßig verteilt ist, annähernd fingerdick liegt oder, um es in Zahlen auszudrücken, so, daß auf einen Quadratzentimeter Fläche annähernd 1 gr Gyps kommt. Ist der Sack genügend mit Gyps gefüllt, so wird auch die vierte Seite

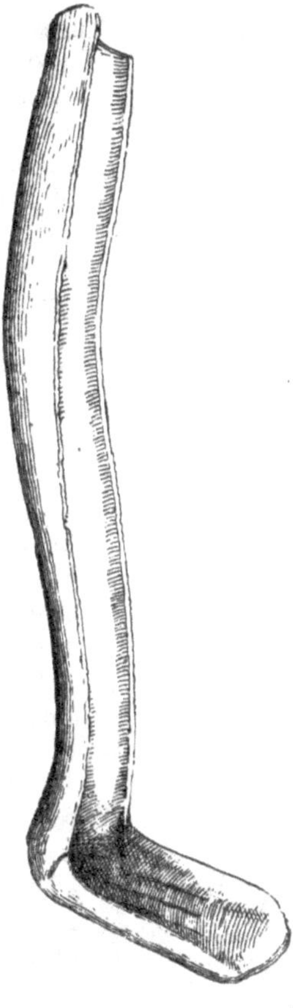

Fig. 90.
Zsigmondi'sche Gypsschiene für den Unterschenkel und Fuß.

durch Naht verschlossen. Das Anlegen der Schiene geschieht in folgender Weise: Man verteilt den Gyps im trockenen Zustande in der ganzen Länge der Schiene gleichmäßig — dies geschieht am besten durch sanftes Streichen, bei heftigem Streichen oder Klopfen wirbelt viel Gypsstaub auf —, rollt die Schiene von einem Ende zum anderen wie eine Binde zusammen, legt sie in ein flaches langes Gefäß, welches einige Zentimeter hoch mit warmen Wasser gefüllt ist, und rollt sie hier wieder langsam auseinander, so daß sie flach ausgebreitet ist. Sie ist in wenigen Sekunden vollständig mit Wasser durchtränkt, wird dann im Wasser wieder zusammengerollt, fest ausgedrückt und auf einem flachen Brett entrollt. Wo sich etwa der Gypsbrei während des Anfeuchtens verschoben hat, wird er wieder geglättet und gleichmäßig verteilt. Dann wird die Gypsschiene an den Körperteil angelegt, mit einer Binde in der ganzen Länge befestigt, ein Gehilfe zieht währenddessen die Schiene allseitig fest an, so daß sie glatt und ohne Falten sich an den Körperteil anschmiegt. In 10 Minuten ist sie starr und kann entweder unmittelbar an dem Körperteil liegen bleiben oder abgenommen und getrocknet werden. Es ist nichts weiter als eine aus erhärtenden Stoffen für das betr. Glied eigens angefertigte Schiene, in welcher die Gliedmaße fest, sicher und gut ruht, sie paßt jedoch nicht für entsprechende Körperteile anderer Menschen. Einer Unterlage bedient man sich bei dieser Schiene in der Regel nicht. Die Gliedmaßen ruhen sehr bequem in ihr, und man kann sich ihrer auch anstatt der Kapselverbände zur Lagerung von gebrochenen Gliedmaßen bis zur vollen Heilung bedienen, wenn die Bruchstücke nicht außergewöhnlich zur Verschiebung neigen und es sich im wesentlichen um ruhige Kranke handelt.

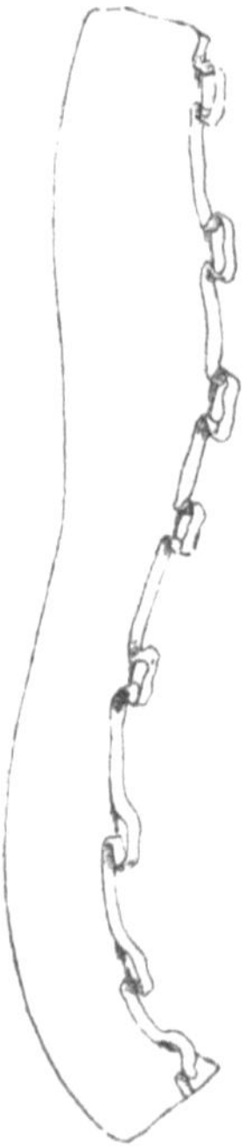

Fig. 91. ZSIGMONDI'sche Gypsschiene für die Vorderfläche des Unterschenkels mit Vorrichtung zur Suspension.

4. Die *Flanellgypsschiene* (Fig. 92). Sie ist das Analogon des PIROGOFF'schen Gypsverbandes. Man braucht zu ihrer Anfertigung nur Flanellstücke und Gypsbrei. Die Länge der Flanellstücke erreicht die Länge der beabsichtigten Schiene, die Breite erreicht höchstens den halben Umfang

des Körperteiles, für den die Schiene bestimmt ist. Zu Schienen mittlerer Stärke braucht man vier Flanellstreifen, die gründlich in dem Gypsbrei durchknetet, dann entfaltet und aufeinander gelegt werden. Als Unterlage braucht man einen fünften trockenen Flanellstreifen von gleicher Länge und Breite. Zur Befestigung der Schiene dient eine gewöhnliche Binde. Diese Schiene ist insofern der Zsigmondi'schen Gypsschiene vorzuziehen, als sie sich leichter improvisieren läßt. Es bedarf keiner Vorbereitung außer des Zurechtschneidens oder -reißens der Flanellstreifen und Anrichtung des Gypsbreies. Solche Gypsflanellstreifen lassen sich auch in dem Bindengypsverband überall da einschalten, wo er einer besonderen Festigkeit bedarf. An Stelle des Flanelles kann man sich auch anderer aufsaugender Stoffe bedienen, ähnlich wie beim Pirogoff'schen Gypsverbande. Beely's Gypshanfschiene ist nach denselben Grundsätzen gefertigt.

5. *Breiger's Gypswatteverband.* In der neuesten Zeit ist ein neues erhärtendes Schienenmaterial, welches fabrikmäßig hergestellt wird, in den Handel gebracht worden: Breiger's Gypswatte. Sie hat ebenfalls den Zweck, in bequemer Weise Gypsschienen herzustellen. Die Behandlung ist ungefähr dieselbe wie die der Zsigmondi'schen Schienen. Es ist Verbandwatte mit Gypspulver imprägniert, in breitere oder schmälere Streifen geschnitten und in Form von Wattebinden in den Handel gebracht. Von diesen Wattebinden schneidet man zum jedesmaligen Gebrauch ein Stück von der Länge der beabsichtigten Schiene ab, feuchtet es wie die Zsigmondi'sche Schiene im Wasser an und befestigt sie in gleicher Weise an die Extremität.

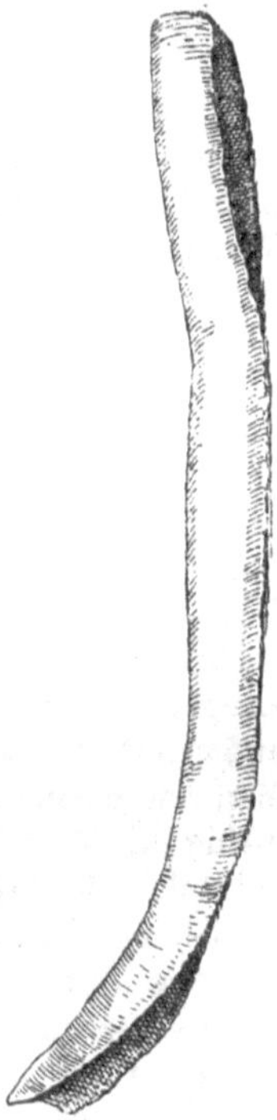

Fig. 92. Flanellgypsschiene für die Streckfläche des Unterschenkels.

II. Der Wasserglasverband.

Der *Wasserglasverband* (Fig. 93) hat vor dem Gypsverbande den Vorzug der größeren Leichtigkeit und Geschmeidigkeit, deshalb eignet er sich besser zu abnehmbaren Kapseln, die im Umhergehen getragen werden.

Der bedeutendste Nachteil ist das langsame Erstarren. Zu Verbänden bei frischen Knochenbrüchen, zumal wenn Neigung zur Dislokation vorhanden ist, eignet er sich deshalb nicht, aber wenn es darauf ankommt, einen annähernd geheilten Knochenbruch noch etwas zu schienen oder zu stützen, oder chronisch entzündete

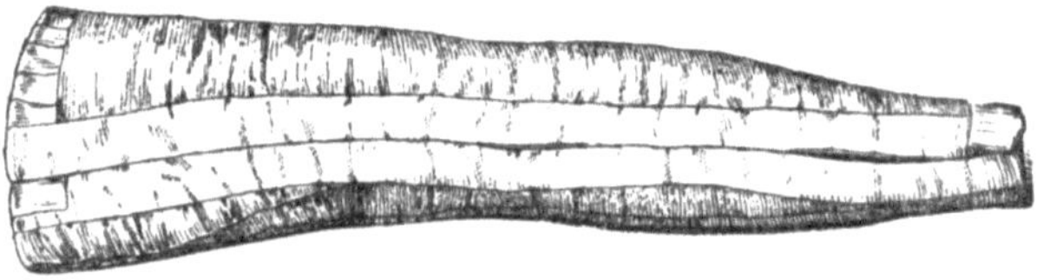

Fig. 93. Wasserglaskapsel für das Bein.

Gelenke nach ihrer Heilung noch eine zeitlang ruhig zu stellen oder bei Neigung zu Kontrakturen diese zu verhüten, so ist der Wasserglasverband an seinem Platze. Die Anfertigung desselben ist sehr einfach. Die verwendete Flüssigkeit ist eine 30 bis 60 $^0/_0$ige Lösung von kieselsaurem Natron oder Kali. Sie ist je nach ihrer Konzentration eine dünne oder eine dickflüssigere Substanz von hellgelber Farbe. Wenn man den Körperteil durch eine Unterlage geschützt hat, so ist es das Beste, eine Mullbinde auf die Unterlage zu wickeln und diese vermittelst eines Borstenpinsels mit dem Wasserglas zu tränken. Das Bepinseln der Binde geschieht am besten in zirkulärer Richtung in derselben Richtung, in der die Binde gewickelt ist. Streicht man in der Längsrichtung, so werden die Ränder der Binden sehr leicht aufgerollt und es giebt zu Falten und Unebenheiten Veranlassung. Man hat besonders darauf zu achten, daß die Binde überall gleichmäßig mit Wasserglas getränkt ist. Läßt man einzelne Stellen ungetränkt oder bestreicht sie oberflächlich, so bilden diese schwache Stellen im Verbande, die leicht einknicken. An den Extremitäten kommen derartige Versehen bei ungenügender Aufmerksamkeit am häufigsten an der Unterfläche vor. Ist die eine Bindenlage genügend getränkt, so wird eine zweite, dritte, vierte Lage darüber gewickelt und jede dieser Lagen für sich, bevor die nächstfolgende angelegt wird, in ganz derselben Weise mit Wasserglas getränkt.

Vier Lagen geben in der Regel genügende Festigkeit. Das Trocknen des Verbandes nimmt in der Regel 24 Stunden in Anspruch. Wünscht man, daß die äußere Lage etwas rascher erstarrt, so berieselt man sie mit Alkohol, es giebt der Außenfläche das Aussehen einer Glasur. Will man die Kapsel abnehmbar machen, so wird sie in der Regel nach 24 Stunden aufgeschnitten. Man glättet die Ränder mit dem Messer und faßt sie sorgfältig mit Heftpflaster ein.

Es ist das einfachste, sie an der Extremität durch eine gewöhnliche Bindeneinwickelnng zu befestigen. Soll jedoch die Befestigung erleichtert und bequemer gemacht werden, und besteht die Absicht, die Kapsel längere Zeit tragen zu lassen, so kann es unter Umständen von Vorteil sein, sie mit Häkchen, Ösen und Schnuren versehen zu lassen, wie es bei den Schnürschuhen und Schnürstiefeln der Fall ist.

III. Der Leimverband.

Der *Leimverband* wird im wesentlichen ganz in derselben Weise hergestellt wie der Wasserglasverband und hat auch dieselben Eigenschaften. Auf die schützenden Unterlage werden Mullbinden gewickelt und jede Lage derselben für sich mit Leim gründlich getränkt. Vier bis fünf Lagen genügen in der Regel, um dem Verbande die nötige Festigkeit zu geben. Zur Herstellung der erhärtenden Flüssigkeit wird guter Tischlerleim benutzt. Die Leimflüssigkeit wird durch Kochen hergestellt, auf zwei Gewichtsteile Wasser kommt ein Gewichtsteil Leim. Das Kochen des Leimes kann in der gewöhnlichen Weise in einem Tiegel oder Topf geschehen, man muß dabei gut Obacht geben, daß der Leim nicht anbrennt. Sicherer und einfacher ist es, den Leim im Wasserbade zu kochen. Allerdings nimmt die Herstellung der Flüssigkeit dann immer $1—1^1/_2$ Stunden Zeit in Anspruch. Die Flüssigkeit wird mit dem Pinsel aufgetragen,

Rohrgeflechte.

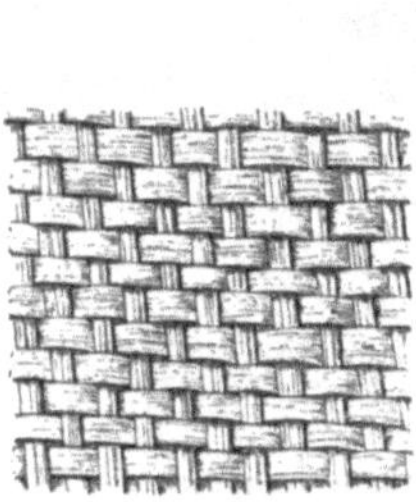

Fig. 94. Engmaschiges Kreuzgeflecht.

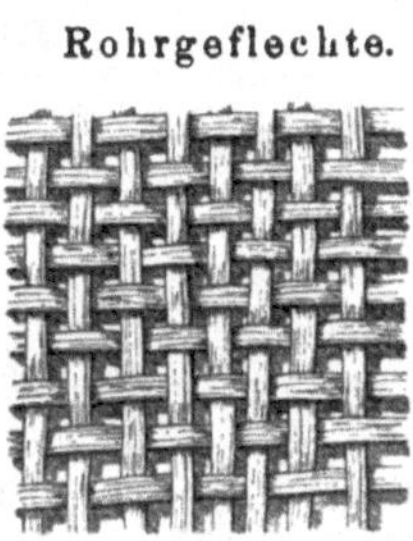

Fig. 95. Weitmaschiges Kreuzgeflecht.

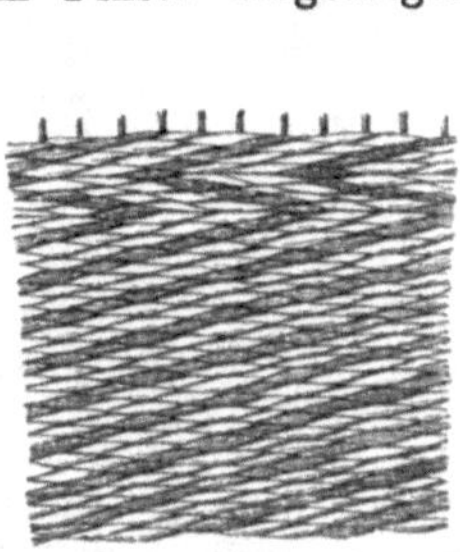

Fig. 96. Längsfaseriges Rohrgeflecht.

gerade wie das Wasserglas, sie darf nicht zu heiß sein, sonst kann es leicht geschehen, daß man dem Kranken bei der tiefsten Lage oberflächliche Hautverbrennungen zufügt. Es ist deshalb geraten, vor Anlegung des Verbandes die Temperatur des Leimbreies durch Eintauchen des eigenen Fingers schätzungsweise fest zu stellen. Das Erstarren des Verbandes nimmt 12—24 Stunden in Anspruch.

An Stelle des einfachen Leimverbandes wenden wir immer einen Leimverband mit Einlage von Rohrgeflecht (Figg. 94 bis 96)

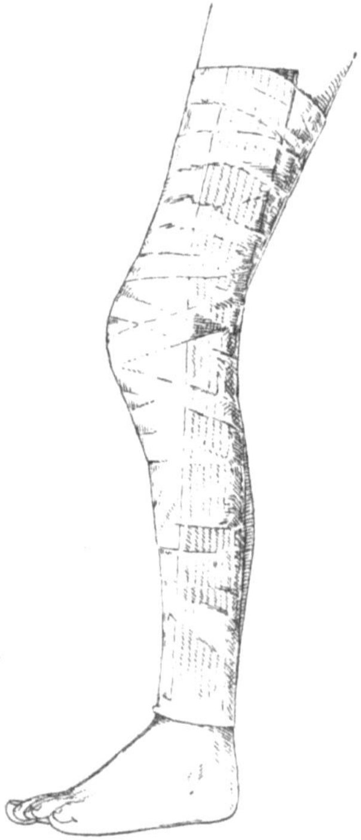

Fig. 97. Rohrmattenleimverband zur Ruhigstellung des Kniegelenkes. Der Rohrmattenstreifen ist durchscheinend gezeichnet.

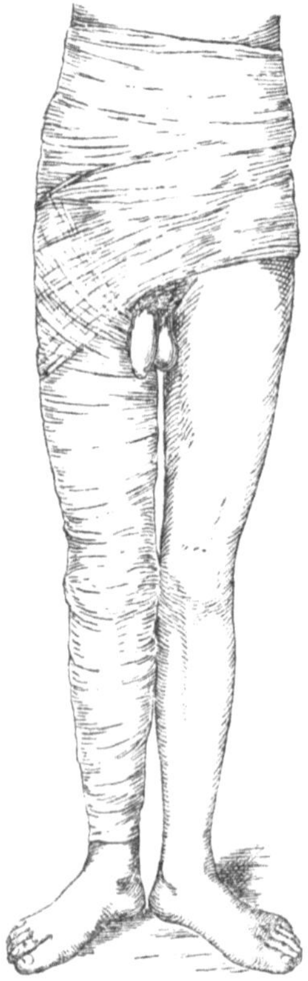

Fig. 98. Rohrmattenleimverband zur Ruhigstellung des Hüftgelenkes.

an: Leimmattenverband. Die Technik bleibt mit Ausnahme der Einlage unverändert. Das Rohrgeflecht bildet eine sehr schmiegsame und zugleich feste Verstärkung des Verbandes. Die Einlagen werden vor Beginn des Verbandes in der gewünschten Zahl, Länge und Breite zurechtgeschnitten. Die Länge entspricht in der Regel der Länge des anzulegenden Verbandes. Also z. B. bei einer Kapsel, die bestimmt ist, das Kniegelenk ruhig zu stellen (Fig. 97) und die vom unteren Drittel des Unterschenkels bis zum oberen Drittel des Oberschenkels reicht, haben auch die Einlagen die gleiche Länge. Die Breite wechselt von 1—2—6—8 cm, je nach Umfang des Körperteiles und je nachdem man beabsichtigt, eine größere oder geringere Schmiegsamkeit zu erzielen. Die Rohrstreifen werden, nachdem sie zurecht geschnitten, in heißes Wasser gelegt, damit sie recht geschmeidig werden und sich der Körperform allseitig genau anschmiegen. Es werden in der Regel vier Lagen von Mullbinden angelegt und zwischen die zweite und dritte dieser Lagen werden die Rohreinlagen angebracht. Zur näheren Erläuterung des Verfahrens beschreibe ich als Schema einen Verband zur Ruhigstellung des Hüftgelenkes (Fig. 98): Der Verband reicht vom unteren Drittel des Unterschenkels bis zur Höhe des Nabels oder des Processus ensiformis sterni. Wir benutzen drei Matteneinlagen. Je eine ist bestimmt, für die Innenfläche und Hinterfläche des Beines, und reicht von dem unteren Ende des Verbandes bis zum oberen Ende des Oberschenkels. Die Breite beträgt 3—6 cm. Die dritte Einlage ist für die Außenfläche des Beines bestimmt und reicht bis zum oberen Ende des Verbandes. Am oberen Teile, ungefähr von der Höhe des Hüftgelenkes an, setzen sich an dieser Einlage zwei flügelförmige Ansätze an, die bestimmt sind, einen Beckengurt zu bilden. Sie müssen so lang sein, daß sich ihre Enden auf der entgegengesetzten Seite des Rumpfes annähernd berühren, indem der eine die Vorderfläche, der andere die Hinterfläche des Rumpfes umkreist. Sie verjüngen sich nach ihren freien Enden zu.

14. Allgemeine Regeln für die Anlegung erhärtender Verbände.

1. Jeder *erhärtende Verband* bedarf einer schützenden Unterlage. Sie hat die Bestimmung, die Haut gegen den etwaigen Reiz der erhärtenden Substanz zu schützen, vor allem aber das Verkleben der erhärtenden Stoffe mit den Haaren zu verhüten. Manche derartige Stoffe üben einen Reiz auf die menschliche Haut aus und rufen Ekzeme mit lästigem Jucken hervor. Ver-

kleben die Haare fest mit dem Verbande, so werden sie bei der Entfernung des Verbandes einzeln mit herausgerissen. Die damit verbundenen Unannehmlichkeiten bedürfen keines Wortes der Erläuterung. Die Wahl des Stoffes für die Unterlage ist von Nebensächlichkeiten abhängig. Es muß ein weicher, reizloser, poröser Stoff sein. Ein wasserdichter Stoff würde die Hautsekrete zurückhalten und dadurch Ekzeme hervorrufen. Gewöhnlich wird als Unterlage eine Flanellbinde verwendet, die regelrechterweise um den Körpertheil gewickelt wird. Sehr bequem sind die in der neueren Zeit in den Handel eingeführten Tricotstrumpfbinden. Sie werden wie ein Strumpf von der Peripherie über die Extremitäten angezogen, in der Länge, die dem Verbande gegeben werden soll. Die Tricotstrumpfbinden werden in der Regel nur für die Extremitäten benutzt, doch kann man auch am Rumpfe ähnliche Kleidungsstücke benutzen, wie z. B. Leibbinden. Der Vorzug der strumpfartigen Unterlage besteht darin, daß sie eine einzige zusammenhängende Lage bildet, die mit dem aufgetragenen erhärtenden Stoffe ganz gleichmäßig verklebt, während bei den Bindenunterlagen da, wo die Binde zufällig doppelt liegt, die tiefere Lage lose anliegt oder Falten bildet. Dies ist nur für die abnehmbaren Kapseln von Bedeutung. Man kann ferner für die Verbände als Unterlage Mullbinden verwenden, dann wird man aber eine doppelte Lage nehmen, auch Wattebinden, d. h. Verbandwatte in schmale Streifen geschnitten, ähnlich wie eine Binde angelegt, lassen sich verwenden. Die Polsterungsschicht ist in der Regel 1—2 mm dick. Dick gepolsterte, sogenannte wattierte Gypsverbände legt man nur in Ausnahmefällen an. Ein wattierter Gypsverband ist derjenige, bei dem entweder bei einem bestimmten Teile oder in der ganzen Ausdehnung des Gypsverbandes die Unterlage — Lagerwatte oder Verbandwatte — in einer Dicke von 2—4 cm aufgetragen und erst hierüber der Gypsverband angelegt wird. Solche Verbände empfehle ich z. B. bei Beinbrüchen, wenn das Delirium tremens droht. (Vergleiche unten.)

2. Beim *Bindengypsverband,* beim *Leim-* und *Wasserglasverband,* d. h. bei den Verbänden, in denen der erhärtende Stoff durch zirkuläre Binden befestigt wird, müssen die Binden sämtlich ganz lose angelegt werden. Vor allem ist jeder Zug und Druck zu vermeiden. Der naß angelegte Verband schrumpft beim Trocknen etwas zusammen und wird enger, er muß demnach einen gewissen Spielraum haben. Ist er zu eng, so giebt es bei geringeren Graden sehr leicht Störung im venösen Rück-

fluß, bei stärkeren Graden können selbst bedenklichere Zirkulationsstörungen eintreten. Insbesondere ist ein Fehler zu vermeiden, den Anfänger bei Gypsverbänden bei Knochenbrüchen zu begehen geneigt sind: Man glaubt, um die Verschiebung der Knochenenden zu verhüten, den Gypsverband gerade an der Bruchstelle besonders fest anlegen zu müssen. Das ist ein Irrtum. Der Gypsverband hat bei Knochenbrüchen nur den Zweck, die Kraft zu ersetzen, die durch Extension und Kontraextension die Einrichtung des Bruches vollzogen hat. An Stelle der menschlichen Hände tritt die starre Masse, die nun an der ganzen Extremität, soweit der Verband reicht, ihren Angriffspunkt hat und dadurch eine neue Verschiebung der Bruchstücke verhütet. Wenn irgendwo, so ist gerade an der Bruchstelle der Verband locker anzulegen.

3. *Gefensterte Kapselverbände* (Fig. 99). Es ist unter Umständen von Vorteil, eine bestimmte Stelle eines in einen Kapselverband gelegten Körperteiles jederzeit ohne Schwierigkeit besichtigen zu können, z. B.: bei einem komplizierten Bruche die Wunde zu übersehen und den Wundverband zu erneuern, ohne das Glied in seiner Totalität zu beunruhigen. In diesen Fällen schneidet man, bevor der Verband vollständig erhärtet, also beim Gypsverbande unmittelbar nach dem Anlegen, den Theil des Verbandes weg, wo die zu kontrollierende Stelle liegt. Man kann sich diese Stelle ohne Schwierigkeiten merken, doch ist es immer von Vorteil, wenn man sie sich vor dem Anlegen des Verbandes durch einen untergelegten Wattebausch von entsprechender Größe und 3—4 cm Dicke markiert. Man hat den Vorteil, daß sich der Bezirk scharf und deutlich abgrenzt und die Ränder des Fensters etwas abgehoben sind und erst allmählich zum Niveau des übrigen Verbandes zurückkehren. Diese so angelegte Öffnung

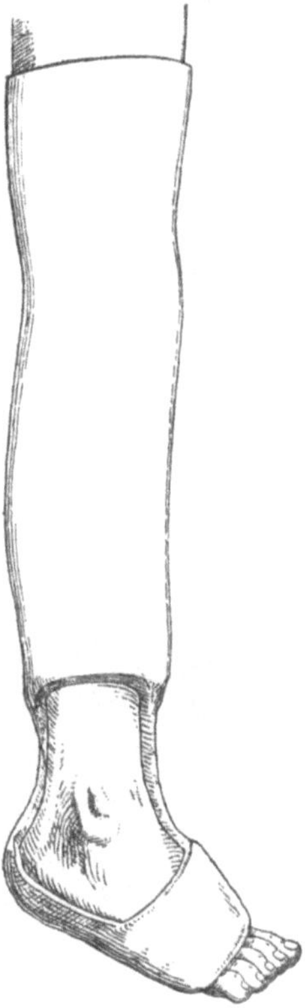

Fig. 99.
Gefensterter Gypsverband.

im Verbande nennt man Fenster. Es kommt außerdem noch zuweilen vor, daß man Fenster in einem Verbande anlegt an Stellen, wo hervorragende Knochenteile unmittelbar unter der Haut liegen und in dem Verbande leicht einem Druck ausgesetzt sein könnten. Legt man den Gypsverband auch an diesen Stellen ganz lose und locker an, so vermeidet man den Druckschaden immer. Beim Eingypsen der unteren Extremität läßt man häufig die Ferse frei von Gyps, weil bei unvorsichtigem Anlegen des Verbandes sehr leicht ein Druckbrand an der Ferse entsteht. In diesen Fällen hat man besonders darauf zu achten, daß der untere Rand des Fersenausschnittes im Gypsverbande in keiner Weise auf die Achillessehne drückt, sonst entsteht hier ebenso wie bei schlechter Lagerung auf der VOLKMANN'schen Schiene Druckbrand über der Achillessehne. Klagt der Kranke über Schmerzen an dieser Stelle, so muß man den Gypsverband entsprechend der Achillessehne einige Centimeter weit spalten und die Ränder auseinander biegen bis die Schmerzhaftigkeit aufgehört hat. Der Festigkeit und Sicherheit des Verbandes thut es keinen Eintrag. Eine zweite Stelle, an der man häufig, um jede Gefahr des Druckes auszuschließen, ein Fenster in den Gypsverband schneidet, ist beim Gypskorsett die Stelle, an der sich ein spitzer Höcker in der Wirbelsäule findet.

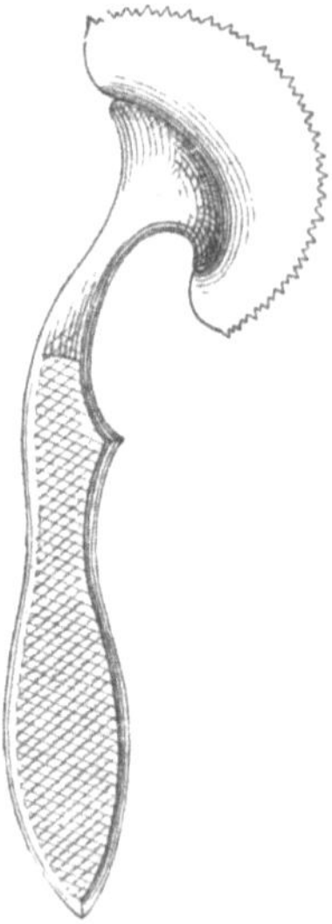

Fig. 100. Gypssäge.

4. *Entfernung der erhärtenden Verbände.* Die Verbände können im warmen Wasserbade aufgeweicht werden, was durchschnittlich eine halbe bis eine ganze Stunde in Anspruch nimmt. Handelt es sich um einen Kapselverband an der unteren Extremität, so setzt man die Kranken am einfachsten in ein warmes Vollbad. Der Verband wird allmählich aufgeweicht und schichtweise von außen nach innen entfernt, ähnlich wie man einen gewöhnlichen Bindenverband abwickelt. Vielfach ist es jedoch bequemer und erwünschter, den Verband aufzuschneiden. Entweder man hat keine genügende Vorrichtung zu einem Vollbade im Hause, oder man hat die Absicht, den Verband als abnehmbare Kapsel aufzubewahren und weiter zu benutzen. In diesem Falle schneidet

man den Kapselverband in seiner ganzen Länge auf. Das Aufschneiden der Kapselverbände geschieht mit Messern, Sägen oder Scheeren. Gypssägen (Fig. 100) sind in allerverschiedensten Formen hergestellt. Sie erübrigen sich vollständig und sind nicht ungefährlich. Wenn man nicht sehr vorsichtig ist, sägt man hier oder dort zu tief und verletzt die Haut des Kranken. Gypsmesser sind ebenfalls in sehr verschiedenen Formen konstruiert. Das bekannteste ist von ESMARCH (Fig. 101). Man kann im Notfalle bei vorsichtiger Arbeit mit jedem scharfen, starken Messer den Gypsverband aufschneiden, am sichersten und bequemsten in der Weise, daß man einen schmalen Längskeil, dessen Basis nach außen, dessen Spitze nach der Haut zu liegt, in der ganzen Länge des Verbandes entfernt. Die tiefste Lage wird mit einer gewöhnlichen Verbandscheere durchschnitten. Das empfehlenswerteste Instrument ist und bleibt die Gypscheere (Figg. 102, 103 und 104). Die Konstruktion der Gypsscheere ist im wesentlichen dieselbe wie bei der Verbandscheere, nur muß sie im ganzen kräftiger und die Charniere müssen standhafter gebaut sein, weil sie eine bedeutende Kraft aushalten muß. Es ist eine Winkelscheere. Es ist darauf zu achten, daß der Scheerenteil, welcher unter den Verband geschoben werden muß, vorn durchaus stumpf ist, weil man sonst sehr leicht mit dem spitzen Ende die Haut verletzen würde. Sehr kräftige Gypsscheeren für besonders dicke Verbände haben unter anderen BRUNS und SZYMANOWSKI angegeben.

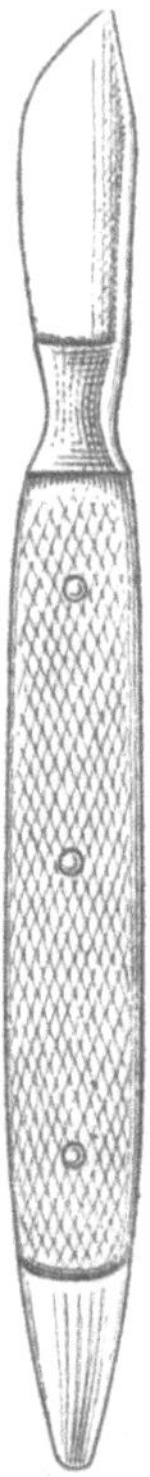

Fig. 101. ESMARCH's Gypsmesser.

Die gebräuchlichste Gypsscheere ist die von SEUTIN, sie entspricht in ihrer ganzen Konstruktion einer gewöhnlichen Verbandscheere, nur ist zwischen die beiden Griffe eine Feder eingeschaltet, die bei Nachlassen des Druckes die Griffe wieder auseinander drängt. Die Ösen der gewöhnlichen Verbandscheere fehlen der Gypsscheere. Bei anderen Modellen, z. B. dem Modelle von ESMARCH, sind sie vorhanden. Die Scheere von SZYMANOWSKI ist so eingerichtet, daß das schneidende Blatt nicht nur durch Druck, sondern auch durch Zug wirkt. Es ist ein bewegliches Charnier vorhanden, welches ein Gleiten der einen Branche über die andere gestattet, und so soll die Scheere die Vorteile der Scheere und des Messers in sich vereinigen. Die Scheere von BRUNS hat sehr lange Griffe und ein Doppelcharnier, das eine Hebelwirkung einschaltet. Man

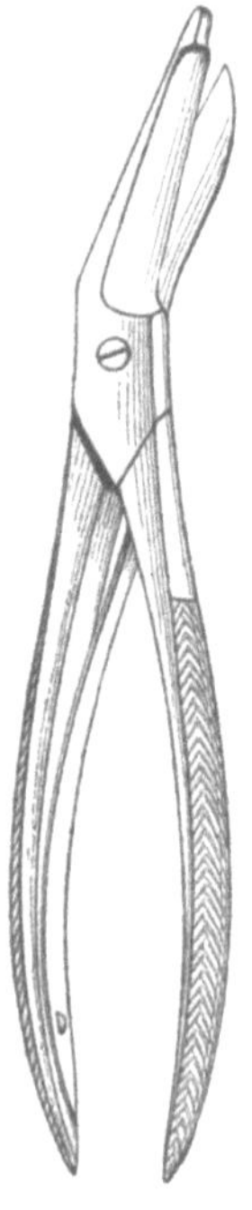

Fig. 102. Gypsscheere nach SEUTIN.

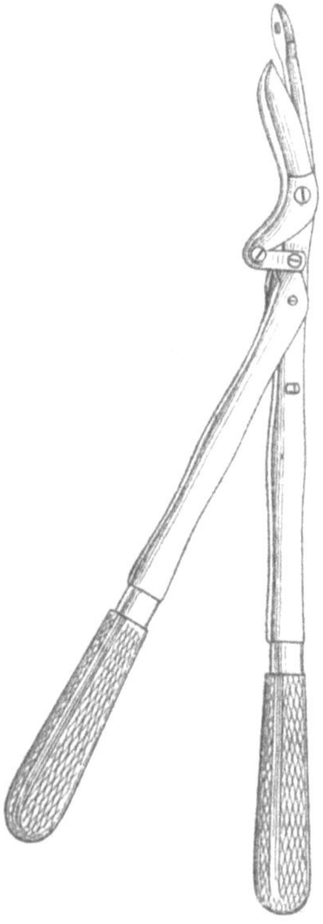

Fig. 103. Gypsscheere nach BRUNS.

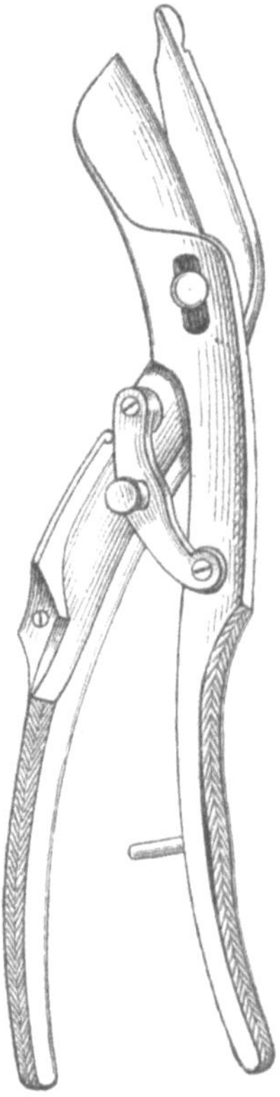

Fig. 104. Gypsscheere nach SZYMANOWSKI.

kann mit verhältnismäßig geringer Kraft eine sehr große Gewalt ausüben.

5. Für das *Aufschneiden der erhärtenden Verbände* mit der Scheere gelten im allgemeinen dieselben Regeln wie für das Aufschneiden der Wund- und Schienenverbände: Man vermeidet die Linien, in deren Verlaufe vorspringende Knochenteile liegen oder wo der Knochen in größerer Ausdehnung unmittelbar unter

die Haut zu liegen kommt. Man vermeidet ferner die Gegenden, in denen sich unter dem erhärtenden Verbande eine Wunde befindet. Man bevorzugt die Linien, in denen zwischen Haut und Knochen dicke Weichteilmassen eingeschaltet sind. Die Regeln für die einzelnen Körpertheile sind folgende:

a) Einen Verband, der den Fuß und Unterschenkel umgiebt und bis zur Mitte des Oberschenkels reicht, schneidet man bei vollständig freier Wahl an der Innenfläche des Ober- und Unterschenkels und am inneren Fußsohlenrande auf. Man hat hier von hervorspringenden Knochenteilen nur den inneren Knöchel zu vermeiden, man richtet sich so ein, daß an dieser Stelle die Schnittlinie hinter dem inneren Knöchel liegt. Erst wenn Gründe vorhanden sind, von der inneren Seitenfläche abzuweichen, schneidet man den Verband an der äußeren Seite auf. Hier tritt als zweiter hervorspringender Knochenpunkt das Köpfchen des Wadenbeines hinzu. Man muß es ebenfalls umgehen und schneidet am besten nach vorn von demselben, sonst gilt das von der Innenfläche Gesagte. Auf der Vorderfläche schneidet mau den Verband nur dann auf, wenn dringende Gründe für die Vermeidung der Außen- und Innenfläche vorhanden sind. Die Schwierigkeiten beginnen hier an der oberen Spitze der Kniescheibe und reichen bis zum unteren Ende des Verbandes. Wenn man von oben her den Verband aufzuschneiden beginnt, so kommt man schon am oberen Rande der Kniescheibe in die Gefahr, mit dem untergeschobenen Teile der Scheere die Haut zu quetschen oder zu verletzen. Über der Kniescheibe selbst wird die Haut häufig zu stark gegen den Knochen gedrückt. Dasselbe gilt für die ganze Länge der Schienbeinkante. Am Fuß sind Sehnen und Knochen durch keine Weichteillager geschützt. Beim Aufschneiden des Verbandes in der Gegend des rechtwinklig gebeugten Fußgelenkes stößt man gewöhnlich auf größere Schwierigkeiten. Will man all' diese Schwierigkeiten bei jedem erhärtenden Verbande vermeiden, sei es an welchem Körperteile es wolle und in jeder Schnittlinie, so ist es wichtig, unter den Verband, unmittelbar auf die Haut im Verlaufe der Linie, in der man später den Verband zu öffnen beabsichtigt, einen Streifen mittlerer Pappe von 2—3 cm Breite unterzulegen. Man feuchtet die Pappe vorher an, so daß sie sich der Körperform gut anschmiegt, sie erstarrt in diesem Zustande. Die Scheere läuft beim Aufschneiden auf diesem Streifen nnd die Haut ist gegen jede Verletzung geschützt.

b) Beim Aufschneiden eines Kapselverbandes, der den Oberschenkel, das Hüftgelenk und das Becken umfaßt, wird man am bequemsten die Vorderseite zur Schnittlinie wählen.

c) Beim Vorderarm wählt man am besten die Beugeseite. Reicht der Verband jedoch bis an den Oberarm, so wird man von der Mitte des Vorderarmes an allmählich schräg nach außen schneiden und am Oberarm die Außenfläche wählen. Vor allem muß man bei rechtwinklig gebeugtem Ellbogengelenk die Beugefläche desselben vermeiden, weil man sonst einen rechten Winkel zu überwinden hat und die Haut leicht anspießt.

d) Am Rumpf wählt man am sichersten die vordere Mittellinie oder die Mitte des Rückens zu beiden Seiten der Dornfortsätze der Wirbelsäule. In ähnlicher Weise lassen sich für jeden Verband die sichersten und bequemsten Linien auffinden.

6. *Anfertigung abnehmbarer Kapseln.* Die abnehmbaren Kapseln haben zur Voraussetzung die Unverschieblichkeit der festgestellten Teile bei Ruhelage auch ohne Kapsel. Sie werden in der Regel da angewandt, wo es darauf ankommt, chronisch entzündete Gelenke ruhig zu stellen oder geheilten Knochenbrüchen mit verzögerter oder mangelhafter Konsolidation die fehlende Festigkeit zu geben und sie gegen Verschiebung bei Bewegungsversuchen zu schützen. Die Anfertigung der abnehmbaren Kapseln geschieht nach ganz denselben Regeln, wie bei den geschlossenen Kapselverbänden. Man bevorzugt die Wasserglas- und Leimkapseln wegen ihrer Leichtigkeit und Geschmeidigkeit vor den Gypskapseln. Indes ist es in das Belieben des einzelnen gestellt, die Wahl des Materiales nach eigenem Ermessen und nach Gewohnheit zu treffen.

15. Regeln für die Stellung der Gelenke.

Jedes Gelenk soll bei Lagerung in einem feststellenden Verbande, sei es für kürzere, sei es für längere Zeit, in die Stellung gebracht werden, in der es bei etwaiger Ankylosierung des Gelenkes die größtmögliche Brauchbarkeit bietet, beziehungsweise, von der aus die spätere Mobilisierung des Gelenkes bei etwa eingetretener Gelenksteifigkeit dem Patienten die wenigsten Beschwerden verursacht und für die Wiederherstellung der Funktion die besten Aussichten bietet. Diese Stellung ist für die einzelnen Gelenke erprobt und konstant. Wenn man sich an die folgenden kurz angegebenen Regeln hält, wird man kaum je einen Mißgriff thun.

1. *Stellung der Finger* (Fig. 105). Die Finger werden stets in mittlere Beugestellung gebracht, falls nicht ein isolierter Bruch eines einzelnen Fingergliedes eine Streckstellung dieses Fingers auf kürzere Zeit erfordert. Die Stellung muß so eingerichtet sein, daß die Spitze des gestreckten oder leicht gebeugten Daumens die Spitze des Zeigefingers berührt. Ankylosieren einzelne oder alle Finger in der angegebenen Stellung, so ist eine Zangenbewegung zwischen Daumen und den übrigen Fingern in jedem Falle möglich und dadurch die Hand wenigstens zum Fassen geeignet. Erfordert die Ruhestellung der Hand (z. B. wegen Entzündung) eine längere Zeit, so daß eine Steifigkeit eintreten muß, so ist die spätere Mobilisierung der Fingergelenke durch Massage, aktive und passive Bewegung von der mittleren Beugestellung aus, am leichtesten zu erreichen.

Niemals soll man die Finger für längere Zeit — mehrere Wochen — in Streckstellung ruhig stellen. Tritt vollständige Ankylosiernng der Finger in Streckstellung ein, so ist bei Beweglichkeit des Daumens höchstens eine ganz kraftlose Faß-

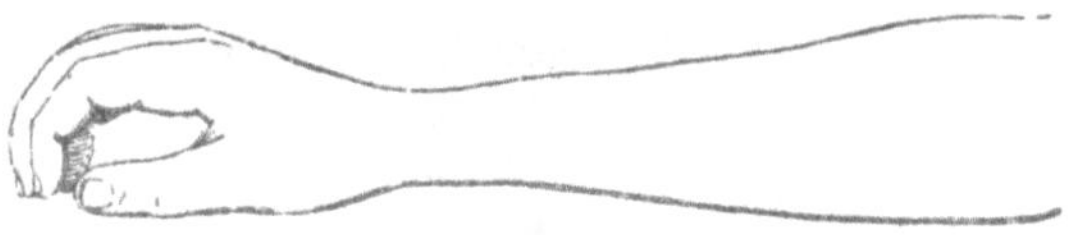

Fig. 105. Regelrechte Stellung der Finger und des Handgelenkes.

bewegung zwischen Daumen und Grundphalanx und Mittelhandknochen des Zeigefingers möglich, während bei den anderen Faßbewegungen vollständig ausgeschlossen sind. Ist ein einzelner Finger in Streckstellung ankylosiert, so ist er bei allen Beugebewegungen der übrigen beweglichen Finger hinderlich, weil er wie ein starrer Stab gerade ausragt und überall unversehens anstößt. Ein in halber Beugestellung ankylosirter Finger ist weit weniger hinderlich.

2. *Handgelenk.* Die Stellung des Handgelenkes ergiebt sich schon aus der Stellung der Finger (Fig. 105). Wenn die Finger in halber Beugestellung auf eine ebene Unterlage mit der Beugefläche des Vorderarmes gebracht werden, so tritt die Hand zum Unterarm von selbst in eine geringe Dorsalflexion. Diese Stellung in geringer Dorsalflexion ist der Streckstellung in der Regel vorzuziehen.

Sehnen- und Nervenverletzung an der Beugefläche des Handgelenkes erfordern eine starke Palmarflexion im Handgelenk.

3. *Ellbogengelenk.* Die Stellung des Vorderarmes zum Ober-

arm ist rechtwinklig (Fig. 106), eher spitzwinklig. Der Vorderarm steht in halber oder ganzer Supination. Diese Regel gilt für alle Entzündungen und Verletzungen im Ellbogengelenk. Nur in einem Falle kann es gestattet sein, für kurze Zeit — zwei bis vier Wochen — von dieser Regel abzuweichen und den Arm in Streckstellung zu verbinden: bei Bruch des Olekranon oder Abreißung der Sehne des Musculus triceps vom Olekranon. Doch auch in diesem Falle wird man richtiger handeln, die Knochennaht auszuführen bez. die abgerissene Sehne des Musculus triceps an das Olekranon anzunähen und den Verband in Beugestellung anzulegen. Nur die Naht, sorgfältig ausgeführt, gewährleistet eine Anheilung des abgerissenen Teiles.

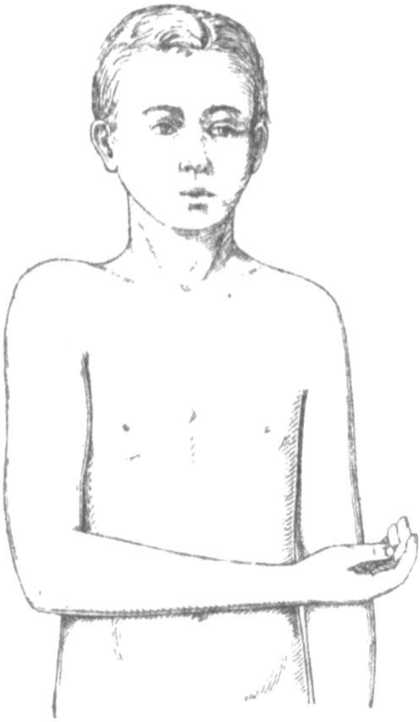

Fig. 106. Stellung des Ellbogen- und Schultergelenkes.

Ist der Arm im Ellbogengelenk in Streckstellung knöchern geheilt, so ist er für die Funktion fast vollständig wertlos. Die andere Hand kann die Hand des gestreckten Armes wieder nur in Streckstellung erreichen. Mit der Hand kann man weder seinen Kopf noch den gebeugten anderen Arm erfassen, nicht einmal Speisen zum Munde führen. In rechtwinkliger Beugestellung ist der Arm weit mehr brauchbar. Desgleichen ist der Arm in Supinationsstellung brauchbarer als in Pronationsstellung.

4. *Schultergelenk.* Bei Verbänden, die das Schultergelenk ruhig stellen, ist die natürliche Stellung von selbst gegeben (Fig. 106). Der Arm hängt in Ruhestellung dem Gesetz der Schwere nach vertikal nach unten. In diese Ruhestellung wird der Oberarm an der Seite des Brustkorbes befestigt. Jede andere Stellung würde unnatürlich und störend sein, wie ohne weitere Begründung einleuchtet. Tritt eine Verknöcherung im Schultergelenk ein, so ist die einzige Möglichkeit, die Folgen dieser Verknöcherung auszuschalten oder zu verringern, die Resektion des Schulterkopfes und die Herstellung eines Schlottergelenkes.

Die Abweichung von dieser Regel, die durch die Triangel MIDDELDORPF's gefordert wird, bildet die Ausnahme.

5. *Fußgelenk* (Fig. 107). Als allgemeine Regel gilt für das Fußgelenk: Rechtwinklige Stellung des Fußes zum Unterschenkel, so daß die Verlängerung der Schienbeinkante zwischen erste und zweite Zehe zu liegen kommt. Zu vermeiden ist unter allen Umständen jede, auch die geringste, Spitzfußstellung. Der Grund liegt auf der Hand. Ist bei längerer Ruhigstellung im Fußgelenk Steifigkeit eingetreten, so kann man jeden Kranken bei rechtwinkliger Stellung des Fußes zum Unterschenkel ohne weiteres zu Gehversuchen veranlassen bez. den Kranken auf seine Füße stellen, ohne ihm dadurch wesentlich Schmerzen zu verursachen. Ist dagegen Steifigkeit in Spitzfußstellung eingetreten, so ist es dem Kranken zunächst unmöglich, Gehversuche zu machen, weil er auf den Zehenspitzen oder auf diesen und dem Fußballen ohne Benutzung des übrigen Teiles der Fußsohle gehen müßte, der Kranke fällt auf den Rücken. Außerdem hat er bei diesen Versuchen heftige Schmerzen im Fußgelenk, weil die Gelenkbänder und Verwachsungen gewaltsam gezerrt und gedehnt werden. Im Gegensatz hierzu werden bei rechtwinklig gestelltem Fuße die Kontrakturen durch die Gehversuche ganz allmählich von selbst gelöst, ohne daß der Kranke nennenswerte Schmerzen davon trägt. Tritt Verknöcherung im Fußgelenk ein, so ist die rechtwinklige Beugestellung in der oben angegebenen Art die einzige brauchbare Form, während bei Spitzfußstellung nur durch eine nachträgliche Resektion Besserung geschafft werden kann.

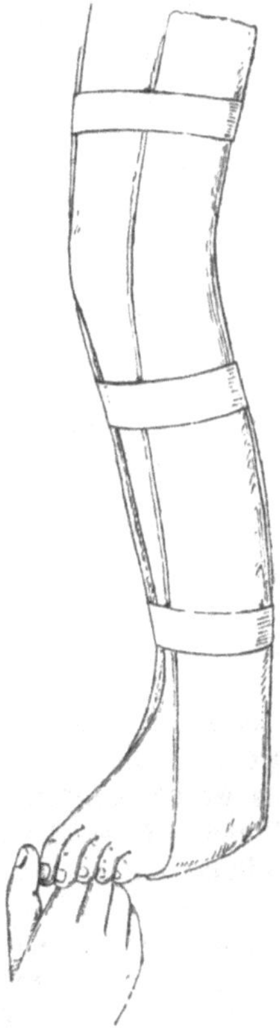

Fig. 107.
Stellung im Fuß- und Kniegelenk zugleich mit Flanellgypsschiene.

Für die Zehen bedarf es keiner besonderen Regel, sie neigen, wenn sie sich selbst überlassen werden, zu Beugekontrakturen.

Dieser fehlerhaften Stellung muß in den bez. Fällen durch passive Bewegungen und regelmäßige Kontrole vorgebeugt werden.

6. *Kniegelenk* (Fig. 107). Die gewöhnliche Vorschrift für die Stellung des Kniegelenkes lautet Streckstellung. Diese Vorschrift muß mit Vorbehalt aufgefaßt werden. Bei normaler Stellung im Kniegelenk bilden Ober- und Unterschenkel miteinander keinen gestreckten Winkel, sondern einen nach hinten offenen Winkel von ungefähr 165—170°. Diese Stellung gilt auch für die Ankylose und die Totalresektion im Kniegelenk. Wird es z. B. bei Lagerung auf Volkmann'scher Schiene bei chronisch entzündetem Kniegelenk versäumt, in der Kniekehle eine entsprechende Unterpolsterung zu machen, so liegt die Kniekehle zunächst gewöhnlich hohl. Durch die Schwere sinkt das Knie nach hinten und die Kniegelenkkapsel und Bänder der Hinterfläche werden gedehnt und erschlaffen allmählich. Die nächste Folge ist das Zurücksinken des oberen Gelenkendes der Tibia. Es entsteht zuweilen eine Subluxatio tibiae posterior. Unter Umständen kann dadurch auch ein Druck auf die Gefäße der Kniekehle ausgeübt und die daraus folgenden Zirkulationsstörungen hervorgerufen werden. Nebenbei ist bei eintretender Erschlaffung der Gelenkkapsel und der Gelenkbänder darauf zu achten, daß keine seitliche Abweichung des Unterschenkels gegenüber der des Oberschenkels eintritt.

7. *Hüftgelenk.* Das Hüftgelenk muß bei feststellenden Verbänden in seiner natürlichen Lage bei vertikaler Stellung des Körpers mit aneinander geschlossenen Beinen gehalten werden. Es ist insbesondere darauf zu achten, daß sich bei entzündlichen Veränderungen keine Beugekontraktur, keine Abduktions- oder Adduktionskontraktur ausbildet. Die Verhütung der genannten Kontrakturen ist sehr viel leichter als die Beseitigung der einmal eingetretenen. Die Kontrakturen dokumentieren sich äußerlich zunächst in augenscheinlicher Weise durch die sog. scheinbare Verkürzung oder Verlängerung des Beines. Eine scheinbare Verkürzung des kranken Beines tritt bei Adduktionskontraktur ein, eine scheinbare Verlängerung bei der Abduktionskontraktur. Bei der Adduktionskontraktur tritt eine Vertiefung, bei der Abduktionskontraktur eine Abflachung der Schenkelfalte ein.

16. Streckverband.

Der *Streckverband* (Zug- oder Extensionsverband) hat bei Knochenbrüchen den Zweck, in geeigneten Fällen an Stelle der streckenden Hand des Arztes bei der Einrichtung des Knochenbruches zu treten und die Einrichtung des Knochenbruches bis zur Heilung durch dauernden und gleichmäßigen Zug zu erhalten. Unter den Verletzungen sind die Brüche des Oberschenkels und des Schenkelhalses in der Mehrzahl der Fälle durch einen Streckverband am besten verwahrt. Für die Brüche des Unterschenkels ist er nicht zu verwerten, weil man hier keine genügende Haftfläche hat. Die früher vielfach angewandten Streckapparate, die nur das Fußgelenk umfaßten und teils gut gepolsterte, teils mit Luft gefüllte Kissen waren, haben sich als gefährliche Werkzeuge erwiesen. Der Angriff der streckenden Gewalt ist hier auf eine zu kleine Fläche verteilt, und auf die Dauer angewandt, ruft er Nekrose der Haut über der Achillessehne, den beiden Knöcheln und der Vorderfläche des Fußgelenkes hervor. Der einzige sichere und gefahrlose Streckverband ist ein sorgfältig angelegter Heftpflasterextensionsverband. Hier wird der Angriff der ziehenden Gewalt auf eine große Fläche verteilt, die zudem noch durch dicke Weichteilschichten, die zwischen Haut und Knochen liegen, gegen Druck geschützt ist. Der Typus dieses Verbandes ist der Streckverband für die untere Extremität, wie ihn die folgende Beschreibung giebt. Die zum Heftpflasterstreckverbande für die untere Extremität erforderlichen Mittel sind:

a) Zwei Heftpflasterstreifen von 3—6 cm Breite, je nach dem Umfange des Gliedes. Die Heftpflasterstreifen sind so lang, daß sie von der Mitte des Oberschenkels bis 5 cm unterhalb der Fußsohle reichen.

b) Eine kurze VOLKMANN'sche Schiene mit hölzernem Querbalken, die bis zur Mitte des Unterschenkels reicht.

c) Ein Schleifbrett, das den Bewegungen der Schiene möglichst wenig Widerstand entgegensetzt. Dieser Apparat besteht in der Regel aus zwei dreiseitigen Prismen, die parallel ungefähr 15—20 cm von einander entfernt auf ein schwaches Brett von durchschnittlich 50 cm Länge befestigt sind. Diese Form wird gewählt, damit der Reibungswiderstand möglichst gering sei. Aus demselben Grunde ist der Querbalken an der VOLKMANN'schen Schiene von Holz, nicht wie gewöhnlich von Metall.

d) Zwei Metallringe, zu befestigen an dem unteren Ende der beiden Heftpflasterstreifen.

e) Ein metallener Bügel. Der Bügel hat annähernd Halbkreisform, die beiden Enden sind umgebogen, damit er in die unter d) erwähnten Ringe eingehakt werden kann. Die Entfernung der beiden Bügelenden voneinander muß mindestens um ein Geringes größer sein, als die direkte Entfernung der Außenflächen der beiden Knöchel voneinander, damit die Heftpflasterstreifen die Knöchel nicht berühren und somit jeder Druck vermieden werde. Die Bügel sind so stark zu nehmen, daß das streckende Gewicht sie nicht zu biegen im stande ist.

f) Zwei Rollen, die sich durch Schrauben an das Fußende des Brettes befestigen lassen.

g) Eine mitteldicke 'Schnur, die an den konvexen Teil des Bügels befestigt und über die beiden Rollen hinweggeführt wird, und an deren peripheres Ende das streckende Gewicht angebracht wird.

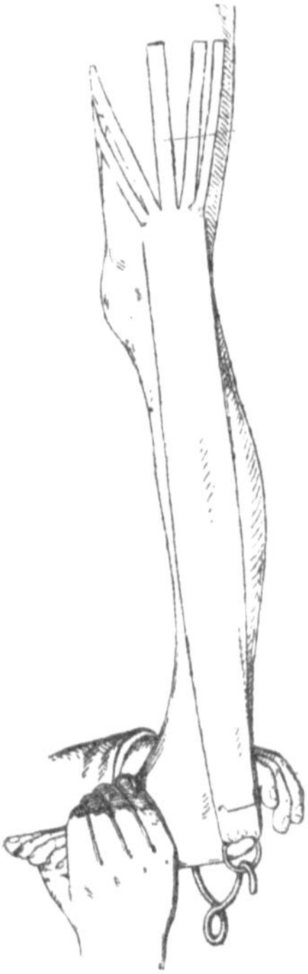

Fig. 108.
Streckverband I.

h) Das ziehende Gewicht. Man kann Metallstücke verwenden oder gewöhnliche Gewichte, wie sie zum Wiegen im täglichen Leben gebräuchlich sind. Sehr beliebt sind Sandsäcke, die oben nicht zugenäht, sondern nur zugebunden werden. Man kann nach Belieben oder nach Bedarf Sand zufüllen oder abfüllen.

i) Außerdem braucht man wie zu jedem Schienenverbande Polstermaterial, Mull- und Gazebinden.

Die Technik des Extensionsverbandes ist folgende:

1. *Das Bein* wird, falls Haare vorhanden sind, soweit die Heftpflasterstreifen reichen sollen, rasiert. Damit die Heftpflasterstreifen gut kleben, muß die Haut sorgfältig getrocknet sein. Rasches Trocknen von feuchter Haut läßt sich durch Abwaschen mit Äther erzielen.

2. *Die beiden Heftpflasterstreifen* werden auf der Außen- und Innenseite des Beines aufgeklebt. Sie reichen nach oben bis zur Mitte des Oberschenkels, und falls der Verband wegen Oberschenkelbruch angelegt wird, höchstens bis zur Bruchstelle, niemals über dieselbe hinaus. Es kann von Vorteil sein, das obere Ende der Heftpflasterstreifen auf die Länge von 10—15 cm in drei bis fünf Teile zu spalten und diese drei Teile nach oben hin auseinander

gehen zu lassen, so daß der Oberschenkel von beiden Seiten her wie durch gespreizte Finger umfaßt wird. Beide Heftpflasterstreifen müssen in der ganzen Länge sorgfältig angeschmiegt werden (Fig. 108).

3. *Sorgfältige Einwickelung des Beines* mittelst Mullbinde von den Köpfchen der Mittelfußknochen bis an das obere Ende der Heftpflasterstreifen. Diese Bindeneinwickelung hat im wesentlichen den Zweck, die Heftpflasterstreifen in ihrer ganzen Länge sorgfältig und fest an das Bein anzudrücken, so daß die Klebkraft des Heftpflasters gesichert ist. Zuweilen wird es vorgezogen, unter die Mullbinde mehrere kreisförmige Heftpflasterstreifen zur Sicherung der Längsstreifen anzulegen. Wenn jemand seiner Technik ganz gewiß ist, so ist dagegen nichts einzuwenden. Bei ungenügender Technik geben die kreisförmigen Streifen jedoch sehr leicht zu Schnürung oder Druck Veranlassung. Es ist deshalb geraten, grundsätzlich davon abzusehen.

4. *Anlegen der* VOLKMANN*'schen Schiene*, nach den für dieselbe festgesetzten Regeln. Der Fuß steht zum Unterschenkel

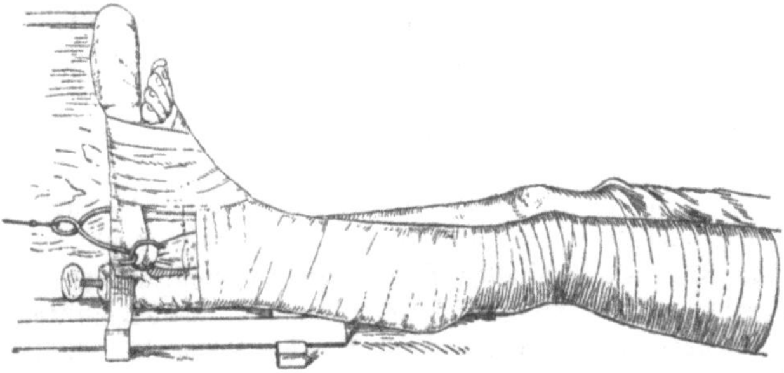

Fig. 109. Streckverband für das Bein II.

rechtwinklig, die Ferse liegt hohl. Um den ganzen Verband für die Dauer zu sichern, wird eine Dextrinbinde von den Köpfchen der Mittelfußknochen bis zum oberen Ende des Verbandes in doppelter Lage aufgewickelt.

5. *Befestigen der Ringe* an die unteren Enden der Heftpflasterstreifen in der Weise, daß durch Umklappen der unteren Enden der Heftpflasterstreifen die klebenden Flächen des Heftpflasters aufeinander zu liegen kommen und den Ring festhalten. Will man sich vollständig sichern gegen jedes Ausgleiten der Ringe, so ist es am einfachsten, die Ringe in die umgelegte

Falte des Heftpflasters einzunähen oder das Heftpflaster durch Sicherheitsnadeln vor dem Ausgleiten zu schützen. Das Anlegen des Bügels, das Anbringen der Schnur, der Rollen und des ziehenden Gewichtes vollendet den Verband (Fig. 109).

Jedem Zuge muß ein Gegenzug entsprechen, falls nicht der gezogene Körper der ziehenden Kraft folgen soll. Liegt der Kranke wie gewöhnlich mit leicht erhobenem Oberkörper horizontal im Bett, so wird er ganz unbemerkt dem Gewichte, das an seinem Beine zieht, folgen und allmählich gegen das Fußende hin rutschen, zumal der Rumpf auf einer schiefen Ebene liegt und schon deshalb die Neigung hat, nach unten zu gleiten. Die Folge ist, daß der Bügel sehr bald an der ersten Rolle angelangt ist. Sobald er sich hier stemmt, ist es mit der Extension zu Ende. Die Kraft des ziehenden Gewichtes läuft sich an der Rolle tot und seine Wirkung reicht nicht mehr bis an das Bein. Die ganze Vorrichtung ist wertlos geworden. Bringt man einen Gegenzug am Kopfe, Rumpfe oder dem Becken an, dessen streckende Gewalt oberhalb des Kopfendes des Bettes angebracht ist, so wird der Kranke in allen seinen Bewegungen sehr beeinträchtigt und belästigt. Für gewöhnlich erübrigt sich jeder Gegenzug. Der Kranke wird, falls er es verträgt, möglichst horizontal gelegt und das Fußende des Bettes hochgestellt; die Last des Rumpfes gleicht den Zug in dieser Stellung annähernd aus. Um jeden Ausfall zu ersetzen und dem Kranken eine Selbsthilfe zu geben, wird am Fußende des Bettes unter das gesunde Bein ein Bettklotz gelegt; an diesen kann sich der Kranke mit dem gesunden Bein stemmen und in dieser Weise sich selbst wieder emporschieben, wenn er herabgeglitten ist. Der Streckverband eignet sich in gleicher Weise für die Brüche des Oberschenkels und Schenkelhalses, wie für die Hüftgelenkentzündungen und die Kontrakturen im Hüftgelenk. Die Richtung des Zuges ist für die verschiedenen Fälle verschieden, in der Mehrzahl der Fälle kommt man mit einfacher Längsextension aus. Bei den Oberschenkelbrüchen im oberen Drittel ist man jedoch in der Regel genötigt, mit der Längsextension zugleich eine mehr oder weniger starke Abduktion zu verbinden. Bei den Entzündungen und Kontrakturen im Hüftgelenk muß man in Abduktionsstellung extendieren, wenn eine fehlerhafte Adduktionskontraktur zu überwinden ist, in Adduktionsstellung, wenn eine abnorme Abduktionsstellung zu überwinden ist. In der überwiegenden Mehrzahl der Fälle genügt die einfache Längsextension.

Beabsichtigt man, den Zug nur am Unterschenkel einwirken zu lassen, z. B. bei Kontrakturen im Kniegelenk, so genügen die beiden Heftpflasterstreifen zu beiden Seiten des Unterschenkels nicht, um dem Verbande die nötige Festigkeit zu geben. Es müssen deshalb die beiden Längsstreifen noch durch Kreisgänge von Heftpflasterstreifen, nach Art der vielköpfigen Binde, gesichert werden.

Für die obere Extremität ist der Streckverband nur in Ausnahmefällen zu empfehlen. Die Heftpflasterstreifen werden in derselben Weise wie am Unterschenkel an der Innen- und Außenseite des Oberarmes befestigt bei rechtwinklig gebeugtem Ellbogengelenk, und sie werden durch kreisförmige Streifen gesichert. Hat man die Absicht, den Kranken im Umhergehen zu behandeln, so wird das Gewicht an die unteren Enden der Heftpflasterstreifen in ähnlicher Weise befestigt, wie an den Beinen (Fig. 110). Soll der Kranke Bettruhe einnehmen, so wird das streckende Gewicht vermittelst Schnuren und Rollen zur Seite des Bettes herabgeleitet.

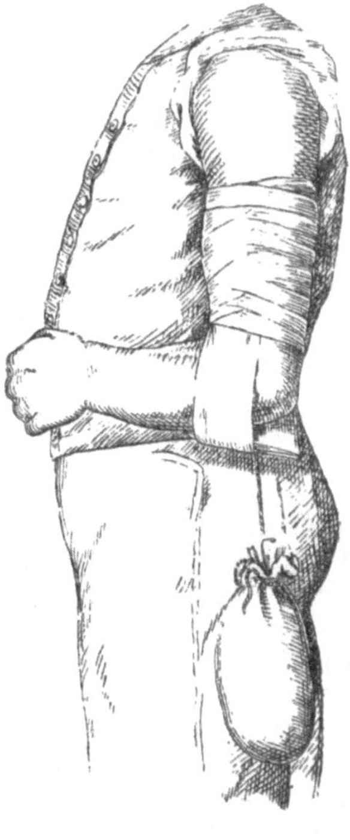

Fig. 110. Transportabler Streckverband für den Oberarm.

Eine dritte Form von Streckapparaten ist die Schlinge zur Extension am Kopfe bei Spondylitis der Halswirbelsäule. Dieser Apparat (Fig. 111) besteht aus Ledergurten, die um den Hals angelegt werden; die Stützflächen bilden der Unterkiefer und das Hinterhaupt. Liegen die Kranken zu Bett, so wird das ziehende Gewicht über das Kopfende des Bettes hinausgeleitet. Die Befestigung des Gewichtes geschieht in derselben Weise wie an dem Beine mittelst eines breiten eisernen Bügels. Das Gewicht wird mittelst einer Schnur über eine Rolle geleitet. Das Gegengewicht bildet die Last des Körpers. Will man einen größeren Zug und Gegenzug ausüben, so wird das Kopfende des Bettes hochgestellt.

so daß der ganze Körper auf eine schiefe Ebene zu liegen kommt, oder man macht an ein oder beide Beine einen regelrechten Streckverband, um hier den Gegenzug ansetzen zu lassen. Es ist jedoch zu bemerken, daß ein sehr starker Zug von dem Stützpunkte am Unterkiefer nicht vertragen wird. Bei ungenügender Aufmerksamkeit kommt es am Unterkieferrande leicht zu Decubitus. Es ist deshalb vorsichtig, auch bei geringem Gewicht die Ledergurte am Hinterhaupt und am Unterkiefer noch mit einem weichen Stoffe sorgfältig zu polstern. Soll der Zug und Gegenzug auf den mittleren oder unteren Teil der Wirbelsäule wirken, so zieht man es manchmal vor, einen Teil der Last, die am oberen Körperende einwirkt, mittelst gut gepolsterter Gurte unter die Schultergelenke einwirken zu lassen, d. h. eine Schlinge durch beide Achselhöhlen zu führen. In jedem Falle aber muß man sich vergegenwärtigen, daß die Streckung ihre Grenzen hat und ein Übermaß nur Schaden bringen kann. Man wird in jedem Falle mit einem kleinen Gewichte, je nach dem Alter und der Konstitution des Kranken, mit 0,5 bis 1 kg beginnen und allmählich — etwa alle 24 Stunden — ein kleines Gewicht (0,5—1 kg) hinzufügen. Größere Gewichte — 6—12 kg — werden fast niemals ohne Schaden vertragen. Die Streckung der Wirbelsäule durch Zug und Gegenzug wird bei Tuberkulose der Wirbelsäule am häufigsten angewandt und gerade dabei hat man sich besonders zu vergegenwärtigen, daß man durch jedes Übermaß großen Schaden anrichten kann. Ist der Prozeß im Ablaufen begriffen und der Gibbus schon konsolidiert, so ist jede Streckung von vornherein nutzlos; man überläßt die Wirbelsäule der vollständigen Verknöcherung bei der vorhandenen Verbiegung. Ein gewaltsamer Versuch, die Deformität zu beseitigen, könnte den Wiederausbruch der Krankheit zur Folge haben. Ist der Gibbus noch nicht konsolidiert, so hat die Extension in erster Linie den Zweck, die Wirbelsäule ruhig zu stellen und dadurch die Schmerzen zu beseitigen oder

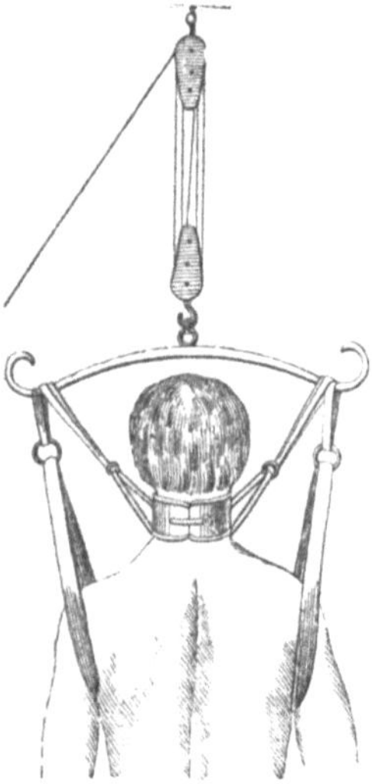

Fig. 111. Streckapparat für die Wirbelsäule.

zu mildern und die Heilungsbedingungen zu verbessern. Dazu reicht ein mäßiger Zug von mehreren Kilogramm vollständig aus. Bei Bruch oder Luxation der Wirbelsäule wird man von der permanenten Extension oder Distraction keinen nennenswerten Erfolg erwarten dürfen. Ist nach Einrichtung der Verletzung keine Neigung zur Verschiebung vorhanden, so genügt einfache Bettruhe bei horizontaler Lage. Ist Neigung zur Dislokation vorhanden, so müßte Zug und Gegenzug sehr stark sein, um die Verschiebung hintan zu halten, so stark, daß er vom Kranken nicht vertragen wird.

Will man bei entzündlicher Erkrankung des Halswirbels dem Kranken das Aufstehen ermöglichen, so kann man das erreichen durch einen tragbaren Streckverband. Der ganze Verband besteht aus einem Gypskorset, in welches entsprechend der Wirbelsäule ein solider Eisenstab befestigt ist, der frei bis über den Kopf hinaufragt, an seinem oberen Ende nach vorn gebogen ist und ungefähr 10—20 cm oberhalb des Scheitels endet. Die bisher beschriebene Vorrichtung hat nur den Zweck, einen festen Punkt für den anzulegenden Zugverband zu sichern. Dieser wird in derselben Weise, wie es oben beschrieben ist, befestigt und an dem oberen Ende des eingegypsten Eisenstabes aufgehängt.

Eine andere Art einer transportablen Streckvorrichtung sind die Schienen für die untere Extremität, als deren Repräsentant die TAYLOR-Schiene (Fig. 112) angeführt werden mag. Sie haben alle dasselbe Prinzip und unterscheiden sich nur in Nebensächlichkeiten von einander. Die wesentlichen Bestandteile sind ein Beckengürtel, eine stellbare äußere Stahlschiene, die von der Höhe der Darmbeingeräte bis unter die Fußsohle herunter reicht. Die Schiene läßt sich mittelst eines Schlüssels und eines Zahnapparates verlängern und verkürzen. An dem Beckengürtel sind zwei Gurte angebracht, die von vorn nach hinten unter dem Perineum hindurchlaufen und die Gegenextension bewirken sollen. Das untere Ende der lateralen Stahlschiene endet in ein

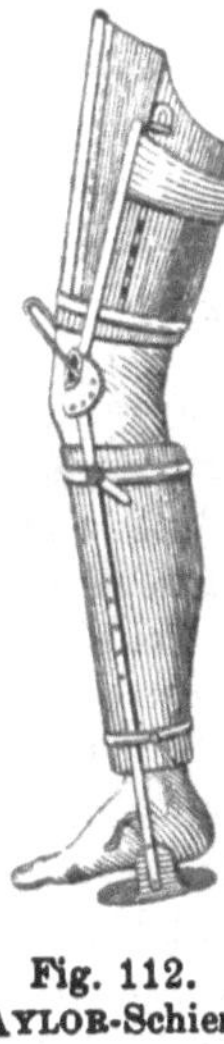

Fig. 112.
TAYLOR-Schiene.

queres Brett oder eine Sohle, die einige Centimeter unter die Fußsohle zu liegen kommt. Gegen diese Sohle hin wird das Bein gestreckt, entweder mit Heftpflasterstreifen, die wie beim gewöhnlichen Streckverbande zu beiden Seiten des Beines liegen oder mittelst einer Lederkapsel, die den Unterschenkel oder Unter- und Oberschenkel umfaßt und mittelst Gurten und Schnallen an das Fußbrett befestigt ist. Der Kranke steht nicht in der Schiene, da die Fußsohle schwebt, sondern er sitzt auf den beiden Perinealgurten, die unterhalb der beiden Sitzbeinhöcker weglaufen. Das Bein schwebt nur, pendelt in dem Schienenapparate. Das Kniegelenk ist in der Regel durch eine Lederkappe lose gegen die Seitenschiene hin fixiert. Die Apparate leisten bei Hüftgelenkentzündung im Rekonvaleszensstadium und bei beginnenden oder ausgebildeten Adduktionskontrakturen gute Dienste. Jedoch ist es bei der Art der Erkrankung (es handelt sich in der Regel um Tuberkulose des Hüftgelenkes) leicht begreiflich, daß die Kurdauer sich immer über Monate erstrecken muß.

17. Druckverband.

Jeder Verband muß mit einer bestimmten Festigkeit angelegt sein, damit er sich nicht verrückt. Ist ein bestimmter Grad von Festigkeit überschritten, so schnürt der Verband und beeinträchtigt die Zirkulation in dem peripher gelegenen Teile. Will man die Zirkulationsstörung vermeiden, so muß der Verband in gleicher Festigkeit von der Peripherie an bis über die zu verbindende Stelle angelegt werden, d. h. jeder Druckverband beginnt am Beine in der Höhe der Köpfchen der Mittelfußknochen und wird mit gleichmäßigem Druck nach dem Centrum zu angelegt. Am Arme beginnt er an dem Köpfchen der Mittelhandknochen und schreitet nach dem Schultergelenk fort. Diese einfachen Druckverbände werden z. B. angelegt zur Stillung von Flächenblutungen an Extremitäten oder zur Vermeidung von Nachblutungen nach ausgedehnten Flächenoperationen. Der Druck wird ausgeführt durch festes und gleichmäßiges Anziehen der Mullbinde. In manchen Fällen ist ein stärkerer gleichmäßig elastischer Druck erwünscht, z. B. bei allen chronischen Infiltrationen nach akuten Entzündungsprozessen oder nach Verletzungen, desgleichen bei lange dauerndem Ödem der Unterschenkel, bei alten Unterschenkelgeschwüren mit derber Infiltration der Umgebung, bei Elephantiasis. Man verwendet in diesen Fällen mit Vorteil Gummibinden. Man soll sie nicht auf die bloße Haut legen, sondern immer eine Mull- oder Leinwandbinde als Unterlage benutzen. Diese Binden müssen sehr sorgfältig gewickelt werden, alle unnötigen Falten sind zu vermeiden.

Die Gummibinde beginnt am Fuße immer in der Höhe der Mittelfußknochen, am Arm an den Köpfchen der Mittelhandknochen und wird ohne Umschläge oder Achtergänge ununterbrochen weitergeführt, so daß jeder folgende Gang den vorhergehenden zur Hälfte deckt, soweit die Extremität eingewickelt werden soll. Über die Stärke des Druckes, den man anwenden darf, lassen sich schwer bestimmte Angaben machen. Stärkeren Druck darf man nur anwenden, wenn man den Kranken in Beobachtung hält und Gelegenheit hat, ihn wenigstens aller drei bis vier Stunden zu sehen. Ein gelinder, lange genug fortgesetzter Druck wirkt besser und vollständiger als ein vorübergehender stärkerer Druck. Bei chronischen Ödemen des Unterschenkels, bei chronischen Infiltraten infolge lange bestehender Beingeschwüre ist man oft genötigt, dem Kranken die elastische Einwickelung, die sich über Wochen und Monate fortsetzen muß, selbst zu überlassen. Manche erwerben sich die dazu nötige Geschicklichkeit sehr leicht, bei anderen ist eine regelrechte Einwickelung nicht zu erreichen, und ein schlecht angelegter Druckverband wirkt nur nachteilig. Man sieht sich deshalb häufig genötigt, von der regelrechten Einwickelung des Beines mittelst

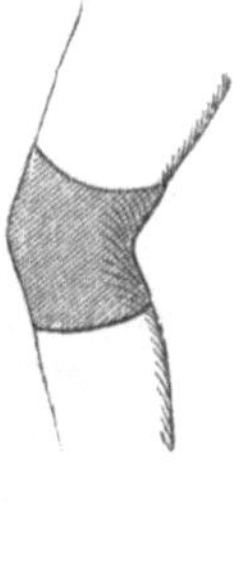

Fig. 113. Kniekappe.

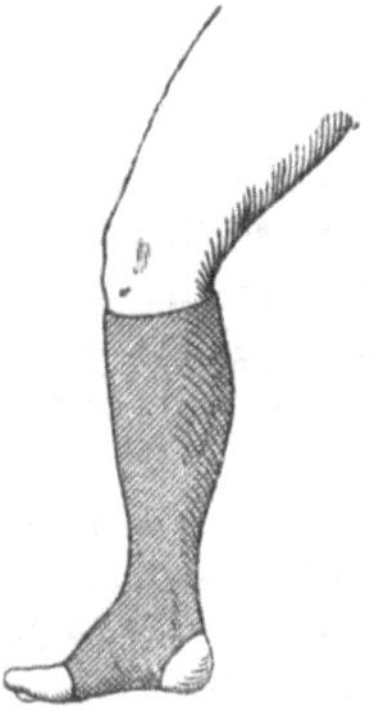

Fig. 114. Gummistrumpf für den Unterschenkel.

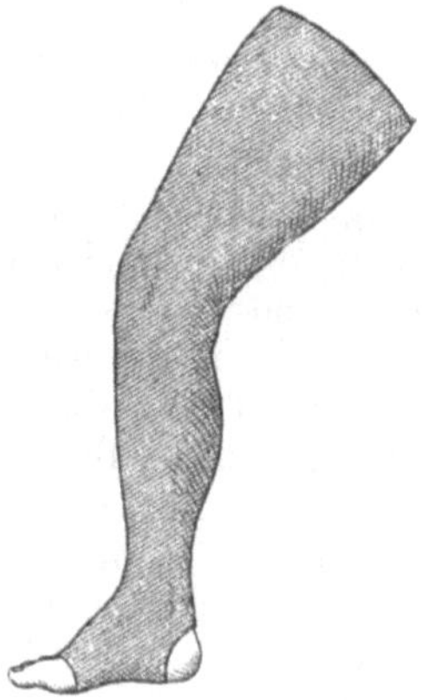

Fig. 115. Gummistrumpf für den Oberschenkel.

einer gutsitzenden Gummibinde abzusehen und zum *Gummistrumpf* (Figg. 113, 114, 115) seine Zuflucht zu nehmen. Der Gummistrumpf muß immer, ebenso wie der komprimierende Verband, an den Köpfchen der Mittelfußknochen beginnen. Nach dem Centrum reicht er soweit, als es die bestehende Erkrankung erfordert, unter Umständen bis zur Schenkelbeuge.

Werden die Strümpfe nicht sehr vorsichtig behandelt oder sind sie nicht sehr gut gearbeitet, so bilden sich in kurzer Zeit Ungleichheiten in der Festigkeit, lockere und straffe Stellen wechseln ab und der Strumpf ist untauglich geworden. Ganz zu verwerfen sind umschriebene Gummistrümpfe (Fig. 113), wie sie sehr häufig bei Verstauchung des Kniegelenkes, bei chronischem Erguß ins Kniegelenk und dergleichen mehr angewendet werden. Sie müssen, falls sie so fest sitzen, daß sie überhaupt eine lokale Wirkung hervorzurufen im stande sind, immer die Zirkulation an der Peripherie beeinträchtigen. Sind sie ganz lose, so sind sie nur pro forma angelegt, anstatt eine andere vielleicht ersprießlichere Heilmethode zur Anwendung zu bringen.

18. Einrichtung der Knochenbrüche.

Unter Einrichtung der Knochenbrüche versteht man die Beseitigung der Verschiebung (Dislokation). Die Einrichtung wird bewirkt durch Zug und Gegenzug (Extension und Kontraextension). Der Zug setzt peripher von der Bruchstelle an, der Gegenzug central. Der Hauptschmerz bei Einrichtung der Knochenbrüche wird durch die gegenseitige Reibung der Bruchflächen aneinander hervorgerufen. Man soll deshalb jede Rotation nach Möglichkeit vermeiden, bis die Streckung ihr Maximum erreicht hat. Wenn im allgemeinen die Stelle, an der die Extension und die Kontraextension einsetzt, für die einzelnen Fälle großem Wechsel unterworfen ist, so ist es doch vorteilhaft, sich wenigstens einzelne Typen einzuprägen, die für bestimmte, am häufigsten vorkommende Fälle ihre Geltung haben. Nach Analogie derselben kann man sich in anderen Fällen bequem zurechtfinden. Die folgenden Regeln gelten sowohl für die Einrichtung der Knochenbrüche selbst, als auch für das Halten der gebrochenen Gliedmaßen für die Dauer der Anlegung des feststellenden Verbandes.

1. *Vorderarmbruch.* Die Extension (Fig. 116) setzt an der Mittelhand ein, und zwar — der Vorderarm in Supination gedacht — umfaßt man mit beiden Händen die Mittelhand von der radialen und ulnaren Seite her. Der Gegenzug wirkt am rechtwinklig gebeugten Ellbogengelenk am besten in der Weise, daß der den

Gegenzug Ausübende hinter dem Kranken steht und mit beiden Händen das untere Ende des Oberarmes von hinten her umfaßt. Soll ein Gypsverband angelegt werden, so werden die Hände

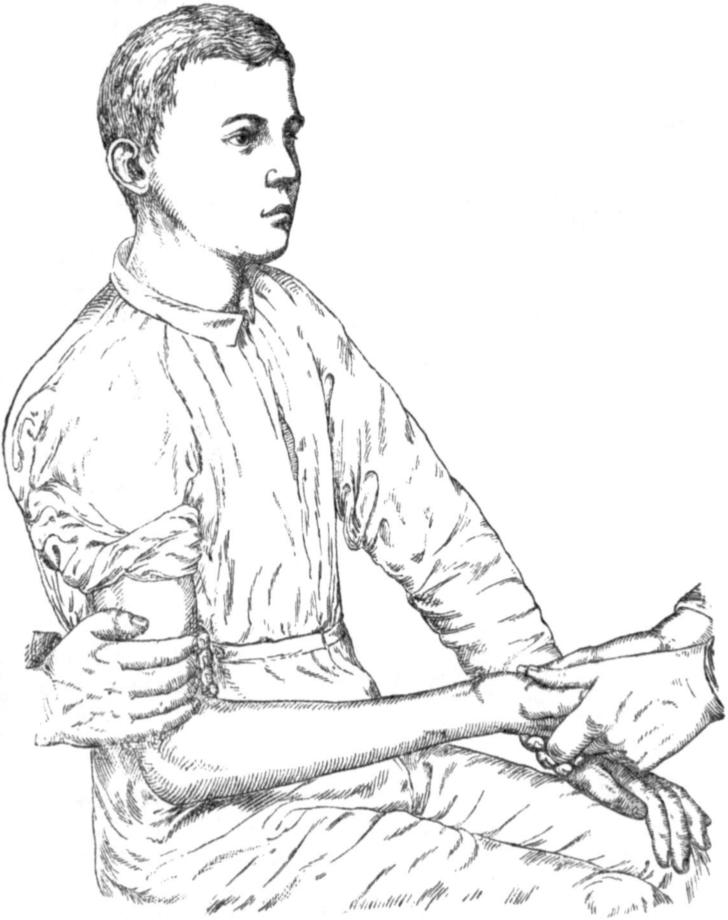

Fig. 116. Einrichtung des gebrochenen Vorderarmes.

beim Gegenzug am besten durch einen Bindenzügel ersetzt, dessen freie Enden nach Fertigstellung des Verbandes abgeschnitten werden.

2. *Oberarmbruch.* Der Zug (Fig. 117) setzt am rechtwinklig gebeugten Ellenbogengelenk ein und zieht den Oberarm nach unten. Der Gegenzug wirkt am besten mittelst einer Schlinge, die durch die Achselhöhle geführt wird. und die Schulter nach oben zieht.

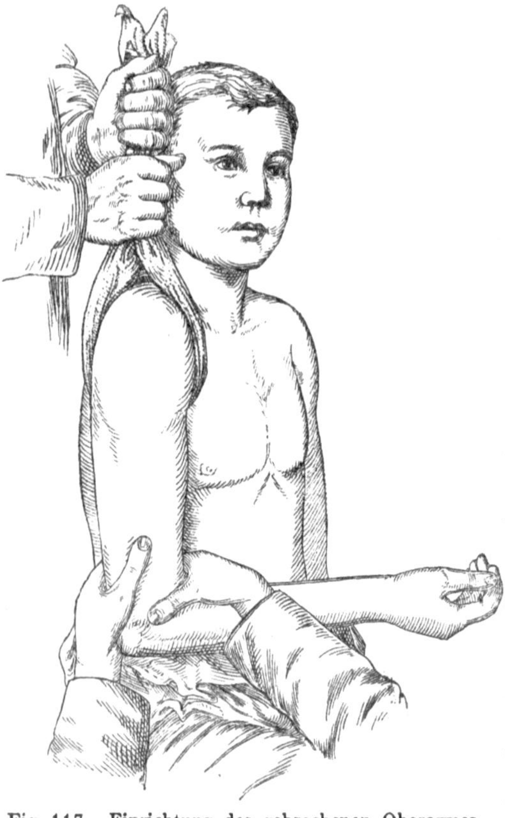

Fig. 117. Einrichtung des gebrochenen Oberarmes.

3. *Schlüsselbeinbruch.* Beim Schlüsselbeinbruch ist das laterale Bruchstück samt der Schulter im dreifachen Sinne verschoben. Die Schulter sinkt nach vorn, unten und innen. Die einrichtende Gewalt muß diesen drei Richtungen entgegengesetzt sein, also die Schulter heben, nach rückwärts und außen ziehen. Den ersten beiden Forderungen genügt man in folgender Weise (Fig. 118): Man setzt den Kranken auf einen Stuhl, so daß der Rücken frei zugänglich ist, durch keine Lehne verdeckt. Dann setzt man seinen rechten Fuß auf den Stuhl hinter das Gesäß des Kranken, so daß das Knie in ungefähr rechtwinkliger Beugestellung zwischen den beiden Schulterblättern auf die Wirbelsäule zu liegen kommt, dann faßt man mit beiden Händen die beiden Schultern von vorn und zieht sie kräftig nach hinten und oben. Die Abduktion wird dadurch bewirkt, daß man ein Polster in die Achselhöhle legt und das Elibogengelenk stark an die Seite des Thorax andrängt.

Auf diese Weise gelingt es immer leicht, die Bruchstücke einzurichten. Die Verschiebung tritt jedoch sofort wieder ein, wenn die korrigierende Gewalt nachläßt.

4. *Unterschenkelbruch.* Man faßt (Fig. 119) mit der linken Hand um die Ferse und Achillessehne herum, mit der rechten Hand umfaßt man den Mittelfuß von der medialen oder lateralen Seite her. Man zieht behutsam aber kräftig mit der Hand, die die Ferse umfaßt hat, die Ferse in peripherer Richtung, indem man zu gleicher Zeit mit der anderen Hand den Fuß rechtwinklig zum Unterschenkel stellt. Der Gegenzug setzt am Kniegelenk oder unmittelbar oberhalb des Kniegelenkes ein. Man erfaßt mit beiden Händen von oben her das Bein und läßt den Zug in zentraler Richtung wirken. Ist die Einrichtung vollendet, so muß der Fuß zum Unterschenkel rechtwinklig stehen und die Verlängerung der Schienbeinkante zwischen die erste und zweite Zehe fallen. Muß man das Bein von der Unterlage erheben, so darf es erst geschehen, sobald die Längsextension ihr Maximum erreicht hat, dann gelingt es meist, durch einfaches Erheben der Ferse bei Fortbestehen des Zuges in gleicher Stärke, das Bein ohne nennenswerte Schmerzen empor zu heben.

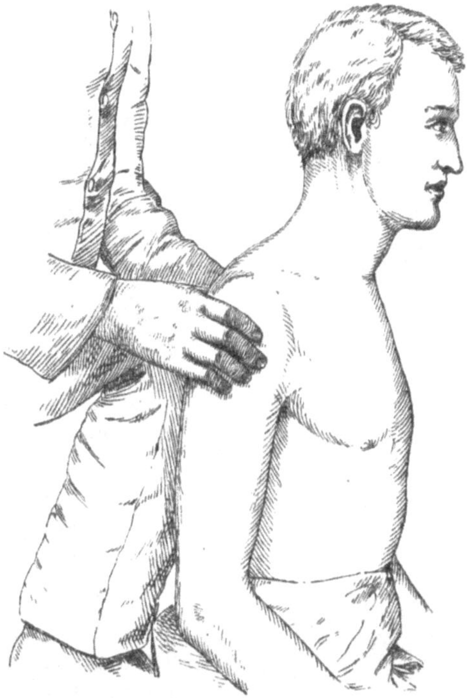

Fig. 118. Einrichtung des gebrochenen Schlüsselbeines.

5. Werden die *Oberschenkel-* und *Schenkelhalsbrüche* mit dem Streckverbande behandelt, so werden sie durch die streckende Gewalt selbst eingerichtet. Ist man jedoch genötigt, einen Kapsel- oder Schienenverband anzulegen, so muß die Einrichtung des Bruches vor Anlegung des Verbandes mit derselben Sorgfalt geschehen, wie bei allen anderen Knochenbrüchen. Die streckende Gewalt setzt an derselben Stelle ein, wie beim Unterschenkelbruch. Der Gegenzug wird bewirkt durch den horizontal gelagerten Rumpf. Genügt die Körperschwere nicht, so kann der Gegenzug vervollständigt werden durch einen Gehilfen, der am Kopfende des Bettes steht, seine beiden Hände von vorn her in die beiden Achselhöhlen einsetzt und den Rumpf am Schultergürtel fest hält.

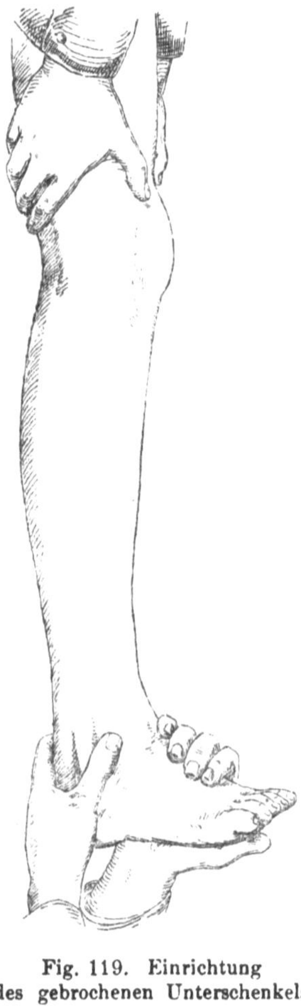

Fig. 119. Einrichtung des gebrochenen Unterschenkels.

19. Übersicht der wichtigsten Verbände bei Knochenbrüchen und Gelenkerkrankungen.

Für die Behandlung der Knochenbrüche hat gegenwärtig der Gypsverband die weiteste Verbreitung gefunden, weil er von allen zu diesem Zweck geeigneten Verbänden am leichtesten und einfachsten herzustellen ist. Es ist für gewöhnlich nicht ratsam, einen zirkulären Gypsverband unmittelbar nach der Verletzung um ein Glied anzulegen. Es tritt fast immer innerhalb der ersten 24 bis 48 Stunden an der Bruchstelle und in ihrer Umgebung eine beträchtliche Anschwellung ein. Hat man in den ersten Stunden nach der Verletzung einen zirkulären Gypsverband angelegt und wird die

Schwellung unter dem Verbande noch stärker, so treten zunächst Störungen im venösen Rückfluß ein.

Bei der Volumenzunahme der Gliedmaße giebt der Gypsverband nicht nach und der Druck wirkt auf die Teile der Gewebe, die den geringsten Widerstand leisten. Die Venen- und Lymphgefäße werden zusammengedrückt und es tritt an der Peripherie von der Druckstelle Stauungsödem ein. Handelt es sich z. B. um einen Unterschenkelbruch und hat man einen Gypsverband vom Mittelfuß bis zum Kniegelenk oder über dasselbe hinaus angelegt, so sieht man am anderen Tage, wenn der erwähnte Zustand eingetreten ist, die Zehen dick geschwollen, blaß oder dunkelblau und die ödematöse Haut quillt gleichsam über den unteren Rand des Verbandes hervor, während an dem Tage vorher der Gypsverband ringsum bis 1 cm über die Haut hervorragte. In diesem Augenblicke kann es gerade noch Zeit sein, ein größeres Unglück zu verhüten. Man spaltet den Gypsverband in seiner ganzen Länge und die Ödeme schwinden in kurzer Zeit. Das zuweilen beliebte Einschneiden des unteren Randes des Gypsverbandes ist dilettantenhaft und unnütz. Die Ursache der Schwellung liegt nicht am unteren Rande des Gypsverbandes, da wo sie zum Ausdruck kommt, sondern stets an der Bruchstelle, und wird der Verband nicht mindestens bis über diese hinaus nach dem Centrum zu gespalten, so ist die Maßregel unzulänglich. In dem geschilderten Stadium lassen sich die Folgen des Druckes seitens des Gypsverbandes noch ausschalten. Schlimmer ist es jedoch, wenn der Druck stärker wird und auch der arterielle Zufluß beeinträchtigt oder abgeschnitten wird. Im letzteren Falle kommt es zum Brande der peripher von der Druckstelle gelegenen Teile.

Infolge der angeführten Bedenken gilt es als Regel, einen zirkulären Gypsverband bei Knochenbrüchen erst nach Ablauf der ersten Woche, am siebenten oder achten Tage nach der Verletzung, anzulegen. Zu dieser Zeit ist die ursprüngliche Schwellung entweder vollständig oder annähernd abgelaufen und die Gefahr einer erneuten Schwellung ausgeschlossen. Bis zum Ablauf der ersten Woche werden die gebrochenen Gliedmaßen nach ihrer Einrichtung in provisorische Lagerungsverbände gebracht, die unter keinen Umständen eine kreisförmige Schnürung hervorrufen dürfen. Diese Lagerungsverbände können der allerverschiedensten Art sein; unter anderen auch Gypsschienen. Ist man jedoch genötigt, der Umstände halber etwa zu einem bequemeren weiteren Transport ausnahmsweise kurze Zeit nach der Verletzung einen erhärtenden Kapselverband anzulegen, so wird man

1. den Verband sehr gut polstern, eine 1—2 cm dicke Wattelage unterlegen und

2. die Gypskapsel, wenn sie im Erstarren begriffen ist, in der ganzen Länge von unten bis oben spalten; dann ist jedes Unglück ausgeschlossen. Der gespaltene Gypsverband giebt bei einer Anschwellung des Gliedes nach.

In einem Falle ist es dringend geboten, frühzeitig einen festen zirkulären Gypsverband anzulegen, besonders bei Brüchen oder anderweiten schweren Verletzungen der unteren Extremitäten: wenn das Delirium tremens droht oder ausgebrochen ist. Das Nähere siehe unten.

In dem folgenden speziellen Teile ist zunächst immer Rücksicht genommen auf die einfachen unkomplizierten Knochenbrüche. Für die komplizierten Knochenbrüche gelten im großen und ganzen, was die Feststellung betrifft, dieselben Vorschriften, aber erst nachdem die Wunden vorschriftsmäßig behandelt sind.

I. Obere Extremität.

1. *Brüche der Fingerglieder und Mittelhandknochen.* Diese Brüche neigen nach ihrer Einrichtung im allgemeinen wenig zur Verschiebung. Die Extension findet bei den Fingergliedern an den Endphalangen, die Gegenextension an der Mittelhand oder an dem Handgelenk statt. Ist ein einzelnes Fingerglied gebrochen, so wird nach erzielter Reposition eine volare Pappschiene von der Breite und Länge des betreffenden Fingers angebunden und außerdem der verletzte Finger auch noch seitlich geschient, dadurch daß einer oder zwei nebenliegende Finger in gestreckter Stellung an ihm befestigt werden. Die ganze Hand wird, wenn nötig, sammt dem Vorderarm auf ein Handbrett befestigt. Ist ein Mittelhandknochen verletzt, so kann man in der Regel von jeder besonderen Schienung absehen. Die Einrichtung geschieht durch Extension an dem betreffenden Finger und, wenn erforderlich, durch Druck und Gegendruck an der Bruchstelle, bis die Knochenenden ihre normale Stellung eingenommen haben. Die Schienung wird in der Regel besorgt von den nebenliegenden Mittelhandknochen, jedoch wird Hand und Vorderarm auf ein Handbrett befestigt und in eine Mitella gelegt. Die Feststellung bei Brüchen von Fingern und Mittelhand-

knochen braucht sich in der Regel nicht über 14 Tage hinaus zu erstrecken. Nach Ablauf dieser Zeit ist die Konsolidation in vollem Gange, und da die Neigung zur Verschiebung sehr gering ist, ist es vorzuziehen, dem Handgelenk und den Fingern möglichst früh wieder Gelegenheit zur aktiven Bewegung zu geben, damit sich keine Steifheit ausbildet, an deren Beseitigung man nachher womöglich wochenlang zu arbeiten hat.

2. *Bruch der unteren Epiphyse des Radius.* Der untere Epiphysenbruch des Radius ist das Analogon des doppelten Knöchelbruches der unteren Extremität. Mangelhafte Heilungsresultate gehören nicht zu den Seltenheiten. Von wesentlicher Bedeutung ist die unmittelbare Nähe des Gelenkes. Für die Behandlung dieses Bruches sind die mannigfaltigsten Schienen und Verbände angegeben worden, die im allgemeinen der Geschichte angehören. Wollen wir die verschobenen Fragmente am sichersten und bequemsten in ihre normale Stellung bringen, so müssen wir den Vorderarm in Pronationsstellung bringen und dann eine Stellung herbeiführen, die sich aus folgenden drei Bewegungen zusammensetzt:

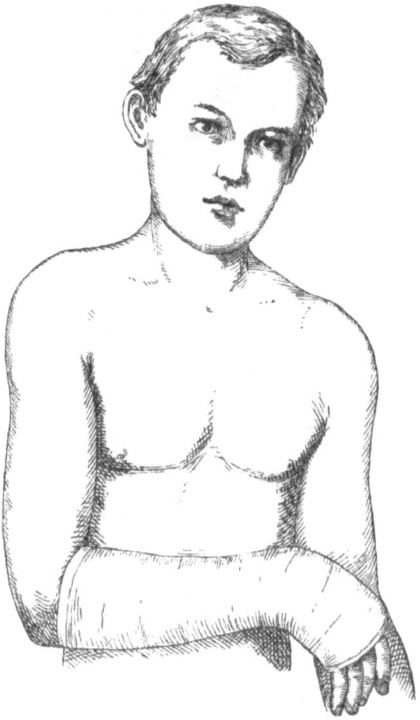

Fig. 120. Gypsverband für den unteren Epiphysenbruch des Radius.

a) Die Hand wird gegen den Vorderarm in starke Abduktionsstellung gebracht.

b) Ebenso in halbe Flexionsstellung.

c) Der Vorderarm samt Hand ohne die vorher angegebenen Stellungen zu verändern in halbe Supination, so daß die als

Pistolenstellung bekannte Lage resultiert. Die ersten 5 bis 7 Tage wird das gebrochene Glied am zweckmäßigsten auf eine volare Gypsschiene gelegt. Nach Ablauf dieser Zeit legt man in der nämlichen Stellung einen zirkulären Bindengypsverband an, der 14 Tage liegen bleibt und von der Basis der Finger bis zum oberen Ende des Unterarmes reicht (Fig. 120). Nach Ablauf von drei Wochen, vom Tage der Verletzung gerechnet, läßt man den feststellenden Verband weg und geht am zweckmäßigsten zur Massage, zu aktiven und passiven Bewegungen über. Der Arm wird noch 8 bis 14 Tage in der Mitella getragen. Es ist wichtig, das Handgelenk nicht länger als drei Wochen ruhig zu stellen. Gerade die mit dem Radiusbruch so häufig verbundene leichtere oder schwerere Verstauchung der Hand mit Dehnung, Zerrung oder Zerreißung der Gelenkkapseln und Bänder trägt an den nicht selten ungenügenden Heilerfolgen einen großen Teil der Schuld. Nach Entfernung der Gypskapsel beginnt in der vierten Woche die Massage verbunden mit aktiven und passiven Bewegungen. Nach Ablauf von sechs Wochen, vom Tage der Verletzung ab gerechnet, ist in den gewöhnlichen Fällen das Heilverfahren beendet.

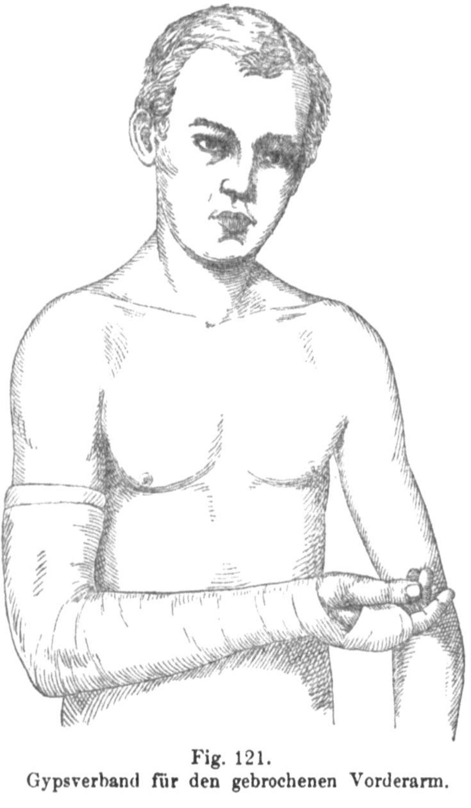

Fig. 121.
Gypsverband für den gebrochenen Vorderarm.

3. *Vorderarmbruch.* Nach Einrichtung des Bruches kommt

der Arm zunächst bis zum Ablauf der ersten Woche in einen Lagerungsverband. Nach Ablauf der ersten Woche wird ein Gypsverband angelegt, der von dem Köpfchen der Mittelhandknochen bis zur Mitte des Oberarmes reicht. Der Vorderarm steht in äußerster Supination, so daß die Hohlhand nach dem Gesicht zu schaut, und das Ellbogengelenk rechtwinklig zum Oberarm. Beim Bruch beider Vorderarmknochen ist es unbedingtes Erfordernis, den Vorderarm in volle Supination zu stellen. Nur in dieser Stellung verlaufen die beiden Vorderarmknochen parallel, in halber oder ganzer Pronation kreuzen sie einander, und es ist deshalb die Gefahr gegeben, daß die Bruchenden alle vier mit einander knöchern verwachsen, während bei paralleler Stellung der Vorderarmknochen eine fehlerhafte Verwachsung der Bruchenden unter ungünstigen Umständen zwar nicht unbedingt ausgeschlossen, aber doch unwahrscheinlich ist. Ist man seiner Sache gewiß, daß die Stellung der Bruchstücke regelrecht und die Einrichtung des Bruches vollständig ist, so kann man den Gypsverband vier Wochen liegen lassen. Für Unerfahrene ist es geraten, den Gypsverband nach 14 Tagen, d. h. nach Ablauf der ersten drei Wochen, vom Tage der Verletzung an gerechnet, zu entfernen, die Stellung der Bruchenden zu kontrolieren bez. zu verbessern und einen neuen gleichen Gypsverband anzulegen, der 14 Tage liegen bleibt und nach Ablauf der fünften Woche des Bruches entfernt wird. Nach fünf Wochen ist der Bruch der Regel nach sicher und fest geheilt. Es folgt Massage, aktive und passive Bewegung. Diese Manipulationen dauern zwei bis drei Wochen. Nach Ablauf von acht Wochen ist der Bruch als endgültig geheilt und der Kranke als arbeitsfähig anzusehen.

4. *Oberarmbruch.* a) Bruch im mittleren Drittel. Die ersten Tage einfacher Lagerungsverband auf Armschiene oder auf einem Kissen. Nach Ablauf von fünf bis sieben Tagen wird der Dauerverband angelegt. Der Verband muß den ganzen Oberarm bis über das Schultergelenk hinauf umfassen und den Vorderarm in rechtwinkliger Beugestellung zum Oberarm ruhig stellen. Man kann diesen Zweck durch einen Gypsverband erreichen, der von der Hand bis über das Schultergelenk hinauf reicht. Ich ziehe hier jedoch einen Pappschienenverband mit verstärkenden Schusterlatten vor. Sämtliche Pappstücke werden vor der Anlegung in warmem Wasser gut aufgeweicht. Der Verband wird in folgender Weise ausgeführt: Man bindet ein

Stück dicke Pappe (Fig. 122*a*), welches von der Achselhöhle bis annähernd zur Darmbeingräte reicht, nachdem man es gut gepolstert hat, fest an dem seitlichen Teile des Rumpfes an. Die Breite entspricht mindestens der Entfernung der vorderen von der hinteren Axillarlinie. Diese Tafel soll als Stütze dienen für den Arm, der später, wenn er für sich geschient ist, noch an den Thorax befestigt wird, so daß dieser in letzter Linie als Schiene betrachtet werden kann. Die Schienung des Oberarmes selbst vollzieht sich in folgender Weise: Man braucht vier Pappschienen, eine für die Innenfläche, eine für die Außenfläche, eine für die Vorderfläche und eine für die Hinterfläche. Die für die Außenfläche berechnete reicht vom seitlichen Drittel des Schlüsselbeines bis zur Hand, es ist eine rechtwinklige Schiene (Fig. 122*b*). Der rechte Winkel entspricht dem Ellbogengelenk. Diese Schiene hat neben der Fixierung der Bruchenden den Zweck, das Ellbogengelenk im rechten Winkel und den Vorderarm ruhig zu stellen. Die vordere, innere und hintere Pappschiene entsprechen der Länge der Vorder-, Innen- und Hinterfläche des Oberarmes (Fig. 122*c*). Auf diese Pappschienen kommen je nach ihrer Dicke vier bis acht verstärkende Schusterlatten. Die Pappschienen sind selbstverständlich sorgfältig gepolstert. Die Bruchstücke werden durch Extension und Gegenextension in ihrer normalen Lage erhalten und nun der ganze Schienenapparat von der Hand bis über das Schultergelenk hinauf

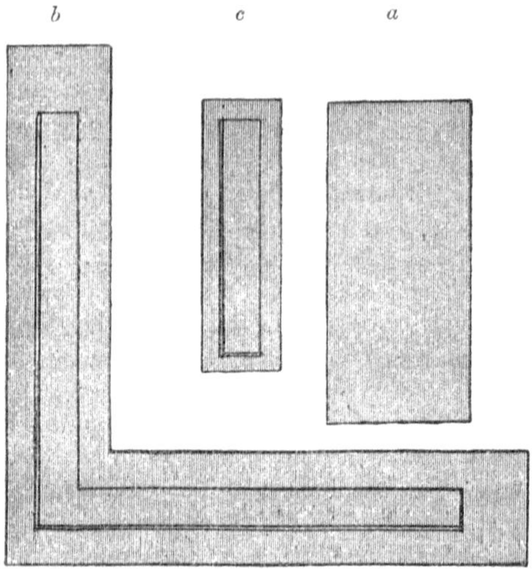

Fig. 122.
Verband für den gebrochenen Oberarm I.
Schienen: *a* Pappschiene für die seitliche Wand des Brustkorbes. *b* Hauptschiene für die Streckseite des Ober- und Unterarmes mit verstärkenden Schusterlatten. *c* Verstärkungsschiene für die Vorder-, Innen- und Hinterfläche des Oberarmes.

durch eine sorgfältige Bindeneinwickelung befestigt. Man hat besonders darauf zu achten, daß sich die Pappschienen überall genau anschmiegen, damit man eine Art Kapselverband erhält. In dieser Verfassung (Fig. 123) wird der Arm an den Thorax angelegt und durch Bindengänge nach Art der zweiten und dritten Reihe der Bindengänge des DESAULT'schen Verbandes an den Brustkorb befestigt (Fig. 124). Bei der Anlegung der Pappschienen ist im besonderen darauf zu achten, daß sie weder in der Ellbogenbeuge noch in der Achselhöhle einen Druck ausüben, man mache sie an diesen Stellen lieber 1 cm zu kurz, weil ihr Druck beim Erstarren auf die Nerven und Gefäße einen so unheilvollen Einfluß ausüben kann, daß sich die Entfernung und Erneuerung des Verbandes nötig macht. Ist der Verband sorgfältig angelegt, so kann er ohne weiteres vier Wochen liegen bleiben, anderenfalls wird er nach 14 Tagen gewechselt und erneuert. Nach Verlauf von fünf Wochen ist der Bruch fest und sicher geheilt; bis zur vollständigen Arbeitsfähigkeit werden die nächsten drei Wochen durch dieselben Maßnahmen ausgefüllt wie vorhin beim Vorderarmbruch angegeben. Die durchschnittliche Kurdauer beträgt auch hier acht Wochen. In der ersten Woche

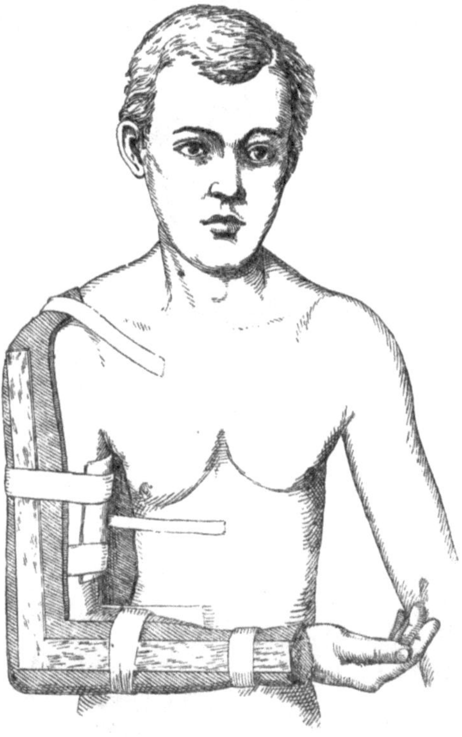

Fig. 123.
Verband für den gebrochenen Oberarm II.
Die Schienen angelegt.

nach Entfernung des Verbandes läßt man den kranken Arm in einer Mitella tragen.

b) Bruch im oberen Drittel. Diese Brüche sind den Brüchen des Oberschenkels im oberen Drittel analog. Sie bieten beide die Schwierigkeit, daß man das obere Bruchstück nicht genugsam dirigieren kann. Für sie ist der Triangel von Middeldorpf angegeben. Wenn auch dieser Verband theoretisch sehr wichtig ist, so ist er doch für die Dauer sehr lästig, und so wird man in der Mehrzahl der Fälle genötigt sein, von ihm Abstand zu nehmen und einen Verband anzulegen, wie er für die unter a) angegebenen Brüche beschrieben ist, oder zu einem Extensionsverbande, sei es unter Bettruhe, sei es im Umhergehen, seine Zuflucht nehmen.

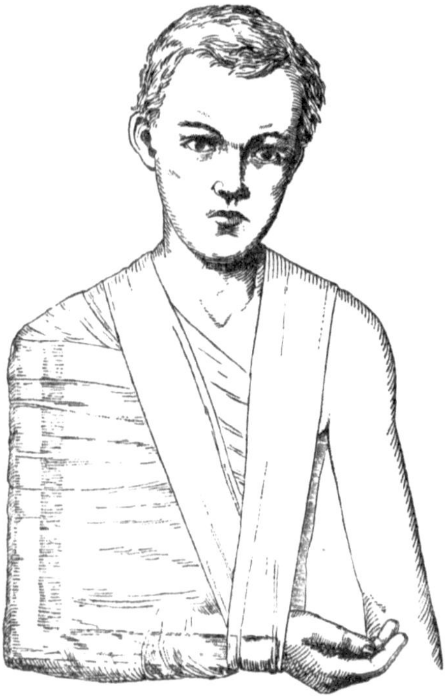

Fig. 124.
Verband für den gebrochenen Oberarm III.
Der Verband fertig gestellt.

c) Brüche im unteren Drittel und Gelenkbrüche des Ellbogengelenkes. Nach geschehener Einrichtung, bei der man unter Umständen bei einzelnen Bruchstücken durch Druck und Gegendruck nachhelfen muß, legt man einen Verband an wie unter a) beschrieben. Man muß hier immer auf eine Steifigkeit oder verminderte Beweglichkeit im Ellbogengelenk gefaßt sein, und darf es demgemäß nie versäumen, das Ellbogengelenk im rechten Winkel zu fixieren. Behandlung, Heilungsdauer und Nachbehandlung wie unter a).

5. *Bruch des Olekranon.* Ist das Olekranon quer durchgebrochen, sodaß ein größeres oder kleineres Stück desselben vollständig von der Ulna losgetrennt und mit der Sehne des M. triceps in Verbindung geblieben ist, so ist die sicherste und richtigste Behandlung die blutige Vereinigung der Bruchstücke durch zwei oder drei Silberdrähte (Knochennaht). An diese Operation wage sich aber nur derjenige, der seiner chirurgischen Technik gewiß ist. Die Vereiterung des Ellbogengelenkes kann die allerschwersten Folgen für Leben und Gesundheit des Kranken nach sich ziehen. Gegenwärtig sieht man meist von der Knochennaht ab und sucht die Bruchstücke durch entsprechenden Verband in unmittelbare Berührung zu bringen. Die Diastase der Bruchstücke ist wenigstens bei gebeugtem Ellbogengelenk immer ziemlich beträchtlich und wird durch die Kontraktion des M. triceps noch vergrößert. Eine Berührung der Bruchstücke ist nur dann möglich, wenn der M. triceps vollständig entspannt wird. Dies geschieht bei vollständiger Streckung des Armes im Ellbogengelenk. In dieser Stellung wird der Arm beim Bruch des Olekranon meist verbunden. Es kann geschehen durch einen Pappschienenverband mit verstärkenden Schusterlatten, durch jeden anderen Schienenverband oder durch einen Gypsverband.

Ungefähr die ersten fünf Tage wird man den Arm in mäßiger Beugestellung in einen einfachen Lagerungsverband bringen, bis die Schwellung im Rückgange und der fast immer vorhandene Bluterguß im Ellbogengelenk in Aufsaugung begriffen ist. Erst am fünften bis siebenten Tage wird der endgültige Verband in voller Streckstellung angelegt. Nach spätestens 14 Tagen wechselt man den Verband, revidiert die Stellung der Bruchstücke und legt von neuem einen fixierenden Verband in Streckstellung an. Spätestens vier Wochen nach der Verletzung muß man mit gelinden Bewegungsversuchen beginnen, die dann im Verlaufe der nächsten drei bis vier Wochen in der Regel die volle Bewegungsfähigkeit wieder bringen. Sind anderweite Knochenverletzungen, die das Ellbogengelenk schädigen, gleichzeitig vorhanden, so ist es vorzuziehen, von vornherein den Arm in rechtwinkliger Beugestellung zu verbinden. In dem Falle ist eine Synostosenbildung oder Verminderung der Beweglichkeit im Ellbogengelenk immer naheliegend, so daß man von vornherein die Stellung wählen muß, in der der Arm bei eintretender Ankylose am meisten gebrauchsfähig ist. Mit Bewegungsversuchen kann man in diesem Falle schon nach zwei bis drei Wochen beginnen. Die Knochennaht wird man bei Bruch des Olekranon immer ausführen, wenn es sich um einen komplizierten Bruch handelt. Zieht man auch bei geschlossenem Knochenbruch die Naht vor, so kann man sie schon unmittelbar nach der Verletzung ausführen und wird sie niemals ohne Not über das Ende der ersten Woche hinaus schieben. Der im Gelenke etwa vorhandene Bluterguß wird gleichzeitig entleert. Die Lagerung ist nach vollzogener Knochennaht einfacher, bequemer und leichter als wie die Behandlung im einfachen Schienenverbande. Man legt in rechtwinkliger Beugestellung im Ellbogengelenk entweder eine Gypsschiene oder einen Gypsverband an, der vom Handgelenk bis zur Achselhöhle reicht oder einen Pappschienenverband, wie er für die Oberarmbrüche im mittleren Drittel beschrieben ist. In dieser Stellung hält man den Arm vier bis sechs Wochen und wechselt den Verband nur um die für die Wundbehandlung nötigen Eingriffe vorzunehmen. Die Silberdrähte kann man im Knochen liegen lassen oder besser nach sechs bis acht Wochen wieder entfernen.

Die Abreißung der Sehne des M. triceps erfordert dieselbe Behandlung wie der Bruch des Olecranon mit Naht. Die abgerissene Sehne wird mittelst zwei bis drei Silberdrähten an das Olekranon angenäht und der Arm im Ellbogengelenk in rechtwinkliger Beugestellung im Gypsverbande etwa sechs Wochen ruhig gestellt. Ist die Tricepssehne nur teilweise abgelöst, so kann man auf die Naht verzichten.

6. *Schlüsselbeinbruch.* Die gegenwärtig gebräuchlichsten Verbände beim Schlüsselbeinbruch sind der DESAULT'sche Bindenverband, der SAYRE'sche Heftpflasterverband und (weniger gebräuchlich) der VELPEAU'sche Verband. Beim Schüsselbeinbruch ist die Schulter nach unten, innen und vorn gesunken. Die Einrichtung des Bruches geschieht durch eine Bewegung, die diesen drei Richtungen entgegengesetzt ist, d. h. durch Erheben, Rückwärtsziehen und Abziehen der Schulter. Die Einrichtung des Bruches gelingt bei dieser Bewegung in der Regel sehr leicht. Es giebt aber bis jetzt keinen Verband, der im stande wäre, die Bruchstücke dauernd in ihrer Lage zu erhalten. In der Regel hat der einzelne Chirurg eine Vorliebe für einen bestimmten Verband. Ich ziehe allen übrigen den DESAULT'schen Verband vor. Man legt ihn möglichst bald nach der Verletzung an, jedenfalls innerhalb der ersten Tage. Er vermindert die

Verschiebung und stellt den Arm ruhig, so daß der Kranke, der ohne Verband bei allen Bewegungen lebhafte Schmerzen empfindet, mit dem Verbande aufstehen und umhergehen kann. Regelrecht und sorgfältig angelegt kann der Verband keinerlei Störungen hervorrufen. Lockert er sich allmählich, so muß er erneuert werden. Der Wechsel des Verbandes ist durchschnittlich wöchentlich einmal nötig. Nach drei bis vier Wochen ist die Verknöcherung soweit vorgeschritten, daß keine Verschiebung mehr eintreten kann, und der Arm kann freigelassen oder in eine Mitella gelegt werden. Nach sechs bis sieben Wochen ist die Heilung in der Regel vollendet und volle Erwerbsfähigkeit wieder erreicht, falls die Ruhigstellung des Armes nicht über vier Wochen ausgedehnt worden ist. Der Velpeau'sche Verband bringt den Arm in eine unbequeme Zwangslage. Der Sayre'sche Verband stellt den Arm nicht so sicher ruhig wie die Bindenverbände und schließt Druck und Stauungen nur bei sehr sorgfältiger und kunstgerechter Anlegung aus.

II. Untere Extremität.

1. *Bruch der Zehen, des Mittelfußes und der Fußwurzel.* Wenn diese Verletzungen auch oft dauernde Störungen in der Gebrauchsfähigkeit zurücklassen, so sind wir bei ihrer Behandlung im großen und ganzen auf die Volkmann'sche Schiene beschränkt. Alle in Betracht kommenden Knochenteile sind zu klein, um einer isolierten und direkten Feststellung zugänglich zu sein. Die gebrochenen und verschobenen Teile werden durch Zug am peripheren Ende und Gegenzug am unteren Teile des Unterschenkels in ihre normale Lage gebracht, wobei unter Umständen Druck und Gegendruck vermittelst Finger an der Bruchstelle selbst nachhelfen kann. Ist die Einrichtung geglückt, so wird der Fuß für die Dauer von zwei bis vier Wochen auf der Volkmann'schen Schiene befestigt und darauf beginnt Massage verbunden mit aktiven und passiven Bewegungen. Bei ausgedehnteren Zertrümmerungen muß häufig die Frage der Amputation, Exartikulation oder Resektion in nähere Erwägung gezogen werden, wenn auch gegenwärtig, selbst bei sehr schweren Verletzungen, die konservative Behandlung immer mehr und mehr den Vorzug verdient.

2. *Der Dupuytren'sche Knöchelbruch.* Er ist ein Rißbruch des inneren Knöchels, meistenteils unterhalb seiner Mitte; manchmal ist nur die Spitze desselben abgerissen. An der äußeren

Seite findet sich der Bruch nicht im Knöchel selbst, sondern in der Regel 2 cm oberhalb desselben in der Fibula; es ist ein Knickungsbruch. Der ganze Bruch wird erzeugt durch gewaltsame und übermäßige Abduktion des Fußes. Die Einrichtung geschieht durch eine Bewegung im entgegengesetzten Sinne, d. h. durch starke Adduktion. Dadurch werden die von einander abgezogenen Bruchstücke des inneren Knöchels wieder aneinander gedrückt und die über einander verschobenen Stücke des Bruches der Fibula voneinander abgezogen, so daß auch hier die Bruchflächen in unmittelbare Berührung miteinander kommen. Die ersten Tage nach der Verletzung wird in der Regel ein einfacher Lagerungsverband angelegt: Heister'sche Lade, Volkmann'sche Schiene, Drahtkorb oder dergl. Die Schwellung ist in den ersten Tagen in der Mehrzahl der Fälle sehr stark. Nach vier bis fünf Tagen, spätestens nach Ablauf der ersten Woche, wird nach sorgfältiger Einrichtung des Bruches ein zirkulärer Gypsverband angelegt, der von den Köpfchen der Mittelfußknochen bis an das obere Ende des Unterschenkels reicht. Der Fuß muß zum Unterschenkel im rechten Winkel stehen und in äußerster Adduktionsstellung, so daß der innere Fußrand nach oben, der äußere nach unten schaut.

Der Verband wird gewechselt bez. endgültig abgenommen nach drei und fünf Wochen. In der sechsten Woche beginnt man mit der Massage, aktiven und passiven Bewegungen, die siebente und achte Woche werden durch allmählich zunehmende Gehversuche ausgefüllt. Der Knöchelbruch ist durchschnittlich nach Ablauf von fünf Wochen geheilt. Nach Ablauf von acht Wochen ist der Kranke wieder arbeitsfähig und als endgültig geheilt zu betrachten. Doch bedarf er häufig noch einige Wochen der Schonung. Der doppelte Knöchelbruch gehört zu den unangenehmsten Verletzungen, die es giebt. Wird er nicht ganz kunstgerecht geheilt, so bleibt ein dauernder Schaden zurück, der unter Umständen den Betroffenen zu jedem anstrengenden Gehen und jeglicher anstrengenden Arbeit unfähig machen kann. Den Typus eines schlecht geheilten Knöchelbruches bilden jene Fälle, in denen eine kunstgerechte Behandlung nicht stattfand und der Bruch der Naturheilung überlassen blieb. Der Fuß steht dann in starker Spitzfußstellung und in einer Abduktion, bei der die Verlängerung der Längsachse des Unterschenkels medial außerhalb des Bereiches der Fußsohle fällt. Durch neue Verbände oder mechanische Eingriffe läßt sich eine Änderung der

Stellung nicht erzielen, und es muß eine eingreifende Operation von sachkundiger Hand stattfinden, um das früher Versäumte nachzuholen und den Schaden zu heben oder zu bessern.

3. *Unterschenkelbruch.* Die Behandlung der Unterschenkelbrüche bleibt im wesentlichen dieselbe, in welcher Höhe sich auch der Bruch befinden mag. In der ersten Woche einfacher Lagerungsverband auf VOLKMANN'scher Schiene, auf Gypsschiene oder in zwei seitlichen Pappschienen. Als weniger sicher ist Lagerung in HEISTER'scher oder SCHEUER'scher Lade oder ähnlichen Apparaten anzusehen. Nach Ablauf der ersten Woche wird ein Gypsverband angelegt, der von den Köpfchen der Mittelfußknochen bis annähernd zur Mitte des Oberschenkels reicht (Fig. 125).

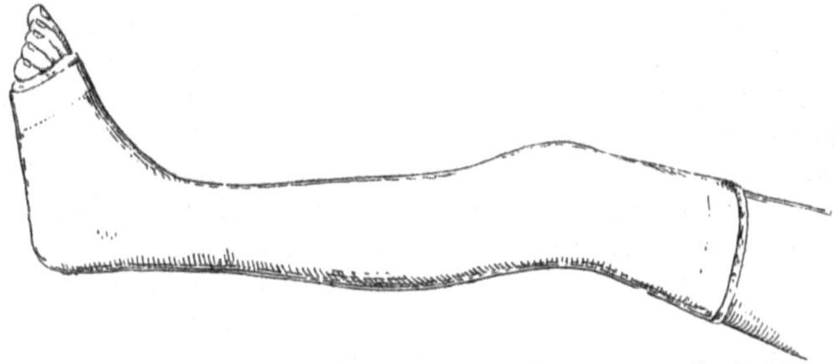

Fig. 125. Gypsverband für den gebrochenen Unterschenkel.

Der Fuß steht zum Unterschenkel in rechtwinkliger Beugestellung. Die Schienbeinkante bildet eine gerade Linie, ihre Verlängerung fällt zwischen erste und zweite Zehe, das Kniegelenk steht in einem Winkel von 165°. Der Verband wird nach 14 Tagen gewechselt, nach fünf Wochen endgültig entfernt. Im übrigen ist ähnlich zu verfahren wie beim Knöchelbruch. Die durchschnittliche Kurdauer bis zur Wiederherstellung der Arbeitsfähigkeit beträgt acht Wochen. Befindet sich der Bruch im unteren Drittel des Unterschenkels, so kann man manchmal mit Vorteil den Gypsverband unterhalb des Kniegelenkes endigen lassen; das Kniegelenk bleibt dann frei und die mit der Feststellung unvermeidlich verbundene Steifheit bleibt aus. Als Typus muß jedoch die oben beschriebene Länge des Verbandes gelten. Einen besonderen Platz in der Gruppe der Unterschenkelbrüche nehmen die als Klarinetten- oder Flötenschnabelbrüche bekannten Verletzungen ein. Es sind Schrägbrüche im mittleren oder unteren Drittel. Die Bruchfläche verläuft schräg von vorn und unten nach hinten und oben, nur das obere Bruchstück hat die Neigung nach vorn abzuweichen, um mit der spitzen Schienbeinkante gegen die Haut anzudrängen, sodaß sie immer in Gefahr ist, durchbohrt zu werden.

MALGAIGNE hat für diese Brüche eine eigene Vorrichtung angegeben, den MALGAIGNE'schen Stachel. Er gehört der Geschichte an. Bei sorgfältiger Behandlung gelingt es immer, auch diesen Bruch regelrecht einzurichten, sodaß er nach Art der gewöhnlichen Unterschenkelbrüche behandelt werden kann. Man hat darauf zu achten, daß der vorher sichtbare Vorsprung der Bruchstelle nach der Einrichtung des Bruches verschwunden ist und auch beim Abtasten der Schienbeinkante keine merkliche Hervorragung gefunden werden kann.

4. *Bruch der Kniescheibe.* Bei einem direkten Bruch der Kniescheibe, der gewöhnlich ein Stückbruch (Sternbruch) ist, beschränkt sich die Behandlung auf Ruhigstellung des Kniegelenks auf VOLKMANN'scher Schiene. Unter günstigen Verhältnissen kann man die Bruchstücke durch elastische Heftpflasterstreifen, in ähnlicher Weise wie es bei indirektem Bruch beschrieben ist, aneinander zu schieben versuchen.

Der Typus des Kniescheibenbruches ist der indirekte Querbruch. Die Kniescheibe ist in querer Richtung in zwei annähernd gleiche Hälften, eine obere und eine untere, zerbrochen. Die Diastase beträgt in der Regel 1 cm. Die therapeutische Indikation besteht darin, die beiden Bruchstücke aneinander zu bringen und bis zur Heilung in unmittelbarer Berührung zu halten. Die Behandlung ist eine sehr verschiedenartige. Es hat sich noch keine unter ihnen als gewiß und zuverlässig das alleinige Bürgerrecht zu erwerben gewußt. Ich führe nur drei Arten an, die ich für zulässig halte, die für alle Fälle ausreichend sind und gegenwärtig die Therapie beherrschen:

a) Die Knochennaht. In Chloroformnarkose wird die Bruchspalte frei gelegt, die beiden Bruchstücke werden durch drei bis fünf Silbernähte fest miteinander vereinigt und die äußere Hautwunde wieder über dem Knochen fest verschlossen. Diese Art der Behandlung ist allein geeignet die Bruchflächen in feste, sichere und dauernd unverrückbare Berührung zu bringen. Die Knochennaht stellt das Ideal der Behandlung des Kniescheibenbruches dar. Aber sie ist nur dem zu empfehlen, der die chirurgische Technik und die antiseptische Wundbehandlung voll und ganz beherrscht. Ein Fehler in der Wundbehandlung kann zur Vereiterung des Kniegelenkes mit ihren schweren Folgen führen.

b) Elastischer Heftpflasterverband (Fig. 126). Das Bein wird auf eine VOLKMANN'sche Schiene gelagert die bis zum oberen Drittel des Oberschenkels reicht. Die Schiene wird von den Köpfchen der Mittelfußknochen bis zur Gegend der Tuberositas tibiae und am mittleren Drittel des Oberschenkels durch gewöhnlichen Bindenverband befestigt. Die Gegend der Kniescheibe bleibt vorläufig frei um hier die elastischen Heftpflasterstreifen anlegen zu können. Die elastischen Heftpflasterstreifen werden

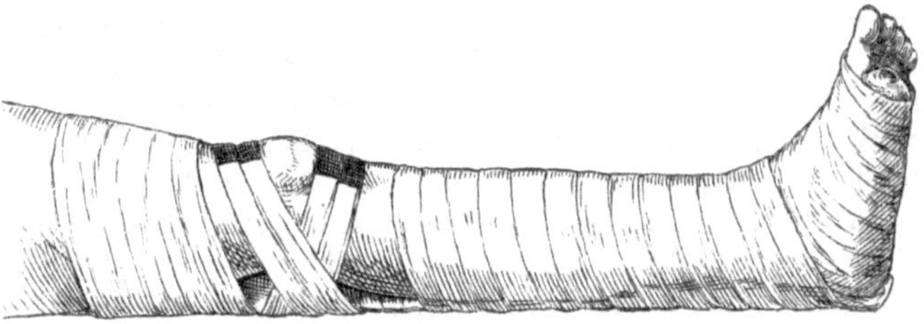

Fig. 126. Heftpflasterverband für die gebrochene Kniescheibe.

in folgender Weise angebracht: Es wird abwechselnd je ein Streifen um das untere und das obere Bruchstück der Kniescheibe gelegt in der Weise, daß die ersten Streifen die obere und untere Spitze der Patella erfassen und die Bruchstücke aneinander zu drücken trachten. Die Schenkel der Heftpflasterstreifen, die das obere Stück fassen, werden an der VOLKMANN'schen Schiene nach unten befestigt und umgekehrt, die das untere Stück fassenden, an der VOLKMANN'schen Schiene nach oben befestigt, so daß sie einander an den beiden Seiten kreuzen. Die folgenden Heftpflasterstreifen rücken am unteren Bruchstück nach oben, am oberen Bruchstück nach unten. Ähnlich wie bei der Testudo genus. Der letzte Streifen verläuft ungefähr kreisförmig. Diese Behandlung wird für die Praxis in der Regel bevorzugt. Die Heftpflasterstreifen werden wöchentlich durchschnittlich zweimal erneuert und diese Behandlung fünf bis sechs Wochen fortgesetzt. Man hat besonders darauf zu achten, daß der elastische Zug nicht so stark ist, daß er die Gefäße in der Kniekehle zusammendrückt. Ob man eine knöcherne Vereinigung durch diesen Verband erreicht, ist immer sehr zweifelhaft. Die lange Ruhigstellung erzeugt eine bedeutende Atrophie der Muskeln und eine mäßige

Steifigkeit der Gelenke. Nach Ablauf von sechs Wochen kann man vorsichtig mit aktiven und passiven Bewegungen beginnen, sie müssen jedoch sehr behutsam angefangen werden und daher erstreckt sich die Kur in der Regel über mindestens drei Monate. Aufstehen kann der Kranke in der siebenten oder achten Woche.

c) Behandlung mit Massage ohne alle feststellenden Verbände. Es wird, von vornherein auf die knöcherne Vereinigung der Bruchstücke vollständig verzichtet, das verletzte Bein die ersten Tage auf die VOLKMANN'sche Schiene gelagert und vom Anfang an mit gelinder Massage behandelt. Es sollen im Verlauf dieser mechanischen Behandlung die Bruchstücke immer mehr aneinander rücken; das ist wohl niemals der Fall. Nach acht bis zehn Tagen läßt man den Kranken aufstehen und am Stock oder Gehbänkchen umhergehen. Die Kurdauer erstreckt sich über sechs bis acht Wochen; es findet in der Regel ein starkes Auseinanderweichen der Bruchstücke bis auf 6—10 cm statt. Aber die Funktionsfähigkeit des Beines ist in der Regel gut, so daß selbst schwere körperliche Arbeiten, z. B. die volle Arbeit eines Maurers, verrichtet werden können. Aus der Kombination der unter b) und c) beschriebenen Behandlungsarten ergiebt sich eine Behandlungsart, die wohl zweckmäßiger ist als jede der beiden für sich; ich meine die anfängliche Behandlung des Kniescheibenbruches für die ersten drei Wochen mit Schiene und elastischen Heftpflasterstreifen, nachher Massage und allmähliches Übergehen zu aktiven und passiven Bewegungen, so daß schon nach acht bis zwölf Wochen annähernd oder vollständig Arbeitsfähigkeit eingetreten ist. Man vermeidet dadurch die Steifigkeit und Muskelatrophie, die bei länger dauernder Ruhigstellung eintreten muß.

Die MALGAIGNE'sche Klammer gehört ebenso wie der Stachel der Vergangenheit an.

5. *Oberschenkelbruch.* Der typische Verband für den Oberschenkelbruch ist der Heftpflasterstreckverband (siehe Streckverband). Er kann jederzeit angelegt werden. Die provisorische Lagerung des gebrochenen Gliedes geschieht in der Seitenlage, so daß der äußere Fußrand in der ganzen Länge die horizontale Unterlage berührt und der Unterschenkel erhöht gelagert ist. Man kann das verletzte Glied auch in VOLKMANN'scher Schiene lagern, dies jedoch nur für die ersten Tage. Man wird in jedem Falle sobald als möglich den Extensionsverband anlegen. Keine provisorische Lagerung bietet auch nur annähernd die Annehm-

lichkeit für den Kranken, wie der Extensionsverband. Die Heftpflasterstreifen reichen nach oben bis höchstens an die Bruchstelle. Eine regelrechte Einrichtung des Bruches ist nicht nötig. Die Bruchstücke werden durch das streckende Gewicht von selbst allmählich in die normale Lage gebracht. Die Höhe des Gewichtes richtet sich nach dem Alter, nach der Konstitution und

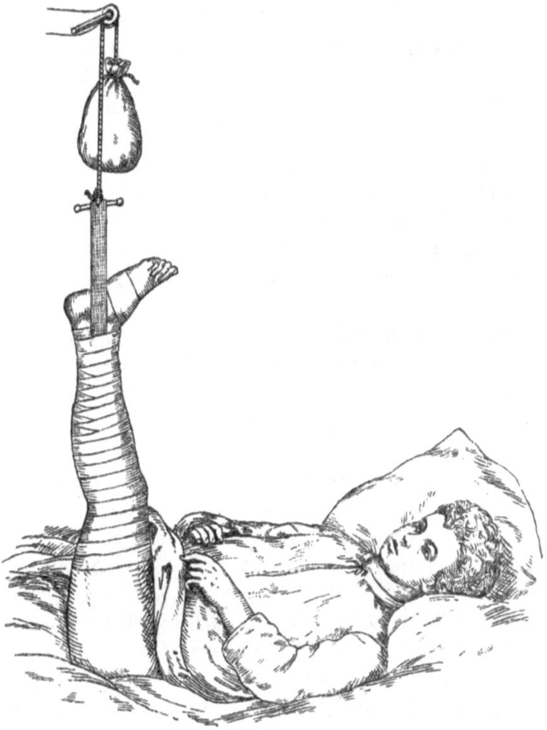

Fig. 127. Vertikale Extension bei Oberschenkelbruch der Kinder.

nach der Muskelstärke des Kranken. Bei Kindern wird man leicht mit 1—2 kg auskommen, bei Erwachsenen selten über 5—6 kg brauchen. Man richtet sich so ein, daß man mit einem geringeren Gewichte beginnt, bei Erwachsenen z. B. mit 2 kg, und fügt täglich, je nach Bedarf bis die Verschiebung ausgeglichen ist, 0,5—1 kg zu. Der Extensionsverband kann ohne jeden Wechsel vier bis fünf Wochen liegen bleiben. Eine

Veranlassung zum Verbandwechsel liegt nicht vor, weil man immer Gelegenheit hat, die Bruchstellen zu übersehen und zu kontrolieren. Ist der Verband aus irgend einem Anlaß schadhaft geworden, so erneuert man ihn. Hat man den Verband entfernt, so beginnt man in der sechsten Woche mit den aktiven und passiven Bewegungen. Sechs Wochen nach der Verletzung fängt der Kranke an aufzustehen und acht bis zehn Wochen nach der Verletzung ist durchschnittlich die volle Arbeitsfähigkeit wieder hergestellt. Befindet sich der Oberschenkelbruch im unteren oder mittleren Drittel, so genügt eine einfache Längsextension, d. h. die extendierende Gewalt wird einfach über daß Fußende des Bettes nach unten geleitet. Befindet sich jedoch der Bruch im oberen Drittel des Oberschenkels, so ist mit der Extension in der Mehrzahl der Fälle eine Abduktionsstellung zu verbinden. Das obere Bruchstück steht in der Regel nach außen und vorn und läßt sich durch die streckende Gewalt nicht vollständig in die Richtung des unteren Bruchstückes bringen. Würde man die einfache Längsextension anwenden, so würde der Bruch mit einem nach vorn und außen vorspringenden Winkel heilen. Man muß ebenso wie bei hohem Bruch des Oberarmes den peripheren Teil in die Verlängerung des zentralen bringen. Das Bein muß also in abduzierter Stellung und Hochlagerung gestreckt werden. Die extendierende Gewalt muß über eine unten am Bett angebrachte Vorrichtung geleitet werden. Bei Kindern ist die vertikale Suspension, wie sie aus der Fig. 127 ersichtlich ist, von Vorteil. Die Kinder verunreinigen den Verband nicht und die ganze Rumpflast kommt für die Gegenextension zur Geltung.

6. *Schenkelhalsbruch.* Der einfachste, bequemste und geeignetste Verband für den Bruch des Schenkelhalses ist der Streckverband mit einfacher Längsextension. Er richtet den Bruch annähernd ein und läßt dem Kranken die möglichste Freiheit der Bewegungen. Da es sich bei Schenkelhalsbrüchen meist um alte Leute handelt, bei denen erfahrungsgemäß länger dauernde Bettruhe mit nur mäßig erhöhtem Oberkörper die Gefahr der Lungenentzündung bedingt und eine hinzutretende Lungenentzündung in höherem Alter eine äußerst gefährliche Komplikation bildet, so wird man von einer länger dauernden Bettruhe mit Extensionsverband in der Mehrzahl der Fälle abzusehen genötigt sein. Es kommt hier in erster Linie darauf an, die lebensgefährliche Komplikation zu verhüten; darauf

muß sich die volle Aufmerksamkeit des Arztes richten. Die Heilnng des Bruches steht erst in zweiter Linie. Bei ganz alten (70—80jährigen) gebrechlichen Leuten wird man in der Regel die Bettruhe schon nach zwei bis 3 Tagen aufzugeben genötigt sein. Transportable Schienenapparate, wie der von Taylor und ähnliche, machen diesen Kranken ebenfalls viele Unannehmlichkeiten. Bei dieser Gruppe von Kranken wird man am besten auf jede Koaptation der Bruchstücke verzichten. Die Patienten werden vom dritten oder vierten Tage nach der Verletzung an täglich ein bis zwei Stunden und später immer länger in den Lehnstuhl gesetzt. Gehversuche werden in der Regel erst nach Wochen vorgenommen. Eine vollständige Heilung ist ausgeschlossen, man kann sehr zufrieden sein, wenn die Kranken an dem Stocke wieder gehfähig werden. Bei einer anderen Gruppe von Kranken, die noch etwas widerstandsfähiger sind, legt man einen Extensionsverband an und läßt ihn drei bis vier Wochen liegen. Dann werden sie außer Bett gesetzt und fangen in den nächsten Wochen an, Gehversuche zu machen. Auch hier verzichtet man auf die vollständige dauernde Koaptation der Bruchstücke. In einer geringen Anzahl von Fällen bei jüngeren und rüstigen Leuten soll man die Behandlung im Streckverbande sechs bis acht Wochen fortsetzen. In jedem Falle nimmt die Heilung eines Schenkelhalsbruches mindestens drei Monate in Anspruch.

III. Rumpf.

1. *Rippenbruch.* Die Heilung der Rippenbrüche muß im großen und ganzen der Natur überlassen werden.

Einrichtung und Fixierung der Bruchstücke ist unmöglich, weil man keine Angriffspunkte hat.

Gewöhnlich macht man einen Bindenverband um den Brustkorb. Noch beliebter ist ein handbreiter Heftpflasterstreifen um den Brustkorb herumgelegt und mäßig fest angezogen. Der Verband hat auf den Bruch keinen Einfluß, er wirkt nur suggestiv.

2. *Wirbelbruch.* Die Behandlung besteht in Bettruhe; was dabei alles zu beachten, geht über die Grenzen der kleinen Chirurgie hinaus. Ein besonderer Verband oder Schienenapparat ist nicht nötig.

3. *Beckenbruch.* Schwere Beckenbrüche haben fast stets anderweite tötliche Verletzungen im Gefolge oder Komplikationen,

die über das Gebiet dieses Buches hinausgehen. Leichtere Beckenbrüche bedürfen keines besonderen Verbandes. Bettruhe von sechs bis acht Wochen Dauer genügt. Ob dauernder Nachteil bleibt, kommt auf die Nebenverletzungen an.

20. Einfache Lagerungsvorrichtungen.

Für verletzte und entzündete Gliedmaßen gilt neben der Ruhigstellung als zweite Forderung die Hochlagerung. Die Hochlagerung eines Gliedes besteht darin, daß jeder peripher gelegene Teil höher liegt, als die zentralen; beim Arm liegt also das Handgelenk höher, als das Ellbogengelenk und dieses höher als das Schultergelenk, analog ist es am Beine. Zur Lagerung verwendet man Kissen (Feder-, Spreu-, Häckselkissen) oder Decken. Sehr einfach ist die Verwendung von Kopfkissen; sie sind überall zu haben und lassen durch doppeltes und dreifaches Zusammenfalten leicht die gewünschte Höhe erreichen.

Fig. 128 zeigt den Typus der Hochlagerung des Armes. Diese Art genügt zugleich für die provisorische Lagerung aller

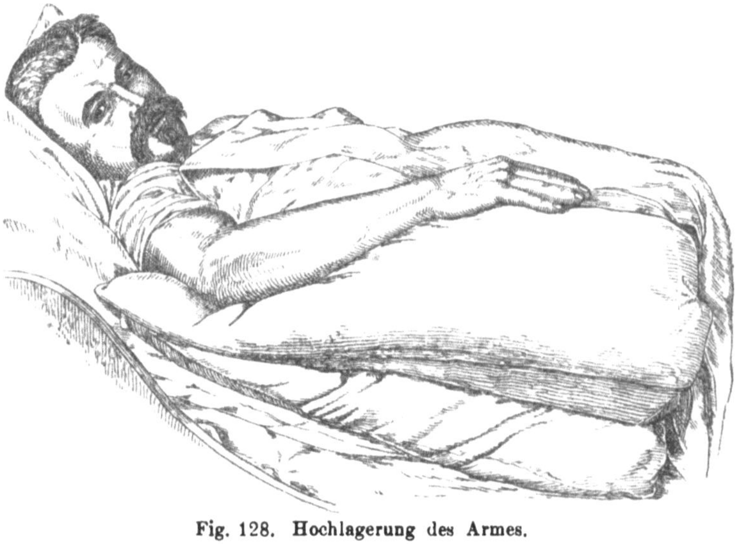

Fig. 128. Hochlagerung des Armes.

Brüche der oberen Gliedmaßen. In Fällen von chronischem Ödem des Armes ist zuweilen eine stärkere Hochlagerung erwünscht, man bedient sich der sogenannten Suspension. Dazu kann man die VOLKMANN'sche Suspensionsschiene (vergl. Fig. 72 und 73) verwenden. Einfacher und unabhängiger ist man, wenn man sich in jedem einzelnen Falle eine Vorrichtung nach Fig. 129

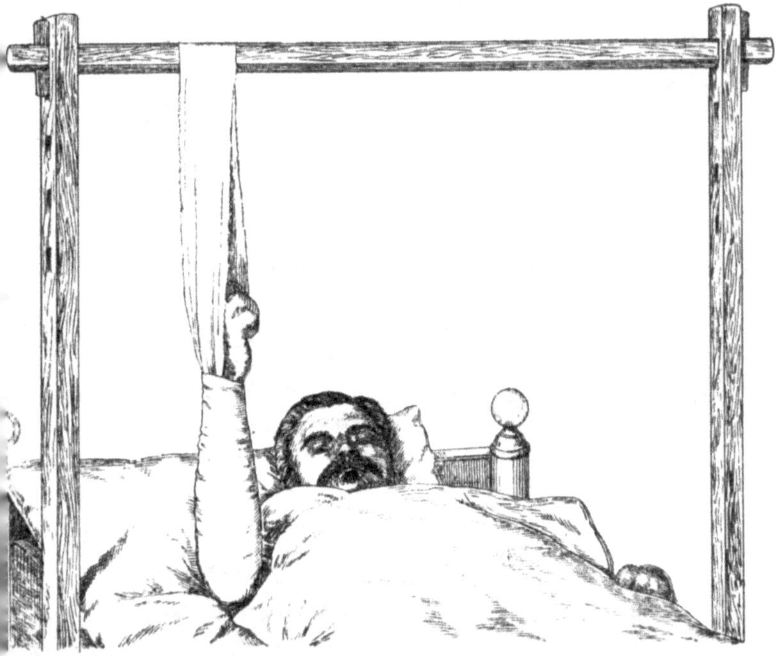

Fig. 129. Vertikale Suspension des Vorderarmes.

improvisiert: Eine gewöhnliche Mullbinde wird auf der Beugefläche des Vorderarmes hinaufgeführt, um die Streckseite des Ellbogengelenkes herum und auf der Streckseite des Vorderarmes herab, so daß sie in Form einer Schlinge einen halben Meter über die Hand hervorragt. Die Schenkel dieser Schlinge werden, soweit sie am Arm liegen, durch sorgfältige Bindeneinwickelung regelrecht befestigt. Vermittelst der freien Schlinge wird der Vorderarm an eine über dem Bette angebrachte Vorrichtung vertikal suspendiert.

Zur provisorischen Lagerung des gebrochenen Unterschenkels kann man sich ebenfalls eines doppelt zusammengelegten Kopfkissens bedienen. Der Unterschenkel wird in Seitenlage gebracht (Fig. 130).

Bindet man das Federkissen, wie es in Fig. 131 gezeigt ist, durch zwei dreieckige Tücher um den Unterschenkel fest zu-

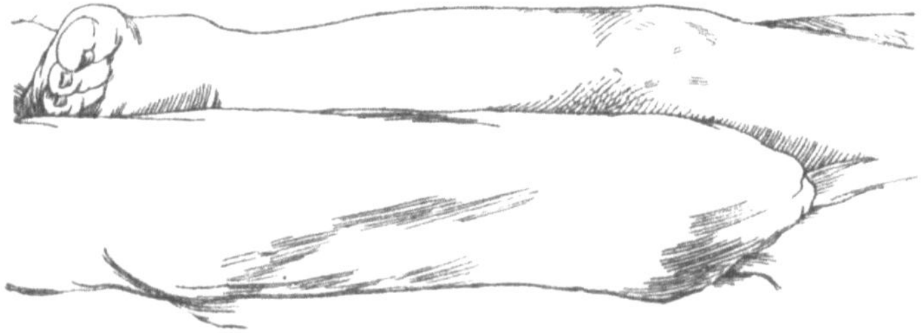

Fig. 130. Lagerung des Unterschenkels in Seitenlage auf einem Federkissen I.

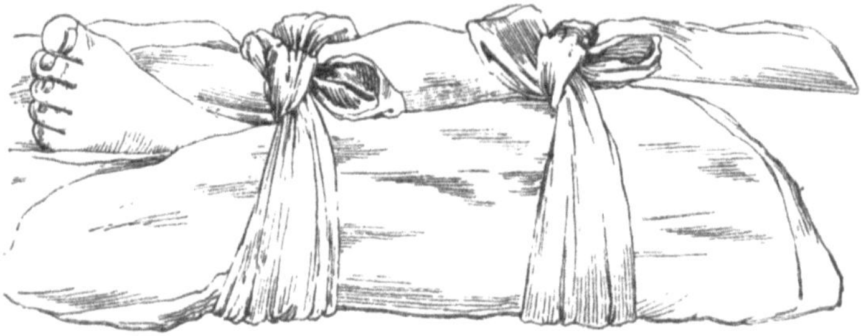

Fig. 131. Lagerung des Unterschenkels im Federkissen II.

sammen, so ist ein ganz sicherer Lagerungsapparat improvisiert, indem man auch das Bein hin- und herlegen kann, ohne dem Kranken Schmerzen zu verursachen.

Die folgende Fig. 132 giebt einen sehr einfachen provisorischen Schienenverband für den gebrochenen Unterschenkel: zwei kurze Schienen (Holzbretter) sind zu beiden Seiten des Unterschenkels mittelst drei dreieckiger Tücher sorgfältig befestigt.

Einem gleichen Zwecke dienen die Strohladen (Fig. 133): Zwei faustdicke Bündel Langstroh sind in zwei gegenüberliegende kurze Seiten einer ungefähr ein Meter langen, einen halben Meter breiten Leinwanddecke eingenäht, der Unterschenkel wird zwischen die beiden Bündel gelegt und dieselben werden von der Seite her an die beiden Seiten des Beines herangerollt. Die Befestigung geschieht mit Binden, Tüchern oder Schnuren. Diese Vorrichtung ist ebenfalls leicht zu improvisieren und sehr empfehlenswert.

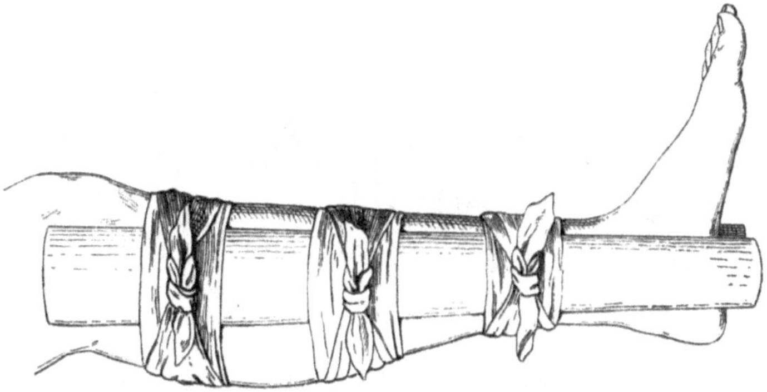

Fig. 132. Notverband mittelst zweier seitlicher Holzschienen und dreieckiger Tücher.

Die Hochlagerung der unteren Extremität läßt sich geradeso, wie die der oberen, mittelst Kissen bewerkstelligen. Sehr bequem

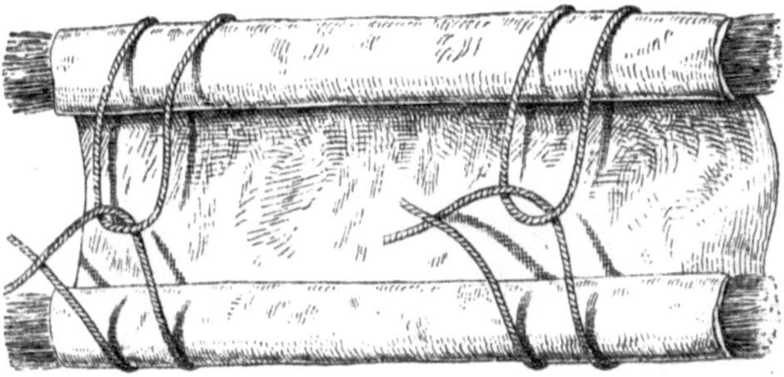

Fig. 133. Strohlade.

ist die „Schiefe Ebene“. Sie besteht in einem einfachen, 1 m langen Brette von gewöhnlicher Breite. Dasselbe liegt mit dem unteren Ende auf dem unteren Bettrande, mit dem oberen reicht es bis in die Mitte des Oberschenkels. Das Bein wird am besten auf eine Volkmann'sche oder eine Zsigmondi'sche Schiene gelagert und mit dieser auf die schiefe Ebene (Fig. 134).

Zur Suspension des Beines sind in der früheren Zeit eine ganze Anzahl Schweben angegeben worden. Sie erübrigen sich völlig. Ich gebe hier zwei überall leicht herzustellende Schweben an. In Fig. 135 ist das erkrankte Bein in eine VOLKMANN'sche

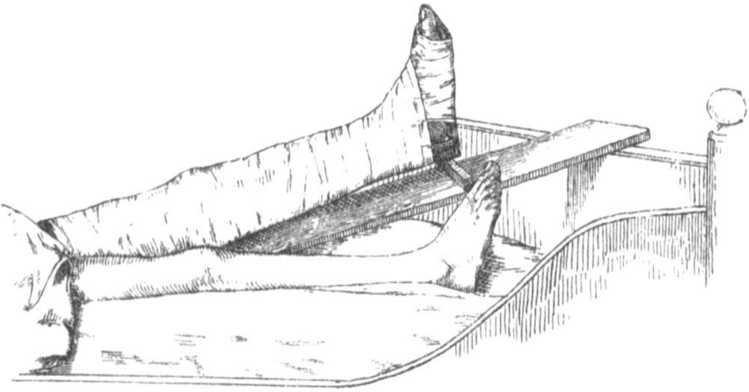

Fig. 134. Schiefe Ebene.

oder ZSIGMONDI'sche Schiene gelagert, ein Längsgalgen verläuft über das Bett. Drei Streifen Mullbinde werden um das Bein

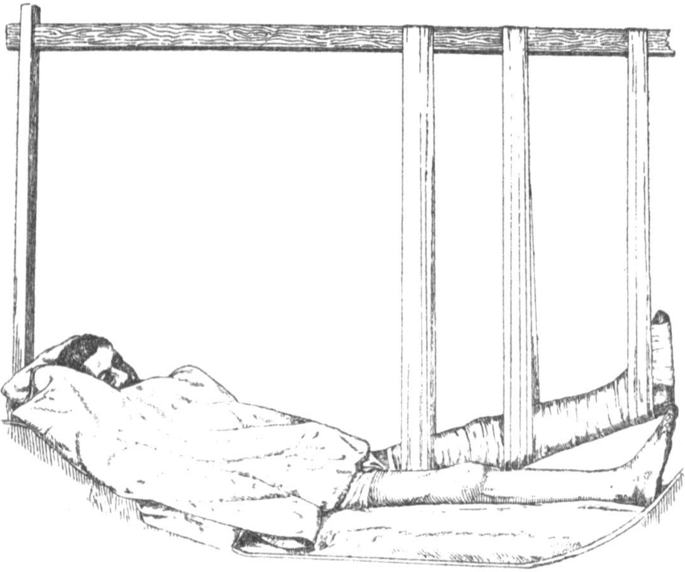

Fig. 135. Suspensionsvorrichtung für das Bein.

gelegt und oberhalb des Galgens geknüpft. Die Lagerung ist bequem und sicher.

In Fig. 136 hat die in Fig. 91 abgebildete dorsale Gypsschiene Verwendung gefunden. Am Längsgalgen sind eine Anzahl

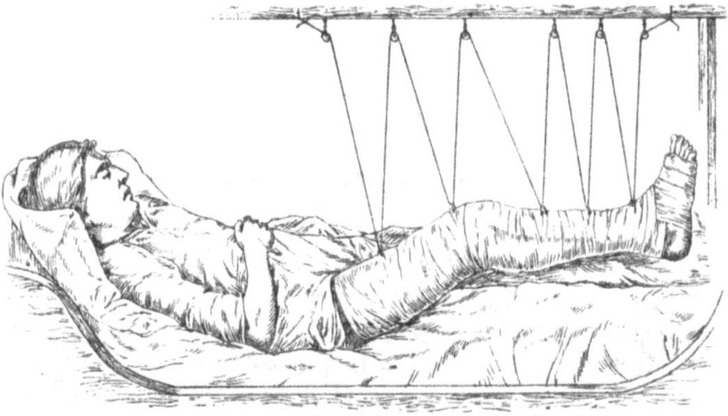

Fig. 136. Einfacher Suspensionsapparat für das Bein.

Rollen eingeschraubt. Eine zusammenhängende Schnur läuft abwechselnd durch eine Öse und eine Rolle.

Zweiter Teil.

Wundbehandlung.

Die Grundsätze der Wundbehandlung sind in den letzten 30 Jahren vollständig umgeändert worden auf einer festen Basis. Der Anstoß hierzu ging von LISTER aus. Dieser stellte zuerst allgemein gültige Normen auf nnd bildete nach ihnen seine Wundbehandlung in ein fest in sich geschlossenes Verfahren aus, welches man kurz das LISTER'sche oder antiseptische Verfahren nennt. LISTER ging von dem Gedanken aus, daß alle Entzündungsprozesse durch organisierte Schädlichkeiten — Mikroorganismen — verursacht würden, die außerhalb des menschlichen Organismus lägen. Alle übrigen früheren Theorien über die Entzündung der Wunden drängte er in den Hintergrund. Gelänge es, diese Mikroorganismen von der Wunde fern zu halten, bez. ihre Entwickelung zu verhindern, so wäre die Wunde vor jeder Entzündung geschützt. Er kannte die fäulniswidrigen, bakterientötenden Eigenschaften der Karbolsäure und bediente sich dieses Mittels zu seinen Versuchen. Zunächst wandte er die Karbolsäure in konzentrierter Lösung an. Er fand jedoch sehr bald, daß auch schwächere Lösungen ($5\,^0/_0$) allen Anforderungen genügten. Viele Antiseptika, die früher und jetzt in Gebrauch sind, insbesondere auch die Karbolsäure, bildeten schon in der Zeit vor LISTER einen wesentlichen Teil der Wundbehandlung. Das Verdienst LISTER's besteht darin, einheitliche Gesichtspunkte für die Wundbehandlung aufgestellt und die als notwendig hierfür erkannten Forderungen bis ins kleinste durchgeführt zu haben. Er stellte zuerst ein lückenloses System auf, das allen Anforderungen entsprach. Das LISTER'sche Verfahren hat im Laufe der Jahre große Wandelungen, ja man kann sagen, eine vollständige Umwälzung erfahren. Aber der leitende Gedanke LISTER's ist für alle Modifikationen in Geltung geblieben, so daß man mit Fug und Recht auch noch jetzt die gegenwärtig geübten Behandlungsweisen unter dem Namen des Lister'schen Wundbehandlungsverfahrens subsumieren kann. Die Geschichte der Lister'schen Wundbehandlung kann man zweckmäßig in vier Zeiträume einteilen:

1. *Die Einführung der Lister'schen Wundbehandlung.* Dieser Zeitraum umfaßt die Jahre 1867 bis 1875. Das Jahr 1875 kann als der Zeitpunkt angesehen werden, in dem die antiseptische Wundbehandlung in allen civilisierten Ländern endgültig angenommen war. Die erste Veröffentlichung von Lister über sein neues Verfahren geschah im Jahre 1867. Die Veröffentlichungen wurden zunächst wenig beachtet und fanden noch weniger Anklang. Seine Lehren wurden nur langsam und allmählich angenommen, fanden aber im Anfang der siebziger Jahre schließlich begeisterte Anhänger, die in den Geist des Urhebers eindrangen und seine Lehren sehr rasch in allen Ländern zur Anerkennung brachten. In Deutschland standen Nussbaum, Thiersch und Volkmann in erster Linie.

Mit Einführung der Lister'schen Wundbehandlung vollzog sich eine der bedeutendsten Umwälzungen, die je in der Medizin in einem kurzen Zeitraum stattgefunden.

2. *Die Zeit der Wundbehandlung streng nach Lister's Vorschriften.* Dieser Zeitraum umfaßt die Jahre 1875 bis 1880. So langsam sich Lister's Methode Eingang verschafft hatte, so begeistert wurde sie in dem jetzt folgenden Zeitraum geübt, und mit so peinlicherer Sorgfalt hielt man sich bis in die kleinsten Einzelheiten an Lister's Vorschriften. Niemand wagte es, an dem so fest in sich gefügten Gebäude zu rütteln. Diesen Zeitraum kann man kurz als den Zeitraum der Karbolantiseptik und der feuchten Verbände bezeichnen.

3. *Der Zeitraum des trockenen, antiseptischen Dauerverbandes von 1880 bis 1886.* Der tägliche Wechsel beim feuchten Verbande mußte die Wunden immer und immer wieder beunruhigen und frische Wunden einer neuen Infektionsgefahr aussetzen. Da man nebenbei nachteilige Folgen von den feuchten Karbolverbänden immer mehr und mehr wahrnahm, so ging man allmählich zu den trockenen antiseptischen Dauerverbänden über; in der Wundbehandlung während der Operation wurde dagegen nichts Wesentliches geändert. Die Verbände blieben tage- oder wochenlang liegen und die Heilung erfolgte bei einer großen Anzahl von Fällen unter einem Verbande. In diesen Zeitraum

fällt auch die beginnende Reaktion gegen den Spray, der Ende der achtziger Jahre allgemein abgeschafft wurde.

4. *Der Ersatz der chemischen Antiseptika durch hohe Wärmegrade. Die Einführung der sogenannten Asepsis.* Schon Mitte der achtziger Jahre begann man gegen die giftigen und ätzenden Eigenschaften der chemischen Mittel vorzugehen und sie überall da, wo es angängig war, durch hohe Wärmegrade zu ersetzen. In den letzten drei bis vier Jahren sind die chemischen Antiseptika zu Gunsten der hohen Wärmegrade immer mehr und mehr zurückgedrängt worden, und wir stehen jetzt in einer Periode, von der wir sagen können, daß die mechanische Reinigung in Gemeinschaft mit den hohen Wärmegraden die hervorstechenden Merkmale in der Wundbehandlung sind.

Die Übergänge der einzelnen Gruppen ineinander sind niemals scharf gewesen, sondern der ganze Zeitraum von 30 Jahren bildet ein ununterbrochenes Ganze stetiger Entwickelung. Die einzelnen Jahre und Gruppen sind nur angegeben, um nach den Hauptmerkmalen der einzelnen Zeiten eine Übersicht zu bieten.

Übersicht der Antiseptika.

Ehe wir die Technik der Wundbehandlung erörtern, müssen wir die uns zur Verfügung stehenden Materialien kennen lernen und einer Prüfung unterziehen. Doch vorher noch eine Begriffserklärung. Die Wundbehandlung heißt antiseptisch, weil sie sich gegen die Fäulnis, die Entzündung der Wunden richtet (σηψις = Fäulnis). Antiseptisch ist also alles, was fäulniswidrig wirkt und alle die Maßnahmen, die wir ergreifen, um die Entzündung hintan zu halten. Karbolsäure, Sublimat, Salicylsäure u. s. w. wirken antiseptisch. Antiseptisch sind alle die Maßnahmen, die wir ergreifen, um unsere Hände, das Operationsfeld, die Instrumente u. s. w. keimfrei zu machen. Jedoch ist es falsch, auf die Hände, das Operationsfeld, den Operationsraum u. s. w. das Wort antiseptisch anzuwenden. Sie können niemals fäulnis- oder entzündungswidrig sein, sondern sie sind aseptisch, d. h. frei von Fäulnis- und Entzündungserregern. In der neueren Zeit wird das Wort aseptisch auf das Wundbehandlungsverfahren angewendet, welches durch hohe Wärmegrade und mechanische Maßregeln in erster Linie einen regelmäßigen Wundheilungsverlauf sichern soll. In des Wortes eigentlicher Bedeutung, im logischen Sinne, ist jedes unserer Wundbehandlungsverfahren antiseptisch. Jede Entzündung der Wunden, jede accidentelle Wundkrankheit ist hervorgerufen durch Mikroorganismen, in der überwiegenden Mehrzahl durch Streptokokken oder Staphylokokken. Der Wert der Antiseptika richtet sich nach ihrem Vermögen, die Mikroorganismen zu töten. Je sicherer und rascher die Mikroorganismen durch ein Arzneimittel getötet werden und je weniger schädliche Eigenschaften letzteres für den menschlichen Körper hat, um so höher steht es in der Reihe der Antiseptika. Das Ideal ist ein Mittel, welches ohne jede schädliche Wirkung für den menschlichen Körper die Spaltpilze mit der größten Sicherheit tödtet Nach diesen Gesichtspunkten sollen im Folgenden die gebräuchlichsten Antiseptika zur Besprechung kommen.

I. Karbolsäure.

Die Karbolsäure ist ein Steinkohlenprodukt mit starken pilztödtenten Eigenschaften und zugleich ein sehr starkes Ätzmittel. Die reine Karbolsäure ist krystallinisch (Acidum carbolicum crystallisatum). Der reinen krystallinischen Karbolsäure sehr nahe steht die konzentrierte flüssige Karbolsäure (Acidum carbolicum liquefactum). Sie ist ungefähr 90 %ig. Die stärkste wässerige Lösung der Karbolsäure ist die 5 %ige. Nächst dieser wurden und werden zum Teil noch heute die 3- und 2 %ige Lösung bei der Wundbehandlung verwendet. Doch auch alle diese Lösungen sind starke Ätzmittel, selbst die 1 %ige und 0,5 %ige Lösung können noch unangenehme Ätzwirkung auf die Gewebe ausüben. Hat man Veranlassung stärkere Lösungen anzuwenden als 5 %ige, so muß als Lösungsmittel Alkohol benutzt werden. Am meisten verwendet wurde eine 10 %ige Lösung. Die Karbolsäurelösungen für sich sind farblos, wasserhell. Die Ätzwirkung derselben auf die Gewebe macht sich für das bloße Auge sichtbar durch eine weiße oberflächliche Gerinnungsschicht. Die Eiweißkörper werden koaguliert.

Die ätzenden Eigenschaften der Karbolsäure waren schon Lister bekannt. Letzterer wandte zuerst konzentrierte Karbolsäure an, kam aber bald zu der Überzeugung, daß die weit weniger ätzende 5 %ige Karbolsäure in der weit überwiegenden Mehrzahl der Fälle ausreichend war. Zum Schutze gegen die direkte Einwirkung der Karbolsäure legte er auf die Wunde Schutzseide (Protective silk). Die Finger und Hände des Operateurs und der Assistenten werden von der Karbolsäure fast durchweg sehr stark angegriffen, so daß es nicht ganz selten zu chronischer Hautentzündung kommt und manche Operateure von Zeit zu Zeit die Verwendung der Karbolsäure vollständig meiden müssen. Außer der örtlichen Einwirkung der Karbolsäure auf die Gewebe, kommt es zuweilen zu einem ausgedehnteren Karbolekzem, welches anderen Arzneiekzemen ähnlich ist. Wiederholt sind auch allgemeine Vergiftungen des Körpers beobachtet worden. Das charakteristische Merkmal der Karbolvergiftung ist die Verfärbung des Harnes dunkelgrün bis beinahe schwarz. Ein Mißverständnis, dem man noch häufig begegnet, ist die Anwendung von Karbolsäure bei feuchten Kompressenverbänden. Die Anschauung, daß die Karbolsäure bei allen offenen Wunden eines der besten Heilmittel sei, ist so in das Volk eingedrungen, daß sie geradezu bei Geschwüren, bei kleineren Verletzungen und dergleichen als ein Volksmittel gilt. Diese Anschauung ist falsch. Die Karbolsäure ist kein Heilmittel, sie ist ein Ätzmittel und gar häufig sehen wir kleine unscheinbare Wunden sich unter der dauernden Anwendung von Karbolsäureumschlägen von Tag zu Tag verschlimmern, bis nach Wochen oder Monaten die Karbolsäure weggelassen und durch ein unschädliches Mittel ersetzt wird. Die Heilung tritt dann in wenigen Tagen oder Wochen in der bekannten Weise ein. Der Schluß der kurzen Auseinandersetzung ist folgender: Die Karbolsäure ist auch in schwacher Lösung ein Ätzmittel und von ungünstigem Einfluß auf die Wunden. Die Benetzung der Wunden mit Karbolsäure ist in jeglicher Form zu vermeiden. Für die Desinfektion lebloser Gegenstände und der Hände des Operateurs ist sie zum mindesten sehr leicht entbehrlich. Sie gehört auch thatsächlich im großen und ganzen der Geschichte an. In der Geschichte der Wundbehandlung nimmt sie den hervorragendsten Platz ein.

II. Sublimat.

Das Sublimat (Hydrargyrum bichloratum corrosivum) ist ein weißes Pulver, das sich in 16 Teilen kalten, in drei Teilen siedendem Wasser löst. In Weingeist löst es sich ebenfalls in drei Teilen. Es hat sehr starke bakterientödtende Eigenschaften. Es tötet schon in einer Lösung von 1,0 : 20000 Bazillensporen in zehn Minuten. Die gewöhnlichen, in der Wundbehandlung angewandten Lösungen, haben die Konzentration 1,0 : 1000,0 und 1,0 : 2000,0. Die starken alkoholischen Sublimatlösungen werden zur Einbalsamierung von Leichen verwendet. Die Ätzwirkung des Sublimates ist bedeutend geringer als die der Karbolsäure, weil bedeutend geringere Konzentrationen genügen. Das Sublimat wird angewendet zur Desinfektion der Hände und des Operationsfeldes. Sublimatekzeme sind sehr selten, aber dann in der Regel hartnäckiger als Karbolekzeme. Die charakteristischen Merkmale der allgemeinen Vergiftung des Körpers sind quälender Tenesmus und Störung in der Harnabsonderung bis zur vollständigen Anurie. Gleichzeitig bestehen Kollapserscheinungen. Die Sublimatantisepsis hat die Karbolantisepsis in den achtziger Jahren fast vollständig verdrängt. Auch die Verbandstoffe werden bis zur Gegenwart vorzugsweise mit Sublimat imprägniert.

III. Salicylsäure.

Die Salicylsäure ist von Thiersch in die Wundbehandlung eingeführt. Im Gegensatz zur Karbolsäure und zum Sublimat gilt sie als ein vollständig unschädliches Mittel. Sie ist ein krystallinisches weißes Pulver, das sich in ungefähr 500 Teilen kalten Wassers löst. Man bedient sich ihrer zur Berieselung und Ausspülung von Wunden und zu Kompressenverbänden. Sie wird in konzentrierter Lösung (1,0 : 500,0) angewandt; häufig verbindet man mit ihr zugleich die Borsäure, die ebenfalls ein gelindes und unschädliches Desinfiziens ist. Wird Salicyl- und Borsäure in eine Lösung gebracht, so löst sich die erstere in einem stärkeren Verhältnis. Die gewöhnliche Lösung ist:

Acidum salicylicum 1,0
„ boricum 6,0
Aqua destillata 300,0.

Ist die Temperatur des Aufbewahrungsortes zu niedrig, unter der gewöhnlichen Zimmertemperatur, so fällt ein Teil der gelösten Salicylsäure in Pulverform aus und setzt sich am Boden des Gefäßes nieder. Dies thut der Brauchbarkeit der Lösung keinen Eintrag.

IV. Jodoform.

Das Jodoform ist ein gelber Körper, der in Pulverform und Krystallform angewandt wird. Die Krystalle sind kleine, glänzende hexagonale Plättchen. Es besitzt einen durchdringenden Geruch, ist im Wasser unlöslich, in 5,2 Teilen Äther löslich. Das Jodoform wurde von Mosetig-Moorhof in die Praxis eingeführt. Über seinen desinfizierenden Wert ist viel hin und her gestritten worden, besonders fielen die Experimente zu Ungunsten der Desinfektionskraft aus. Aber es ist wohl hier so, wie in vielen anderen Fällen. Man darf die Ergebnisse am Experimentiertisch und dem Reagensglase nicht ohne weiteres auf die lebenden menschlichen Gewebe übertragen. Für die reinen aseptischen Wunden ist das Jodoform vollständig überflüssig, aber bei Wunden, die mit der Mundhöhle, mit dem Darmlumen und anderen Höhlen kommunizieren, in denen immer Fäulniserreger vorhanden sind, erweist sich die Jodoformtamponade als eines der besten fäulniswidrigen Mittel. Seine günstige Wirkung gegen die tuberkulösen Prozesse ist gegenwärtig fast allgemein anerkannt. In früheren Jahren wurde, und zum Teil auch jetzt noch, viel Mißbrauch mit dem Jodoform getrieben. Jodoform kann schon in ganz geringen Mengen ausgedehnteste Ekzeme der Haut hervorrufen. Rötung und Bläschenbildung in Verbindung mit einem unangenehmen Jucken verraten den Eintritt der unbequemen Komplikation. Allgemeine Intoxikation des Körpers kann ebenfalls schon bei ganz geringen Mengen von Jodoform eintreten. Besonders empfindlich gegen Jodoform sind ältere Leute. 0,1 g Jodoform auf eine granulierende Fläche, in eine eiternde Fistel oder auf eine frische Wunde gebracht, ist unter Umständen hinreichend, eine Jodoformvergiftung hervorzurufen. Die Erscheinungen sind in leichteren Fällen Schnupfen, Kopfschmerzen und mehr oder weniger ausgebreiteter pustulöser Ausschlag. In mittelschweren Fällen bilden Wahnideen verschiedener Art das hervorstechende Symptom. Sehr häufig äußern sich diese Delirien in ausgesprochenem Wandertriebe. Schon 24 Stunden nach einer größeren Operation stehen die Kranken in einem unbewachten Augenblicke auf, packen ihre Sachen zusammen, und verraten die Absicht, zu verreisen. Häufig ist dieser Trieb weniger ausgesprochen und äußert sich nur in dem Bestreben, das Bett zu verlassen. Dabei ist der Puls klein und schnell. Die ganz schweren akuten Jodvergiftungen, die in kurzer Zeit unter den Erscheinungen des Kollapses zum Tode führen, kommen gegenwärtig kaum noch vor, seitdem die großen Mengen Jodoform, wie sie in der ersten Zeit zuweilen auf die Wunden gebracht wurden (50—100—200 g), vermieden werden. Die Wirkung des Jodoforms ist offenbar individuell sehr verschieden. In Anbetracht der unangenehmen Nebenwirkung, die es entfalten kann, ist zu empfehlen, den Gebrauch des Jodoforms nach Möglichkeit einzuschränken. Man wendet es an:

1. Gegen alle tuberkulösen Prozesse. Die Wirkung ist langsam und es vergehen bis zur Heilung, falls sie durch

die Jodoformeinwirkung ermöglicht wird, immer Wochen und Monate.

2. Zur Tamponade von Wundhöhlen, die mit anderen Körperhöhlen in Verbindung stehen, in denen Fäulniserreger in der Regel vorhanden sind. Sobald jedoch die ersten Zeichen der beginnenden Jodoformvergiftung eintreten, worauf namentlich bei älteren Leuten zu achten ist, entfernt man ohne Zögern den Jodoformtampon, spült die Wunde mit einer sterilisierten Flüssigkeit aus und ersetzt ihn durch einen anderen sterilisierten Stoff.

Nicht anzuwenden ist das Jodoform bez. Jodoformgaze bei allen frischen aseptischen Wunden. Insbesondere ist das immer noch so beliebte Einstreuen von Jodoformpulver in frische Wunden und das Beschmieren der Wundränder, bevor man die Naht anlegt, vollständig zu vermeiden. Hat man die Wunde während der Operation infiziert, so verhütet diese vermeintliche Vorsichtsmaßregel die Sepsis durchaus nicht. Andererseits ist und bleibt es ein Fremdkörper und Giftstoff, der höchstens ungünstige Wirkungen entfalten kann.

Außer in Pulverform verwendet man das Jodoform noch als Emulsion zu Einspritzungen in die Gelenkhöhlen und in fistulöse Höhlen. Die gebräuchlichste Emulsion ist:

Jodoformii	1,0
Glyzerini puri	10,0.

Diese Form verwendet man in der Regel zu Einspritzungen bei tuberkulöser Erkrankung der Gelenke.

In der Form der Jodoformgaze wird es zum Wundverbande verwendet. Jodoformgaze kann in zweierlei Art hergestellt werden:

1. Auf trockenem Wege. Es wird Jodoformpulver in eine flache Schale geschüttet und die Gaze mit beiden Händen darin gründlich „gewaschen". Nach Art des Waschens wird Jodoform in die Gaze eingerieben. Bei dieser Art der Herstellung wird sehr viel Jodoform verbraucht und die Gaze ist in der Regel unnötig stark mit Jodoformpulver durchsetzt, wenn man den Überschuß nicht nachträglich durch Schütteln entfernt.

2. Auf feuchtem Wege. Man tränkt die Gaze (nach Neuber) in einer Lösung von

50,0	g	Jodoform
250,0	ccm	Äther
750,0	„	Alkohol.

Diese Mischung genügt für 500 g Gaze. Äther und Alkohol verdunsten sehr rasch. Das Jodoform bleibt zurück.

Karbolsäure, Sublimat, Salicylsäure, Borsäure und Jodoform sind mehr als genügend für die antiseptische Ausrüstung jedes Chirurgen und praktischen Arztes.

Ich sehe deshalb für unseren Zweck von einer Besprechung der vielen anderweit empfohlenen Antiseptika ab. Insbesondere haben die immer und immer wieder auftauchenden neueren Antiseptika, die als unübertrefflich, absolut sicher und unfehlbar angepriesen werden, größtenteils nur den Erfolg, die vielfach bestehende Unsicherheit über den Wert unserer Wundbehandlungsmethoden zu erhöhen. Es sind meist Spekulationsartikel, die einen nur kaufmännischen Wert haben und ebenso von der Bildfläche wieder verschwinden, wie sie aufgetaucht sind. Man halte sich an das Altbewährte und wird dabei nicht fortwährenden Schwankungen unterworfen sein.

Im folgenden gebe ich kurz die Vorschriften für jede der drei großen Gruppen von Wundbehandlungsverfahren. Diese Gruppen sind: 1. Das ursprüngliche Lister'sche Verfahren. 2. Die Sublimatantisepsis und der trockene Deckverband. 3. Das aseptische Verfahren. Mit diesen drei Reihen ist die Anzahl der Modifikationen nur angedeutet. Es gab Zeiten, wo man fast sagen konnte, daß kaum zwei Chirurgen genau dasselbe Wundbehandlungsverfahren anwandten. Die maßgebenden Faktoren sind in den obigen drei Gruppen wiedergegeben. Alle anderen Abweichungen beruhen auf Nebensächlichkeiten.

Erst am Schluße der Vorschriften werde ich die einzelnen Methoden miteinander vergleichen und den Wert der Einzelvorschriften feststellen.

I. Lister's Verfahren.

Die endgültigen Regeln für sein Verfahren hat Lister im Laufe von Jahren festgestellt. Es würde über den Rahmen dieses Buches hinausgehen, die Entwickelung desselben genau zu verfolgen. Die folgenden Regeln sind nur bestimmt, den Typus des Lister'schen Verfahrens wiederzugeben.

Das souveräne Mittel Lister's war die Karbolsäure. Ihrer Einwirkung wurde alles ausgesetzt, was mit der Wunde in Berührung kommen konnte:

1. *Die Luft.* Die Entzündung erregenden Schädlichkeiten der Luft sind nicht chemischer, thermischer oder mechanischer

Art, sondern es sind die in der Luft enthaltenen Bakterien. Um sie zu vernichten, wird während der ganzen Dauer der Operation, vom ersten Schnitt an bis der Verband angelegt ist, die Wunde unter einem Karbolnebel (Spray) gehalten. Der Nebel ist auf die Wunde gerichtet, so daß sie selbst und die Luft ihrer unmittelbaren Umgebung dauernd mit Karbol geschwängert wird. Für den Fall, daß der Spray während der Operation für kurze Zeit versagt, muß eine oder mehrere Kompressen in Karbolsäurelösung bereitgehalten werden, mit denen man unverzüglich die Wunde bedeckt, bis der Spray wieder in Gang kommt. Viele Operateure setzten den Spray ein bis zwei Stunden vor dem Beginne großer Operationen in Thätigkeit, um die Luft des Operationsraumes zu desinfizieren. Die Sprayapparate sind in der verschiedensten Art konstruiert. Das gemeinsame Prinzip aller ist die Entwickelung von Wasserdampf in einem Wasserbehälter. Der Wasserdampf wird durch ein dünnes Ansatzrohr hinausgetrieben, streicht über das enge Ende eines zweiten senkrecht zum ersten gestellten Rohres hinweg und aspiriert durch dieses das Antiseptikum, welches sich in einem zweiten Behälter befindet.

Außer dem Dampfspray wurde Handspray der verschiedensten Art angewandt. Bei diesen wird durch Luftdruck und Aspiration das Desinfiziens emporgetrieben und in der Luft verteilt.

2. *Die Hände des Operateurs und seiner Gehilfen.* Sie werden nach gründlicher mechanischer Reinigung einige Minuten mit 5 %iger Karbolsäurelösung desinfiziert.

3. *Die Instrumente* werden in 2,5—5 %ige Karbolsäurelösung gelegt und während der Operation immer wieder sorgfältig darin aufbewahrt.

4. *Das Tupfmaterial.* LISTER bediente sich der Schwämme. Sie wurden in 5 %iger Karbolsäurelösung aufbewahrt und während der Operation in 2,5 %iger Lösung gewaschen.

5. *Drainröhren.* Sie werden in 5—10 %iger Karbolsäurelösung aufbewahrt.

6. *Naht- und Unterbindungsmaterial.* a) Seide. Sie wird eine Stunde lang in eine heiße Mischung von Karbolsäure und Bienenwachs gelegt und dann in einer antiseptischen Lösung aufbewahrt.

b) Catgut. Das Rohcatgut, wie es im Handel vorkommt, muß, ehe man es gebraucht, zwei bis drei Monate in einer Karbolölemulsion (1,0 Karbolsäure, 5,0 Olivenöl) aufbewahrt werden; erst dann ist es als rein zu bezeichnen.

7. *Die Desinfektion des Operationsfeldes* geschieht in gleicher Weise, wie die Desinfektion der Hände.

8. *Der Verband.* LISTER's Karbolverband besteht aus vier Lagen: 1. Protektive als unterste Lage bedeckt die Wunde vollständig zum Schutze gegen die Einwirkung der Karbolsäure. 2. Der eigentliche Verbandstoff, bestehend aus feuchter und trockener Karbolgaze. 3. Der Makintosch- Es ist ein undurchlässiger Stoff, der aus Baumwolle und Kautschuk besteht; er bedeckt die Gaze und hat den Zweck, das Durchtreten der Wundsekrete durch den Verband zu verhindern. Sie sollen sich unter ihm in gleichmäßiger Weise verteilen und durch die antiseptische Gaze desinfiziert werden. 4. Eine Binde aus Karbolgaze, die den Verband abschließt.

II. Sublimatantisepsis. Dauerverband.

Die Vorschriften der einzelnen Chirurgen dieses Zeitraumes wechseln so sehr, daß es nur verwirren würde, wollte ich alle Einzelheiten erwähnen. Die leitenden Gesichtspunkte sind in der Überschrift ausgedrückt.

Ich halte mich in der folgenden Darstellung an das Verfahren, wie es in der Leipziger chirurgischen Klinik in den achtziger Jahren geübt wurde:

1. Der *Spray* wurde in den ersten Jahren noch angewandt. An die Stelle der ätzenden Carbolsäure war die Salicylsäure getreten. In den letzten Jahren wurde kein Spray mehr angewandt, weder vor noch während der Operation.

2. *Desinfektion der Hände.* Die Hände werden mit gewöhnlichem Wasser, Seife und Bürste gründlich mechanisch gereinigt fünf Minuten lang; sodann zwei Minuten mit Sublimat und Bürste desinfiziert. Die Desinfektion der Hände muß in jedem Falle vorgenommen werden, ehe man an die Vorbereitung des Operationsfeldes, der Instrumente u. s. w. geht. Zwischen die Reinigung mit Wasser und Seife und die Desinfektion mit Sublimat wird zweckmäßig eine Waschung der Hände mit Äther eingeschoben, um alle Hautfette zu lösen.

Die Konzentration der Sublimatlösung ist ausnahmslos: 1,0 : 1000,0. Auf Kürzung der Nägel und Reinigung des Nagelfalzes ist besondere Sorgfalt zu verwenden.

3. *Instrumente.* Die Instrumente sind stets sauber zu halten. Sie werden unmittelbar nach jeder Operation gründlich gereinigt mit Zuhilfenahme von Glaspapier, Haar- und Stahlbürsten und

in gut abgetrocknetem Zustande in einem sauberen Behälter aufbewahrt. Eine viertel bis eine halbe Stunde vor Beginn einer Operation werden sie in eine flache Glasschale mit 5 $^0/_0$ige Karbolsäurelösung gelegt. Während der Operation wird jedes Instrument unmittelbar nach dem Gebrauche vom Blut gereinigt und wieder in die Schale zurückgelegt.

4. *Tupfmaterial.*

a) Schwämme. Zur Wundbehandlung dürfen nur gute, feine Schwämme benutzt werden. Sie stellen sich im Preise sehr hoch (1,50—2—3 Mark das Stück, je nach Größe).

Die sichere Reinigung und Desinfektion der Schwämme ist sehr langwierig:

1. Gründliches Ausklopfen der Schwämme in trockenem Zustande, bis sich keine fremden Bestandteile mehr entfernen lassen.

2. Auswaschen in fließendem Wasser ein bis zwei Stunden lang. Wo fließendes Wasser fehlt, wird es durch Walken und Kneten der Schwämme und öfteren Wechsel des Wassers ersetzt, bis das Waschwasser vollständig klar bleibt.

3. Die Schwämme werden 24 Stunden lang in eine Lösung von Kalium hypermanganicum (ungefähr 1,0 : 500,0) gelegt. Darin färben sie sich braunrot.

4. Abspülen in reinem Wasser einige Minuten.

5. Entfärben in einer Lösung von Natrium subsulf. (1 $^0/_0$) und konzentrierter Salzsäure (5—8 $^0/_0$). In dieser Lösung bleiben sie liegen, bis sie sich vollständig entfärbt und einen klaren, weißlichen Farbenton angenommen haben. Dauer der Entfärbung ungefähr eine viertel Stunde.

6. Ausspülen in fließendem Wasser oder Auswaschen, bis sie geruchlos geworden sind.

7. Aufbewahren in 10 $^0/_0$iger alkoholischer Karbollösung. In dieser Lösung bleiben sie bis zur Anwendung liegen, durchschnittlich eine Woche lang.

Unmittelbar vor Beginn einer Operation nimmt man die Schwämme aus der 10 $^0/_0$iger Karbollösung und legt sie in 2,5 $^0/_0$, in der sie während der Operation liegen bleiben. Während der Operation mit Blut getränkte Schwämme werden in reinem Wasser abgespült und wieder in 2,5 $^0/_0$ige Karbollösung gelegt.

Schwämme, die mit septischen Stoffen in Berührung gekommen sind, werden verbrannt, jedenfalls nicht mehr zu Operationen verwendet.

Schwämme, die zu aseptischen Operationen verwendet worden sind, können wieder gereinigt werden. Sie werden in einer warmen, konzentrierten Sodalösung entfettet und dann nach den obigen Vorschriften behandelt.

b) Tupfer. Die Tupfer werden gewöhnlich aus Sublimatgaze und BRUNS'scher Verbandwatte hergestellt. Sie werden eine viertel Stunde vor Beginn der Operation in Sublimatlösung 1,0 : 1000,0 gelegt und unmittelbar vor dem Gebrauche gut ausgedrückt.

5. *Drainröhren* von Gummi. Sie werden dauernd in 10 % alkoholischer Karbolsäurelösung aufbewahrt und erst unmittelbar vor dem Gebrauche aus dem Gefäße entnommen.

6. *Nahtmaterial.* a) Seide. Sie wird in 10 % Karbolsäurelösung einige Tage desinfiziert und dann in absolutem Alkohol oder in 1 % Sublimatalkohol zum Gebrauch fertig gehalten.

b) Catgut. Es wird zwei bis drei Monate in einer Emulsion aufbewahrt, die aus fünf Teilen Olivenöl und ein Teil Acid. carb. liquef. besteht. Es macht in dieser Mischung verschiedene Veränderungen durch und wird erst nach der genannten Zeit brauchbar. Man kann es weiter in Karbolöl liegen lassen oder in Alkohol aufbewahren.

c) Silberdraht und Nägel werden unmittelbar vor der Operation am schnellsten mittelst Stichflamme ausgeglüht und bis zum Gebrauche in 5 %iger Karbolsäurelösung aufbewahrt.

7. Die *Desinfektion* des Operationsfeldes geschieht nach denselben Regeln, wie die der Hände.

8. Der *Verband* besteht aus hydrophilen Stoffen, die mit Antisepticis imprägniert sind.

a) Der Jodoformverband besteht aus drei Lagen. Zunächst auf die Wunde kommt eine sechs- bis achtfache Schicht Jodoformgaze, darüber eine Schicht (sechs- bis achtfach) Sublimatgaze. Diese beiden Lagen werden am besten gekrüllt; die Absonderungsflüssigkeiten werden besser aufgesogen als in plattem Zustande. Die Hauptmasse des Verbandes bildet die dritte Lage: Sublimatwerg, das in Kissenform in zwei Lagen Sublimatgaze eingenäht ist. Darüber kommt die Mull- und Gazebinde.

b) Der Sublimatverband wird in ganz derselben Weise angelegt; es bleibt nur die unterste Lage, die Jodoformgaze fort.

An Stelle des Sublimatwerges kann man die verschiedensten anderen antiseptischen Stoffe anwenden: Salicylwatte, antiseptische

Holzwolle, Moos, Glaswolle, Jute u. s. w. Die Baumwollenpräparate sind die gebräuchlichsten. Ihre Aufsaugungsfähigkeit wird von keinem anderen Stoffe übertroffen. Unmittelbar auf die Wunde kann man unter jeden Verband ein Stück Schutztaffet (protective silk) legen. Es verhütet das Verkleben der Wundränder mit den Verbandstoffen. Vor dem Auflegen wäscht man es mit Sublimatlösung ab.

III. Aseptisches Verfahren.

Dieses Verfahren hat sich in den letzten Jahren allmählich in der Praxis eingebürgert und verdient die weiteste Verbreitung. Seine Vorzüge gegenüber allen anderen Methoden sind so bedeutend, daß die auf den ersten Blick sich bietenden Schwierigkeiten dagegen verschwinden. Die leitenden Gesichtspunkte für das aseptische Verfahren sind: 1. Vernichtung der Entzündungserreger durch hohe Wärmegrade und 2. Entfernung aller Unreinigkeiten durch mechanische Maßnahmen.

1. Die *Hände des Operateurs und seiner Gehilfen* und das *Operationsfeld* werden in derselben Weise desinfiziert wie bei der Sublimatantisepsis angegeben. Das Hauptgewicht wird jedoch nicht auf das Antiseptikum, sondern auf gründliche mechanische Reinigung gelegt.

2. *Instrumente.* Sie werden nach den von SCHIMMELBUSCH angegebenen Vorschriften der chirurgischen Klinik von v. BERGMANN durch fünf Minuten langes Kochen in einer 1 %igen Sodalösung sterilisiert.

Die im folgenden aufgeführten Apparate sind von SCHIMMELBUSCH und LAUTENSCHLÄGER angegeben und von der Firma LAUTENSCHLÄGER, Berlin N., Oranienburger Straße 54, in sorgfältigster Ausführung zu beziehen.

Der Instrumentensterilisator von SCHIMMELBUSCH (Fig. 137) ist ein Gaskochapparat mit flacher Kochschale. Er besteht aus Kupfer oder Nickel. Das Kochgefäß ruht auf einem Mantel, sein Boden ist wellig, um der Flamme eine größere Heizfläche zu bieten. Auch der Mantel bezweckt eine bessere Ausnutzung der warmen Verbrennungsgase. Der Deckel ist ringsum mit einem senkrechten Rande versehen, welcher sich in den doppelten oberen Rand des Wasserbehälters einsenkt und in dieser einfachen Weise einen bequemen Wasserverschluß ermöglicht. Die Heizung des Apparates geschieht durch Gas mittelst einer Heizschlange, oder durch Petroleum- oder Spirituslampen.

Um das Einlegen und Herausnehmen der Instrumente zu erleichtern, bedient man sich einfacher Drahtkörbe mit Holzgriff

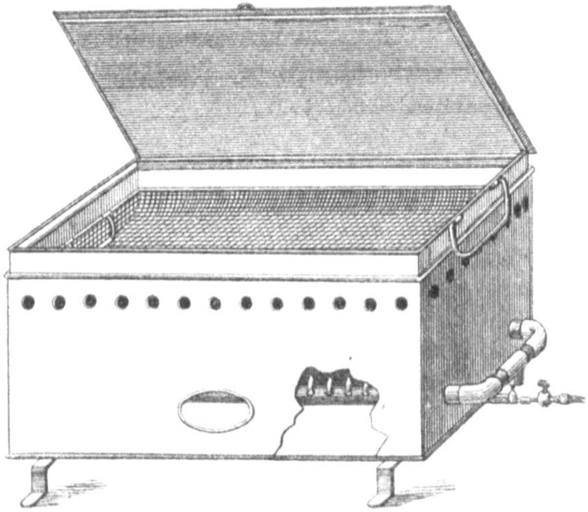

Fig. 137. Instrumentensterilisator.

(Fig. 138). Die sonst noch nötigen Mittel zeigt Fig. 139. Auf einem Wandbrett steht der Behälter mit der gepulverten Soda,

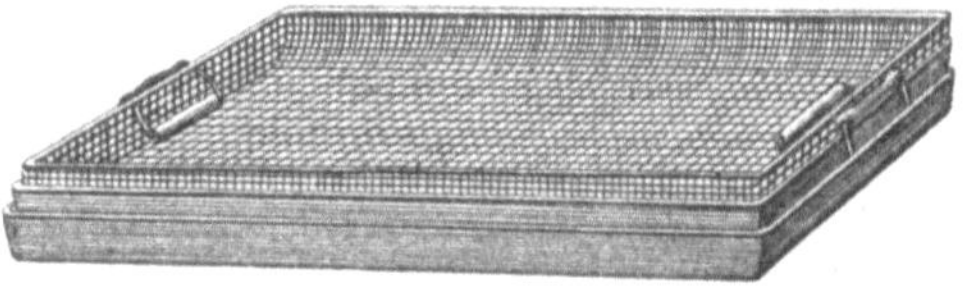

Fig. 138. Drahtkorb zum Instrumentensterilisator.

ein genau abgemessener Löffel, eine Sanduhr, die 5 Minuten läuft, eine Streichholzschachtel und das Schöpfgefäß, ein Liter fassend.

Die Sterilisation der Instrumente geschieht nun in folgender Weise:

Ungefähr eine Viertelstunde vor Beginn der Operation setzt man die Flammen in Thätigkeit. Der Apparat darf nicht zu hoch gefüllt sein. 5—6 cm Wasserhöhe genügt fast für alle Fälle. Das Wasser muß in dem Kochgefäß so hoch stehen, daß alle Instrumente davon überragt werden. Nach zehn Minuten kocht das Wasser. Man setzt die Instrumente sammt Drahtkorb, in dem sie schon bereit stehen, in das kochende Wasser, schließt den Deckel und läßt die Lösung fünf Minuten lang kochen; dann werden die Instrumente samt dem Drahtkorbe herausgenommen und auf einen sterilisierten Stoff gesetzt, oder zur sehnelleren Abkühlung samt dem Drahtkorbe in eine kalte sterilisierte Flüssigkeit gebracht (sterilisierte, 1 $^{0}/_{0}$ ige Sodalösung, sterilisierte 0,6 $^{0}/_{0}$ ige Kochsalzlösung oder sterilisiertes Wasser). Antiseptika sind überflüssig. Während der Operation wird jedes benutzte Instrument von einem Gehilfen entweder mit trockenem sterilisierten Tupfer gereinigt oder in sterilisiertem Wasser abgewaschen und wieder in den Behälter zurückgebracht. Instrumente, welche während der Operation mit Unreinigkeiten oder septischen Stoffen in Berührung gekommen sind, werden sofort bei Seite gelegt.

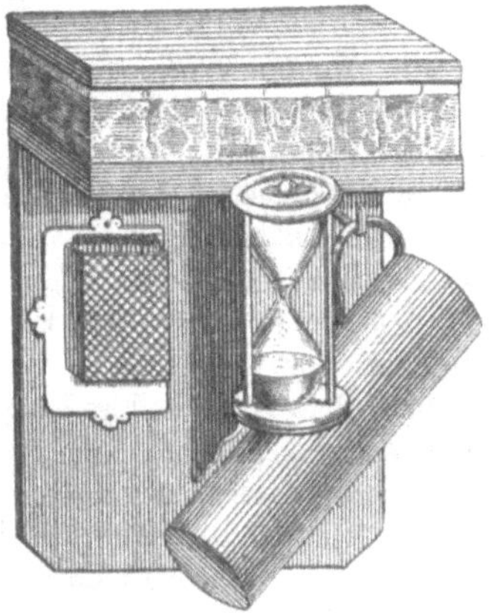

Fig. 139.
Wandbrett zum Instrumentensterilisator mit Soda, Sanduhr und Maßgefäß.

Nach beendeter Operation werden die Instrumente sorgfältig gereinigt und getrocknet und an einem sauberen Orte aufbewahrt.

3. *Tupfmaterial.* Es werden nur Tupfer benutzt, die aus Bruns'scher Verbandwatte und Gaze oder Mull hergestellt und mit dem Verbandmaterial in strömendem Wasserdampf sterilisiert worden sind. Sie werden während der Operation unmittelbar aus dem Behälter, in dem sie sterilisiert wurden, entnommen, oder vorher in einem sterilen Behälter untergebracht. Verbandflüssigkeit kommt nicht zur Anwendung. Die Tupfer werden trocken angewandt.

Schwämme werden nicht mehr benutzt, wenigstens nicht bei aseptischen Operationen.

4. *Drainröhren.* Sie werden mit den Instrumenten in 1 $^{0}/_{0}$ iger

Sodalösung gekocht und bis zum Gebrauche in einem sterilisierten, oder mit steriler Flüßigkeit gefüllten Gefäße aufbewahrt. Beim Auskochen muß man darauf achten, daß die Drainröhren nicht auf der Oberfläche schwimmen, man beschwert sie in der Regel mit einem Instrumente. Dasselbe gilt für die Seide.

5. *Nahtmaterial.* a) Seide wird mit den Instrumenten zugleich ausgekocht und bis zum Gebrauche in einer sterilisierten Schale aufbewahrt. Am sichersten ist es, die Seide jedesmal frisch mit zu sterilisieren. Will man sterilisierte Seide zu weiterem Gebrauche aufbewahren, so legt man sie in absoluten Alkohol oder in Sublimatalkohol (Sublimat 1,0, Alkohol 200,0).

b) Catgut. Die Sterilisation des Catgut durch hohe Wärmegrade ist sehr umständlich. Das Auskochen, wie bei der Seide, ist nicht angängig, weil es aufquillt und zu einer unentwirrbaren Masse zusammenklebt. Die Sterilisation im Dampf ist aus demselben Grunde nicht angängig. Die Sterilisation durch trockene, heiße Luft ist sehr umständlich, der Apparat muß langsam auf 140° Celsius erhitzt werden, damit das Catgut vor dem Erreichen höherer Wärmegrade vollständig wasserfrei wird. Hat es allmählich die Temperatur von 140° erreicht, so muß es drei Stunden lang in dieser Temperatur erhalten bleiben. Man ist deshalb für die Desinfektion des Catgut bei der chemischen Desinfektion geblieben.

In der Klinik von BERGMANN wird das Rohcatgut zuerst durch Aufgießen von Äther entfettet. Das Catgut bleibt 24 Stunden Stunden der Einwirkung des Äthers ausgesetzt, dann wird der Äther abgegossen und durch Sublimatalkohol ersetzt. Dieses Desinfiziens ist folgendermaßen zusammengesetzt:

Sublimat 1,0
Alkohol absolutus 80,0
Aqua destillata 20,0.

Der Sublimatalkohol wird nach 24 Stunden erneuert. Das Catgut wird entweder in gewöhnlichem Alkohol oder in Sublimatalkohol aufbewahrt.

Der Sublimatalkohol muß mindestens 48 Stunden eingewirkt haben, ehe das Catgut keimfrei ist.

c) Silberdraht und Nägel werden unmittelbar vor dem Gebrauche in einer Spiritusflamme ausgeglüht und in frisch sterilisierter 0,6 %iger Kochsalzlösung aufbewahrt.

6. *Operationsfeld.* Die Reinigung und Desinfektion geschieht in ganz derselben Weise wie bei den Händen.

7. *Verband.* Der Wundverband wird ebenfalls nur aus sterilisierten Stoffen hergestellt und zwar aus sogenannten Kompressen. Sie bestehen aus Bruns'scher Verbandwatte, die in Verbandmull eingeschlagen ist. Die Verbandstücke müssen vor der Sterilisation in geeigneter Grösse zurecht geschnitten werden und bleiben bis zum Gebrauche im Sterilisationskasten aufbewahrt. Befestigt werden sie mit sterilisierten Mull- und Gazebinden. Die Sterilisation der Verbandstoffe geschieht mittelst strömenden Wasserdampfes von ungefähr 100° Celsius.

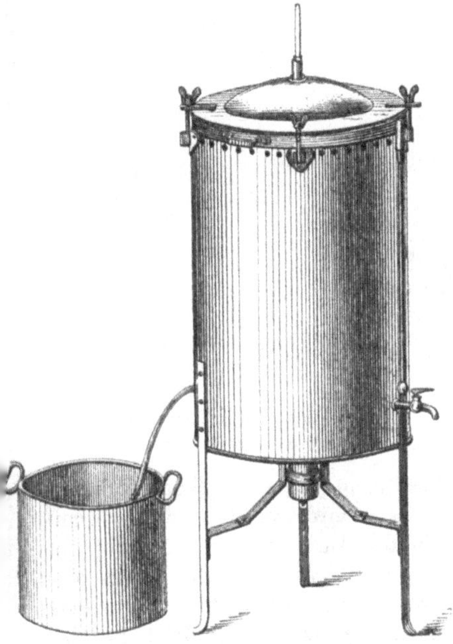

Fig. 140. Dampfsterilisator für Verbandstoffe.

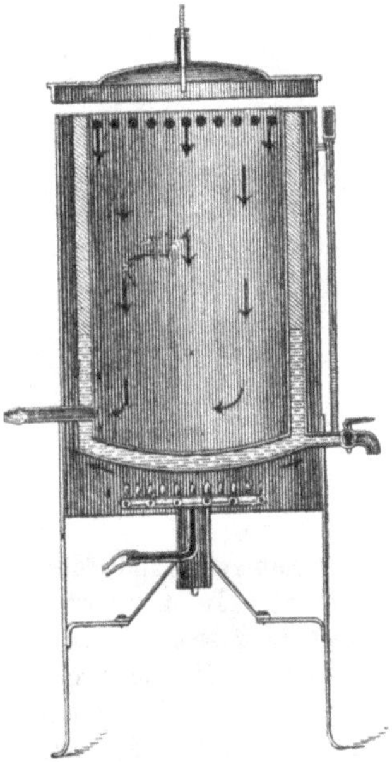

Fig. 141. Dampfsterilisator im Längsschnitt.

Fig. 140 und 141 zeigen den Dampfsterilisator von Lautenschläger, Fig. 142 und 143 die dazu gehörigen Verbandkästen.

Das Verfahren ist folgendes: Die Verbandstoffe werden in die Verbandkästen gelegt, der Deckel derselben geschlossen, die Ventilationslöcher, die in doppelter Reihe um die ganze Seitenwand herumlaufen, geöffnet. Läßt man sie geschlossen, so kann der Dampf in die Verbandstoffe nicht eindringen. Der Sterilisator selbst ist ein Gefäß mit doppelter Wand. Der Raum zwischen den beiden Wandungen wird bis zu ein Drittel seiner Höhe mit Wasser gefüllt. An dem gläsernen Steigerohr beobachtet man den Wasserstand. Die Füllung geschieht durch das Steigerohr vermittelst Trichters. Das Ablassen des Wassers geschieht durch den am unteren Ende des Steigerohres befindlichen Hahn.

Die Verbandkästen werden in den Innenraum des Sterilisators gestellt und der Deckel desselben durch Schrauben fest verschlossen. Der luftdichte Verschluß wird durch einen auf

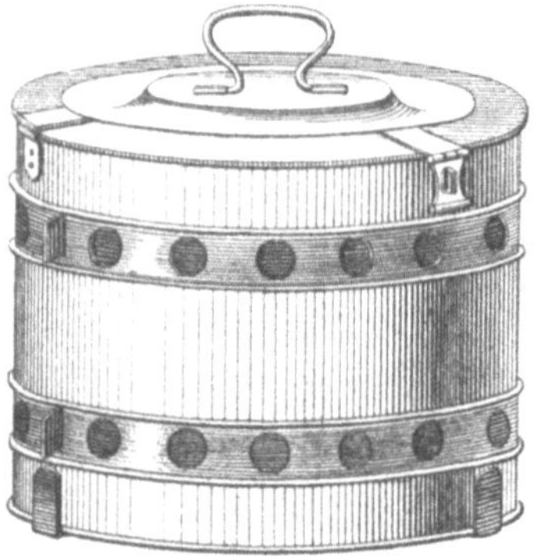

Fig. 142. Verbandkasten.

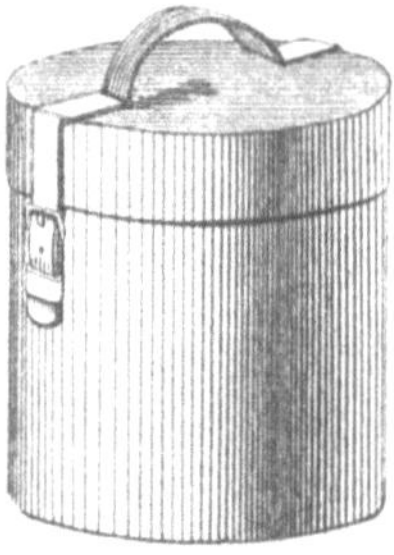

Fig. 143. Verbandkasten im Lederbehälter zum Transport.

dem oberen Rande des Sterilisators angebrachten Gummiring gesichert. In der Mitte des Deckels wird ein Quecksilberthermometer, dessen unteres Ende in den Innenraum hinabreicht, eingefügt. Die Heizung des Apparates geschieht durch Gas oder Petroleum. Man kann sie vor dem Einsetzen der zu sterilisierenden Stoffe oder nachher in Gang setzen. Zugleich mit der Erwärmung des Wassers werden eingesetzte Stoffe vorgewärmt. Die Sterilisationsdauer wird von dem Zeitpunkte an gerechnet, in dem das Thermometer 100° Celsius zeigt. Der sich entwickelnde Wasserdampf dringt durch runde Öffnungen unmittelbar unterhalb des Deckels in den Innenraum und zieht durch ein am Boden des Gefäßes befindliches Abzugsrohr wieder ab. Er wird durch eine Kühlschlange in ein nebenstehendes mit Wasser gefülltes Gefäß geleitet, kondensiert sich hier und ruft weiter keine Belästigung hervor.

Von dem Augenblicke an, in dem das Thermometer 100° C. zeigt, dauert die Sterilisation noch 45 Minuten. Nach Ablauf dieser Zeit sind die Verbandstoffe sicher keimfrei. Es wird zuerst der Thermometer mit dem Pfropfen entfernt, damit der überschüssige Dampf entweichen kann, dann wird der Brenner ausgelöscht, der Deckel geöffnet und die Verbandstoffe werden aus ihren Kästen entfernt. Die Öffnungen in der Wand der Kästen werden erst nach einigen Minuten geschlossen, damit der Wasserdampf entweichen kann. Sodann bleiben sie dauernd geschlossen. Den Deckel öffnet man nur zum Zwecke der Entnahme von Verbandstoffen und schließt ihn sogleich wieder. Mit den Kompressen und Tupfern sterilisiert man gleichzeitig die Binden.

Man soll immer mehrere Verbandstoffbehälter bereit haben, damit man die Verbandstoffe nicht aus einem Behälter in den anderen überzupacken genötigt ist. Ist der zweite Behälter sicher keimfrei und sind die Hände dessen, der den Verbandstoff umlegt, ebenfalls rein, so ist die Infektionsgefahr allerdings sehr gering, aber es ist immerhin wieder eine neue Möglichkeit die Verbandstoffe zu verunreinigen gegeben. Für die Zwecke des Transportes nach auswärts sind besondere dichte Lederetuis angegeben worden, anderenfalls kann man die Verbandstoffe samt ihrem Behälter in einer passenden Reisetasche unterbringen.

Erläuterungen zu den obigen Vorschriften.

Das ursprüngliche Verfahren Lister's ist vollständig aufgegeben. Die beiden anderen Wundbehandlungsmethoden sind als Typen der beiden Arten aufzufassen, die gegenwärtig gelten und in den verschiedensten Modifikationen angewandt werden. Die Anleitung muß für den Unkundigen bestimmt und kurz sein. Wer sich streng an die gegebenen Regeln hält, wird keine gröberen Verstöße begehen. Um aber Mißverständnissen vorzubeugen und andere Meinungen nicht unberechtigt zu übergehen, füge ich zu einzelnen Punkten hier kurze Erläuterungen hinzu, die sich in den Rahmen einer kurzen Vorschrift nicht gut einfügen lassen, ohne die Aufmerksamkeit von den Hauptpunkten abzuleiten oder zu verwirren.

I. Spray. Luft.

Ursprünglich wurde der Karbolnebel angewandt. Später trat an seine Stelle vielfach der Salicylspray. Beim Karbolnebel wurden zuweilen leichte Intoxikationserscheinungen bei Operateur oder Assistenten beobachtet, während die Salicylsäure als unschädlich gilt.

Seit dem Ende der 80er Jahre ist der Spray als Desinfektionsmittel endgültig aufgegeben. Auch LISTER selbst hat ihn seit Jahren beseitigt.

Die ursprüngliche Ansicht, daß der Karbolnebel im stande wäre, die Mikroorganismen der Luft in kurzer Zeit zu tödten, hat sich nicht bewahrheitet. Daneben trat aber ein zweiter Umstand in den Vordergrund: der Nebel erregt notwendigerweise eine fortwährende Bewegung der Luftschichten in der Umgebung des Operationsfeldes und zieht dadurch immer wieder neue Bakterien in den Bereich des Luftstromes. Mit diesem werden sie auf das Wundfeld hingeblasen. Die Erfahrung hat gelehrt, daß die Luft und die in ihr enthaltenen Mikroorganismen die geringste Quelle der Gefahr für die Wunden bilden. Wir können sie vollständig ignorieren. Gegenwärtig glaubt man nur noch an die Kontaktinfektion, d. h. an die Übertragung der Entzündungserreger nur durch unmittelbare Berührung der Wunden, also durch Tupfer, Instrumente, Naht- und Unterbindungsmaterial und Hände des Operateurs und der Gehilfen. Ist alles, was mit der Wunde in unmittelbare Berührung kommt, sicher keimfrei, so ist ein ungestörter Wundheilungsverlauf gewährleistet. Die Luft bedarf keiner Desinfektion.

Ganz im Gegensatz zu der früheren unablässigen Bewegung der Luftschichten durch den Spray gilt gegenwärtig als das sicherste Mittel die Luft annähernd keimfrei zu erhalten die Vermeidung jeder Bewegung der Luftschichten.

In unmittelbarer Verbindung mit der Luftinfektion steht die Frage über die Wahl des Operationszimmers. Man verlangt gegenwärtig in der Regel einen leeren von glatten Wänden begrenzten Raum. Alle Vorhänge, Möbel und dergleichen sollen möglichst vermieden, die Ecken abgerundet werden, damit sie bequem von jeder anhaftenden Unreinigkeit gesäubert werden können. Manche Chirurgen verlangen Einrichtungen zur bequemen Abspülung des ganzen Operationsraumes, Regenvorrichtungen zum Niederschlagen der Luftbakterien, oder eine Einrichtung zur Dampfsterilisation des ganzen Raumes. Diese Forderungen lassen sich nur in reich ausgestatteten Krankenhäusern erfüllen. Über den Wert derselben sind die Meinungen sehr geteilt.

Für die Praxis ist es vollständig ausreichend, zum Operations-

und Verbandraum ein Zimmer zu wählen, welches den hygienischen Anforderungen an ein gutes Krankenzimmer entspricht; es soll hell, gut zu lüften, mit Ausstattungsstücken nicht überladen sein. Man vermeide ein bis zwei Stunden vor einer Operation oder vor einem Verbande jedes Staubaufwirbeln. Der Staub, der ruhig auf einem Schrank, einer Kommode, auf den Vorhängen u. s. w. liegt, ist vollständig ungefährlich.

Aber in vielen Fällen bietet die Privatpraxis noch viel weniger. Man kann sich keine besseren Lokalitäten schaffen und muß mit den Verhältnissen rechnen, wie sie liegen. Man gehe dann von dem Grundsatze aus, die Luftinfektion vollständig zu ignorieren und mit der Wunde nur sicher desinfizierte oder sterilisierte Stoffe in Berührung zu bringen, dann wird man auch unter den äußerlich ungünstigsten Verhältnissen mit seinem Erfolge zufrieden sein. Es ist für den Anfänger schwer, in jedem Falle das Richtige zu thun. In ungünstigen Fällen muß uns das Bewußtsein, das Beste und Richtige gewollt und erstrebt zu haben, über einen etwaigen Mißerfolg trösten.

II. Operateur und Assistenten.

Für die Reinigung und Desinfektion der bei einer Operatien beteiligten Personen gilt als wesentlichste Regel, die Hände und Arme bis zum Ellbogengelenk hinauf von jeglicher Kleidung zu entblößen und in der genannten Ausdehnung gründlich zu desinfizieren. Für die Desinfektion der Hände sind die verschiedensten zum Teil sehr komplizierten Methoden angegeben worden. Die einen schreiben die Desinfektion mit Karbolsäure (2—3 $^0/_0$) vor, andere verlangen Sublimat (0,5—1 $^0/_{00}$), andere gemischte Desinfektion nacheinander mit Karbolsäure und Sublimat; wieder andere fügen noch eine Abreibung der Hände mit karbolisierter Jodoformgaze hinzu u. s. w. Die oben unter Sublimatdesinfektion angegebene Vorschrift genügt allen billigen Anforderungen. Das wichtigste ist die gründliche mechanische Reinigung mit Wasser, Seife und Bürste, eventuell mit Äther. Das Waschen der Hände ohne Bürste ist für chirurgische Zwecke vollständig ungenügend. Ferner ist eine besondere Sorgfalt auf die Nägel zu verwenden. Sie müssen immer gekürzt sein. Lange Nägel sind für den chirurgisch thätigen Arzt unzulässig. Aller Schmutz unter den Nägeln und im Nagelfalz ist mittelst Nagelreinigers sorgfältig zu entfernen. Besondere Sorgfalt ist auf die Riefen und Falten in den Fingern zu verwenden. Sie sollen durch Ballen der Hand zur Faust möglichst ausgeglichen und durch quere Führung der Bürste gereinigt werden. Desgleichen sind die Zwischenfingerräume gründlich zu reinigen.

Ist die mechanische Reinigung mit aller Sorgfalt vollendet, so hat die Desinfektion eigentlich nur noch den Zweck, die etwa lose anhaftenden Keime abzuspülen. Eine Waschung in Sublimat (1 $^0/_{00}$) von einer Minute genügt vollständig. Hingegen ist jede auch noch so lange Desinfektion ohne vorherige sorgfältige mechanische Reinigung ungenügend.

Es muß natürlich auch hier individualisiert werden. Hat man soeben eine streng aseptische Operation vollendet und schreitet unmittelbar zu einer zweiten, ohne andere zwischenliegende Beschäftigung, so genügt eine kurze Waschung der Hände und Arme, die ja für keimfrei gelten müssen. Hat man dagegen soeben eine septische Operation vorgenommen (Abscesse jeder Art, geschwürige Neubildungen u. dergl.), und ist man genötigt, im unmittelbaren Anschluß daran oder wenigstens noch an demselben Tage eine streng aseptische Operation zu machen, z. B. einen Bruchschnitt, so ist die allergründlichste mechanische Reinigung notwendig: 15—20 Minuten Waschen genügt auch hier allen Anforderuugen. Man muß sich dazu fließenden Wassers bedienen oder das Waschwasser öfters erneuern. Manche, besonders Gynäkologen, verlangen nach Berührung von septischen Stoffen unter allen Umständen mehrere Tage Zwischenräume, bevor man wieder frische Wunden anrührt. Gegen diese Vorschrift läßt sich da, wo sie durchführbar ist, nichts einwenden. In der Praxis, besonders auf dem Lande, ist sie nicht ausführbar. Der Arzt wird sich unmittelbar nach jeder Verrichtung, durch die er mit septischen Stoffen in nähere Berührung gekommen ist, gerade so sorgfältig reinigen, wie vor einer ganz reinen Operation, er darf nichts Septisches an seinen Händen dulden; er entfernt alle septischen Stoffe wieder, ehe sie an seiner Haut eintrocknen. Diese Vorsicht ist sehr wichtig. Natürlich wird er sich vor der nächsten Operation mit derselben Sorgfalt reinigen und desinfizieren.

Man muß es vermeiden, seine Kleidungsstücke mit der Wunde in Berührung oder auch nur in unmittelbare Nähe zu bringen. Um für alle Fälle die Kleidung des Arztes unschädlich zu machen, bedient man sich der Operationsmäntel. Die letzteren haben den doppelten Zweck zu erfüllen, alle in der Kleidung des Arztes etwa enthaltenen Mikroorganismen von der Wunde abzuhalten, und nebenbei die Kleider des Operateurs vor Verunreinigung zu schützen. Beide Ziele kann nur ein undurchlässiger Mantel erreichen. Vor einigen Jahren bedienten sich die Chirurgen durchweg der Gummimäntel, in den letzten Jahren ist es Sitte geworden, Leinwandmäntel zu tragen, die vor jeder Operation, wie die Verbandstoffe, sterilisiert werden. Viele Chirurgen tragen unter diesen durchlässigen Leinwandmänteln Schürzen oder Mäntel von wasserdichten Stoffen. Die wasserdichten Stoffe werden in der Gegenwart nicht für genügend aseptisch gehalten. Das ist richtig; sie können nicht so wie die Leinwandmäntel im strömenden Wasserdampf sterilisiert werden. Man wäscht sie mit einer Bürste, Wasser und Seife gründlich ab. Diejenigen Unreinigkeiten, welche man damit nicht entfernen kann, lösen sich auch während der Operation nicht von dem Mantel ab; sie sind ungefährlich. Folglich: Man bediene sich eines Gummimantels oder eines Leinwandmantels, reinige jeden nach seiner Art und hüte sich, seine Kleidungsstücke, einschließlich der Operationsmäntel oder -Schürzen, mit der Wunde in Berührung zu bringen, so wird von diesen Kleidungsstücken keine Gefahr ausgehen.

Was die übrige Körperpflege des Arztes betrifft, so unterliegt sie den allgemeinen üblichen hygienischen Bedingungen; daß es natürlich vorzuziehen ist, eher nach der strengeren, als nach der laxeren Seite abzuweichen, ist selbstverständlich. Besondere Vorschriften über Bäder, Haarpflege u. dergl. erübrigen sich.

III. Instrumente.

Über die Instrumente habe ich dem oben gesagten wenig beizufügen. Erster Grundsatz muß sein: keine septischen Instrumente in seinem Instrumentarium zu dulden. Das sicherste Mittel, Instrumente, die zu einer septischen Operation gebraucht worden sind, aseptisch zu machen, ist das Auskochen derselben. Es geschieht in kochendem Wasser fünf Minuten lang, oder, da sie in einfachem Wasser leicht rosten, in 1 %iger Sodalösung. Sie werden dann gut getrocknet und man kann unter allen Umständen versichert sein, daß alle Keime an ihnen getötet sind. Die Holzgriffe der Instrumente vertragen das Auskochen nicht. Nach ein- oder mehrmaligem Kochen werden sie schadhaft. Es sind deshalb Instrumente, die nur aus Metall bestehen, vorzuziehen. Neben dem Auskochen ist auf peinliche mechanische Reinigung der Instrumente zu achten.

Weit weniger sicher als die Kochmethode ist die Desinfektion der Instrumente mit chemischen Mitteln. Es kommt nur Karbolsäure in Betracht. Die schneidenden Instrumente, Messer und Scheeren, werden durch Einwirkung der Karbolsäure leicht stumpf. Sublimat läßt sich für die Metallinstrumente nicht verwerten, weil es Niederschläge bildet.

Hat man keinen Instrumentensterilisator zur Hand, so genügt es vollkommen, die zu verwendenden Instrumente in einen gewöhnlichen Topf mit kochendem Wasser zu legen und in diesem fünf Minuten kochen zu lassen. Man gießt nachher das Wasser vorsichtig ab, nimmt die heißen Instrumente aus dem Kochgefäße heraus und legt sie zum Abkühlen auf ein sterilisiertes Handtuch oder dergleichen. Die Wirkung ist dieselbe, nur die Handhabung ist etwas umständlicher. Diese Art eignet sich für improvisierte Operationen.

IV. Tupfmaterial.

Zum Abtupfen der Wundflüssigkeiten braucht man Schwämme oder Mittel aus Baumwolle: Verbandwatte, Mull, unappretierte Gaze; unter Umständen dieselben Baumwollenpräparate mit chemischen Mitteln getränkt: Sublimatgaze, Salizylwatte, Karbolgaze u. s. w.

Wie umständlich es ist, die Schwämme sicher aseptisch zu machen und zu erhalten, geht aus der obigen Vorschrift hervor. Auskochen oder Sterilisieren im strömenden Wasserdampfe verdirbt sie vollständig. Sie werden hart und für eine regelrechte Wundbehandlung, bei der vieles auf Zartheit ankommt, unbrauchbar. Ich sehe deshalb von Schwämmen vollständig ab und be-

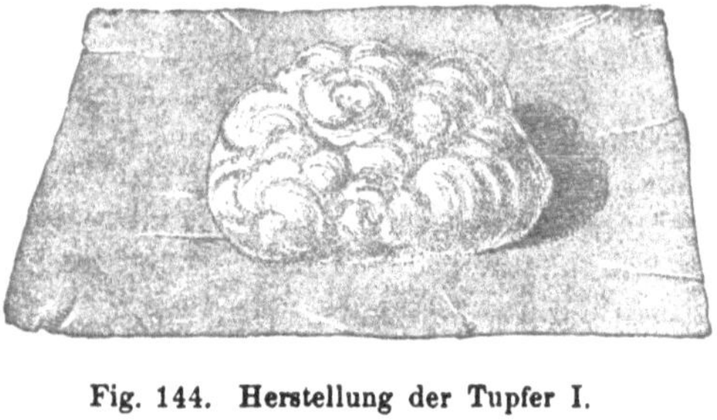

Fig. 144. Herstellung der Tupfer I.

nutze nur Tupfer aus Verbandwatte, die man für die einzelnen Zwecke in verschiedener Größe vorrätig hält. Die Tupfer kann man in einfacher Weise folgendermaßen herstellen (Fig. 144, 145, 146): Man hüllt entsprechende Stücke Verbandwatte in quadratische Stücke Mull oder unappretierte Gaze von 15—20 cm Seitenlänge. Die Zipfel der Mullstücke werden über der Watte zusammengeschlagen und mittelst Fadens zusammengebunden. Die Watte muß sehr fein gezupft und lose eingebunden sein, sonst werden die Tupfer hart. Dies ist die mittlere Größe der Tupfer, wie sie gewöhnlich zur Wundbehandlung benutzt werden. Zur Tamponade der Wundhöhle, zu Laparatomien u. s. w. fertigt man entsprechend größere, zu Darmoperationen, zum Austupfen enger Höhlen und Öffnungen entsprechend kleinere. An Aufsaugungsvermögen kommen sie den Schwämmen nicht gleich. Für die Reinheit leisten sie viel mehr Gewähr. Sie werden nach jedesmaligem Gebrauch verbrannt. Wollte man gute Schwämme nach jeder Operation vernichten, so würde das Tupfmaterial allein sehr teuer zu stehen kommen, während sich Verbandwatte verhältnismäßig billig stellt. Zuweilen wird auch lose, uneingehüllte Watte zum Tupfen benutzt; dies ist für Wunden nicht empfehlenswert, es bleiben leicht Fäserchen haften, die einzeln entfernt werden müssen.

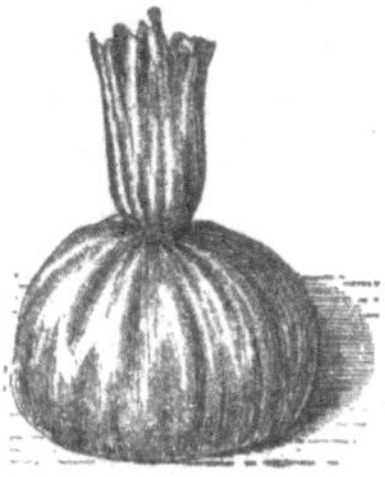

Fig. 145. Herstellung der Tupfer II.

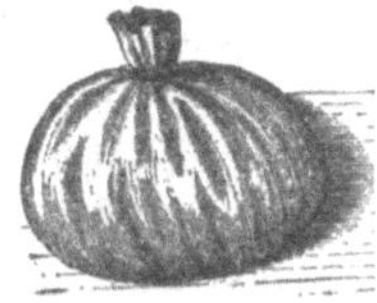

Fig. 146. Herstellung der Tupfer III.

V. Drainage.

Die Drainage hat den Zweck, den Wundflüssigkeiten den Austritt zu gestatten. Diesen Zweck erreicht man am besten durch Einlegen von weichen Gummiröhren (Fig. 147). Durchschnittlich ist die Weite von 0,5 cm Durchmesser zweckentsprechend. Die Länge richtet sich nach der Tiefe der Wunde. Der Regel nach reicht das innere Ende bis annähernd in die tiefste Stelle der Wundhöhle. Das äußere Ende ragt höchstens zwei bis drei Millimeter

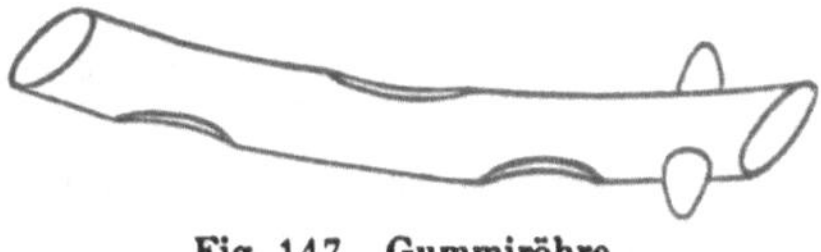

Fig. 147. Gummiröhre.

über das Niveau der Haut empor. Es wird entweder mittelst Knopfnaht an die Haut angenäht oder man zieht eine Fadenschlinge durch das äußere Ende des Drainrohres und läßt sie lang hängen, damit man an ihr das Rohr wieder herausziehen kann, falls es einmal in die Wundhöhle gleiten sollte. Zuverlässiger ist es noch, anstatt der Fadenschlinge eine Sicherheitsnadel durch das Drainrohr zu stecken. In die Seitenwände schneidet man in kurzen Abständen Öffnungen (Fenster), um den Wundflüssigkeiten Eintritt in das Drainrohr zu gestatten.

Neben den weichen Gummidrains werden verschiedene Arten (Hartgummi, Glas) zur Wunddrainage empfohlen. Sie erübrigen sich vollständig. Zur Ableitung genügen die weichen Drains. Falls sich die Röhren verstopfen, sind in der Regel Umstände daran schuld, die für die weichen und festen gleichmäßig gelten; in der Mehrzahl der Fälle trägt geronnenes Blut die Schuld.

Vor ungefähr zehn Jahren wurden resorbierbare, entkalkte Knochendrains in die Wundbehandlung eingeführt. Sie sollten vollständig resorbiert werden und damit die Möglichkeit, den Verband wochenlang ohne Wechsel liegen zu lassen, begünstigen. Sie werden gegenwärtig kaum noch angewandt. Bei aseptischen Wunden werden die Drainröhren in der Regel zwischen dem vierten bis siebenten Tage nach der Operation entfernt. Ist innerhalb der ersten drei Tage kein Zwischenfall eingetreten, so ist nur ausnahmsweise noch ein Unfall zu fürchten.

Bei eiternden Wunden werden die Drainröhren entfernt, sobald die Eiterung zu versiegen beginnt. Bei septischen Eiterungen kann man sie durchschnittlich schon nach sieben bis zehn Tagen, manchmal noch eher entfernen, bei tuberkulösen bleibt gewöhnlich eine offene Fistel bestehen, auch wenn das Drainrohr entfernt wird. Ganz von der Drainage absehen, kann man bei kleineren Wundhöhlen, zumal wenn man Veranlassung hat, einen festen Verband anzulegen und wenn die Blutung sehr sorgfältig gestillt ist; dagegen ist es immer geraten, bei größeren Flächenwunden, namentlich wenn man keinen Druckverband anlegen kann, eine oder mehrere Drainröhren einzulegen. Die etwaigen serösen Transsudate und kleinen Blutergüsse werden sofort nach außen abgeleitet und die Verlötung der Wundflächen miteinander wird begünstigt. Ein Drainrohr, welches rechtzeitig (am dritten oder vierten Tage) entfernt wird, verzögert die Wundheilung niemals. Bis die Wunde konsolidiert ist, ist auch die Drainöffnung geheilt. Eine Wundinfektion beim Entfernen der Drainröhren ist bei regelrechtem Vorgehen ausgeschlossen. Ist man im Zweifel, ob man drainieren soll oder nicht, so thue man es lieber.

VI. Naht.

Die Technik der Naht wird an besonderer Stelle besprochen. Die Vorschriften für die Desinfektion und Sterilisation der Nähmaterialien sind oben gegeben. Die Wundnaht hat den Zweck, die Wundränder in innige Berührung zu bringen, die unmittelbare Verwachsung zu sichern und dadurch den Heilungsverlauf wesentlich abzukürzen. Sie wird überall da angewandt, wo genügende Haut zur Bedeckung des Wundfeldes vorhanden ist und keine Erscheinungen von Entzündung sich zeigen. Sobald akute entzündliche Erscheinungen im Operationsfelde vorhanden sind, sieht man von jeder Naht ab und läßt die Wundheilung auf dem langsamen Wege der Granulation zu stande kommen. Es muß als Regel gelten, die Naht unmittelbar im Anschluß an die Operation anzulegen (primäre Wundnaht). Die sekundäre Wundnaht, die erst einige Tage nach der Operation angelegt wird, ist auf seltene Ausnahmefälle zu beschränken, wenn sich z. B. wegen schwerer Blutung eine Tamponade der Wundhöhle nötig machte.

VII. Operationsfeld.

Die Regeln für die Reinigung des Operationsfeldes sind an sich klar. Einer Ergänzung bedarf es nicht.

VIII. Wundverband.

Der Wundverband hat den Zweck, die Wunde nach Beendigung einer Operation allen schädlichen äußeren Einflüssen zu entziehen. Den Typus des Wundverbandes bildet gegenwärtig der trockene antiseptische oder aseptische Deckverband. Ob man dazu mit chemischen Mitteln imprägnierte Stoffe (Jodoformgaze, Sublimatgaze, Sublimatwerg, Salicylwatte u. s. w.), oder durch hohe Wärmegrade sterilisierte Stoffe verwendet, bleibt sich im wesentlichen gleich. Die mit chemischen Stoffen getränkten Stoffe stellen sich im allgemeinen teurer als diejenigen, welche durch hohe Wärmegrade sterilisiert wurden. Die letzteren sollen der Regel nach unmittelbar vor dem Gebrauche keimfrei gemacht werden und bieten somit eine hohe Garantie für ihre Unschädlichkeit. Nebenbei sind sie jedenfalls frei von jeglichen reizenden Substanzen. Der Wundverband muß so groß sein, daß er die offene oder genähte Wunde allseitig um einige Centimeter überragt. Die Dicke der aufzulegenden Schicht der Verbandstoffe richtet sich nach der zu erwartenden Absonderung. So können z. B. für eine kleine Schnittwunde, in der die Blutung sorgfältig gestillt ist und welche durch eine genaue Naht ohne Drainage geschlossen ist, sechs bis acht Lagen einfachen Mulles vollständig genügen, während in Fällen von Operation großer Abscesse dicke Schichten Verbandwatte aufgelegt werden müssen um das sofortige Durchtränken des Verbandes zu verhüten.

Von den früheren, großen, massigen Verbänden ist man in den letzten Jahren vollständig zurückgekommen, so daß man gegenwärtig zu manchen Verbänden nicht den zehnten, ja kaum den 30. bis 50. Teil der Verbandstoffe verbraucht, wie vor zehn bis fünfzehn Jahren. Während z. B. zur Zeit der großen antiseptischen Deckverbände nach einer Operation eines gewöhnlichen Schenkel- oder Leistenbruches ein großer Polsterverband angelegt wurde, der von der Mitte des Oberschenkels bis zum Nabel hinaufreichte und dessen Lagen durch Mullbinden, Gazebinden und schließlich noch elastische Binden befestigt wurden, begnügt man sich jetzt mit einem Verbande, der kaum die Größe einer flachen Hand hat, nur aus vier bis sechs einfachen Lagen Mull besteht und mit Kollodium getränkt und befestigt wird. Bei normalem Wundheilungsverlauf findet der erste Verbandwechsel nach Ablauf von drei oder vier Tagen statt, um die Drainröhren zu entfernen, nach Ablauf von sieben Tagen der zweite Verbandwechsel, behufs Entfernung der Nähte. Diese Daten geben nur einen Typus an, in dem sich alle Variationen einfügen lassen. Unter Umständen, z. B. bei großen Operationswunden, nach Exstirpation der Brustdrüsen und der Achseldrüsen, bei denen sich Bewegungen und Beunruhigung des Operationsfeldes nicht vermeiden lassen, wird es geraten sein, den ersten Verband eine Woche lang liegen zu lassen, dann erst den Verbandwechsel vorzunehmen und Drainröhren und Nähte an demselben Tage zu entfernen, so daß die Konsolidierung der Wunde unter dem zweiten Verbande im Verlaufe der zweiten Woche sich ungestört und vollständig vollzieht. In anderen Fällen, wenn es sich um gar keine Spannung von Weichteilen handelt, kann man die Nähte schon am dritten bis vierten Tage entfernen ohne einen Nachteil befürchten zu müssen. Dem Anfänger und Ungeübten ist es anzuraten, bis er sich ein selbständiges Urteil gebildet, sich an die oben gegebene unzweideutige Vorschrift zu halten, er wird dann niemals in die Lage kommen, einen gröberen Fehler zu begehen. Nach zwei bis drei Wochen sind selbst größere Wunden endgültig und fest geheilt. Der beschriebene Typus des klinischen Verlaufes der Wundheilung reiner Wunden ist gegenwärtig die Regel. Der Kranke leidet, wenn er narkotisiert worden ist, die ersten 12 bis 24 Stunden unter den Folgen der Narkose. Dabei hat er zuweilen in den ersten Stunden nach der Operation beträchtliche Schmerzen im Operationsgebiete. Diese Schmerzen sind insbesondere heftig, wenn während der Operation starke antiseptische Lösungen von Karbolsäure und Sublimat zum Austupfen und Ausspülen der Wunde verwendet worden sind, sehr gering, wenn, wie es in den letzten Jahren zur Regel geworden ist, zum Abtnpfen der Wundflüssigkeit nur ganz trockene Wattebäuschchen verwendet wurden. Nach 24 Stunden sind die Folgen der Narkose überwunden, die Schmerzen sind geschwunden. Der Kranke fühlt sich dann annähernd wie ein Gesunder, insbesondere hat er keine Fiebererscheinungen, der Appetit ist derselbe wie in gesunden Zeiten, und wenn die Wunde nicht an einer Stelle sitzt, die das aufrechte Stehen und Gehen an sich durch ihren Sitz verbietet, kann er das Bett verlassen.

Störungen im Wundheilungsverlaufe.

Von den Störungen im Wundheilungsverlaufe ist die wichtigste die Entzündung der Wunde.

Die Wundentzündung (Wundfieber) ist immer bedingt durch das Einwandern von Mikroorganismen — in der Regel Streptokokken oder Staphylokokken — in die Wunde und ihre Entwickelung daselbst. Bei frischen Verletzungen und Operation nach Wahl ist die Wundinfektion bei dem gegenwärtigen Stande der Wundbehandlung immer als die Folge eines Fehlers anzusehen. Dies ist jedoch nicht so aufzufassen, daß die Operateure immer ein Verschulden treffen müßte, nein, man wird nur sehr selten, vielleicht nie, in der Lage sein, einen bestimmten Mißgriff als die gewisse Entzündungsursache hinzustellen. Die Fehler, die Infektionsmöglichkeiten sind oft so fein, daß sie der Kontrole vollständig entgehen. Wem häufiger Fälle septisch werden, der wird sich einen gewissen Vorwurf nicht ersparen können. Es kommt manchmal in einer guten Anstalt vor, daß Jahre lang kein Fall septisch wird, und daß dann plötzlich an mehreren Tagen hintereinander eine Anzahl Fälle septisch werden, vielleicht auch zum Teil in Folge der Wundkrankheiten sterben. Festzustellen, wo der Fehler liegt, ist oft geradezu eine Unmöglichkeit. Die Infektion kann ausgehen: vom Operateur, von jedem der dabei beteiligten Assistenten, Wärterinnen, Schwestern, von den Instrumenten, dem Tupf- und Nähmaterial, kurz von alledem, was mit der Wunde in Berührung kommt, oder auch von den Personen, die Stoffe berührt haben, welche später mit der Wunde in Berührung gebracht werden. Je größer der Apparat ist, welcher für eine Operation oder einen Verbandwechsel in Bewegung gesetzt wird, desto schwerer läßt er sich übersehen und desto näher liegt die Gefahr einer Infektion. Oberster Grundsatz muß deshalb sein: „Keine Hand mehr in und an die Wunde, als unbedingt nötig ist." Wird nun in dem angegebenen Falle der ganze antiseptische Apparat revidiert und von neuem desinfiziert, und wird zugleich die Anzahl der an der Operation beteiligten Personen auf das geringste Maß beschränkt, so verschwindet mit einem Male das Wundfieber. Es treten keine neuen Fälle mehr auf, auch wenn man die Ursache nicht hat finden können. Personen, die als Zuschauer in der Nähe des Operationstisches verweilen, ohne an der Operation thätigen Anteil zu nehmen oder Gebrauchsgegenstände zu berühren, können niemals für eine Wundinfektion mit verantwortlich gemacht werden.

Der typische Verlauf bei Eintritt von Wundfieber, sei es eine septische Entzündung, sei es ein Erysipel oder ein Absceß, ist im wesentlichen der folgende: Ist der Kranke narkotisiert worden, so leidet er die ersten Stunden nach der Operation mehr oder weniger an den Folgen der Narkose; während aber bei normalem Wundheilungsverlauf nach 6—12—24 Stunden die gewohnte Behaglichkeit bei dem Kranken wiederkehrt, so wird er nicht wieder ganz wohl. 18—36 Stunden nach der Infektion tritt entweder plötzlich oder allmählich ansteigend, aber immerhin ziemlich rasch Fieber ein. Nicht selten deutet sich der Beginn des Fiebers durch ein leises oder stärkeres Frösteln, zuweilen durch einen heftigen Schüttelfrost an. Bei Schüttelfrost steigt die Temperatur im Verlauf von einer halben bis zu einer Stunde rasch bis auf 40^{0} und darüber an. Während ohne Schüttelfrost das Ansteigen in der Regel langsamer in etwa zwölf Stunden erfolgt. Ist z. B. jemand am Vormittage des heutigen Tages operiert worden und beträgt die Temperatur am nächsten

Morgen 37,0° oder einige Zehntel darüber, so ist dieser Temperaturstand schon sehr mit Vorsicht aufzufassen. Beträgt sie dann mittags 38,5 bis 39,0 und abends 39,0 oder darüber, so kann man mit Sicherheit ein Wundfieber annehmen, wenn nicht zufällig eine andere von der Wunde unabhängige Krankheit nachgewiesen werden kann, z. B. Mandelentzündung, Lungenentzündung oder irgend eine andere akute Infektionskrankheit. Entsprechend der Temperatur steigt auch die Puls- und Atmungszahl an. Neben dem Fieber macht sich die Wundinfektion bemerklich durch Schmerzhaftigkeit des Wundfeldes sowohl spontan, als bei Berührung. Der Kranke fühlt sich im allgemeinen unwohl, leidet an Appetitlosigkeit, zuweilen Erbrechen, erhöhtem Durstgefühl, die Haut fühlt sich heiß an, das Gesicht ist lebhaft gerötet, es tritt Müdigkeit ein, bei höheren Graden im weiteren Verlauf Delirien. Bei vorhandenem Wundfieber ist es dringend geboten so früh als möglich — schon nach 24—36 Stunden — den Verband zu wechseln. Man findet dann das Wundfeld geschwollen, stark gerötet, bei Berührung sehr schmerzhaft. Zeigt sich dieses Bild, so ist es dringende Pflicht, wenn die Wunde genäht ist, sofort alle Nähte zu entfernen, um weiteren Schaden zu verhüten. Man begnüge sich niemals mit halben Maßregeln. Die Wunde bleibt offen und wird der Heilung durch Granulation überlassen. Man legt einen feuchten Kompressenverband an, der mindestens täglich einmal gewechselt wird. So gehen in der weit überwiegenden Mehrzahl der Fälle die Fiebererscheinungen in wenigen Tagen zurück. Ganz verfehlte und verwerfliche Maßnahmen sind es, wenn man versucht, durch Ausspülen der Wundhöhle mit antiseptischen Lösungen durch Drainröhren die Wunde zu desinfizieren oder gar, wenn Eiter aus den einzelnen Stichkanälen herausdringt, auszuspülen. Man verliert nur dadurch Zeit und verschlimmert den Zustand.

Verfahren bei Operation nach Wahl.

Man versteht darunter die Operationen, bei denen keine äußere Wunde besteht und keine entzündliche Komplikation. Hierüber ist kaum noch etwas zu sagen, für sie sind die oben angegebenen Vorschriften bindend.

Verfahren bei frischen Verletzungen.

Bei frischen Verletzungen muß man einen Unterschied machen zwischen den Wunden mit glatten Rändern (Stich, Hieb, Schnitt) und mit gequetschten Rändern (Rißquetschwunden).

Die Hieb-, Stich- und Schnittwunden tragen die Zeichen der Operationswunden, d. h. es sind Wunden mit glatten Schnitträndern und ebenmäßigen Wundflächen. Die Wunde wird mit einer sterilen Flüssigkeit gründlich ausgewaschen und ausgespült, so daß alle durch den Akt der Verletzung in die Wunde eingedrungenen Fremdkörper nach Möglichkeit herausgeschwemmt werden. Es kommt mehr auf die Gründlichkeit der mechanischen Ausspülung und Auswaschung an, als darauf, daß die Lösung ein stärkeres Desinfiziens enthält. Die Wirkung der desinfizierenden Lösung erreicht im lebenden Gewebe auch nicht annähernd die Sicherheit ihrer Wirkung im Reagensglase. Nach gründlicher Ausspülung kann man die Wunden offen lassen — dies ist bei tieferen Stichwunden die Regel — oder man kann sie nähen; das letztere gilt als Regel bei den Hieb- und Schnittwunden. Unter Umständen legt man ein Drainrohr ein.

Ganz im Gegensatz zu der sozusagen abwartenden Behandlung der glatten Wunden steht die operative Behandlung bei den Rißquetschwunden an erster Stelle. Bei allen frischen Wunden, seien es glatte, seien es gerissene oder gequetschte, ist das erste, die gründliche Reinigung der näheren und ferneren Umgebung der Wunde von jeglichem Schmutz. Hat man es z. B. mit einer Wunde am Vorderarm zu thun, so wird man zunächst die Hand, den Vorderarm und den Oberarm gründlich mit Wasser, Seife und Bürste waschen, natürlich mit Umgehung der Wunde. Die letztere kann man währenddessen mit einem Tupfer oder einer Kompresse bedecken und, wenn sie stärker blutet, die Blutung durch Kompression beseitigen. Ist aller Schmutz bis auf die nächste Nähe der Wunde sorgfältig entfernt, so wird die nächste Umgebung der Wunde mit Äther und Tupfer ebenfalls gründlich mechanisch gereinigt. Man hat auch hier zu vermeiden, mit dem Tupfer über die Wunde hinwegzugleiten. Läßt man sowohl hier, als auch bei der Reinigung mit der Bürste diese Vorsicht außer acht, so kann man Unreinigkeiten aus der Umgebung der Wunde in die Wunde selbst hineinbringen, also eine neue Möglichkeit der Infektion schaffen.

Man halte nicht entgegen, daß man die Wunde durch Ausspülen nachträglich wieder reinigen kann; besser ist es jedenfalls, alles unnötige Eindringen von Schmutz in die Wunde zu verhüten. Ist bei einer Rißquetschwunde die Umgebung gründlich gereinigt, so kann man die Wunde selbst mit einer starken desinfizierenden Flüssigkeit (Karbolsäurelösung 2—5 $^0/_0$, Sublimatlösung 1:1000) oder einer sterilisierten Lösung gründlich auswaschen. Im letzteren Falle legt man auf das Mechanische das Hauptgewicht, im ersteren Falle glaubt man auch dem Sublimat oder der Karbolsäure eine keimtötende Kraft an Ort und Stelle zuschreiben zu dürfen. Behandelt man die Rißquetschwunde in der angegebenen Art, so darf man die Wunde nicht durch die Naht schließen. Man behandelt sie offen und deckt sie mit einem trockenen Deckverbande. Diese Art der Behandlung der Rißquetschwunden sollte man nur in Ausnahmefällen in Anwendung bringen, weil die Wahrscheinlichkeit eines aseptischen Verlaufes immer dem Zufall überlassen wird.

Schulgerecht und sicher ist allein die Behandlung der Rißquetschwunden mittelst Messer, Scheere und Pincette: man umschneidet die gequetschten Wundränder mindestens 3—5 mm vom Rande entfernt, trägt dann mittelst Messer oder Scheere alle gequetschten mit Schmutz und Unreinigkeiten durchsetzten Weichteile vollständig ab, so daß die Wunde das Aussehen einer reinen Operationswunde erhält, mit glatten Wundrändern und ebenen Schnittflächen. Ausspülen und Desinfizieren der Wunde ist in diesem Falle überflüssig, da ja alle Verunreinigungen mit dem gequetschten Gewebe zugleich entfernt wurden. Die Wunde wird sodann durch die Naht geschlossen ohne oder mit Drainage. Sorgfältige Blutstillung durch Unterbindung ist bei allen Wunden stillschweigende Voraussetzung.

Bei komplizierten Knochenbrüchen entsteht die Wunde auf zweierlei Art: Entweder von innen heraus durch Durchspießung oder von außen her durch Einwirkung einer direkten Gewalt. Entsprechend diesen beiden Arten der Entstehung ist auch die Behandlungsart derselben scharf auseinander zu halten. Bei Durchspießungsbrüchen ist eine spitze Knochenkante durch die Haut nach außen gedrungen und in der Regel sehr bald wieder zurückgeglitten. Die Wahrscheinlichkeit, daß septische Stoffe durch die Wunde und bis auf den Knochenbruch eingedrungen sind, ist sehr gering. Man läßt demnach für die Wundbehandlung den Knochenbruch unbehelligt, umschneidet die in der Regel kleine

Rißquetschwunde der Haut und näht sie. Die Behandlung der Umgebung geschieht nach den oben aufgeführten Regeln.

Ist dagegen der komplizierte Knochenbruch ein direkter, durch Einwirkung einer äußeren Gewalt an der Bruchstelle entstanden und findet sich hier eine Wunde, die bis unmittelbar auf den Knochenbruch reicht, so ist einmal die Quetschung der Weichteile in der Regel bedeutend stärker, und zweitens sind durch die einwirkende Gewalt Schmutzteile in die Wunde hineingepreßt worden. Man erweitert die Wunde mit dem Messer, trägt die gequetschten Weichteile, soweit sie verunreinigt sind, ab, legt sich die Bruchflächen frei und sägt von beiden Bruchstücken eine dünne Lamelle ab, falls auch die Bruchfläche mit Schmutz verunreinigt ist. Alle vollständig abgesprengten Knochenstücke werden sorgfältig entfernt. Ob man den Knochen durch Silberdraht näht oder nicht, hängt vom einzelnen Falle ab. Die Hautwunde wird durch die Naht geschlossen, wenn genügend Haut zur Deckung vorhanden ist, und in die Wunde werden ein bis drei Drainröhren eingelegt.

Die Regel für alle frischen Verletzungen ist der trockene Wundverband.

Wenn auch bei zufälligen Verletzungen gegenwärtig unter regelrechter Wundbehandlung ein fieberfreier Verlauf der Heilung als die Regel angesehen werden muß, so kann es doch in seltenen Ausnahmefällen vorkommen, daß die Wunde septisch wird. Wir haben demnach gerade hier mit doppelter Sorgfalt alle die Erscheinungen zu beobachten, die am frühesten den Eintritt einer Störung im Wundheilungsverlauf ankündigen. Sind die ersten drei Tage glücklich verlaufen ohne nennenswerte Temperatursteigerung, so kann man jede weitere Gefahr für ausgeschlossen halten. Geringe Temperatursteigerungen bis 38,0, ja sogar bis 38,5, können bei schweren Quetschwunden ohne üble Bedeutung vorkommen. Sind jedoch sichere Zeichen vom Beginn der Sepsis vorhanden, so muß man auch hier nach den früher angegebenen Regeln so zeitig wie möglich den Verband wechseln unter Umständen alle Nähte entfernen und die Wunden sodann nach den für die entzündeten geltenden Regeln weiter behandeln.

Verbrennung.

Es ist von alters her Sitte gewesen, die Brandwunden als etwas Eigenartiges anzusehen und demgemäß zu behandeln. Seitdem die antiseptische Wundbehandlung durch LISTER nach einheitlichen Anschauungen geregelt worden ist, ist die Berechtigung der Trennung der Brandwunden von anderen Wunden im Prinzip nichtig geworden. So sehr noch vielfach der Glaube eingewurzelt ist, Brandwunden müßten mit besonderen Brandsalben, Pflastern oder Linimenten behandelt werden, so ist doch für die Behandlung der Brandwunden der Satz an die Spitze zu stellen, sie in erster Linie nach den Regeln der Antiseptik zu behandeln, ganz gleichgültig, welchen Grades die Verbrennung ist. Dies gilt sowohl für die erste Behandlung, als für die späteren Stadien der Wundheilung. Sind die Wunden infiziert, so werden sie nach den allgemeinen Regeln der septischen Wunden behandelt. Sind die Brandschorfen in Abstoßung begriffen, so werden sie wie nekrotische Gewebe behandelt. Sind die Schorfe abgestoßen und die Wunden im Zustande der Granulationsbildung, so behandelt man sie wie granulierende Flächen.

Nach diesen Grundsätzen gestaltet sich die antiseptische Behandlung der Brandwunden ungefähr folgendermaßen:

Der Kranke wird in horizontale Lage gebracht und narkotisiert, darauf werden die verbrannten Teile nacheinander gründlich mit Wasser, Seife und Bürste gereinigt, so daß alle losen Epidermisfetzen, Brandblasen u. dergl. gründlich entfernt werden und der verbrannte Körperteil, nehmen wir z. B. den einen Arm an, vollständig rein aussieht. An den Stellen der Verbrennung zweiten Grades kommt es beim Abbürsten meist zu kleinen Blutungen. Nach der mechanischen Reinigung wird der Körperteil noch gründlich mit Äther und Tupfer gereinigt, um alle fettigen und öligen Bestandteile aufzulösen, und zuletzt wird er mit Sublimat und Bürste desinfiziert. Es ist ganz dieselbe Vorschrift, wie sie für die Sublimatantisepsis zur Desinfektion der Operationsgegend vorgeschrieben ist. Nachdem diese ganze Desinfektion gründlichst vollzogen ist, wird der verbrannte Teil mit einem trockenen aseptischen Deckverbande versehen. Dieser Verband bleibt, wenn keine Störungen in der Wundheilung eintreten, zwei bis drei Wochen liegen und wird dann im Wasserbade aufgeweicht. Die Verbrennungen ersten und zweiten Grades sind geheilt, an den Stellen der Verbrennung zweiten Grades befindet sich eine meist beträchtliche Rötung der Haut. Die Schorfe, welche von der Verbrennung dritten Grades herrühren, sind in Abstoßung begriffen. Will man bei der streng antiseptischen Behandlung bleiben, so legt man wieder einen trockenen Deckverband an, den man durchschnittlich wöchentlich einmal erneuert. Sind die Schorfe nach vier bis sechs Wochen abgestoßen, so treten die Regeln der Behandlung für granulierende Wunden in Kraft. Bei der rein antiseptischen trockenen Wundbehandlung dauert die Abstoßung der Schorfe in der Regel etwas länger, als wenn man nach dem ersten Verbandwechsel zur feuchten Behandlung mit Bädern und Kompressenverbänden oder zur Salbenbehandlung übergeht.

Die wichtigste Störung im Wundheilungsverlaufe ist die Entzündung der Brandwunden, wenn die primäre Antisepsis mißlungen ist. In dem Falle treten die für entzündete Wunden geltenden Regeln in Kraft, d. h. Bäder, Kompressenverbände, unter Umständen Salbenverbände, leicht verdauliche kräftige Nahrung.

Die Narkose ist für die angegebene Behandlung immer unbedingt nötig, wenn sich die Verbrennung nicht auf einen sehr kleinen Teil beschränkt. Das hervorstechendste Syptom bei ausgedehnteren Verbrennungen ist der heftige Schmerz. Ihn zu lindern ist die erste Pflicht des Arztes. Man wird oft gut thun, dem Kranken, der unter den Schmerzen und dem Schreck leidet, jammert und stöhnt, zunächst subkutan eine Morphiumeinspritzung zu machen. Damit ist das dringendste Symptom bekämpft. Das Morphium tritt in wenigen Minuten in Wirkung, die Schmerzen verschwinden und der Kranke verfällt womöglich in Schlaf. Ist die Morphiumdosis für die Konstitution des Kranken zu gering gewesen, so kann man nach 10—15 Minuten eine gleiche oder eine geringere Gabe Morphium wiederholen. Sind die Schmerzen beseitigt, so hat man Zeit und Muße, die weiteren Anordnungen, die Vorbereitung zur Narkose, zur antiseptischen Behandlung, zum Verbande in Ruhe zu treffen oder die Überführung des Verletzten in eine Anstalt zu bewerkstelligen. Selbstverständlich soll die endgültige Versorgung der Wunden nicht ohne Not hinausgeschoben werden, aber besser ist es immerhin, etwas später das Richtige, als etwas früher etwas Unzweckmäßiges zu thun. Auch bei sehr ausgedehnten Verbrennungen, welche die Hälfte, zwei Drittel oder drei Viertel der Körperoberfläche betreffen, und bei denen jede Aussicht auf Erhaltung des Lebens von vornherein ausgeschlossen ist, ist die antiseptische Behandlung der Brandwunden das Richtige. Es ist wunderbar, wie oft unmittelbar nach dem Verbande bei der streng antiseptischen Behandlung alle Schmerzen schwinden und dem Kranken keinerlei Beschwerden mehr verursacht werden. Gerade bei den sehr ausgedehnten Verbrennungen ist oft eine entsprechende Gabe Morphium vor der Narkose eine große Wohlthat. Die Kranken schlafen nach Vollendung des Verbandes und der Narkose zuweilen stundenlang; erwachen sie mit Schmerzen, so ist Morphium wieder das Universalmittel.

Die ganz schwer Verbrannten sterben in der Regel am ersten bis dritten Tage. Sie werden gut gebettet, der erste Verband bleibt liegen, sie erhalten Morphium nach Bedarf, entweder innerlich oder subkutan, Exzitantien und flüssige Nahrung.

Eine weit schwierigere und wichtigere Aufgabe wartet des Arztes bei jenen ausgedehnten Verbrennungen, die weniger als die Hälfte der Körperoberfläche betreffen, aber doch eine große Ausdehnung gewonnen haben. Sie gefährden das Leben nicht unbedingt und führen entweder nach drei bis sechs Wochen, je nach der Ausbreitung und Tiefe der Verbrennung, zum Tode oder halten den Kranken wochenlang in der äußersten Todesgefahr. Für diese Kranken ist von der dritten bis vierten Woche an, nach der Verletzung, die Behandlung im permanenten Wasserbade oder doch wenigstens täglich einige Stunden im Vollbade das weitaus Beste. Die zerfallenen und verwesenden Schorfe werden dadurch am bequemsten und frühesten abgelöst und die Sekrete, von denen unter dem Verbande immerhin giftige Stoffe resorbiert werden, werden im permanenten Wasserbade dauernd fortgespült. Außerdem ist die Lagerung dieser Verletzten, wenn man jeden Druck vermeiden will, im Bette oft mit großen Schwierigkeiten verbunden, im Wasserbade schwimmt der Kranke im wesentlichen, sodaß an keiner Stelle ein nennenswerter Druck ausgeübt werden kann. Sind die Verbrennungen dritten Grades sehr groß, so müssen die Wundflächen später mit Haut von anderen Körperteilen besetzt werden. Dieser Operation muß eine sorgfältige Behandlung der Granulationen vorausgehen, und es verstreichen daher in der Regel zehn bis zwölf Wochen nach der Verletzung, bis die Hautverpflanzung ausgeführt werden kann.

Dies sind die Grundzüge der antiseptischen Behandlung der Brandwunden. Die strenge antiseptische Behandlung läßt sich in Hospitälern und Kliniken ohne Schwierigkeiten durchführen. Der antiseptische Apparat ist vorhanden und die Kranken sind fast durchweg mit der Behandlung einverstanden, wenn ihnen unr in ihrem schmerzhaften Zustande recht bald Hilfe geleistet wird, aber im Privathause wird man doch nicht selten auf unüberwindlichen Widerstand stoßen. Man muß sich dann behelfen, so gut es eben geht. Zunächst sind es die Verbrennungen von geringer Ausdehnung, ebenso die Brandwunden im Gesicht, bei denen die eingreifende Behandlung häufig abgelehnt werden wird. Man reinigt dann diese Stellen mit Wasser, Seife und einem reinen weichen Lappen und legt einen Ölverband an, indem man entweder die Stelle gut mit reinem Olivenöl bestreicht und mit Protektiv bedeckt oder Läppchen in Öl taucht und diese auf die Brandwunden legt. Sehr viel angewandt wird immer noch eine Verbandflüssigkeit, die aus gleichen Teilen Oleum lini und Aqua calcis besteht. Bei kleinen oberflächlichen Verbrennungen sind kalte Wasserumschläge als schmerzstillend empfehlenswert oder im gleichen Sinne ein Eisbeutel. Alle die zuletzt genannten Behandlungsarten möchte ich jedoch als Notbehelf bezeichnen. Die streng antiseptische Behandlung verdient immer den Vorzug, man halte sich dabei an die leitenden Gesichtspunkte, ohne sich ängstlich an ein bestimmtes Mittel oder einen bestimmten Verbandsstoff anzuklammern. Ob man z. B. zum Verbande durch Hitze sterilisierte Stoffe, oder Sublimatgaze, Salicylwatte, Borwatte oder ein ähnliches unschädliches Präparat wählt oder einen antiseptischen oder aseptischen Pulververband bleibt an sich gleich. Das Wesentliche ist gründliche Desinfektion der Wunden und keimfreier Dauerverband. Nur eines hebe ich bei großen Verbrennungen noch hervor: Der Jodoformverband bedingt bei ausgedehnten Brandwunden entschieden die Gefahr der Jodoformvergiftung.

Behandlung infizierter Gewebe.

Für das Verfahren bei eingetretener Sepsis im Verlaufe einer Wundheilung sind die Grundzüge schon früher aufgestellt und besprochen worden. Ganz ähnlich wie dort, verhält man sich bei der Behandlung von Prozessen, die von vornherein septische Erkrankungen darstellen: Lymphangitis, Tendovaginitis Panaritium, Furunculus, Carbunculus.

Der leitende Grundsatz bei der Behandlung aller akuten chirurgischen Infektionskrankheiten ist Ruhe des erkrankten Körperteiles und sonst im wesentlichen abwartende Behandlung, vor allem ist jedes Drücken und Quetschen zu vermeiden, es macht den Kranken nur Schmerzen und kann höchstens dazu beitragen, die septischen Stoffe in die benachbarten noch nicht infizierten Gewebe zu verbreiten. Neben dieser abwartenden

Behandlung thun warme Wasserbäder gute Wirkung. Der Verband bei all diesen akuten entzündlichen Prozessen ist in der Hauptsache der feuchte Kompressenverband, daneben in bestimmten Fällen der Salbenverband. Kommt es an umschriebener Stelle zu einem deutlichen Absceß, so wird er geöffnet.

Die Grundsätze für die Behandlung der genannten Krankheiten sind bei allen im großen und ganzen die gleichen und dieselben wie die für die Behandlung septischer Wunden angegebenen, doch treten bei einzelnen kleinere Verschiedenheiten hervor.

1. *Panaritium, Lymphangitis, Tendovaginitis* werden mit warmen Bädern und Kompressenverbänden behandelt. Sie schließen einander nicht aus, im Gegenteil, sie sind oft miteinander verknüpft und eins immer die Folge des vorhergehenden. Da all diese Krankheiten herorgerufen sind durch das Einwandern von Mikroorganismen in die Gewebe durch eine vielleicht nur mikroskopische Wunde, so ist die kausale Indikation die Abtötung der Pilze im Körper oder die Eliminierung aus dem Körper. Die Entfernung aus dem Körper ist unmöglich, man müßte, um die Krankheitsursache (die Mikroorganismen) zu entfernen, mit ihnen zugleich das ganze erkrankte Gewebe im Gesunden herausschneiden. Dieser Eingriff wäre sinnlos. Die zweite Art — die Abtötung der Mikroorganismen im Körper — wäre nur erreichbar durch Einführung von Substanzen in den Körper, die stark genug und geeignet wären, die Pilze zu töten. Ein derartiges Verfahren existiert nicht. Es giebt zwar eine ganze Anzahl Mittel, die im Reagensglase mit Sicherheit die Mikroorganismen in kurzer Zeit zu töten im stande sind, wollte man sie jedoch in genügender Konzentration dem menschlichen Körper einverleiben, so würde dieser zunächst selbst dabei zu Grunde gehen. In der großen Mehrzahl der Fälle ist der menschliche Körper selbst im stande, wenn er unter günstige Bedingungen gesetzt wird, die eingewanderten Mikroorganismen unschädlich zu machen. Sie sterben in den menschlichen Geweben ab. Welche Mittel wir zu den Kompressenverbänden verwenden, ist an sich ziemlich gleichgültig. Das Prinzip ist die feuchte Wärme. Vor allem darf man keine reizenden Mittel anwenden. Im übrigen vergleiche das Kapitel über den feuchten Verband. Zuweilen trifft man auf die Meinung, man könne durch Auflegen eines stark desinfizierenden Mittels (z. B. 5 % Karbolsäure oder Sublimatlösung 1:1000) auf die Eingangspforte der septischen Stoffe

dem Verlauf der Entzündung Einhalt thun. Man geht dabei von dem Gedanken aus, daß ein Teil der desinfizierenden Substanz in die Lymphbahnen aufgenommen wird, in den Lymphgefäßen denselben Weg nimmt wie das früher aufgenommene organisierte Gift und auf diesem Wege die Krankheitserreger trifft und zum Absterben bringt. Der Gedanke hat etwas für sich, aber er ist praktisch nicht zu verwerten.

Um eine genaue Vorschrift für die Behandlung von Lymphgefäßentzündung, Sehnenscheidenentzündung und Panaritien zu geben, wählen wir als Beispiel eine derartige Erkrankung der Hand und des Vorderarmes. Die Behandlung ist folgende:

a) Zweimal täglich warmes Armbad von 40^0 Temperatur und 20 Minuten Dauer.

b) Sorgfältiger feuchter Kompressenverband, soweit die entzündlichen Veränderungen reichen, täglich zweimal zu wechseln. Ist ein zweimaliger Verbandwechsel nicht durchzuführen, so muß täglich einmaliger Wechsel für genügend erachtet werden.

c) Handbrett.

d) Mitella.

e) Wenn die Erkrankung keine sehr schwere ist, nicht mit hohem Fieber einhergeht, kann der Kranke ambulatorisch behandelt werden. Ist jedoch hohes Fieber und das Bild einer schweren allgemeinen Infektion vorhanden, so muß der Kranke, wie bei allen akuten fieberhaften Erkrankungen, das Bett hüten. Der erkrankte Arm wird hoch gelagert.

f) Sobald an irgend einer Stelle deutliche Fluktuation auftritt, wird zum Zweck der Eiterentleerung ein Einschnitt gemacht und dieser Eingriff bei fortschreitender Eiterung wiederholt. Findet sich die Lymphangitis oder Tendovaginitis am Beine, so muß der Kranke unbedingt das Bett hüten, weil nur bei Bettruhe die Bewegung der Beine ausgeschlossen und eine Hochlagerung der Beine möglich ist. Die feuchte Behandlung wird durch trockene oder Salbenbehandlung ersetzt, sobald alle akut entzündlichen Erscheinungen geschwunden sind.

2. *Furunkel* und *Karbunkel* sind nicht streng voneinander zu scheiden und ihre Behandlung verfolgt demgemäß die gleichen Grundsätze. In Bezug auf die Behandlung trennen sich die Chirurgen in zwei Lager: Die abwartende Behandlung und die operative Behandlung.

a) Abwartende Behandlung. Zu ihr bekennen sich namentlich die älteren Chirurgen und ihre Schulen. Die

Behandlung gestaltet sich sehr einfach: Ruhe, bei Gliedmaßen unter Umständen Schienenverband. Der Furunkel oder Karbunkel selbst wird mit einem indifferenten Salben- oder Kompressenverbande behandelt, der nach den für sie geltenden Regeln zu erneuern ist. Die Kurdauer erstreckt sich je nach der Größe des Erkrankungsherdes über eine oder mehrere Wochen, unter Umständen wird die Kurzeit beträchtlich verlängert, wenn nach Abstoßung des nekrosierten Gewebes ein größerer Substanzverlust der Haut zurückbleibt. Bei dieser schonenden Behandlung muß auch jedes Drücken und Quetschen des Infiltrationsherdes, das so vielfach beliebt ist, unterlassen werden. Man verursacht dem Kranken nur damit Schmerzen, und in der Meinnung, den Eiterpfropfen herauszudrücken, preßt man zugleich septische Stoffe in das umgebende gesunde Gewebe. Zu einem blutigen Eingriffe (Incision) geht man nur über, wenn deutliche Fluktuation (Furunkularabsceß) aufgetreten ist.

b) Operative Behandlung. Es kommen hier vor allem zwei Arten in Betracht: Der sogenannte Kreuzschnitt und die Excision des Karbunkels. Beim Kreuzschnitt werden zwei aufeinander senkrechte Schnitte über die Höhe der Geschwulst geführt und zwar von einer Peripherie zur anderen, und nach der Tiefe hin durch die ganze Dicke des Entzündungsherdes bis an die Grenzen des Gesunden. Die Weichteile weichen auseinander und werden entspannt (Entspannungsschnitte). Bei größeren Karbunkeln kann man diesen beiden Grundschnitten noch weitere nach Bedarf hinzufügen. Der Hauptvorwurf, der dieser Behandlungsart gemacht wird, ist der, daß durch die Einschnitte in einem schwer entzündeten Gewebe zahlreiche Blut- und Lymphbahnen geöffnet werden, durch die den Entzündungserregern für die allgemeine Infektion des Körpers Thür und Thor geöffnet ist. Die Kranken fühlen nach den Einschnitten, die außerordentlich schmerzhaft sind und daher in raschem Tempo ausgeführt werden müssen, meist eine sehr wesentliche Erleichterung, trotzdem empfiehlt es sich, wegen der Infektionsmöglichkeit die abwartende Behandlung vorzuziehen. Die zweite operative Behandlungsart (die Excision des Karbunkels) ist in der neueren Zeit von Riedel dringend empfohlen worden: Man umschneidet kreisförmig die Höhe des Karbunkels an dem Übergange in die normale Haut, präpariert dann die gesunde Haut, indem man neue Einschnitte in radialer Richtung hinzufügt, soweit zurück, als der Karbunkel reicht, dann wird er ringsum von der Unterlage ebenfalls blutig abgelöst und herausgehoben. Die gesunden Hautdecken werden über den Defekt gelegt. Diese Art soll die Heilung wesentlich abkürzen und den Substanzverlust der Haut verringern. Grundsätzlich läßt sich nichts gegen diese Behandlung einwenden, aber es ist ein großer Eingriff, den nur geschulte Chirurgen in Ausnahmefällen ausführen sollten, der für die allgemeine Praxis als zu bedeutend keine generelle Verwertung finden dürfte.

Verbandsysteme.

Für die Wundbehandlung ist es zweckmäßig, die Verbände in fünf große Gruppen einzuteilen:

1. *Der trockene Deckverband.*
2. *Der Pulververband.*
3. *Der feuchte Verband.*
4. *Der Salbenverband.*
5. *Der Pflasterverband.*

Jedes dieser Systeme hat für die regelrechte Wundbehandlung seinen bestimmten Platz angewiesen, und es kommt in erster Linie viel mehr darauf an, welches Verbandsystem man wählt, als darauf, welchen der bestimmten Stoffe man zum Verbande nimmt. So ist z. B. der trockene Deckverband die Regel für alle frischen Operationswunden, und erst in zweiter Linie kommt es darauf an, ob man unter den vielen Stoffen, die einem hier zur Verfügung stehen, Jodoformgaze, Sublimatgaze, Sublimatwerg, Salicylwatte, durch Dampf sterilisierte Stoffe u. s. w. wählt. Ganz ähnlich verhält es sich bei den anderen Gruppen.

I. Der trockene Deckverband.

Der trockene Deckverband besteht aus hydrophilen Stoffen im trockenen Zustande. Die drei wesentlichen Anforderungen, die wir an die zu verwendenden Stoffe stellen, sind: 1) Sie müssen sicher frei von lebensfähigen septischen Stoffen sein, 2) ein möglichst großes Aufsaugungsvermögen für Flüssigkeiten besitzen, und 3) sie müssen sanft und weich sein. Am besten entspricht allen diesen Forderungen die entfettete Verbandwatte von Bruns, sie ist noch von keinem anderen Stoffe übertroffen worden. Kommen die Verbandstoffe auf die freie, namentlich offene Wunde zu liegen, so ist die Verbandwatte als unterste Lage nicht zu verwerten, weil ihre Fäserchen mit der Wundfläche leicht verkleben und dann beim Loslösen zu Blutungen

Veranlassung geben. Man hüllt sie deshalb in Form von Kissen in Mull oder weiche Gaze ein, oder wählt als unterste Schicht des Verbandes eine mehrfache Lage Mull, oder weiche Gaze oder Protektiv. Der trockene Wundverband wird angewandt bei allen frischen Operationswunden, bei allen frischen Verletzungen, weicht aber in allen Fällen sofort dem feuchten Verbande, wenn die Wunden septisch werden. Ferner findet er gelegentlich Anwendung bei granulierenden, nicht entzündeten Wunden. Fig. 148 zeigt den Typus eines trockenen Deckverbandes nach Exstirpatio mammae.

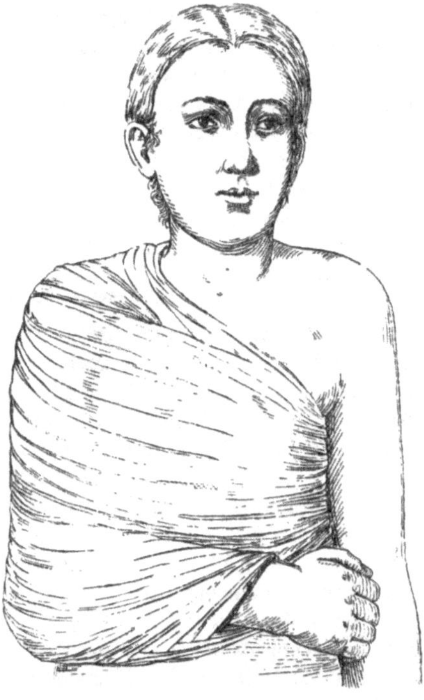

Fig. 148. Trockener Deckverbaud nach Exstirpatio mammae.

II. Der Pulververband.

Der Pulververband ist eigentlich von dem trockenen Deckverbande nicht streng zu scheiden. Es ist ein trockener Deckverband, dessen unterste Lage eine Pulverschicht ist. Die ausgedehnten arzneilichen Pulververbände sind aus der chirurgischen Praxis in der Hauptsache wieder verschwunden; namentlich waren es eine Zeit lang die Salicylsäure und das Jodoform, die in großen Mengen auf und in die Wunden gebracht wurden, in der Meinung, dadurch eine günstige Heilung zu erzielen. Die Salicylsäure wurde namentlich nach Nekrotomien zur Ausfüllung der Knochenhöhlen verwandt. Häufig wurde die ganze, noch so große Knochenhöhle durch Salicylpulver ausgefüllt. Jodoformpulver wurde im Beginn seiner Anwendung in geradezu unglaublich großen Mengen in und auf die Wunden gebracht —20—70 g —, ja von einzelnen Chirurgen sogar die unsinnig übertriebenen Mengen von 150—200 g. Von diesen vermeintlich desinfizierenden Verbänden, zumal bei aseptischen Wunden, ist man vollständig zurückgekommen. Doch werden Pulververbände häufig noch angewandt, namentlich bei akuten Ekzemen und zuweilen auch mit Vorteil bei Geschwüren ohne stärkere entzündliche Erscheinungen. Man verwendet in solchen Fällen entweder Amylum allein, oder Amylum tritici 5,0 und Zincum oxydatum album 1,0. Das Pulver wird entweder mit einem weichen Pinsel oder mit einem Bäuschchen aufgepudert, oder mit Spatel, oder Myrthenblattsonde aufgetragen. Die Pulverschicht ist höchstens messerrückendick; auf das Pulver kommt ein trockener Deckverband.

III. Feuchter Verband.

Der feuchte Verband, im wesentlichen identisch mit dem Priessnitz'schen Umschlage, auch schlechthin Kompressenverband genannt, muß sehr sorgfältig und regelmäßig angelegt werden, wenn er seine Wirkung thun soll, namentlich darf man bei Entzündungen Anlegen und Wechsel des Verbandes nicht ungeschickten und ungeschulten Leuten überlassen. Das Wesentliche am Kompressenverbande ist die Feuchtigkeit. Die Technik des Verbandes ist folgende: Es wird ein Stück hydrophiler Stoff — sechs- bis achtfach zusammengelegte alte Leinwand, oder zwölffach zusammengelegter Mull, oder ein Stück Verbandwatte zwischen zwei Lagen Mull gebracht — in die Verbandflüssigkeit getaucht, dann wieder sorgfältig ausgedrückt, so kräftig, wie man ihn mit der Hand ausdrücken kann. Dieses Verbandstück kommt als unterste Lage unmittelbar auf die Haut oder auf die Wunde, es muß so groß sein, daß es die kranke Stelle allseitig mindestens um 1—2 cm überragt. Auf den feuchten Verbandstoff kommt eine Lage undurchlässigen, wasserdichten Stoffes, die wieder die Kompresse allseitig um mindestens 2 cm überragt, so daß die Feuchtigkeit zwischen dem wasserdichten Stoffe und der Haut allseitig luftdicht abgeschlossen ist und nicht verdunsten kann. Als wasserdichten Stoff wählt man Guttaperchapapier oder Wachstafft, oder ein ähnliches Präparat, selten Protektiv, wegen seiner Kostspieligkeit. Als dritte Lage endlich kommt eine Lage Watte, die wieder den wasserdichten Stoff allseitig um mindestens 1—2 cm überragt, den Schluß bildet endlich eine weiche Binde, die sorgfältig und regelrecht angelegt wird und den Verband allseitig gut abschließt. Der Verband soll in 24 Stunden mindestens einmal gewechselt werden. Man verbindet damit, wenn es angängig ist, warme, allgemeine oder örtliche Bäder. Wenn auch das wesentliche an dem Kompressenverbande die Feuchtigkeit ist, so ist unter Umständen doch die Anwendung eines Arzneimittels, namentlich bei entzündeten Wunden von Vorteil. Fig. 149 veranschaulicht das Verhältnis der einzelnen Lagen des Kompressenverbandes zu einander: *a* ist der feuchte Verbandstoff, *b* das wasserdichte Zeug, *c* die äußere trockene Watteschicht.

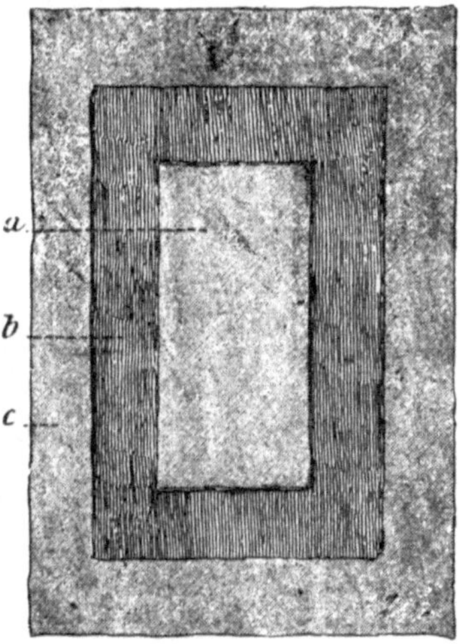

Fig. 149. Verhältnis der einzelnen Lagen des Kompressenverbandes zu einander.

Von den gebräuchlichsten Verbandwässern nenne ich die folgenden:

1. Bei den eigentlichen Priessnitz-Umschlägen, wie sie bei Brustschmerzen, Neuralgie, kurz bei allen den Affektionen angewandt werden, bei denen sich keine äußere Wunde vorfindet, wird in der Regel *einfaches Wasser* verwandt (abgekochtes [sterilisiertes] oder frisches). Müssen die Umschläge längere Zeit fortgesetzt werden, so wird die Haut leicht maceriert, sie wird weißlich, runzlig, und es entsteht nicht selten ein heftigeres Jucken.

2. 0,6 $^0/_0$ *sterilisierte Kochsalzlösung.* Sie ist den Körpergeweben gegenüber indifferent.

3. *Essigsaure Thonerde* 0,5—2 $^0/_0$, die sogenannte Burow'sche Lösung. Sie ist namentlich bei Wunden, die mit fibrinösen Belägen bedeckt sind, von großem Werte. Stärkere Lösungen als 2 $^0/_0$ wirken leicht ätzend.

4. *Plumbum aceticum* 0,5—5 $^0/_0$.

5. *Salicylsäure* nach folgender Formel:

Acid. salicyl.	1,0
„ boric.	6,0
Aq. destill.	300.0.

Die angegebenen Wasser genügen für alle Fälle. Es ist aber noch auf eines aufmerksam zu machen: Karbolsäure und Sublimat sind nicht zu Kompressenverbänden zu verwenden, auch nicht in dünnen Lösungen. Es ist noch ein vielfach eingewurzelter Glaube, die Karbolsäure sei ein Heilmittel, in der That kann man aber mit diesen beiden Mitteln Ekzeme, Ätzung der Wunden und allgemeine Vergiftung des Körpers hervorrufen (vergl. oben die Ausführungen über Karbolsäure). Der Kompressenverband ist angezeigt bei allen Entzündungen, sei es Lymphgefäßentzündung, Sehnenscheidenentzündungen und dergleichen. Bei allen frischen Operationswunden und Wunden im Anschluß an Verletzungen hat er sofort an die Stelle des trockenen Deckverbandes zu treten, wenn die Wunde septisch wird. Desgleichen ist er der geeignetste Verband bei Geschwüren, so lange sie nicht gereinigt sind.

IV. Der Salbenverband.

Unter Salben versteht man eine Mischung von Fetten und Arzneimitteln. In der einfachsten Form sind die Salben dargestellt durch einfache Fette. Die Konsistenz ist die der gewöhnlichen Fette z. B. Schweinefett, oder wenn man ihnen Wachs beimischt, etwas fester. Als gewöhnliche Grundlage für die Salben dient

1. *gereinigtes Schweinefett* (Axungia porci),
2. *Vaseline.*

Das Vaselin hat vor dem Schweinefett den Vorzug, daß es weniger leicht ranzig wird.

3. *Das Unguentum Paraffini.*

Es besteht aus einem Teil festen und vier Teilen flüssigen Paraffins. Es wird nicht ranzig.

Will man der Salbe einen angenehmen Geruch verleihen, so setzt man am häufigsten Rosenöl zu. (Oleum rosarum.) Ein Tropfen genügt für ungefähr 50 g Salbe.

In vielen Fällen der chirurgischen Praxis kommt es in erster Linie darauf an, eine Salbe, d. h. eine fettige Arznei anzuwenden, die sogenannten indifferenten Salben. Wenn auch der Salbenverband in den letzten 20 Jahren — seit Einführung der Antisepsis — mehr und mehr in den Hintergrund gedrängt worden ist, so hat er in einer Anzahl von Fällen unstreitig vor anderen Verbänden seinen Vorzug. Nicht angewandt werden darf er bei allen frischen Operationswunden und Verletzungen, ferner überall da, wo die Möglichkeit einer Nachblutung besteht. Dagegen kann man ihn zweckmäßig anwenden in vielen Fällen von Geschwüren, zumal im Zustande der Entzündung und bei einer Anzahl entzündlicher Prozesse, zumal in der poliklinischen — ambulanten — Praxis, sei es aus Sparsamkeitsrücksichten, sei es, weil es die Umstände nicht gestatten, den Verband täglich zu wechseln. Er nimmt bei den entzündlichen Wunden die Mitte ein zwischen dem trockenen Deckverbande und dem feuchten Kompressenverbande. Am wenigsten geeignet ist der trockene Deckverband, am zweckmäßigsten ist der feuchte Verband. Er wird ferner angewandt bei einer Anzahl Hautkrankheiten. Außerdem ist es in vielen Fällen sehr zweckmäßig, bei absondernden Fisteln, die Haut in der Umgebung der Fistel auf einige Zentimeter hin, nachdem man sie gründlich gereinigt und abgetrocknet hat, mit einer indifferenten Salbe einzufetten, um sie vor den schädlichen Einflüssen der abgesonderten Flüssigkeit zu schützen. Man unterscheidet von alters her Einreibungs- und Verbandsalben. Die Einreibungssalben werden in ihrer typischen Form gegenwärtig in der Hauptsache bei der sogenannten Schmierkur gegen Syphilis angewandt. Es ist bei den Einreibungssalben erstes Erfordernis, daß sie gründlich in die Poren der Haut hineingepreßt werden. Ein bloßes Auftragen von noch so großen Mengen Salben hat keinen Zweck, von Wirkung können nur diejenigen Teile sein, welche in die Tiefen der Haar- und Balgfollikel eingedrungen sind. Sie werden zum Teil in die Körpergewebe und in die Zirkulation aufgenommen. Zur Erläuterung führe ich als Typus die Einreibungskur bei Syphilis an. Als Einreibungsmittel dient die graue Salbe (Unguentum hydrargyri cinereum). Das Wirksame an der Salbe ist das Quecksilber. 3 g der Salbe enthalten ungefähr 1 g Quecksilber. Man verwendet nun für je eine Einreibung 3 g graue Salbe. Die Haut wird von der Einreibungskur ziemlich stark angegriffen, daher teilt man die Haut des ganzen Körpers in sechs Bezirke ein, die in einer bestimmten Reihenfolge abwechselnd mit 3 g Quecksilbersalbe eingerieben werden. Am siebenten Tage findet eine Pause statt und am achten Tage geht die Einreibung in der alten Reihenfolge von neuem an. Um nur ein Schema der Einteilung anzugeben, kann man sich nach folgender Vorschrift richten:

1. Tag: Rechter Arm.
2. Tag: Linker Arm.

3. Tag: Brust und Bauch.
4. Tag: Rückenfläche des Rumpfes.
5. Tag: Rechtes Bein.
6. Tag: Linkes Bein.
7. Tag: Pause.

Nach der jedesmaligen Einreibung wird der überschüssige Teil der Salbe, der auf der Haut liegt und nicht in die Poren eingedrungen ist, mit einem trockenen Tuche abgewischt, ja man kann selbst der größeren Sauberkeit halber den Körperteil mit Wasser und Seife abwaschen. Es besteht noch vielfach die mißverstandene Vorschrift, man dürfe während der Dauer einer Tour die Salbe vom Körper nicht entfernen und erst am siebenten freien Tage den Kranken durch ein Vollbad reinigen lassen. Durch ein derartiges Verfahren werden die Kleidungsstücke des Kranken verunreinigt, die Fette zersetzen sich und geben in Verbindung mit den Hautsekreten Anlaß zu einem übeln Geruch, während diese Übelstände alle wegfallen, sobald man sich an die oben gegebenen Vorschriften hält. Die Einreibung selbst muß sehr energisch vorgenommen werden. Der Einreibende zieht einen wildledernen Handschuh an, zerdrückt die 3 g graue Salbe in der Hohlhand und verteilt sie durch Streichen in dem Bezirk, welcher der Einreibung unterworfen werden soll, alsdann beginnt die eigentliche Prozedur des Einreibens, die jedesmal ungefähr 20 Minuten in Anspruch nimmt. Mit der ganzen flachen Hand, namentlich mit der Hohlhand, streicht man unter kräftigem Druck in langen Zügen auf der Körperoberfläche hin.

Nach der Beendigung der Einreibung und Entfernung der überschüssigen Salbe ist die Hautfläche lebhaft gerötet und es treten die einzelnen Follikel als kleine schwarze Punkte hervor. Man soll die Einreibung niemals von dem Kranken selbst machen lassen, ausgenommen, wenn er selbst sachverständig ist. Jedenfalls muß man die Überzeugung haben, daß die Einreibung regelrecht vorgenommen wird, wenn man einen Erfolg erwarten will. Der Einreibende zieht einen Handschuh an, um seine Hand zu schonen und sich vor unnötiger Aufnahme von Quecksilber in den eigenen Körper zu schützen.

Man soll eine Einreibungskur bei Syphilis nicht unter sechs Touren (= sechs Wochen) beenden. Die Besserung bezw. Heilung tritt schon nach zehn bis vierzehn Tagen, beziehungsweise vier Wochen ein, aber es ist eine Erfahrungsthatsache, daß die Recidive um so eher und heftiger wiederkehren, je kürzer die vorhergehende Kur gewesen ist. Quecksilber in größerer Menge und längere Zeit hintereinander in den Körper aufgenommen, ruft leicht Vergiftungserscheinungen hervor. Das erste Zeichen ist in der Regel eine stärkere Speichelabsonderung. Dieses Zeichen mahnt zur größten Vorsicht, unter Umständen muß die Kur unterbrochen werden, um sie nach einigen Tagen wieder fortzusetzen. Wird der Speichelfluß nicht beachtet, so kann es zu schwerer Entzündung der Mundschleimhaut mit Nekrosen- und Geschwürsbildung kommen, deren Heilung eine Zeit von mehreren Wochen und damit eine gleiche Unterbrechung der antisyphilitischen Kur bedingt. Um die Gefahr der Stomatitis möglichst hintanzuhalten, ist peinlichste Sauberkeit des Mundes erforderlich. Die Zähne müssen täglich mindestens zwei- bis dreimal mit Wasser und Bürste gründlich gereinigt und der Mund noch häufiger sorgfältig ausgespült werden. Als Spülflüssigkeit verwendet man in der Regel eine ungefähr 3 %ige Lösung von chlorsaurem Kali (Sol. Kal. chlor. 10,0 : 300,0). Daneben giebt man den Kranken in der Regel innerlich Jodkalium, täglich 1,0—1,5 (Sol. Kal. jodat. 5,0 : 150,0 dreimal täglich einen Eßlöffel, oder 15,0 : 150,0 dreimal täglich einen Kaffeelöffel; die erste Lösung reicht ungefähr drei bis vier, die zweite zehn bis zwölf Tage).

Es ist noch vielfach Vorschrift, bei akutentzündlichen Prozessen, z. B. Venenentzündung, Lymphgefäßentzündung, Hirnhautentzündung, die Haut über den entzündeten Teilen mit grauer Salbe einzureiben. Das Verfahren ist zu verwerfen; entweder man trägt die Salbe nur auf die Haut auf, dann wird das Quecksilber nicht oder nur in ganz winzigen Mengen in den Körper aufgenommen, ist also nutzlos, oder man reibt es ein und dann fehlt man gegen die erste allgemeingültige Regel für die Behandlung aller akuten Entzündungen, gegen die Vorschrift der Ruhe. Jede kräftigere Einreibung ist mit einer Massage der Körperteile gleichwertig und Massage ist bei allen Entzündungen unangebracht.

Die Technik des Salbenverbandes ist folgende: Man streicht die Salbe mit einem Spatel oder gleichwertigen Instrumente auf ein Stück Protektiv, Leinwand oder Mull höchstens messerrückendick. Dieser Salbenfleck muß so groß sein, daß er die kranke Stelle mindestens vollständig bedeckt. Streicht man die Salbe auf einen durchlässigen Stoff, so wird ein Teil derselben, sobald sie unter dem Einfluß der Körpertemperatur flüssig wird, von dem durchlässigen Stoffe aufgenommen, während bei undurchlässigem Stoffe die Salbe zwischen diesem und der Wunde zurückgehalten wird. Auf den Salbenfleck wird eine genügende Schicht weicher aufsaugender Verbandstoffe gelegt und diese mittelst Binden befestigt.

Von den vielen Salben die gegenwärtig noch, aber namentlich in der früheren Zeit gebraucht und empfohlen wurden, führe ich, nach dem obigen Grundsatze, daß es für chirurgische Zwecke meistens viel mehr darauf ankommt, einen Salbenverband zu machen, als auf die bestimmte Form der Salbe, wenn sie nur keine schädlichen Substanzen enthält, nur folgende an:

1. *Unguentum diachylon Hebrae.* Sie besteht aus gleichen Teilen Bleipflaster und Olivenöl. Es ist eine fast weiße Salbe. Sie findet eine sehr ausgedehnte Verwendung, insbesondere auch bei Ekzemen.

2. *Unguentum Zinci:*

Zinc. oxyd. alb. 1,0
Ungt. simpl. 9,0.

3. *Unguentum Hydrargyri praecipitati albi.* Sie ist ein gelindes Ätzmittel und wird in der Konzentration von 1,0 : 40,0 bis 1,0 : 100,0 angewandt.

4. Will man gar keine ätzende Wirkung erzielen, so genügt einfaches Schweinefett oder Vaseline oder Lanolin.

Halbflüssige Salben, die in der Regel zu Einreibungen verwendet werden, nennt man Linimente.

V. Pflasterverband.

Die Pflasterverbände sind ebenso und noch mehr in den Hintergrund gedrängt worden wie die Salbenverbände. Von den vielen Pflasterarten hat sich eigentlich in der ärztlichen Praxis nur eines erhalten: das Heftpflaster (Emplastrum adhaesivum). Die Pflastermassen werden in der Regel aus Bleioxyden mit Zusatz von Öl, Fetten, Harzen oder ähnlichen Stoffen hergestellt, die der Masse ihre Klebkraft verleihen. Das Heftpflaster ist, von der pharmakologischen Seite betrachtet, ein Bleipräparat. Die Zusammensetzung desselben ist sehr verschieden, daher kommt es denn auch, daß manche Heftpflaster die Haut reizen und Entzündung und Ekzeme hervorrufen. Derartige Heftpflaster sind zu verwerfen. Ich gebe die Vorschrift für die Bereitung des Heftpflasters, welches in der Apotheke des Städtischen Krankenhauses zu St. Jakob in Leipzig bereitet und in der chirurgischen Klinik seit Jahren angewendet wird. Das Heftpflaster klebt sehr gut und wir haben niemals irgend welche unangenehme Nebenerscheinungen beobachtet:

800 g Emplastr. plumb. simplex (ohne Glycerin und Wasser) werden flüssig gemacht und

112 g Colophon. citrin., welche vorher geschmolzen und coliert wurden, hinzugerührt.

Darauf werden

50 g Sapo hispanicus pulverisat., welche vorher durchgeschlagen werden müssen, nach und nach der Pflastermischung zugesetzt.

Im Sommer kann man auf diese Portion noch 40 g weißes Wachs hinzuthun.

Die fertige Pflastermasse wird mittelst der Heftpflastermaschine auf appretierten Shirting gestrichen.

Unter Heftpflaster versteht man entweder die Heftpflastermasse oder das zum Gebrauch fertig gestellte Pflaster. Der letztere Begriff ist der gewöhnliche. Die Bereitung des Heftpflasters geschieht in folgender Weise: Man bringt die Pflastermasse in flüssigem Zustande auf ein entsprechend großes Stück Leinwand. Die Leinwand soll nicht zu dick und nicht zu dünn sein. Ist sie zu dünn, so durchdringt die Masse leicht die Leinwand und kommt auf der anderen Seite zum Vorschein. Die Masse wird auf der Leinwand so verteilt, daß sie höchstens messerrückendick zu liegen kommt. Um die Sache einfacher zu gestalten, giebt es sehr einfache und bequeme Maschinen zur gleichmäßigen Verteilung der Heftpflastermasse. Ist die Pflastermasse erstarrt, so ist sie mit der Leinwand fest vereinigt und wird zur bequemeren Aufbewahrung in Rollenform gebracht. Damit die Heftpflastermasse nicht mit der Rückseite der Leinwand verklebt, wird eine Lage Ölpapier eingeschaltet. Das Heftpflaster soll an nicht zu warmen Orten aufbewahrt werden, aber auch nicht an einem zu kalten. Am besten etwas unter Zimmertemperatur. ungefähr 10° R.

In der vorantiseptischen Zeit wurde das Heftpflaster häufig angewandt zur sogenannten unblutigen Naht, d. h. die Wundränder wurden aneinander gelegt und das Heftpflaster quer über die Wunde befestigt, um das Auseinanderweichen der Wundränder zu verhüten. Gegenwärtig ist diese Art durchweg ersetzt durch die blutige Naht. Zur Zeit findet es vielfache Verwendung bei der Behandlung reiner nicht entzündeter Granulationswunden. Es wirkt hier in erster Linie durch den Druck, bringt die Granulationen zum Schwinden und beschleunigt dadurch die Heilung. Es ist deshalb immer wichtig, die Heftpflastertouren fest anzuziehen; dies läßt sich besonders an den Gliedmaßen leicht bewerkstelligen. Erst in zweiter Linie ist die Wirksamkeit des Bleipräparates in Betracht zu ziehen.

Die BAYNTON'sche Heftpflastereinwickelung des Unterschenkels bei Unterschenkelgeschwüren (Fig. 150) stellt den Typus des Heftpflasterverbandes bei granulierenden Flächen dar. Die Heftpflasterstreifen haben ungefähr die Breite von 2—3 cm und sind ungefähr $1^1/_3$ mal so lang, als der Umfang des Beines an der betreffenden Stelle beträgt. Sie müssen regelmäßig, sorgfältig und fest angelegt werden. Der Verband beginnt mindestens 2 cm unterhalb des unteren Randes des Geschwüres und reicht nach oben mindestens bis 2 cm oberhalb des oberen Randes des Geschwüres. Die Heftpflasterstreifen werden in ganz ähnlicher Weise angelegt, wie es bei der vielköpfigen Binde von SCULTETUS angegeben ist, d. h. die Mitte des Heftpflasterstreifens kommt auf die Hinterfläche des Unterschenkels zu liegen, die beiden Enden werden um die beiden Seitenflächen herumgeschlagen und kreuzen einander auf der Vorderfläche. Sie müssen auf dem ganzen Umfange des Unterschenkels gleichmäßig fest aufliegen, es darf nicht der eine Rand einschneiden, der andere Rand klaffen. Jeder folgende Gang deckt den vorhergehenden zur Hälfte. Die Richtung der Streifen muß sich demgemäß an die Gestaltung der äußeren Form des Unterschenkels anlehnen, also stellenweise kreisförmig verlaufen, in der Knöchelgegend nach dem Fuß zu auseinander weichen, an der Wade nach oben zu. Ist die Absonderung der Granulationsfläche sehr gering, so genügt der einfache Heftpflasterverband. Ist sie noch so stark, daß die Lagen des Heftpflasters nach ein bis zwei Tagen vom Sekret durchtränkt werden, so bindet man am besten zum Schutze noch ein Stück aufsaugenden Stoffes darüber.

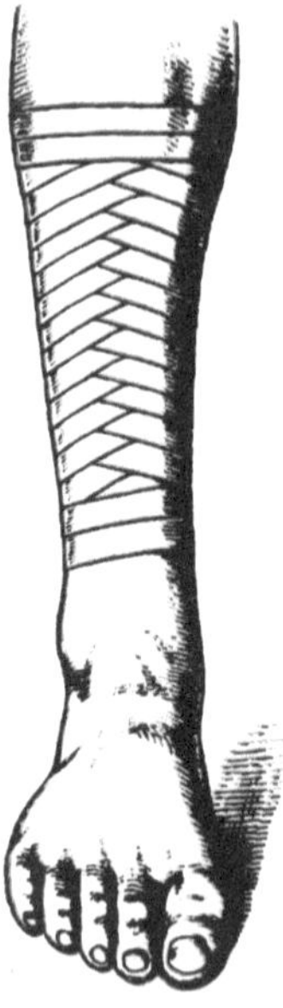

Fig. 150.
BAYNTON'sche Heftpflastereinwickelung des Unterschenkels.

Das Heftpflaster klebt nur gut auf durchaus trockener Haut, sie muß daher vor jedesmaligem Anlegen des Heftpflasters sorgfältig abgetrocknet werden. Auf behaarte Körperstellen soll man Heftpflaster nicht kleben, weil man beim Entfernen des Heftpflasters dem Kranken unnötige Schmerzen verursacht. Die Haare bleiben vielfach am Heftpflaster kleben und werden mit diesem herausgerissen. Die Entfernung des Heftpflasters geschieht am besten in der Weise, daß man Streifen für Streifen abrollt.

Verursacht es dem Kranken irgend welche Schmerzen, so weicht man es zweckmäßig mit Schwefeläther auf. Die Reinigung der Stelle geschieht ebenfalls mit Schwefeläther. Der Verband wird gewechselt, sobald er mit Sekret durchtränkt ist, jedenfalls spätestens nach vier bis fünf Tagen. Man kann die Kranken dabei ruhig ihrer Beschäftigung nachgehen lassen, die Heilung geschieht etwas langsamer, als bei völliger Bettruhe, dafür ist aber die Narbe, wenn einmal völlige Überhäutung erreicht ist, auch schon konsolidiert.

Die FRICKE'sche Heftpflastereinwickelung des Hodensackes ist bei akuter Nebenhodenentzündung unbedingt zu verwerfen. Sie verursacht dem Kranken Schmerzen und ist nicht ungefährlich, weil bei Zunahme der Schwellung leicht Gangrän des Hodensackes eintreten kann, dasselbe kann auch eintreten, wenn der Verband nicht ganz regelmäßig von ungeübter Hand angelegt wird. Auch im chronischen Stadium der Nebenhodenentzündung und in der Rekonvalescenz ist er vollständig zu entbehren.

Sehr zweckmäßige Verwendung findet das Heftpflaster beim Streckverbande (vergl. diesen).

Desgleichen ist der einfache Heftpflasterverband bei kleinen Verletzungen an den Fingern, bei Granulationswunden derselben und bei Panaritien, die in Heilung begriffen sind, sehr bequem und wertvoll. Man vermeidet dadurch größere Bindenverbände. Die Technik erläutert die beistehende Fig. 151.

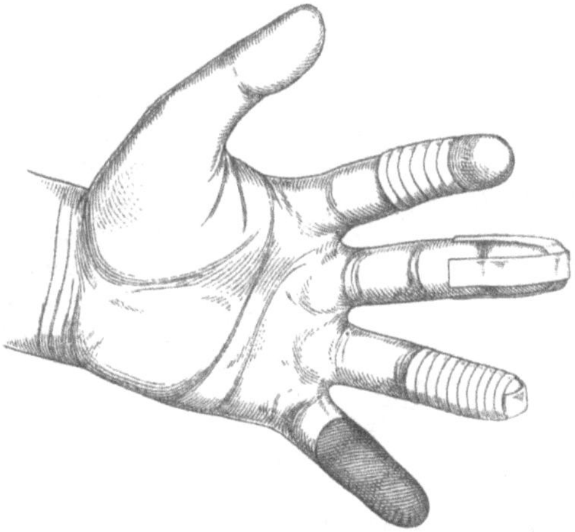

Fig. 151. Heftpflasterverbände und Gummikappe für die Finger.

Am Zeigefinger findet sich ein Verband für das Mittelglied; er besteht aus einem Heftpflasterstreifen von höchstens 0,5 cm Breite, welcher nach Art der Hobelbinde aufsteigend angelegt wird. Klafft der Streifen an einer Seite, so wird die klaffende

Stelle quer angeschnitten und die Schnittränder übereinander gelegt.

Am dritten und vierten Finger ist der Heftpflasterverband für die Fingerkuppe gezeichnet. Am dritten Finger die untere Lage: zwei oder vier Heftpflasterstreifen werden kreuzweise über die Fingerkuppe gelegt, so daß die Enden an den Seitenflächen, der Beuge- und Streckfläche des Fingers emporsteigen. Darüber kommt (am vierten Finger) eine Lage von rund verlaufenden Streifen nach Art einer Hobelbinde angelegt. Diese Verbände sitzen gut, fest und sicher. Will man den Finger bei Beschäftigungen gegen jede Einwirkung der Feuchtigung schützen, so kann man Gummifinger darüber ziehen (Vergl. den fünften Finger).

Der Sayre'sche Heftpflasterverband bei Schüsselbeinbrüchen (Fig. 152) ist dem Desault'schen durchaus nicht gleichwertig. Der Arm ruht nicht so sicher und bei nicht ganz kunstgerechter Anwendung kommt es leicht zu Druck. Jedoch ist der Sayre'sche Heftpflasterverband bedeutend einfacher, als alle anderen für den Schlüsselbeinbruch angegebenen Verbände. Er besteht aus drei langen 4—5 cm breiten Heftpflasterstreifen, deren Anordnung aus der beigegebenen Zeichnung ersichtlich ist.

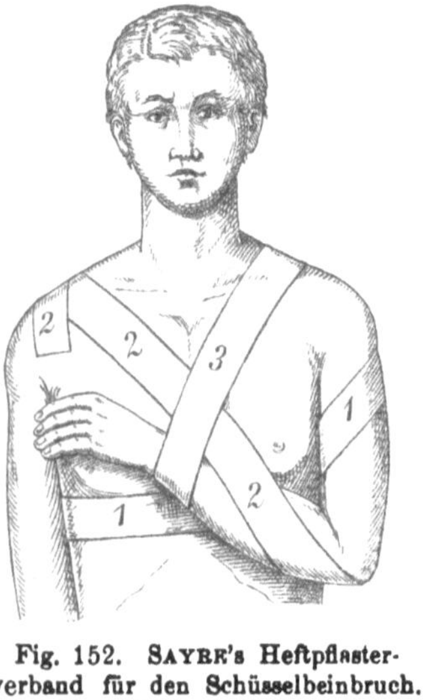

Fig. 152. Sayre's Heftpflasterverband für den Schüsselbeinbruch. (Linke Seite.)

Streifen 1 zieht den Arm nach hinten und hebt ihn etwas. Streifen 2 hat die besondere Aufgabe, die kranke Schulter zu heben. Streifen 3 umfaßt das Handgelenk, läuft über die Bruchstelle des Schlüsselbeines zum Rücken und hat wesentlich die Aufgabe, die Bruchstücke aneinander zu befestigen in der Hauptsache durch die Schwere des Vorderarmes.

Eine besondere Art des Heftpflasterverbandes ist derjenige mit elastischen Heftpflasterstreifen. Die elastischen Heftpflasterstreifen (Fig. 153) werden in der Weise hergestellt, daß man zwischen zwei gleichlange Streifen einen festen Gummistreifen von einigen Centimetern Länge einnäht. Das Festnähen des

Gummistreifens geschieht beiderseits mit einer doppelten Nahtreihe und festem Zwirn oder Seide, weil er in der Regel einen ziemlich bedeutenden Zug auszuhalten hat. Eine zweckmäßige Verwendung

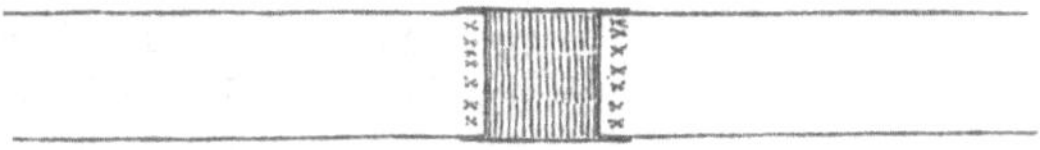

Fig. 153. Elastischer Heftpflasterstreifen.

finden diese Streifen z. B. beim Verbande nach Laparotomien und beim Verbande der operierten Hasenscharte. Beim Unterleibsverbande reichen die elastischen Heftpflasterstreifen durchschnittlich von einer Axillarlinie über die Vorderfläche des Unterleibes bis zur andern. Die Streifen werden so angelegt, daß das elastische Mittelstück über die Laparotomiewunde zu liegen kommt. Sie werden zunächst auf einer Seite festgeklebt, dann über die Wunde hin straff angezogen und auf der anderen Seite ebenfalls fest angeklebt. Drei Streifen von vier bis sechs cm Breite genügen durchweg, um eine kräftige Entspannung der Nahtlinie zu bewirken. Die Streifen halten fest und sicher und bei späteren Brechbewegungen, beim Husten u. s. w. leisten sie genügenden Widerstand, um das Platzen der Naht zu verhüten. Hat man keine versenkte Muskelnaht, sondern eine durchgreifende Naht gemacht, so werden die Nähte in der Regel am achten Tage nach der Operation entfernt. Auch jetzt gewähren die elastischen Heftpflasterstreifen, regelrecht angelegt, einen sicheren Schutz gegen ein etwaiges Platzen der Nahtlinie. In der Weise erspart man sich einen zirkulären Bindenverband und dem Kranken die damit verbundenen Unbequemlichkeiten. Es ist niemals nötig, die Heftpflasterstreifen um den ganzen Rumpf bis auf die Hinterfläche desselben zu führen, um sie dort kreuzen zu lassen. Gutes Heftpflaster hält in der oben angegebenen Ausdehnung angelegt, sicher und fest. In der neueren Zeit ist es immer mehr Gebrauch geworden, die Muskulatur des Unterleibes durch versenkte Muskel- und Fasciennaht für sich fest zu vereinigen. Wird diese Naht kunstgerecht angelegt, so hält sie sicher und untrüglich, der entspannende Verband erübrigt sich und man kann sich mit einem kleinen Kollodiumverbande begnügen. Wer seiner Technik nicht unbedingt sicher ist, wird aber immerhin besser zur doppelten Sicherung einen entspannenden Verband überdies hinzufügen.

Für den Verband nach Hasenschartenoperation wählt man

aus ganz demselben Grunde häufig einen elastischen Heftpflasterstreifen. Der elastische Streifen darf nur schmal sein, weil die Oberlippe schmal ist. Um dem Heftpflaster eine größere Haftfläche zu bieten, verbreitern sich die Heftpflasterstreifen nach beiden Seiten hin in der Weise, wie es auf der beigegebenen Zeichnung (Fig. 154 u. 155) ersichtlich ist. Nach ihrer Form werden diese Streifen Schmetterlinge genannt. Der elastische Heftpflasterverband bei Kniescheibenbrüchen ist an anderer Stelle besprochen. Zur Befestigung kleiner Verbandstücke verwendet man Heftpflaster entweder in Form schmaler Streifen, oder in Form größerer Stücke, die ringsum eingeschnitten werden, wie aus Fig. 156 und 157 ersichtlich ist. Das Heftpflaster muß die Verbandstücke ringsum um 2—3 cm überragen.

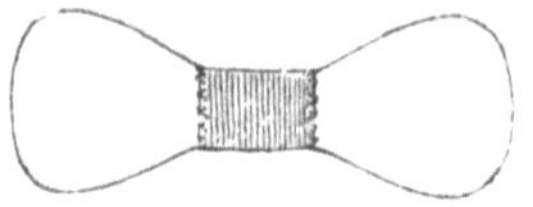

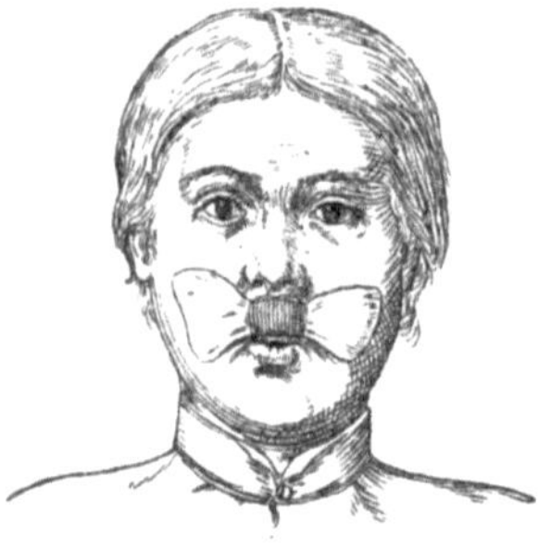

VI. Kollodiumverband.

Der Kollodiumverband ist ein trockener Deckverband der wenige oder gar keine Flüssigkeiten aufzunehmen geeignet ist. Er verdient eine besondere Erwähnung, weil er außerordentlich einfach und bequem ist. Er findet seine Anwendung in der Hauptsache bei aseptischen Wunden, die vollständig durch die Naht geschlossen sind und bei denen eine nennenswerte Absonderung nicht zu erwarten ist. Die Technik des Verbandes ist folgende: Nachdem die Wunde vollständig durch die Naht geschlossen und diese selbst sowohl, als ihre Umgebung, sorgfältig gereinigt und abgetrocknet ist, wird ein Stück Mull oder weiche Gaze von der Länge der Wunde auf die Wunde gelegt.

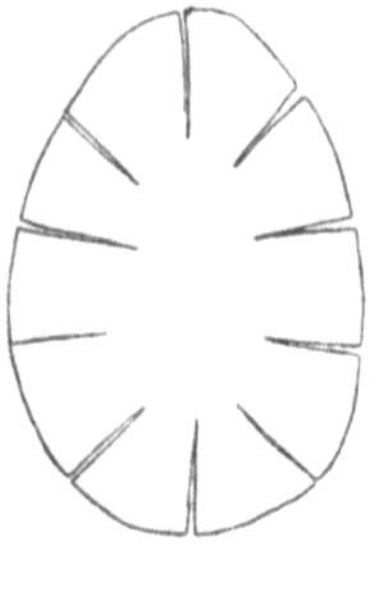

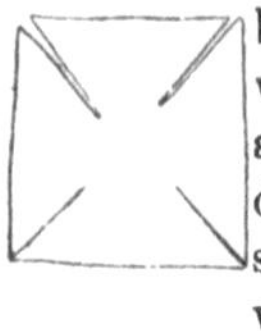

Der Verband muß mindestens so breit sein, daß er die Stichkanäle beiderseits vollständig deckt. Dieser Streifen wird nun mittelst Pinsels mit Collodium duplex sorgfältig bestrichen und getränkt, so daß er sich fest an die Haut anschmiegt. Auf den ersten Streifen folgt ein zweiter, der in derselben Weise behandelt wird. In dieser Weise folgen vier bis sechs Lagen hintereinander, dann ist der Verband stark genug. Er schließt die Wunde nach außen hin sicher und fest ab, sodaß sie gegen alle Schädlichkeiten, die von außen kommen können, geschützt ist. Ganz sorgfältige Blutstillung ist die Vorbedingung für diesen Verband, da er keinen Druck auszuüben im stande ist. Der Verband wird je nach Umständen, nach vier bis acht Tagen gewechselt, er wird trocken abgehoben, die Wunde und ihre Umgebung mit Äther gereinigt. Falls die Entfernung des Verbandes Schwierigkeiten macht, kann man ihn mit Äther aufweichen.

Da das Kollodium beim Trocknen stark schrumpft, übt der Verband auf die Umgebung einen leichten Zug aus und legt die Haut zuweilen in kleine Falten. Der Äther ruft auf Wunden einen vorübergehenden brennenden Schmerz hervor.

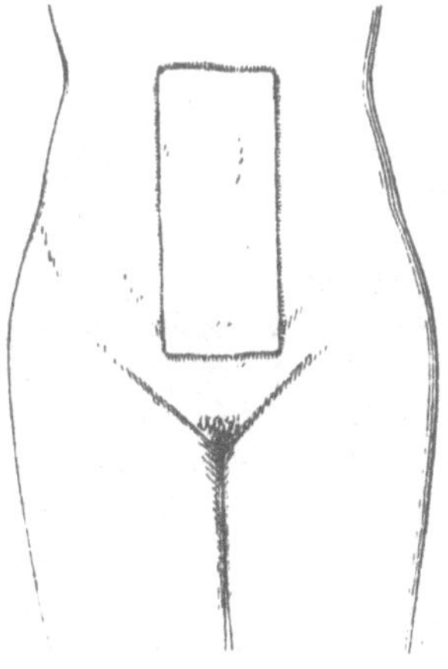

Fig. 158.
Kollodiumverband nach Bauchschnitt.

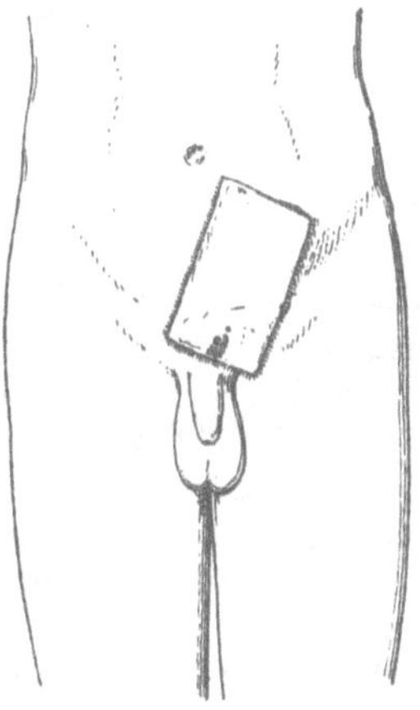

Fig. 159.
Kollodiumverband nach Bruchschnitt.

Die beiden Figuren 158 und 159 stellen die Ausdehnung eines Kollodiumverbandes nach Laparotomie und nach Bruchschnitt dar.

Schutz des Wundarztes gegen Infektion.

Die chirurgischen Infektionskrankheiten (Lymphgefäß-, Sehnenscheiden-, Venenentzündung, Erysipelas, Pyämie, Tuberkulose, Syphilis, Tetanus, Milzbrand u. dergl.) entstehen durch Kontakt. Peinlichste Sauberkeit, namentlich eingehende mechanische Reinigung der Hände und Vorderarme nach jeder Beschäftigung mit Eiter oder sonstigen septischen Stoffen, bietet bei unverletzter Haut die denkbar größte Sicherheit. Diese Reinigung geschieht am besten nach denselben Grundsätzen, wie die Desinfektion der Hände vor einer rein aseptischen Operation. Der Wundarzt darf keinen Eiter oder Unreinigkeiten an seinen Händen dulden. Dies giebt ihm die größte Gewähr für den eigenen Schutz und die Ungefährlichkeit für andere.

Unversehrtheit der Hautdecken bietet einen sicheren Schutz gegen die Ansteckung bei der Behandlung chirurgisch Kranker, zumal wenn die Vorschriften der Reinigung streng beobachtet werden. Die Bakterien dringen durch die unverletzte Haut nicht in den Körper ein. Indes genügen als Eingangspforte ganz geringfügige Verletzungen, die dem Arzte unbemerkt bleiben können.

Ein besonderes Augenmerk ist auf die kleinen Rhagaden und Fissuren, wie sie bei empfindlicher Haut vorkommen, zu richten, namentlich ist die Umgebung der Nägel sorgfältig zu beachten. Jede auch die kleinste Wunde ist mit Heftpflaster fest zu umwickeln und darüber eine fest aufsitzende Gummikappe zu schieben. Für aseptische Operationen sind die Gummikappen zu sterilisieren, eventuell auszukochen. Bei Neigung der Finger zur Rhagadenbildung und bei spröder Haut ist die Haut durch lindernde Salben — Glyzerin, Ungt. leniens, Vaselin, Lanolin — geschmeidig zu erhalten. Die Vorsicht ist auch zu beobachten bei der Untersuchung der weiblichen Geschlechtsteile und des Afters.

Verletzt sich der Arzt während einer Operation, so soll er über die Wunde einen kräftigen Strahl Wassers (Wasserleitung) spülen lassen, die meist geringfügige Wunde mit trockenem Verbandstoffe und mit Heftpflaster fest bedecken. Handelt es sich um reine aseptische Operationen, so ist die Verletzung fast stets ganz ungefährlich. Ist jedoch eine schwere Infektionskrankheit im Spiele — Lues, Milzbrand u. dergl. — so rate ich in jedem Falle von Verletzung mit einem verunreinigten Instrumente die Wunde mit dem glühenden Eisen auszubrennen (PAQUELIN), namentlich wenn es sich um eine Stichverletzung mit einer Nadel oder einem nadelähnlichen Instrumente handelt. Das Ausspülen, Auswaschen oder Desinfizieren des engen Stichkanales ist ja an sich schon unmöglich. Das Ausbrennen muß in bedeutender Ausdehnung geschehen, damit sicher alle die Gewebsteile verschorft werden, mit denen das Instrument in Berührung gekommen ist. Die Wunde muß nach den üblichen Regeln behandelt werden.

Tritt im Anschluß an eine Verletzung eine Entzündung eines Fingers oder des Armes ein, so muß der Arm ruhiggestellt werden — Handbrett, Mitella — oder bei stärkeren Beschwerden tritt Bettruhe ein, daneben antiphlogistische Behandlung mit Eis oder Bädern und Kompressenverbänden.

Bei Eintritt einer Fingerentzündung — Panaritium — hat der Arzt sofort jede Beschäftigung an Wunden, namentlich reinen Wunden, aufzugeben; wenn sie in Abheilung begriffen sind, darf er nur mit einem gut abschließenden Verbande Wundbehandlungen übernehmen. Bei luetischer Affektion der Finger (Paronychia — Ulcera) soll der Arzt jegliche Art von Wundbehandlung unterlassen, bis zur völligen Heilung, namentlich soll er auch alle gynäkologischen Untersuchungen und geburtshilflichen Hilfeleistungen unterlassen.

Dritter Teil.

Narkose, Massage u. s. w.

---

1. Anästhetika.

Drei Errungenschaften geben der Chirurgie des 19. Jahrhunderts das Gepräge: Die Narkose, die Blutleere und die Antisepsis. Die Narkose beseitigt den Schmerz, die Blutleere und Blutstillung schließt jeden unnötigen Blutverlust aus, die Antisepsis gewährleistet einen gefahrlosen Heilungsverlauf.

Die Linderung und Beseitigung des Schmerzes ist eine der Hauptaufgaben des Arztes. Aber gerade der Chirurg ist so häufig genötigt, Schmerzen hervorzurufen. Alle Mittel, die im Altertum und Mittelalter zur Anwendung kamen — psychische und medikamentöse — konnten das Problem, die Operation schmerzlos zu gestalten, nicht lösen. Der Mitte dieses Jahrhunderts war es vorbehalten, das Sehnen der Chirurgen zu erfüllen, und zwar durch Einatmen anästhesirender Dämpfe. Im Jahre 1844 wandte zuerst Horace Wells das Stickstoffoxydul zu Zahnextraktionen an und erzielte schmerzlose Operationen. Es gelang ihm jedoch nicht, dem Mittel Geltung zu verschaffen. Schon zwei Jahre später — 1846 — führten Jackson und Morton die Äthernarkose in die chirurgische Praxis ein, und rasch breitete sich ihr Ruf und ihre Anwendung über die ganze zivilisierte Welt aus.

Im Jahre 1847 wurde durch Simpson das Chloroform erprobt und wurde bald vieler Orten dem Äther vorgezogen, weil man an dem Äther unangenehme Eigenschaften gefunden hatte und Todesfälle in der Narkose vorgekommen waren. In den folgenden Jahren wurden mit beiden Anästheticis Erfahrungen gesammelt, das Für und Wider ernstlich erwogen und die Technik weiter ausgebildet. Das Chloroform erhielt in kurzer Zeit den Vorzug und wurde von der großen Mehrzahl der Chirurgen angenommen. Eine Einigung über den Wert der beiden Mittel ist bis zum heutigen Tage noch nicht erfolgt; Chloroform und Äther beherrschen das Feld. Keines von beiden ist als Narkotikum ungefährlich, jedes hat seine Vorzüge und seine Schattenseiten; und wenn auch immer und immer wieder über die Gefahren beider Mittel gestritten wird, so steht das eine unverbrüchlich fest, daß sie einen hervorragenden Einfluß auf die Ausbildung der Chirurgie in den letzten Jahrzehnten gehabt und einen unermeßlichen Segen über die Menschheit gebracht haben. Vor allem haben sie aus der Chirurgie alles früher wenigstens anscheinend Rohe und Gewaltthätige entfernt.

Man chloroformiere oder man ätherisiere, wie man es gerade gelernt hat oder wozu man durch die eigene Erfahrung gedrängt wird.

Gegenwärtig findet die Äthernarkose hauptsächlich in Amerika und England Anwendung, während auf dem europäischen Festlande, vor allem in Deutschland, Österreich und in der Schweiz, dem Chloroform der Vorzug eingeräumt wird.

Wenn man eine Operation schmerzlos gestalten will, so kann man es auf zweierlei Art zu stande bringen: Einmal, indem man den Körperteil, an dem operiert werden soll, unempfindlich macht — örtliche Anästhesie, ein zweites Mal durch Ausschaltung des Bewußtseins und der Empfindung — allgemeine Anästhesie. Der einzelne Fall muß die Wahl der Methode entscheiden.

I. Örtliche Anästhesie.

Zur örtlichen Abstumpfung der Schmerzempfindung können gegenwärtig nur zwei Mittel empfohlen werden: Die Kälte in Gestalt des Ätherspray's und das Cocain.

Daß Kälte die Schmerzempfindlichkeit der Gewebe bedeutend herabzusetzen geeignet ist, ist eine Erfahrung der täglichen Praxis. Die Herabsetzung des Schmerzes ist der Hauptzweck des Eisbeutels bei frischen Verletzungen und akuten Entzündungen. Für die Anwendung der Kälte zu operativen Zwecken hat Richardson eine Methode angegeben, die gegenwärtig die gebräuchlichste und geeignetste ist:

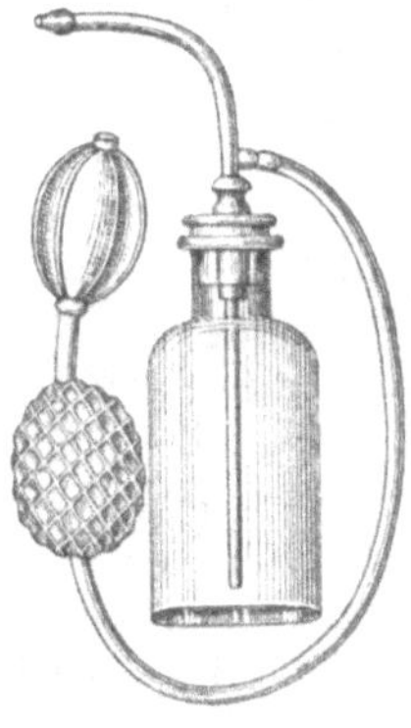

Fig. 160.
Äthersprayapparat nach Richardson.

Der *Ätherspray*. Der Sinn des Verfahrens ist Äther in dünner Schicht auf die äußere Haut aufzustäuben und durch die rasche Verdunstung desselben eine lokale starke Wärmeentziehung der Haut herbeizuführen, so daß diese bis zu einer gewissen Tiefe gefriert und dadurch unempfindlich wird.

Der Apparat von RICHARDSON (Fig. 160) besteht aus einem Doppelgebläse und einer Flasche zur Aufnahme des Äthers. Die Flasche wird am besten durch einen Gummipfropfen verschlossen, der doppelt durchbohrt ist. Durch die beiden Öffnungen des Pfropfens führen zwei Röhren in die Flasche. Die beiden Röhren können auch, wie es in Fig. 160 der Fall ist, in eine Doppelröhre verschmolzen sein. Die Röhren sind oberhalb des Pfropfens rechtwinklig abgebogen und unverschieblich aneinander befestigt. Die eine der beiden Röhren reicht innerhalb der Flasche bis nahezu auf den Boden des Gefäßes, die andere mündet unmittelbar unterhalb des Pfropfens. An der kurzen Röhre befindet sich außerhalb der Flasche ein kurzes seitliches Ansatzrohr, durch dieses und einen Gummischlauch steht die Röhre mit dem Doppelgebläse in Verbindung. Im Doppelgebläse befinden sich zwei Ventile, die sich beide in der Richtung nach der Flasche zu öffnen, so daß die Luft in dieser Richtung beim Druck ausströmt aber nicht wieder zurück kann. Der erste Ballon füllt sich beim Nachlassen des Druckes von selbst wieder mit Luft. Der zweite Ballon ist ein Reserveapparat, er kann sich etwas ausdehnen und regelt einen konstanten Druck der Luft auch beim Nachlassen des Druckes auf den ersten Ballon. Der Reservebehälter ist in der Regel mit einem Sicherheitsnetz umgeben. Dies soll das Platzen des Ballons verhüten. Steigert man den Druck zu sehr, so zerplatzt das Netz oder gar der Ballon und der Apparat ist zunächst unbrauchbar. Zur Füllung des Glasgefäßes muß man englischen Äther verwenden (Anestetic ether). Der gewöhnliche Schwefeläther ist unbrauchbar oder wenigstens ganz unzuverlässig. Zum Zwecke der Anwendung wird die freie Mündung der Röhre ungefähr 10—15 cm von der zu anästhesierenden Stelle entfernt gehalten, so daß der Ätherspray senkrecht auf die Haut auftrifft. Nun wird das Gebläse in Thätigkeit gesetzt und nach ungefähr 30 Sekunden wird die Stelle, die von der Einwirkung der Kälte getroffen ist, plötzlich ganz weiß. Es hat sich eine Eisschicht auf der Haut gebildet, in der Regel von kreisförmiger Gestalt und 3—5 cm Durchmesser. Die Stelle ist nun unempfindlich und man kann kleinere Operationen, z. B. Eröffnung von Abscessen, vornehmen, ohne dem Kranken Schmerzen zu bereiten. Zu größeren operativen Eingriffen, z. B. Entfernung subkutaner Geschwülste, eignet sich der Ätherspray nicht mehr. Während des Gefrierens hat man ein prickelndes, nicht selten schmerzhaftes Gefühl in der ergriffenen Hautstelle. Man kann zweifelhaft darüber sein, ob man den Ätherspray zur lokalen Anästhesie empfehlen soll oder nicht. Der einzige Vorteil ist die Ermöglichung einer schmerzlosen kleinen Operation ohne jede Gefahr für den Körper, aber die Anästhesie ist durchaus nicht in allen Fällen vollständig zu erzielen. Sie reicht nur durch die alleroberflächlichsten Hautschichten, und wenn die Weichteile über der Abscesshöhle dicker sind, so empfindet der Kranke doch Schmerzen. Dazu kommt noch ein zweites: Ist die Abkühlung bis zum Gefrieren fortgesetzt worden, so tritt in einer großen Anzahl von Fällen nachträglich eine oberflächliche Dermatitis mit reichlicher Abschilferung der Haut ein. Bis diese Entzündung abgelaufen ist, die allerdings vollständig lokal bleibt, vergehen immerhin zehn bis vierzehn Tage. Mit der Entzündung ist ein lästiges Jucken verbunden. Auf die Wundheilung kann die starke Abkühlung der Haut jedenfalls nur ungünstig einwirken.

Das *Cocain (Cocainum muriaticum)* wird in 5—10$^0/_0$iger Lösung angewandt (Sol. cocain. muriat. [0,5] 1,0 : 10,0). Es ist ein Extrakt der Kokabohne. Auf die Schleimhäute pinselt man es ein, um sie unempfindlich zu machen, hier hat es ausgezeichnete Wirkung. Es wird namentlich angewandt in der Augenheilkunde, zum Anästhesieren der Bindehaut und sehr häufig beim Kehlkopfspiegeln bei sehr empfindlichen Personen zum Anästhesieren des Zäpfchens und weichen Gaumens. Auf der äußeren Haut nützt das bloße Aufpinseln nichts, man muß es mit der Pravaz'schen Spritze einspritzen, und zwar nicht unter die Haut, sondern in die Haut, das heißt, in das derbe Cutisgewebe. Will man z. B. eine kleine Geschwulst unter der Haut entfernen, so wird man die Stelle des Schnittes unempfindlich machen. Es wird in Abständen von ungefähr 1—1$^1/_2$ cm die Spitze der Kanüle in die Cutis gesenkt und mehrere Tropfen Flüssigkeit hineingepreßt. Mehr als 1 g einer 10$^0/_0$igen Lösung soll man der Regel nach nicht einspritzen, weil sich sonst sehr leicht Vergiftungserscheinungen einstellen. Vier bis fünf Minuten nach der Einspritzung ist die Gefühllosigkeit erreicht und sie dauert durchschnittlich zehn bis fünfzehn Minuten, so daß man kleinere Operationen in der Zeit schmerzlos vornehmen kann. Dieses Mittel ist ganz empfehlenswert, allerdings muß man wissen, daß das Einspritzen selbst einen geringen Schmerz hervorruft. Für die Anwendung auf die Schleimhäute ist es ein vortreffliches Mittel; auch Zahnschmerzen werden fast augenblicklich beseitigt, wenn man die Lösung gut in die Höhlung des Zahnes einpinselt.

II. Allgemeine Anästhesie.

Die allgemeine Anästhesie verfolgt den Zweck, durch Einatmen von giftigen Gasen die Schmerzempfindung, das Bewußtsein und die willkürlichen Muskelbewegungen auszuschalten. Von den vielen Mitteln, die dazu empfohlen werden, führe ich nur zwei an: das Chloroform und den Äther. Sämmtliche Narkosen haben vieles Gemeinsame; ich werde daher die Chloroformnarkose ausführlich erörtern, die Äthernarkose nur kurz.

Chloroformnarkose.

Das *Chloroform* ist eine klare, farblose Flüssigkeit von süßlichem Geschmack und Geruch. Bei der Einwirkung von Licht und Luft zersetzt es sich leicht und kann dann schädliche Nebenwirkungen haben. Man soll das Chloroform deshalb in einer dunkeln Flasche, am besten an einem dunkeln Orte in gut verschlossener Flasche aufbewahren. Vor allem soll man Chloroform, welches einmal z. B. im Junker'schen Apparat verwendet worden und übrig geblieben ist, zu einer späteren Narkose nicht wieder verwenden, weil es in ausgiebiger Weise mit Luft in Berührung gekommen ist. Man schütte es weg, oder verwende es zu anderen Zwecken.

Apparate zu Inhalationszwecken sind in großer Anzahl angegeben worden. Der beste und zweckmäßigste ist der von Junker und die nach demselben Grundsatze angefertigten. Der Junker'sche Apparat (Fig. 161) besteht aus einem Doppelgebläse, dem Chloromformbehälter (Chloroformflasche) und dem Mundstück oder der Maske. Das Doppelgebläse ist gerade so konstruiert wie oben beim Richardson'schen Zerstäuber angegeben. Die Chloroformflasche ist mit einem schwarzen Lederüberzuge versehen, in dem an zwei einander gegenüberliegenden Stellen ein Längsspalt sich befindet, damit man die Füllung des Apparates kontrolieren kann. Am Rande dieses Spaltes stehen die Zahlen bis 50 angegeben. 50 g kann die Flasche auf einmal fassen, man füllt sie jedoch immer nur bis zur Marke 25, d. h. zur Hälfte. Bei völliger Füllung der Flasche ist die Gefahr gegeben, daß Chloroform im flüssiger Gestalt in Mund, Nase, Rachen und sogar Kehlkopf gelangt und hier schwere Ätzwirkung hervorruft. Der Deckel des Gefäßes ist aus Metall und an zwei Stellen durchbrochen. Durch diese beiden Öffnungen führen Röhren in das Innere der Chloroformflasche. Die eine der beiden

Röhren, die zuführende, steht mit dem Doppelgebläse durch einen Gummischlauch in Verbindung und reicht im Innern des Gefäßes bis nahezu auf den Boden. Die zweite mündet unmittelbar

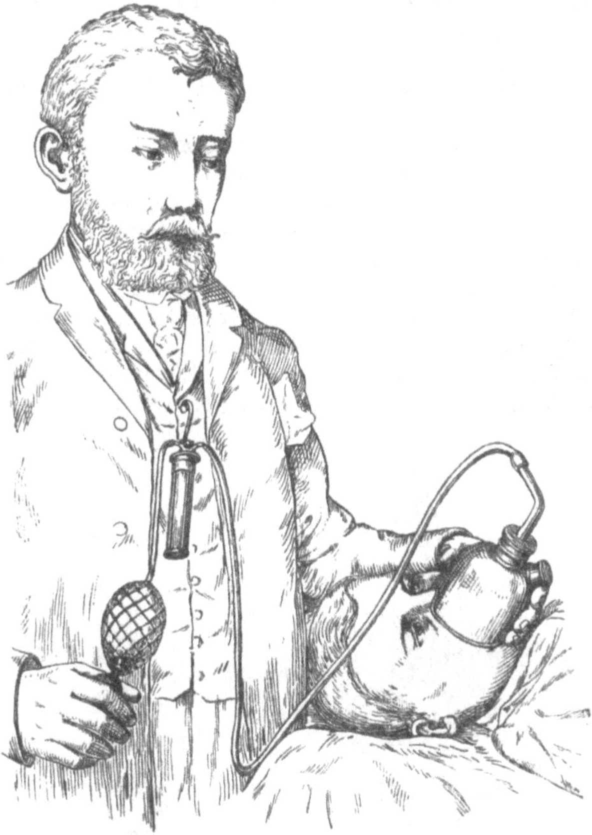

Fig. 161. JUNKER's Chloroformapparat in Anwendung.

unterhalb des Deckels und steht durch einen Gummischlauch mit der Maske in Verbindung. Wird der Apparat in Thätigkeit gesetzt, so wird mit jedem Druck eine bestimmte Menge Luft durch das Doppelgebläse und den zuführenden Schlauch an den Boden des zur Hälfte mit Chloroform gefüllten Glases gebracht. Die Luft steigt durch das Chloroform nach oben, verläßt mit

Chloroform gesättigt durch die kurze Röhre das Glasgefäß und wird durch Schlauch und Maske in Mund und Nase des Kranken geleitet. An dem Deckel des Gefäßes findet sich ein Haken zum Aufhängen des Apparates in einer Öffnung eines Kleidungsstückes des Chloroformierenden. Die Maske hat annähernd die Form einer Halbkugel mit einem tieferen schmalen Ausschnitt für die Nase und einem flachen, breiten Ausschnitt für das Kinn.

Der Chloroformapparat von Kappeler ist nach denselben Grundsätzen gebaut, wie der von Junker. Er unterscheidet sich von ihm nur dadurch, daß beide Röhren des Apparates unmittelbar unterhalb des Deckels münden, sodaß keine von beiden in das Chloroform eintaucht. Die Luft wird nicht durchs Chloroform geleitet, sondern streicht nur darüber hin.

Eine zweite Gruppe von Chloroformapparaten werden repräsentiert durch die von Esmarch und Skinner angegebenen. Sie bestehen aus einem Drahtkorbe, der mit einem aufsaugenden Stoffe (Mull, Flanell, Trikots) überzogen ist (Fig. 162). Das

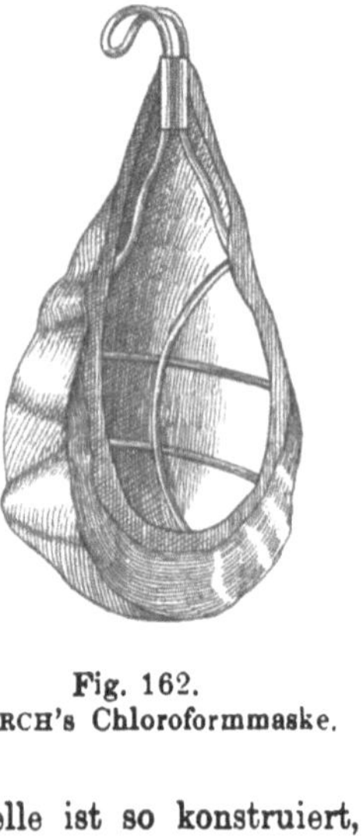

Fig. 162.
Esmarch's Chloroformmaske.

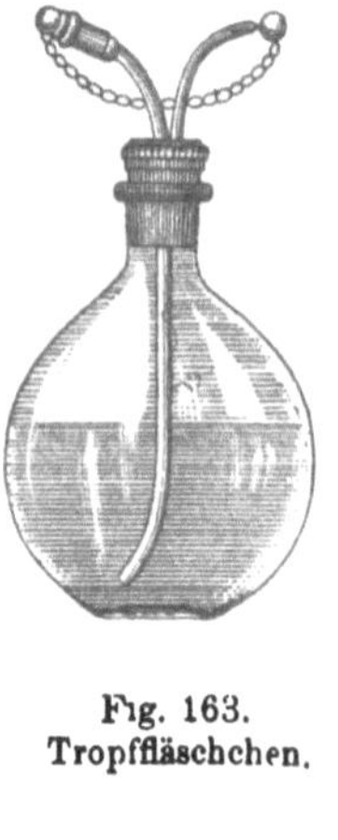

Fig. 163.
Tropffläschchen.

Drahtgestelle ist so konstruiert, daß es den Mund und die Nasenöffnungen bedeckt und sich am Nasenrücken hinauf verjüngt. Der Apparat hat am oberen Ende entweder einen Griff zum festhalten oder einen Haken, durch den man ihn mittelst eines

Bandes an Stirn und Hinterhaupt befestigen kann. Das Chloroform wird auf den Apparat aufgegossen. Indem die Luft bei jedem Atemzuge durch den mit Chloroform getränkten Überzug streicht, atmet der Kranke dasselbe ein. Man kann das Chloroform auch von Zeit zu Zeit in größeren Dosen auf den Apparat schütten, sodaß der ganze aufsaugende Überzug durchtränkt ist, dann wird aber die Chloroformdarreichung unregelmäßig. Besser ist es, das Chloroform tropfenweise aufzuschütten und zwar ungefähr aller ein bis zwei Sekunden regelmäßig einen Tropfen. Für diesen Zweck sind eigene Tropfgläschen (Fig. 163 u. 164) angegeben.

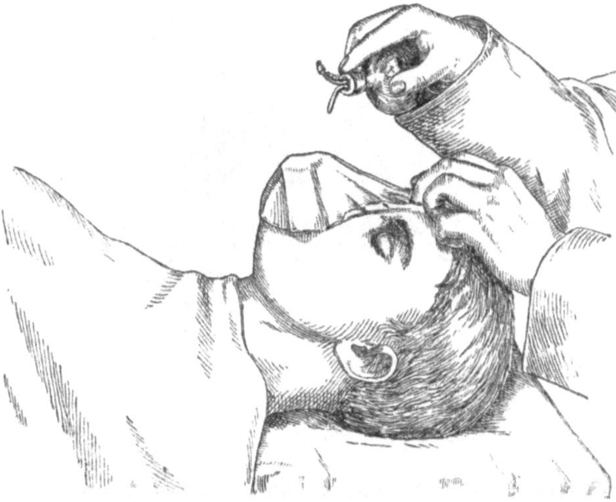

Fig. 164. ESMARCH's Chloroformapparat in Anwendung.

Endlich kann man sich in unvorhergesehenen Fällen einen Inhalationsapparat aus einem Taschentuche (Fig. 165), einem Handtuche oder dergleichen improvisieren. Man faltet es acht- bis zwölffach zusammen, gießt auf die eine Seite Chloroform und hält diese nach Art einer Maske zusammengefaltet vor Mund und Nase, aber so, daß die Luft noch nebenbei freien Zutritt hat.

Der Apparat von JUNKER verdient vor allen übrigen den Vorzug. Die Einverleibungsweise des Chloroforms ist sehr bequem. Die eingeatmete Menge ist zu einzelnen Zeiten nur geringen Schwankungen unterworfen. Man kann den Apparat auch einem Ungeübten in die Hand geben ohne Gefahr zu laufen, daß ein gröberes Versehen geschieht. Die Regelmäßigkeit der

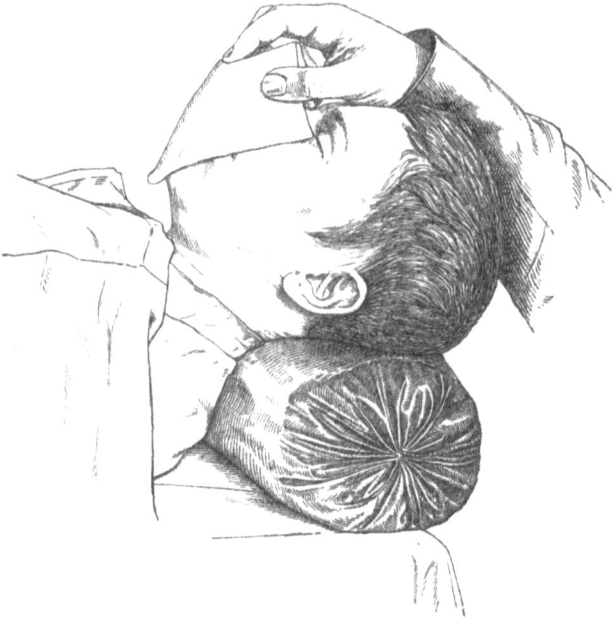

Fig. 165. Chloroformieren mittelst Taschentuches.

Darreichung des Chloroforms kann der Operateur durch das murmelnde Geräusch im Chloroformbehälter leicht kontrollieren.

Lagerung und Vorbereitung des Kranken. Zum Zwecke der Narkose soll man den Kranken immer horizontal lagern, höchstens mit leicht erhöhtem Oberkörper, niemals soll man sich darauf einlassen, den Kranken im Sitzen zu narkotisieren. Es tritt viel leichter Kollaps ein und diejenigen Ärzte, welche eine sitzende Stellung für gewisse Operationen empfehlen, verlangen immer, daß für den Fall des Kollapses ein Operationsbett nebenbei in Bereitschaft steht. Auch für Zahnextraktionen, für kleinere Operationen in der Mundhöhle und dergleichen ist die liegende Stellung dringend anzuempfehlen. Alle beengenden Kleidungsstücke müssen entfernt werden, namentlich Korsetts und schnürende Kleidungsstücke um die Taille, damit die Atmung völlig ungehindert ist. Man überzeugt sich auch in jedem Falle, ob der Kranke irgend welche Fremdkörper (künstliches Gebiß, Kautabak) im Munde hat und entfernt sie vor Beginn der Narkose. Hat man freie Wahl über die Zeit der Narkose, so wird man sie am besten in den Vormittagsstunden ansetzen. Der Magen ist am Morgen leer. Bei leerem Magen ist die Gefahr des Erbrechens und sind häufig auch die Nachwirkungen des Chloroforms bedeutend geringer als bei gefülltem Magen. Man giebt dann gewöhnlich die Vorschrift, die Kranken sollen nüchtern bleiben; das ist das beste. Eine geringe Menge Flüssigkeit bis zu einer kleinen Tasse voll Kaffee, oder ein Glas Wein drei bis vier Stunden vor Beginn der Narkose genommen, verursacht in der Regel keine Störung, da sie bis dahin den Magen wieder verlassen hat. Operiert man zu einer anderen Tageszeit, so ordnet man an, daß vier bis fünf Stunden vor Beginn der Narkose keine Nahrung aufgenommen wird. Ist man endlich genötigt, ohne alle Vorbereitung (plötzlicher Unglücksfall) zu operieren, so muß man von Beginn der Narkose an auf ziemlich heftiges Erbrechen gefaßt sein. Man chloroformiere unvorbereitet nur in dringenden Fällen.

Verlauf der Narkose. Ist der Kranke gelagert, so stellt sich der Chloroformeur an das Kopfende des Bettes (Fig. 161). Den Chloroformapparat hat er sich mittelst des Hakens in ein Knopfloch gehängt, so hoch, daß der Boden des Gefäßes das Bett nicht berühren kann. Geschieht das letztere, so ist Gefahr vorhanden, daß der Apparat umfällt, das Chloroform sich in die Schläuche ergießt und dann in flüssiger Form in Nase und Mund des Kranken gelangt. Am Beginn der Narkose ist es wichtig, den Kranken nicht mit Chloroform zu überhäufen und seine Aufmerksamkeit abzulenken. Zum ersteren Zwecke setzt man die Maske zunächst nicht fest auf, sondern hält sie ungefähr 15—20 cm von Mund und Nase entfernt und geht allmählich näher, so daß man nach Verlauf von ungefähr 20 bis 30 Sekunden den Apparat fest aufsetzt; so wird der Kranke langsam in zunehmender Stärke an das Chloroform gewöhnt. Um die Aufmerksamkeit abzulenken und zugleich den Kranken zum Atmen zu zwingen, läßt man ihn in der Regel zählen. Beim Zählen muß man darauf achten, daß die Kranken laut, deutlich und langsam zählen. Manche halten von Anfang an den Atem instinktmäßig an, man fordert sie dann auf, je nach Umständen freundlicher oder eindringlicher, tief zu atmen. Anstatt die Kranken zählen zu lassen, kann man sich mit ihnen unterhalten. Das Zählen wird der Einfachheit halber in der Regel vorgezogen. Die Gefahr der Chloroformnarkose wird durch gleichmäßiges Narkotisieren bedeutend herabgesetzt. Man macht sich deshalb zum Grundsatz, vom Beginn der Narkose an bis zur völligen Erschlaffung alle ein bis zwei Sekunden einmal den Ballon des JUNKER'schen Apparates langsam und völlig auszudrücken, so daß stetig gleichviel mit Chloroform getränkte Luft dem Kranken zugeführt wird. Vor allem ist es verwerflich und gefährlich, gerade im Erregungsstadium, sehr rasch zu chloroformieren, um schnell über den Zustand der Muskelkrämpfe hinwegzukommen. Geduld und Ruhe, weiteres Arbeiten nach den Regeln der Kunst ist auch hier die Hauptsache. Bei empfindlichen und ängstlichen Personen wird man häufig gut thun, die Narkose im Bett zu beginnen, entweder bis zum Beginn der Bewußtlosigkeit oder bis zur tiefen Narkose. Jeder Kranke ist vor Beginn der Narkose mehr oder weniger aufgeregt, dieser Aufregungszustand kann unter Umständen bedenklich sein, man muß deshalb alles vermeiden, was die Erregung vermehren könnte. Wenn auch die meisten Kranken ihre Aufregung zu verbergen suchen, so erkennt man sie doch in fast allen Fällen durch die Beschleunigung der Herzthätigkeit.

Im Verlauf der Narkose kann man drei Stadien unterscheiden:

1. *Das Initialstadium.*
2. *Das Erregungsstadium.*
3. *Das Erschlaffungsstadium.*

Das Initialstadium (Stadium des Beginnes). Die ersten Züge des Chloroforms sind den meisten Menschen unangenehm. Sie husten, und namentlich Kinder machen geringere oder stärkere Abwehrbewegungen. Die Kranken zählen oder unterhalten sich. Allmählich schwindet das Bewußtsein, sie verstehen noch was geredet wird, reden auch noch mit, aber nach dem Aufwachen aus der Narkose fehlt ihnen jede Erinnerung. Vielen ist es am Schlusse dieses Stadiums so, als ob das Bett unter ihnen schwände und sie frei im Raume schwebten. Die Hautempfindlichkeit schwindet, sie fühlen nicht mehr, daß sie auf etwas liegen, suchen sich ängstlich aufzurichten oder festzuhalten. Damit beginnt das Stadium der Erregung.

Der Erregungszustand (Stadium excitationis) ist die Zeit der Muskelkrämpfe und der Wahnvorstellungen (Delirien). Es kann die allerverschiedensten Formen annehmen; es stimmt in der Mehrzahl der Fälle mit der Lebensweise, der Beschäftigung und dem Charakter des Menschen überein, kann sich jedoch auch entgegengesetzt äußern. Der Student z. B. hat in der Mehrzahl der Fälle sehr heitere Wahnvorstellungen, fühlt sich an der Kneiptafel, bei festlichem Kommers, singt fröhliche Burschenlieder, sucht den Rand der Chloroformmaske mit den Lippen zu fassen und macht saugende Bewegungen, trinkt anderen Halbe und Ganze zu, hält Bierreden, bis allmählich alles unverständlicher wird, er zurücksinkt und das Erschlaffungsstadium eintritt.

Der Sozialdemokrat verteidigt mit Begeisterung seine weltbeglückenden Theorien. Der eine verhält sich harmlos, der andere wird gewaltthätig, so daß er in dem Zustande für die Umgebung gefährlich werden kann, wenn man sich nicht genügend mit Hilfskräften versorgt hat. Manche versuchen vom Bett herunterzuspringen, fluchen und toben, und schlagen um sich. Alles Zureden ist natürlich vergebens, weil sie es entweder nicht verstehen oder nach ihrem augenblicklichen Zustande falsch auffassen. Sie leiden in der Regel in diesem Zustande an Verfolgungsideen. Eine große Anzahl befindet sich in einem traumhaften Zustande, verhält sich reserviert und äußert seine Wahnvorstellungen nicht. Man kann deshalb auch nicht wissen, was sie beschäftigt, und nur aus dem Ausdruck des Gesichtes und den etwaigen Bewegungen kann man entnehmen, ob der Inhalt ihrer Träume heiter, ernst oder schmerzlich ist. Im Beginn des Erregungsstadiums ist eine der häufigsten Bewegungen ein krampfhaftes Fassen und Wegreißen der Chloroformmaske. Diese Bewegung muß man, wenn nötig, durch Gewalt verhüten, allen anderen Bewegungen aber, namentlich den Bewegungen der Beine, soll man keinen Widerstand entgegensetzen. Je größeren Widerstand man den Bewegungen entgegensetzt, desto stärker werden sie in der Regel. Die intendierten Muskelbewegungen beruhen in der Regel auf Wahnvorstellungen, diesen leistet man durch Widerstand nur Vorschub. Von den ungeordneten Muskelbewegungen überwiegen in der Regel die Streckbewegungen sowohl am Rumpf als an den Extremitäten. Es kommt nicht selten vor, daß der ganze Rumpf durch die Kontraktur der langen Rumpfstrecker in weitem Bogen nach hinten konkav gewölbt ist, so daß der Chloroformierte nur mit Kreuzbein und Hinterhaupt auf der horizontalen Unterlage ruht. Die Augäpfel sind in der Regel stark nach oben gerollt. Am Schluß des Erregungsstadiums hören die Äußerungen des Kranken auf, der

Kranke liegt wieder ruhig da, die Muskelkontrakturen hören allmählich auf und die Atmung wird tief, langsam, regelmäßig, nicht selten schnarchend. Jetzt ist der Kranke vollständig von der Außenwelt abgeschlossen, jegliche Sinnesthätigkeit ruht, auch das Gefühlsvermögen der Schleimhäute, das am längsten andauert, ist entschlummert, die Schleimhautreflexe sind erloschen. Das zweite Stadium ist zu Ende und das dritte ist eingetreten.

Der Erregungszustand spielt sich nicht immer in der eben geschilderten Weise ab. In einer zweiten Gruppe von Fällen ist das Erregungsstadium nur angedeutet durch ein leichtes Zittern der Muskulatur, oder durch ein vorübergehendes Zusammenziehen einiger Muskelgruppen, oder der gesamten Körpermuskulatur. Diese Muskelkrämpfe dauern nur wenige Sekunden, bis zu einer halben oder ganzen Minute. Die Muskeln erschlaffen und das dritte Stadium ist erreicht.

In einer dritten Reihe von Fällen endlich fehlt das Erregungsstadium vollständig, die Narkose geht ruhig vor sich, das Erschlaffungsstadium tritt ein ohne daß der Kranke irgend welche Zeichen von Unruhe gezeigt hat. In diese Gruppe gehören sehr viele Narkosen bei Kindern. Die Kinder schreien oft beim ersten Chloroformzuge kräftig auf und versuchen sich zu wehren, nach zwei bis drei Zügen liegen sie ruhig, wie verblüfft da, blicken verwundert um sich und schlafen bei fortgesetzter Narkose ruhig ein.

Die große Mehrzahl der Fälle gehört zur ersten Gruppe. Es giebt keine scharfen Abstufungen zwischen den einzelnen Gruppen, sondern die Narkose kann in der allerverschiedensten Form von der tiefsten Ruhe bis zum wüstesten Tobsuchtsanfalle verlaufen.

Das *dritte Stadium* (*Erschlaffungszustand*, *Stadium der Toleranz*, *Stadium relaxationis*) ist charakterisiert durch vollständige Empfindungslosigkeit, durch das Fehlen sämtlicher Reflexe, auch der Schleimhautreflexe, vollständiges Aufgehobensein des Bewußtseins und völliger Erschlaffung aller willkürlichen Muskeln. Hebt man einen Arm oder ein Bein auf, so fällt es plump wie beim Toten wieder herab.

Nur zwei Reflexthätigkeiten bleiben bestehen, deren Beobachtung und Überwachung die Hauptaufmerksamkeit des Chloroformierenden in Anspruch nehmen muß, die Herzthätigkeit und die Atmung.

Die Kunst des Chloroformierens besteht nun darin, dem Kranken gerade so viel Chloroform darzureichen, daß alle die obengenannten Merkmale des dritten Stadiums bestehen bleiben, ohne die Herz- und Lungenthätigkeit zu gefährden. Die Grenzen, innerhalb deren diese Bedingungen erfüllt werden müssen, sind eng gezogen. Eine Spur zu wenig Chloroform und die Reflexthätigkeiten treten wieder auf. Ein zuviel nach der anderen Seite und die lebenswichtigsten Verrichtungen des menschlichen Körpers werden gefährdet. Wenn man dazu bedenkt, daß manche Narkosen ein bis zwei Stunden und länger dauern, so ergiebt sich von selbst, daß für die Narkose eine besondere, geschulte, zuverlässige und gewissenhafte Person angestellt werden muß. Bei langdauernden Narkosen ist es immer richtiger, lieber einmal in das Reaktionsstadium zurückzukommen, als den Kranken den Gefahren der zu tiefen Narkose auszusetzen.

Das Erwachen aus der Narkose vollzieht sich von selbst und geht in einzelnen Fällen in der verschiedensten Weise vor sich.

Ist die Operation beendet und der Verband angelegt, so legt man den Kranken ruhig ins Bett in der gewöhnlichen Weise, verdunkelt das Zimmer, entfernt alle unnötigen Personen (am besten ist es, wenn nur eine Person dabei bleibt) und sorgt für die möglichste Ruhe in der Umgebung des Kranken. So gelingt es oft, den Chloroformschlaf in einen gewöhnlichen mehrstündigen Schlaf hinüber zu leiten und die Kranken erwachen dann ohne wesentlich unangenehme Empfindung. Erfahrungsgemäß sind die Nachwehen des Chloroforms um so geringer, je länger die Kranken im Schlaf verweilen.

Ganz zu vermeiden ist das noch so vielfach beliebte Aufwecken der Kranken unmittelbar nach Schluß der Narkose. Es geschieht durch Klatschen auf Brust und Wangen und durch sanfteres oder heftigeres Anrufen. Beides liegt außerhalb des Rahmens einer zweckmäßigen und sanften Krankenbehandlung. Viele Kranke erwachen von selbst unmittelbar nach Aussetzen des Chloroforms. Einzelne fühlen sich vollständig wohl, andere erwachen durch das Auftreten eines heftigen Brechreizes. Der Brechreiz kann sich über Stunden, ja bis zu einem Tage und länger ausdehnen. Man hat dafür zu sorgen, daß eine Brechschale und ein Handtuch oder Wischtuch zum Abtrocknen des Mundes und der Umgebung bereit liegt. Während des Brechens unterstützt man den Kopf des Kranken, der selbst in der Regel ziemlich hilflos ist, mit beiden Händen oder lehnt ihn an seine Brust an, zweckmäßig ist es, auch den Kopf etwas nach der Seite zum Bett heraus und tief zu hängen, damit das Erbrochene bequem abfließen kann (Fig. 166). Gegen den dauernden Brechreiz ist es in manchen Fällen nützlich, dem Kranken kleine Eisstückchen (Eispillen) in den Mund zu geben. Der Kranke läßt die Eisstückchen im Munde zergehen und spukt die Flüssigkeit wieder aus. Wird das Wasser verschluckt, so füllt sich der Magen allmählich wieder, die Füllung giebt neuen Anlaß

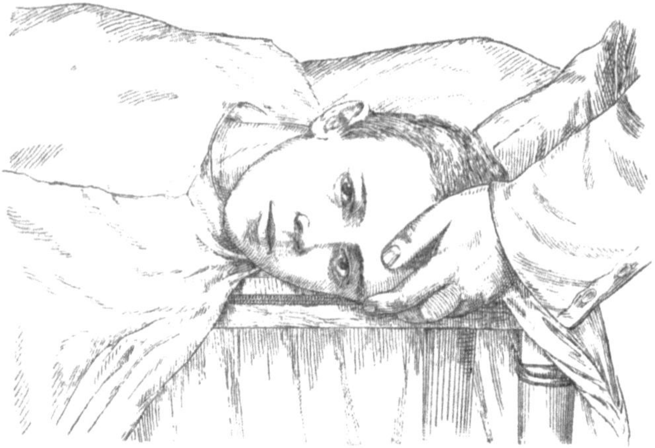

Fig. 166. Lagerung beim Brechen.

zum Brechen. Im großen und ganzen sind die Nachwehen des Chloroforms ganz ähnlich denen des akuten Alkoholismus; dem einen bekommt es gut, dem anderen schlecht. Es giebt Leute, denen das Chloroform sehr wenig Beschwerden macht; nach dem Erwachen aus der Narkose fühlen sie sich noch längere Zeit in eine so angenehme und heitere Stimmung versetzt, daß sie sich die Gelegenheit einer neuen Narkose geradezu herbeiwünschen und sich bei jeder Gelegenheit gern wieder chloroformieren lassen. Anderen ist das Chloroform so widerwärtig und wird ihnen bei jeder neuen Narkose noch widerwärtiger, daß sie schließlich schon beim Anblick des Chloroformappartes oder beim ersten Chloroformzug anhaltenden Brechreiz bekommen. Zwischen diesen beiden Extremen kommen alle nur denkbaren Abstufungen vor. Am Tage nach der Narkose fühlen sich weitaus die meisten wieder vollständig wohl. Die Nachwehen der Narkose sind über Nacht geschwunden. Am ersten

Tage oder wenigstens die ersten Stunden nach der Narkose sieht man in der Regel von Darreichung von Speise und Trank ab. Man giebt dem Kranken zur Erfrischung schluckweise kaltes Wasser, kaltes Bier, kalten Wein, je nach Belieben. Nach Nahrung haben die meisten selbst kein Verlangen, manche haben andererseits wieder nach der Narkose einen wahren Heißhunger. Giebt man ihnen dann einige Bissen zu essen, so müssen sie sofort brechen; es kann sich öfters wiederholen. Da niemandem ein Fasten von sechs bis zwölf Stunden schadet, so ist es vorzuziehen, für die genannte Zeit die Nahrungsaufnahme zu untersagen und sich auf die Darreichung von geringen Mengen Flüssigkeit zu beschränken. Einzelne jedoch haben so ganz und gar keine Nachwehen von der Narkose, daß sie schon bei der nächsten Mahlzeit essen und trinken wie in gesunden Tagen.

Es ist die Pflicht des Chloroformierenden, während der ganzen Dauer der Narkose die Lebensäußerungen und Lebensthätigkeiten des Kranken sorgfältig zu beobachten. Am angespanntesten muß seine Aufmerksamkeit sein in dem Stadium, in dem die Lebensäußerungen auf das Geringste beschränkt sind.

Es können in jedem Stadium der Narkose gefahrdrohende Erscheinungen eintreten, aber im ersten und zweiten Stadium sind die Lebensäußerungen (Muskelbewegungen, Delirien) in der Regel so stark, daß sie nicht übersehen werden können, während im dritten Stadium die Kontrolle eine viel schwierigere ist.

Es sind sorgfältig zu beachten:

1. *Die Herzthätigkeit, der Puls.*
2. *Die Thätigkeit der Lungen (Atmung).*
3. *Der Konjunktivalreflex* und *das Verhalten der Pupille.*
4. *Die Gesichtsfarbe.*
5. *Etwaiges Erbrechen.*

Der Puls ist in der Regel vor Beginn der Narkose und im ersten Stadium beschleunigt, 90—100—110 Pulsschläge in der Minute, häufig auch schwächer als gewöhnlich, das ist Folge der Aufregung. Je weiter die Narkose fortschreitet: desto ruhiger, langsamer und kräftiger wird der Puls. Im Erschlaffungsstadium ist er ruhig, kräftig und langsam (bis 60 und weniger Schläge in der Minute). Es ist gut, vor Beginn jeder Narkose sich immer und immer wieder in jedem einzelnen Falle über die Beschaffenheit des Radialpulses zu vergewissern. Es kommt manchmal vor, daß ein Radialpuls schwächer ist als der andere, oder daß er auf einer Seite ganz fehlt u. s. w. Hat man vorher nicht nach dem Pulse gefühlt, so kann man plötzlich während der Narkose von der Thatsache unangenehm überrascht sein.

Auch das Herz muß man in jedem einzelnen Falle sorgfältig untersuchen. Die Klappenfehler des Herzens sind, wenn sie kompensiert sind, weniger bedenklich. Bedenklicher sind die organischen Erkrankungen des Herzmuskels (akute und chronische Myocarditis, Fettherz, Erkrankung der Coronararterien). Bei diesen und den inkompensierten Herzfehlern ist die Narkose nur in dringenden Fällen und mit der allergrößten Vorsicht anzuwenden. Die Gefahr, die für das Leben von seiten des Herzens droht, ist der Collaps: das Sinken oder Aufhören der Herzthätigkeit. Dieser Unglücksfall tritt manchmal plötzlich, manchmal allmählich ein. Die Erscheinungen sind in beiden Fällen dieselben, nur mit dem Unterschiede, daß sie beim plötzlichen Collaps sämtlich mit einem Schlage auftreten, während sie beim langsamen Collaps sich allmählich einstellen: das Gesicht wird blaß, der Puls wird schwächer und immer schwächer, die Atmung wird oberflächlicher, schließlich sind die Haut und die sichtbaren Schleimhäute leichenblaß, der Radialpuls ist kaum fühlbar oder unfühlbar, der Konjunktivalreflex fehlt vollständig, die Pupillen sind sehr stark erweitert.

Die Gegenmittel sind folgende:

a) Man verhütet jeden weiteren Wärmeverlust, man deckt den Kranken warm zu, wenn nötig mit gewärmten Decken, um die Körpertemperatur, die inzwischen auch gesunken ist, wieder zu erhöhen. Besser ist es, wenn man von vornherein bei jeder Narkose, bei der ja entweder wegen der Untersuchungen oder Operationen eine geringere oder größere Entblößung des Körpers nicht zu umgehen ist, für eine höhere Zimmertemperatur sorgt und jede unnötige Entblößung sorgfältig vermeidet. Es ist ein Punkt, auf den vielfach noch nicht genügend geachtet wird, der aber gewiß in vielen Fällen für das Zustandekommen des Collapses mit verantwortlich zu machen ist.

b) Um direkt die Herzschwäche zu beeinflussen, giebt man Excitantien unter die Haut, gewöhnlich Kampfer oder Äther (Sol. camph. oleos. 1,0 : 5,0 oder Aether sulfur. pur.). Je nach Bedarf 1—3, ja sogar bis zu 5 oder 6 cbcm.

c) Man lagere den Kranken so, daß der Kopf mit dem Rumpfe entweder in einer horizontalen Ebene oder tiefer als der Rumpf liegt. Daß die Chloroformmaske sofort weggenommen wird und bis zur Beseitigung der Gefahr wegbleibt, bedarf keiner näheren Erörterung. Die Tieflagerung des Kopfes hat den Zweck, die durch die Herzschwäche bedingte Gehirnanämie zu beseitigen.

d) In besonders schweren Fällen von Collaps, besonders nach akuten Blutverlusten, wird die sogenannte Autotransfusion empfohlen, d. h. man preßt mit elastischen Binden, die von der Peripherie her fest um die Gliedmaßen gewickelt werden, möglichst viel Blut und Gewebsflüssigkeit aus den Armen und Beinen nach dem Rumpfe und Kopfe, so daß die Gliedmaßen für die Dauer der Abschnürung außer Zirkulation gesetzt sind und der auf sie entfallende Teil des Blutes zur Ernährung des Rumpfes und Kopfes mit verwendet wird. Die Extremitäten können, wie wir aus der Blutleere bei Operationen wissen, bis zur Dauer von zwei Stunden ohne jeglichen Nachteil außer Zirkulation gesetzt werden. Inzwischen kann durch anderweite Maßnahmen (Transfusion, subkutane Infusion, Nährklystiere) die Flüssigkeitsmenge im Kreislaufsysteme wieder vermehrt werden und der Blutdruck steigt. Kann man das nicht erreichen, so tritt, wie man sich ausdrückt, der Tod im Collaps ein.

Die *Atmung* ist in der Regel im Beginn der Narkose etwas beschleunigt, manchmal halten die Kranken nach den ersten Chloroformzügen den Atem krampfhaft an. Verständiges Zureden, die Kranken sollen tief Atmen holen, nützt in der Regel. In der tiefen Narkose ist die Atmung langsam und regelmäßig, die einzelnen Atemzüge tief. In vielen Fällen ist die Atmung etwas geräuschvoll, sie darf jedoch nicht das Geräusch des Stenosenatmens annehmen. Zweimal droht von Seiten der Lunge Gefahr. Einmal im Krampfstadium, durch Krampf der Glottisverengerer, das zweite Mal im Erschlaffungszustande, durch Zurücksinken der Zunge und vor allem des Zungengrundes auf den Kehlkopfeingang.

Der Glottiskrampf kündigt sich an durch laute pfeifende Atmung. Die Atmung ist angestrengt, aber es tritt ungenügend Luft durch die verengte Spalte ein, das Gesicht wird gedunsen dunkelblaurot. Der Glottiskrampf löst sich in der Regel selbst, man setzt das Chloroform aus und in kurzer Zeit wird die Atmung wieder frei. Es wird immer bei hartnäckigem Glottiskrampf die Tracheotomie als das entscheidende Mittel angegeben; es ist richtig, aber in Wirklichkeit wird man nur außerordentlich selten in die Lage kommen, von diesem Mittel Gebrauch machen zu müssen.

Durch das *Zurücksinken der Zunge* und des Kehlkopfdeckels auf den Kehlkopfeingang wird dieser verengert oder verschlossen. Die Gefahr wird von dem Kundigen sofort bemerkt, für den Unkundigen gelten folgende Anhaltspunkte: Die Gesichtsfarbe wird blau, die Atmung ist entweder stark rasselnd bis pfeifend (bei unvollständigem Verschluß), oder es ist gar keine Atmung zu hören (vollständiger Verschluß). Der Kranke macht krampfhafte Atembewegungen, aber es findet kein Luftwechsel statt. Ist der Chloroformierte vollständig erschlafft, so ist die Gefahr in der überwiegenden Mehrzahl der Fälle leicht zu beseitigen. Der Chloroformierende steht der Regel nach am Kopfende des Bettes. Er greift (Fig. 167) mit beiden Händen zu beiden Seiten des

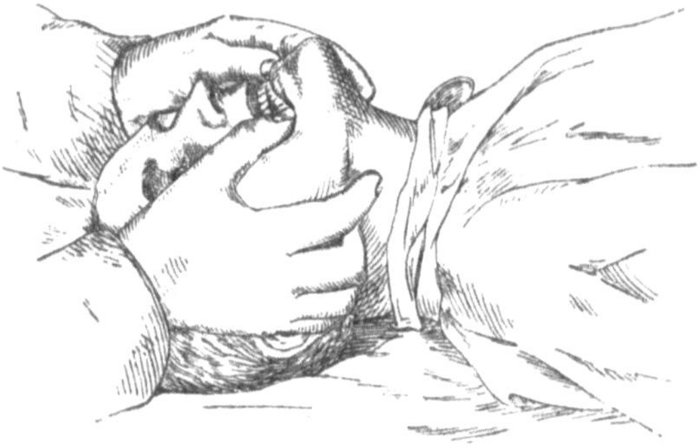

Fig. 167. Vorziehen des Unterkiefers.

Kopfes herab, setzt Zeige- und Mittelfinger beiderseits hinter den Kieferwinkel an den aufsteigenden Ast des Unterkiefers, die beiden Daumen in den Mund auf die unteren Schneidezähne, drückt die Zahnreihen mit dem Daumen um 1 cm auseinander und schiebt dann mit Mittel- und Zeigefinger den ganzen Unterkiefer nach vorn, sodaß die Schneidezähne des Unterkiefers vor denen des Oberkiefers zu liegen kommen; dadurch wird zugleich die Zunge und der Zungengrund nach vorn geschoben und der Kehlkopfeingang ist frei. Der Erfolg zeigt sich augenblicklich: die Cyanose des Gesichtes schwindet, die Atmung wird frei und tief, die krampfhaften Atembewegungen hören auf und die Gefahr ist beseitigt. Größer sind die Schwierigkeiten, wenn die Zunge zurücksinkt, so lange noch der Krampf der Kaumuskeln besteht. Hier kann das Vorschieben des Unterkiefers große

Schwierigkeiten machen. Man hilft sich mit einer Mundsperre. Für die Zwecke der Narkose ist die Mundsperre von ROSER (Fig. 168) sehr geeignet. Sie wird, gleichgiltig auf welcher Seite, vom Mundwinkel aus zwischen die Backenzähne eingeführt; dann werden mittelst der freien langen Hebelarme die Kiefer auseinander gedrängt. Ganz fehlerhaft ist es, die Mundsperre

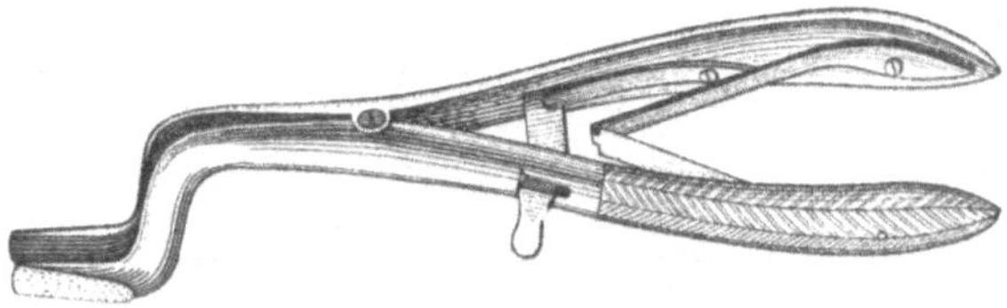

Fig. 168. ROSER's Mundsperre.

in den Bereich der Schneide- oder Eckzähne einzusetzen. Es passiert nicht selten das Unglück, daß der eine oder andere der Zähne abgebrochen wird, während die massiven Backenzähne Widerstand genug bieten. Hat man den Unterkiefer nach vorn geschoben und ist die Atmung noch nicht frei, so sieht man sich genötigt, die Zunge selbst zu fassen und nach vorn zu ziehen. Die ESMARCH'sche Zungenzange (Fig. 169) ist für diesen Zweck ganz geeignet. Hat die Zunge die Neigung, immer wieder zurückzusinken, so soll man sie nicht halbe oder ganze Stunden lang in die Zungenzange eingeklemmt halten, sondern sie mittelst eines Mull- oder Leinwandläppchens mit Daumen und Zeigefinger halten. Die Zange ruft, so zweckmäßig sie gebaut ist, bei längerer Anwendung häufig Verwundungen hervor, die dem Kranken tagelang Beschwerden verursachen können.

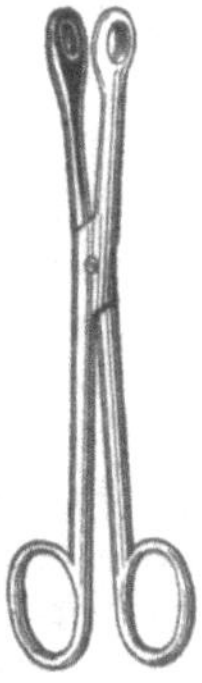

Fig. 169. ESMARCH's Zungenzange.

Von allen Reflexen verschwinden die *Schleimhautreflexe* zuletzt. Man wählt deshalb zur Prüfung der Tiefe der Narkose eine Schleimhautstelle, die zur Prüfung bequem liegt und die bei Berührung einen sehr deutlichen Reflex auslöst. Beide Bedingungen erfüllt die *Bindehaut des Auges*. Die Prüfung des Reflexes geschieht in folgender Weise (Fig. 170): Man setzt den Zeigefinger auf die Mitte des geschlossenen oberen Augenlides, schiebt es durch sanften Druck in die Höhe und berührt mit der Beere des dritten Fingers die Bindehaut des Auges (nicht die Hornhaut!). Ist die Reflexerregbarkeit erloschen, so tritt keine Bewegung der Augenlider

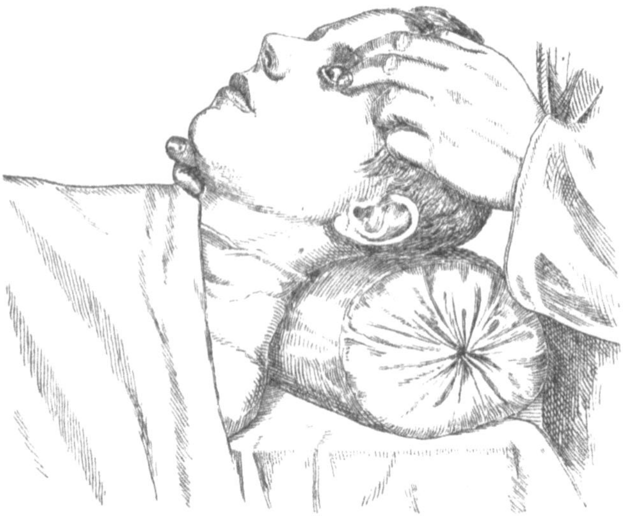

Fig. 170. Prüfung des Konjunktivalreflexes.

ein, ist sie noch vorhanden, so tritt ein rascher und deutlicher Schluß der Augenlider ein.

Zu gleicher Zeit kontrolliert man das *Verhalten der Pupille.* Die Pupille ist in der tiefen Narkose eng. Ist sie weit, so droht von zwei Seiten Gefahr, entweder die Herzthätigkeit ist im Sinken oder Erlöschen (Collaps), oder der Chloroformierte ist am Aufwachen und das Erbrechen steht bevor. Der Collaps läßt sich leicht aus den übrigen Erscheinungen feststellen. Sind die Pupillen weit geworden und ist der Konjunktivalreflex wieder eingetreten, so steht das Erbrechen bevor. Werden diese Erscheinungen frühzeitig beobachtet, so kann man den Brechreflex durch sanftes und ruhiges Weiterchloroformieren noch aufhalten. Haben sich aber einmal deutliche Brechbewegungen eingestellt, so soll man unter keinen Umständen weiter chloroformieren, da man niemals wissen kann, ob nicht schon bei der ersten Brechbewegung Speiseteile in den Rachenraum gelangt sind, die bei Unachtsamkeit in den Kehlkopf und die Lunge gelangen können. Im Gegenteil, man setzt das Chloroform sofort aus, bringt den Kopf in die Lage, wie es für das Brechen vorgeschrieben ist (Fig. 166) (d. h. Kopf, und Kehlkopf tiefer als die Brust) und wartet den Brechreiz ruhig ab. Ist wirklich gebrochen worden, so reinigt man die Mundhöhle mittelst Tupfers und Kornzange und wischt namentlich auch sorgfältig die ganze Rachenhöhle aus, lagert den Kranken wieder richtig und chloroformiert von neuem.

Die Gesichtsfarbe soll im ganzen unverändert bleiben, sie wird in der Regel eine Spur blasser, wie sie im gewöhnlichen Leben ist. Auffallende Blässe tritt ein bei Collaps; Blaufärbung (Cyanose) des Gesichtes deutet auf Störung in der Atemthätigkeit hin.

Wann und wie tief sollen wir chloroformieren? Bei der Frage, in welchen Fällen sollen wir chloroformieren, muß man streng individualisieren. Es kommt in vielen Fällen nicht so sehr auf die Krankheit und den eventuellen Eingriff an, als auf die Individualität des zu Operierenden. Sehr ängstliche, nervöse Patienten, die schon bei dem Gedanken an eine noch so kleine Operation zittern, wird man auch bei den geringfügigsten Eingriffen narkotisieren. Die Narkose braucht in vielen der bezeichneten Fälle nur eine ganz oberflächliche zu sein. Manchmal genügen bei Öffnung von Abszessen wenige Züge von Chloroform, so daß nicht eigentlich das Narkoticum die Schmerzlosigkeit herbeiführt, sondern die Narkose mehr ein Schein ist, um die Aufmerksamkeit von dem Eingriff abzulenken. Auf Grund dieser Erfahrung versucht man zuweilen bei kleinen Operationen bei sehr aufgeregten Kranken eine vollständige Scheinnarkose. Man setzt dem Kranken die Maske des Junker'schen Apparates auf Mund und Nase. In dem Fläschchen befindet sich kein Chloroform. Man führt dem Kranken dann durch den Apparat in der gewöhnlichen Weise Luft zu, die chloroformfrei ist. Der Kranke muß laut, langsam und deutlich zählen und es gelingt dann nicht selten, ihn vollständig einzuschläfern (eine Art Hypnose), wenn er bis ungefähr 50 gezählt hat. Dieser Zustand genügt um kleinere Operationen schmerzlos auszuführen. Es kommt sehr auf die Art des Verfahrens an. Jemand, der Übung hat, wird die Hypnose häufiger zu stande bringen, als ein Ungeübter. Vor allem darf man den Kranken in keiner Weise, nicht einmal durch eine Miene, die Absicht, ihn zu täuschen, merken lassen. Gelingt es nicht, und dies ist immer der Fall sobald der Kranke merkt, daß er kein Chloroform einatmet, so muß man unverzüglich zur wirklichen Narkose übergehen.

Tief narkotisiert werden muß bei allen lang andauernden Operationen. Vor allem auch bei Operationen an Schleimhäuten, weil die Schleimhautreflexe sehr lange erhalten bleiben, bei Laparotomien. Zum Bruchschnitt ist die Narkose nicht unbedingt nötig, jedoch in der großen Mehrzahl der Fälle vorzuziehen, desgleichen bei Tracheotomien. In der Mehrzahl der Fälle, wo man geteilter Meinung sein kann über die Anwendung der Narkose, mache ich die Entscheidung vom Wunsche der Kranken abhängig. Bei Operationen, bei denen der Erfolg von einer ruhigen, sorgfältigen und streng antiseptischen Behandlung abhängt, wird man sich nur in den allerseltensten Fällen auf eine Operation ohne Narkose einlassen.

Der Chloroformtod. Die Chloroformnarkose ist eine schwere akute Vergiftung des Körpers. Über die Art und Weise und den Ort der Einwirkung des Chloroforms ist auch zur Zeit noch keine volle Einigung erzielt. Es ist hier nicht meine Aufgabe, auf die Differenzpunkte einzugehen. Für den Zweck dieses Buches dürfte die folgende kurze Darstellung zweckmäßig sein: Das Chloroform wird in Gasform mit der Atmungsluft eingeatmet, gelangt in den Lungen zum respirierenden Parenchym und wird etwa in ähnlicher Weise wie der Sauerstoff der Luft ins Blut aufgenommen, es wird mit dem Blute im ganzen Körper verteilt und wirkt vielleicht lähmend auf das ganze Central- und periphere Nervensystem ein. Jedenfalls wird das Centralnervensystem und mit ihm natürlich der ganze Körper gelähmt, motorisch und sensibel. Die Centren der Herz und Lungenthätigkeit dürfen nicht gelähmt werden. Ausgeschieden wird das Chloroform in der Hauptsache durch die Lungen, aber auch durch die Haut und Nieren. Der Chloroformtod tritt ein entweder durch Lähmung der Herz- oder Lungenthätigkeit. Die primäre Herzlähmung ist die häufigere Ursache, und zwar tritt dieser Tod meistens rasch, unerwartet und in unvollständiger Narkose ein. Die Merkmale sind oben angegeben: plötzliches Verschwinden des Pulses, Aufhören der Herzthätigkeit, Leichenblässe des Gesichtes, sehr starke Erweiterung der Pupillen. Wird operiert, so hört an der Operationsstelle die Blutung plötzlich auf. Nach dem Aufhören der Herzthätigkeit erfolgen in der Regel noch einige krampfhafte, schnappende Atemzüge, dann hört auch die Atmung auf. In dem geschilderten Falle ist meist keine Rettung mehr. Die Chloroformierten sind tot und bleiben tot, trotz aller Gegenmittel, die man natürlich ebenfalls versuchen muß. Ist jedoch auch nur noch eine Spur von Herzthätigkeit vorhanden, so muß die Operation unverzüglich ausgesetzt werden und die Wiederbelebungsversuche treten in den Vordergrund.

Bei primärer Lungenlähmung setzt die Atmung zuerst aus und das Herz schlägt noch eine kurze Zeit fort. Die Wiederbelebungsversuche bestehen in künstlicher Atmung. Die Lungenlähmung als Folge des Chloroformtodes ist übrigens wahrscheinlich außerordentlich selten, wenn sie überhaupt anzuerkennen ist.

Die Anzahl der Todesfälle wechselt in den einzelnen Statistiken ziemlich bedeutend. Nach den letzten ausgiebigen Zusammenstellungen der Deutschen Gesellschaft für Chirurgie kommt ein Chloroformtodesfall auf ungefähr 2000 bis 4000 Narkosen. In Fällen, in denen eine größere Operation ausgeführt wird, ist es schwer zu entscheiden, wie viel bei dem Todesfalle dem Chloroform Schuld zu geben ist, wie viel auf Rechnung anderer Zufälle, z. B. des Blutverlustes, der Abkühlung, des Marasmus u. s. w., kommt. Einwandfrei sind die Todesfälle, die eintreten bei einer einfachen Untersuchung in der Narkose oder vor Beginn der Operation. Jeder Chloroformtodesfall ist als ein Unglück zu betrachten, wie jedes andere Unglück, das den Menschen treffen kann. Wenn alles nach den Regeln der Kunst vor sich gegangen ist, so hat niemand der dabei Beteiligten sich einen Vorwurf zu machen. Noch viel weniger aber soll man, wie es in der neuesten Zeit leider häufiger geschieht, bei jeder Narkose vor den möglichen strafrechtlichen Folgen warnen. Jeder Arzt ist und muß sich bei jeder Narkose der schweren Verantwortung bewußt sein, die er für das Leben des Kranken übernimmt, und man sollte ihn nicht noch durch das immer und immer wieder vorschwebende Strafgespenst einzuschüchtern suchen. Die wenigen Unglücksfälle, die wirklich in der Narkose vorkommen, stehen zu dem reichen Segen, den die Narkose der Menschheit gebracht, in gar keinem Verhältnis.

Morphium-Chloroformnarkose.

Außer den reinen Narkosen, die nur mit einem Betäubungsmittel — Äther oder Chloroform oder eines der anderen Narcotica — hervorgerufen werden, giebt es gemischte Narkosen. Man sucht die Betäubung des Kranken zu stande zu bringen durch ein Gemisch von Chloroform und Äther, oder Chloroform, Äther und Alkohol, oder durch Morphium und Chloroform. Von den ersten beiden Arten sind Versuche von ganz verschiedenen

Gemischen vielfach angestellt werden, ohne daß eine Einigung über den Vorzug der einen oder anderen erzielt worden ist. Im Gegenteil, man ist im allgemeinen wieder zu den reinen Narkosen zurückgekehrt. — Ganz anders verhält es sich mit der *Morphium-Chloroformnarkose*, die sehr viel im Gebrauch geblieben ist, ihre ganz besonderen Vorzüge hat und gegenwärtig oft schlechthin die gemischte Narkose genannt wird. Diese Form der Narkose wird in folgender Weise ausgeführt: Man spritzt dem Kranken eine bestimmte Gabe Morphium unter die Haut, gewöhnlich 0,015—0,03 g, d. h. von einer 3 $^{0}/_{0}$igen Morphiumlösung eine halbe bis eine ganze Pravaz'sche Spritze. Erst zehn Minuten später wird die Inhalationsnarkose mit reinem Chloroform begonnen und in der gewöhnlichen Weise ausgeführt. Man wendet die Narkose gewöhnlich da an, wo man begründete Vermutung hegt, daß die reine Chloroformnarkose sehr stürmisch verlaufen wird. Also in erster Linie bei notorischen Säufern, aber auch bei solchen, die gewohnt sind, täglich ein bestimmtes Quantum alkoholischer Getränke mit Regelmäßigkeit zu sich zu nehmen. Bei starken Trinkern von kräftiger Konstitution und in den besten Mannesjahren kann man unbesorgt 0,03 g Morphium einspritzen, bei älteren oder dürftig genährten Leuten wählt man eine entsprechend geringere Gabe. Die Narkose verläuft bedeutend ruhiger, das Aufregungsstadium wird abgekürzt und gemildert, das Stadium der Erschlaffung, die tiefe Narkose, wird anhaltend und gleichmäßig, und die Kranken schlafen zuweilen nach beendeter Operation noch stundenlang ruhig und sanft. Die Wirkung der beiden Mittel muß in der oben angegebenen Zeit aufeinander folgen. Zehn Minuten nach der Morphiumeinspritzung hat das Morphium seine volle Wirksamkeit erlangt und verstärkend tritt nun das Chloroform als zweites und eigentlich betäubendes Mittel hinzu. Ganz falsch, ja geradezu gefährlich ist es, die beiden Mittel gleichzeitig einwirken zu lassen, d. h. das Morphium unter die Haut einzuspritzen und zu gleicher Zeit mit der Einatmung des Chloroforms zu beginnen. Das Maximum der Wirkung beider Betäubungsmittel trifft zeitlich annähernd zusammen, und es läßt sich schwer beurteilen, wie die gehäufte Wirkung ausfallen wird. Noch gefährlicher ist es, eine Morphiumeinspritzung hinzuzufügen, wenn schon der Aufregungszustand der reinen Chloroformnarkose erreicht ist. Die gemischte Narkose kann man auch anwenden bei Frauen und bei Männern, die notorisch keinen oder nur ganz geringe Mengen Alkohol genießen, wenn man in einfacher Weise eine besonders ruhige und tiefe Narkose zu erzielen beabsichtigt, z. B. bei Laparotomien, bei Magen- und Darmoperationen u. dgl. Man wählt dann eine entsprechend geringere Gabe Morphium. Die oben angegebene Dosis stellt nur einen Mittelwert dar, man muß in jedem einzelnen Falle je nach Alter, Körperbeschaffenheit und Gesundheitszustand die Gabe bemessen.

Eine ganz besondere Art der gemischten Morphium-Chloroformnarkose findet zuweilen mit Vorteil Anwendung bei Mund-, Nasen- und Rachenoperationen. Die Hauptmerkmale bestehen darin, daß die Schmerzempfindung und wahrscheinlich auch das Gefühlsvermögen erlischt, während die Reflexe und das Bewußtsein erhalten bleiben, so daß man sich während der ganzen Operation mit dem Kranken unterhalten kann und derselbe etwa in den Rachen oder Kehlkopf hinabfließendes Blut sofort wieder ausspuckt, ohne an der Ausführung der Operation den geringsten Anteil zu nehmen oder dieselbe zu stören. Die Ausführung dieser Narkose gestaltet sich folgendermaßen: Man beginnt die Narkose wie oben beschrieben, Morphiumeinspritzung unter die Haut, zehn Minuten später Anfang der Chloroformeinatmung. Die Narkose wird in der gewöhnlichen Weise fortgeführt bis zum Stadium der Erschlaffung, d. h. bis die Reflexe erloschen sind und die Atmung tief und langsam geworden ist.

Nun setzt man die Chloroformeinatmung aus und redet den Kranken an, so lange, bis er zu antworten beginnt. Dies ist das gewünschte Stadium. In diesem Zustande muß er durch weitere Chloroformeinatmungen erhalten werden. Der Kranke muß sich dauernd, wie man sich ausdrückt, auf der Schwelle des Bewußtseins befinden. Ihn gleichmäßig in diesem Zustande zu erhalten, ist die Kunst des Chloroformierenden. Es ist ein traumartiger Zustand. Ein geringes zu wenig und der Kranke wacht auf. Ein geringes zu viel und der Kranke befindet sich wieder in tiefer Narkose. Der Chloroformierende muß sich unausgesetzt mit dem Kranken unterhalten. Die Unterhaltung kann sich in ganz geringen Grenzen bewegen und wenn auch dieselben Fragen und Anreden noch so oft wiederkehren, der Kranke giebt immer monoton seine Antworten.

Ist die Operation beendet und der Kranke in sein Bett gebracht, so schläft er in der Regel fest ein.

Äthernarkose.

Zur *Äthernarkose* muß man ganz reinen Äther verwenden. Beim Verschreiben desselben aus der Apotheke schreibe man immer Aether purissimus, und bemerke ausdrücklich hinzu: „Zur Narkose". In den meisten Apotheken werden Äthersorten verschiedener Reinheit geführt, zur Narkose wird nur ganz reiner Äther geliefert.

Die physiologische Wirkung des Äthers und die Erscheinungen während der Narkose sind denen des Chloroforms sehr nahestehend. Der Äther verdunstet leichter, es müssen deshalb größere Behälter und mit mehr Schutz gegen die Verdunstung in die Umgebung besorgt werden. Bei den gewöhnlichen Masken verdunstet so viel, daß die Umgebung belästigt wird.

Zur Äthernarkose wird bedeutend mehr des Betäubungsmittels verbraucht als beim Chloroform. Der Äther wirkt langsamer, das Aufregungsstadium ist in der Regel ebenso ausgebildet, wie beim Chloroform, das Stadium der tiefen Narkose ist bedeutend weniger ausgeprägt und es muß deshalb regelmäßig Äther nachgefüllt werden. Die Reflexe und Pupillen sind nicht annähernd in derselben Weise zur Kontrolle zu verwenden, als wie bei der Chloroformnarkose. Das wichtigste Kontrollmittel ist die Beobachtung der Atmung. Die Atmung muß tief, langsam, gleichmäßig und regelmäßig sein. In vielen Fällen stellt sich eine unverhältnismäßig starke Cyanose des Gesichts ein, die oft während der ganzen Dauer der Narkose nicht verschwindet.

Als Maske verwendet man gewöhnlich einen Drahtkorb, ähnlich wie die ESMARCH'sche Chloroformmaske, aber einige mal größer (Fig. 171). Dieser Drahtkorb ist außen mit einem luftdichten Stoff überzogen. In das Innere bringt man eine dicke Lage Mull oder Flanell oder Verbandwatte. Der hydrophile Stoff wird durch ein Drahtgitter, das nach innen in den Drahtkorb hineingeschlagen wird und mittelst einer Federvorrichtung ringsum sicher anliegt, festgehalten. Will man einen Patienten ätherisieren, so gießt man in das Innere der Maske in den hydrophilen Stoff zunächst 25—50 cbcm Äther, dann wird der Ätherkorb dem Kranken über Nase und Mund gestülpt, so daß er ringsum fest aufsitzt; ganz luftdicht ist es nicht möglich, man kann um den Rand der Maske herum, um die Verdunstungsmöglichkeit noch geringer zu machen, ein mehrfach zusammengeschlagenes Handtuch legen (Fig. 172). Nach einigen Minuten ist der größere Teil des Äthers eingeatmet und es werden von neuem 25 cbcm in die Maske geschüttet, und dies wiederholt, so oft es nötig ist.

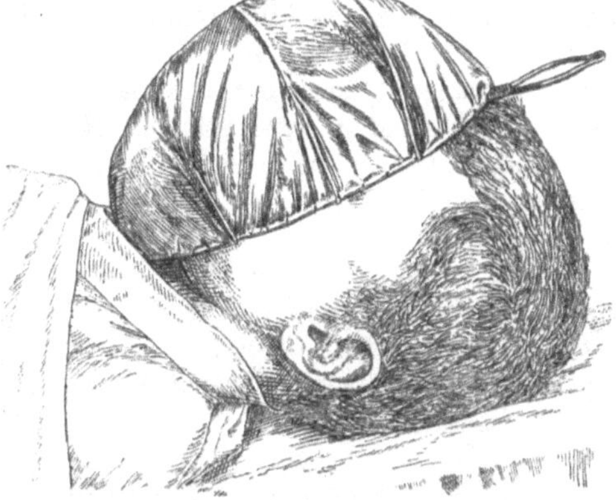

Fig. 171. Äthermaske I.

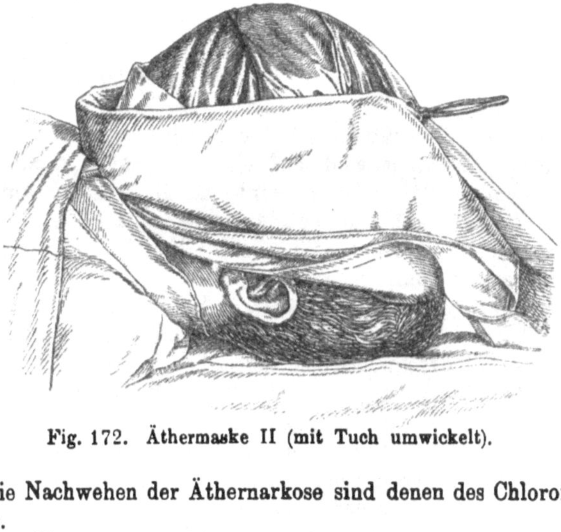

Fig. 172. Äthermaske II (mit Tuch umwickelt).

Die Nachwehen der Äthernarkose sind denen des Chloroforms ähnlich.

Der Äther soll zur Narkose nicht angewandt werden bei

nachgewiesenen oder vermuteten Lungenerkrankungen, er vermehrt sehr leicht den Katarrh und kann dadurch schwerere Erkrankungen des Lungenparenchyms hervorrufen. Ebenso soll man ihn nicht anwenden bei Operationen im Gesicht, wenn die Operationsstelle so liegt, daß die Maske während der Operation häufiger entfernt werden muß. Die wenig tiefe Narkose hält nur kurze Zeit an, und man ist in der Operation immer und immer wieder gestört, man muß die Operation wieder aussetzen, um den Kranken von neuem zu narkotisieren. Nebenbei bemerkt ist der Äther bei Operationen im Gesicht, bei denen ein glühendes Eisen verwandt wird, nicht zu verwenden, wegen der Feuergefährlichkeit.

Als allgemeine Anzeige für die Verwendung des Äthers gilt das Vorhandensein von Herzkrankheiten irgendwelcher Art. Hier wird der Äther vor dem Chloroform bevorzugt. Als allgemeine Gegenanzeige gelten die Lungenaffektionen jeglicher Art aus den oben angegebenen Gründen.

2. Wiederbelebungsversuche.

Ohnmacht und Collaps, diese beiden Begriffe decken sich gegenseitig in vielen Punkten. Unter Ohnmacht versteht man ein plötzliches Sinken oder Verschwinden sämtlicher Lebensäußerungen. Der Ohnmächtige fällt um, verliert das Bewußtsein entweder unter einem kurzen Krampfanfalle oder ohne jegliche Reizerscheinung von Seiten des Nerven- und Muskelsystems. Das Bewußtsein schwindet vollständig und die Herz- und Lungenthätigkeit geht auf ein so geringes Maaß zurück, daß der Radialpuls unfühlbar wird und die Atmung unter Umständen für kürzere Zeit vollständig aussetzt. Die Ohnmacht geht in der Regel sehr rasch vorüber, so daß man sich wohl selten veranlaßt fühlt, eingreifende Maßregeln anzuwenden. Von Laien wird in der Regel das Verkehrteste gethan, was man sich denken kann. Man hebt den Kranken auf und setzt ihn womöglich halb aufrecht in einen Sessel, in einen Lehnstuhl u. s. w. Da die Ohnmacht auf einer plötzlichen Blutleere des Gehirns beruht, so ist es das Richtige, den Ohnmächtigen ruhig liegen zu lassen, und alle etwa beengenden Kleidungsstücke zu öffnen, dann kehrt das Bewußtsein bald von selbst zurück. Sehr beliebt ist es, zur Beschleunigung des Prozesses stärkere Riechmittel vor die Nase zu halten oder mit einem Tuch, das man in kaltes Wasser getaucht hat, Stirn und Wange zu befeuchten oder zu besprengen. Diese Maßregel ist meistens unnötig.

Die sogenannten Wiederbelebungsversuche — künstliche Atmung und Herzreize — treten erst dann in ihr Recht, wenn es sich um ein längeres Aussetzen der Herz- oder Lungenthätigkeit handelt. Es ist in der Regel die Folge eines plötzlichen Unglücksfalles. Am häufigsten sind die Wiederbelebungsversuche angezeigt bei Ertrunkenen, bei Erhängten und bei dem Erlöschen der Lebensthätigkeiten in der Narkose.

Die künstliche Atmung wird in folgender Weise ausgeführt (Fig. 173). Der Kranke liegt horizontal auf dem Boden, auf dem Bett oder Tisch und dergleichen, der Rücken nach dem

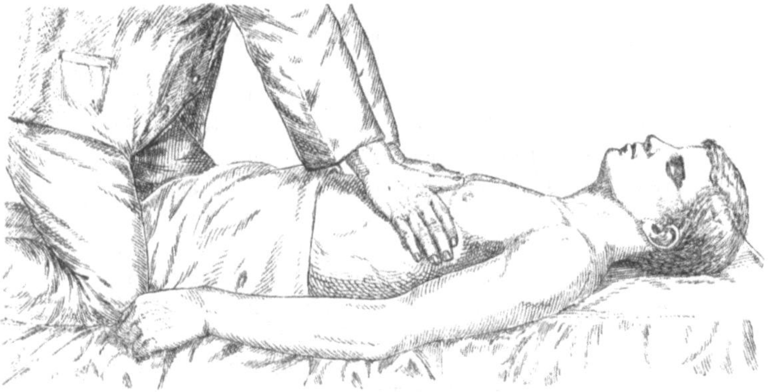

Fig. 173. Künstliche Atmung.

Boden zugekehrt, das Gesicht nach oben. Man kniet über den Scheintodten, sodaß die beiden Beine in der Höhe des Hüftkammes sich zu beiden Seiten neben dem Verunglückten befinden. Das Gesicht des Hilfeleistenden ist dem Gesicht des Verunglückten zugekehrt. Zum Zwecke der künstlichen Atmung setzt man seine beiden flachen Hände auf die unteren seitlichen Teile des Brustkorbes, sodaß die beiden Daumen sich annähernd in der Höhe des unteren Ende des Brustbeines treffen, die übrigen vier Finger den Brustkorb von beiden Seiten fassen. Nun drückt man die unteren Teile des Brustkorbes fest zusammen, sowohl von vorn als von beiden Seiten her. Zur Unterstützung der Kraft der Arme wird das Gewicht des Oberkörpers mit verwendet. Hat der Druck seinen Höhepunkt erreicht, so läßt man rasch nach, so daß die Brustwand in ihre vorige Lage wieder zurückschnellt. Durch das Zusammenpressen der Brustwand wird die Ausatmung, beim Nachlassen des Druckes die Einatmung nachgeahmt. Voraussetzung für den Erfolg der künstlichen Atmung ist die Durchgängigkeit der Luftwege. Man muß ein deutliches Geräusch beim Einatmen und Ausatmen vernehmen. Ist der Kehlkopf nicht ganz frei durchgängig, so muß jemand den Unterkiefer und nach Umständen auch die Zunge nach vorn ziehen.

Eine zweite Art der künstlichen Atmung wird in folgender Weise ausgeführt. Der Verunglückte liegt am Boden oder besser auf einem Tische von gewöhnlicher Höhe. Der Hilfeleistende kniet oder steht zu Häupten des Verunglückten. Er faßt die beiden Vorderarme unmittelbar unterhalb der Ellenbogengelenke, zieht sie in weiten Bogen in seitlicher Abduktion über den Kopf des Verunglückten hinauf, zieht kräftig an, schlägt sie dann wieder nach unten an die beiden Seiten des Brustkorbes und drückt den Brustkorb von beiden Seiten her fest zusammen. Diese Bewegung wird fortgesetzt wiederholt. Durch das Anziehen der Arme nach oben und den dadurch bewirkten Muskelzug am Brustkorbe soll der letztere erweitert und dadurch eine Einatmung bewirkt werden. Durch das darauf folgende Herabschlagen der Arme und Zusammendrücken des Brustkorbes wird die Ausatmung vollzogen. Es ist klar, daß sich diese Bewegungen besser und bequemer ausführen lassen an einem Verunglückten, der auf einem erhöhten Gegenstande (Tische) liegt, als auf ebener Erde.

Die künstliche Atmung soll ruhig, langsam und ohne jede Hast vollzogen werden. Das Tempo soll die Zahl der normalen Atemzüge einhalten, also in der Minute 15—20 Atemzüge nachahmen. Vor allem ist jede plötzliche, rohe oder übertriebene Gewalt zu vermeiden. Man erzielt dadurch weiter nichts, als unter Umständen einen oder mehrere Rippenbrüche. Es ist vorteilhaft, die Lagerung jedesmal so einzurichten, daß Kopf und Hals des Verunglückten tiefer liegen, als der Brustkorb. Es kommt nicht selten vor, daß flüssiger Mageninhalt durch lebhafte Versuche künstlicher Atmung durch die Speiseröhre nach dem Rachenraume gepreßt wird. Liegt Kopf und Hals tiefer als der Brustkorb, so fließt der Inhalt zum Munde heraus und man wird auf die Gefahr aufmerksam. Anderenfalls fließt die Flüssigkeit von dem Rachenraume in den Kehlkopf, die Luftröhre und die Lungen, und da die Reflexe in dem vorliegenden Falle erloschen sind, wird man auf die Gefahr nicht aufmerksam. Wenn sich die Bronchien mit Flüssigkeit füllen, so sind natürlich alle weiteren Wiederbelebungsversuche erfolglos. Die gewünschte Lage erreicht man dadurch, daß man bei horizontaler Lage unter Rücken und Gesäß Kissen, Kleidungsstücke, Decken oder was sonst gerade zur Hand ist, legt, oder andererseits durch Höherstellung des Fußendes des Tisches, oder dadurch, daß man den Kopf über das Kopfende des Tisches herabhängen und durch einen Gehilfen unterstützen läßt.

Bei Leuten, die aus dem Wasser gezogen werden, ist die erste und wichtigste Maßregel, ehe man irgend etwas anderes beginnt, die Entleerung des etwa in die Lungen eingetretenen Wassers. Man hebt den Verunglückten senkrecht in die Höhe sodaß der Kopf nach unten zu liegen kommt. Die Flüssigkeit kann dann in kurzer Zeit ausfließen.

Bei Neugeborenen, die asphyktisch sind, hat sich in der letzten Zeit die unter der Bezeichnung „Schultze'sche Schwingungen" bekannte Art der Anregung der Atemthätigkeit eingebürgert. Das Verfahren ist sehr rationell. Das Kind liegt auf dem Rücken. Man steht am Kopfende, faßt die Schultern desselben so mit beiden Händen, daß die beiden Daumen auf die Vorderfläche des Brustkorbes zu liegen kommen, die Zeigefinger von vorn her in die Achselhöhle eingreifen und die anderen Finger die Rückenfläche des Schultergelenkes umfassen. Hat man das Kind derart sicher in Händen, so senkt man es zwischen die gespreizten Beine, sodaß die Füße nach unten, der Kopf nach oben steht. Hierauf schwingt man das Kind in die Höhe, so daß der Kopf nach unten steht und das Becken und die Beine vorn über fallen. In der ersten Stellung ist das Gesicht dem Arzt abgekehrt, in der zweiten Stellung ihm zugewendet. Diese beiden Stellungen wechseln miteinander ab mit einer mäßigen Geschwindigkeit, bis das Kind selbständig atmet. In der ersten Stellung wird der Rumpf gestreckt und der Brustkorb erweitert; in der zweiten Stellung wird der Brustkorb zusammengedrückt und da der Kopf nach unten hängt, können etwa in die Lungen eingedrungene Flüssigkeiten abfließen.

König's Methode der Herzmassage (Fig. 174). Man steht an der linken Seite des Verunglückten, legt beide Hände aufeinander und schlägt mit vereinter Kraft mit der Hohlhand in die Herzgegend, ungefähr in die Gegend des Spitzenstoßes. Diese

Schläge werden so häufig wiederholt, wie der normale Herzschlag stattfindet oder noch häufiger, also 70 bis 100 mal in der Minute. König stellt diese Art der Wiederbelebungsversuche hoch über

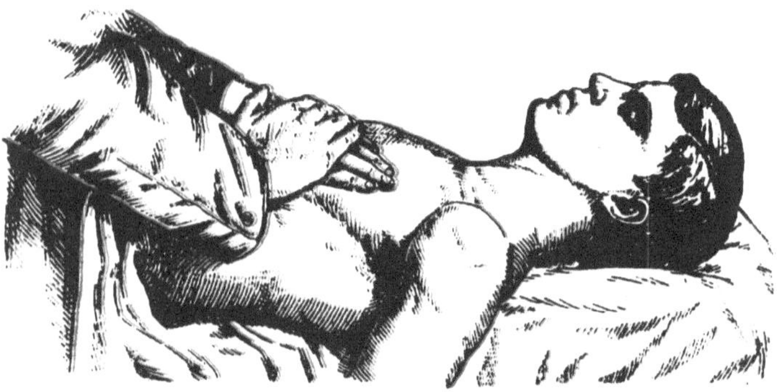

Fig. 174. Herzmassage.

alle anderen, und ich glaube mit vollem Recht. Bei der überwiegend großen Mehrzahl der Unglücksfälle, die Wiederbelebungsversuche notwendig machen, ist das Erlöschen der Herzthätigkeit das Erste und das Erlöschen der Atemthätigkeit ist erst eine Folge der Herzlähmung.

Wie lange man die Wiederbelebungsversuche fortsetzen soll, darüber giebt es keine unzweifelhaften Bestimmungen. Man setzt sie in der Regel eine Stunde fort, das ist eine überreiche Zeit. Wenn nach zehn Minuten keine Spur von selbständiger Atemthätigkeit eingetreten ist, so wird man in der überwiegenden Mehrzahl der Fälle keinen Erfolg erwarten dürfen.

König verlangt für seine Methode der Herzmassage beim Chloroformcollaps Fortsetzung der Manipulationen über ein bis zwei Stunden und länger.

Die Faradisation der Nn. phrenici zu beiden Seiten des Halses ist ein Wiederbelebungsmittel, welches sich nur sehr selten zur Anwendung eignet und hinter den oben erwähnten Mitteln sicher weit zurücksteht. Die Ausführung ist einfach. Man setzt die beiden Elektroden eines Faradischen Stromes in beide Oberschlüsselbeingruben, unmittelbar neben den Ansatz des Kopfnickers, fest ein. Jede Reizung dauert ein bis zwei Sekunden und wird ungefähr 20 mal in der Minute wiederholt.

3. Bruchbänder.

Bruchbänder sind Verbandwerkzeuge, die den Zweck haben, Unterleibseingeweide in ihrer normalen Lage zurückzuhalten, wenn sie aus pathologischen Spalten der Bauchwand heraustreten. Für unsere Zwecke kommen nur in Betracht der Leistenbruch, der Schenkelbruch, der Nabelbruch, außerdem noch der Bruch der Linia alba: der Bauchwandbruch.

Leisten- und Schenkelbruchbänder werden zwei Arten angewendet: das deutsche (auch französisches genannt) und das englische. Unter Leisten- oder Schenkelbruchband schlechtweg verstehen wir das deutsche. Letzteres wird in Deutschland fast ausschließlich angewandt.

Das deutsche Bruchband (Fig. 175) besteht aus der Pelotte, der Stahlfeder und dem Ergänzungsriemen. Als vierter Teil kommt häufig noch hinzu der Schenkelriemen. Die Pelotte besteht in der Regel aus einer Stahlplatte, die nach der Hautseite zu gut gepolstert ist. An die Pelotte schließt sich die Feder an. Feder und Pelotte sind in der Regel mit Leder überzogen. Als drittes schließt sich an der Ergänzungsriemen und als letztes der Schenkelriemen. Das Bruchband wird so angelegt (Fig. 176), daß die Pelotte, die gegen die Feder ganz leicht herabwärts gebogen ist, auf die äußere Öffnung des Leistenkanals zu liegen kommt. Die Feder läuft um die Beckenhälfte der kranken Seite und endet ungefähr auf der Wirbelsäule oder reicht etwas über die Wirbelsäule nach der gesunden Seite hinüber. Der Ergänzungsriemen vervollständigt das Oval vom Ende der Feder um die gesunde Seite herum und auf der Vorderfläche querüber bis zur Pelotte. Das Bruchband verläuft auf der Hinterfläche des Rumpfes in querer Richtung, vorn sanft absteigend, so, daß es auf der Bruchpforte in einem nach oben offenen Winkel endet. Der Schenkelriemen ist in der Regel am Schwanzende der Feder befestigt, verläuft zwischen den Beinen nach vorn und wird am unteren Ende der Pelotte durch einen Knopf befestigt. Das Schenkelbruchband (Fig. 177) unterscheidet

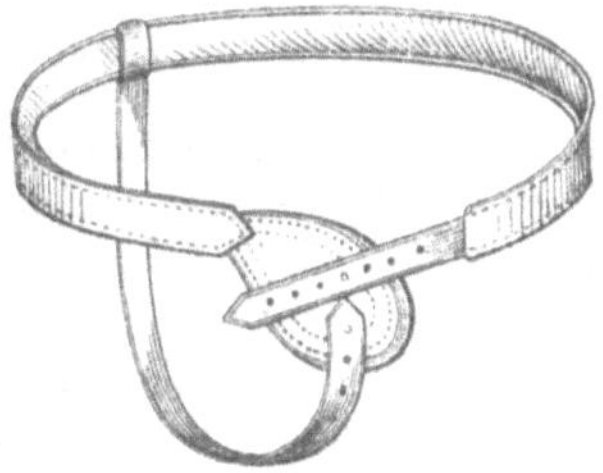

Fig. 175. Deutsches Bruchband.

sich vom Leistenbruchband dadurch, daß die Pelotte gegen die Feder etwas stärker nach unten abgebogen ist. Leidet jemand an zwei Leisten- oder Schenkelbrüchen, so werden die Pelotten

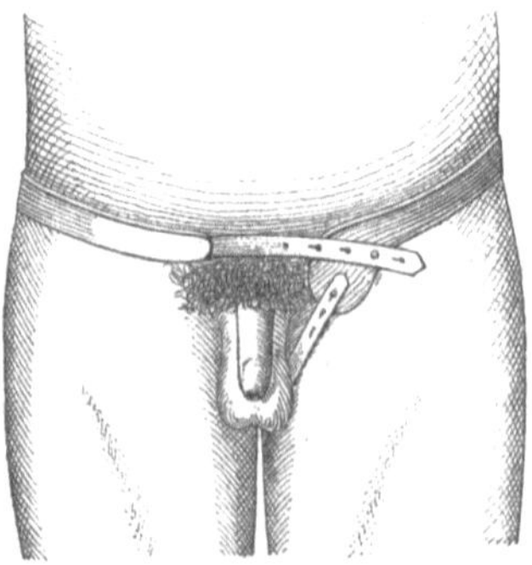

Fig. 176.
Leistenbruchband angelegt.

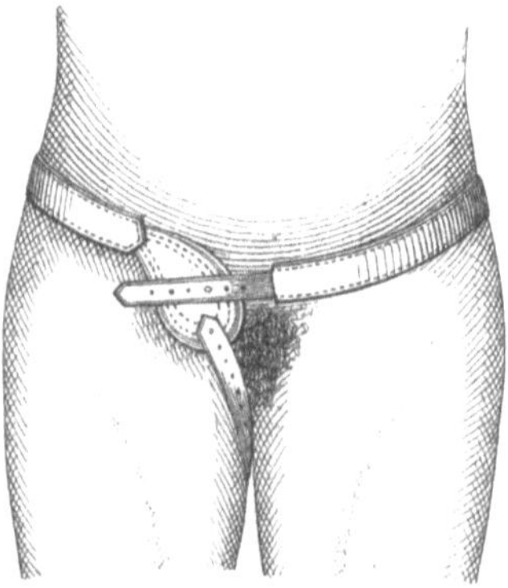

Fig. 177.
Schenkelbruchband angelegt.

für beide Brüche an einem Apparate angebracht; der Ergänzungsriemen fällt weg, die Schwanzenden der beiden Federn treffen einander in der Gegend der Wirbelsäule und werden beweglich aneinander befestigt. Anstatt eines Schenkelriemens werden zwei angebracht. Das weitere ist aus der Abbildung (Fig. 178) ersichtlich. In der neueren Zeit wird häufig an Stelle der festen gepolsterten Pelotte eine Kautschukblase gesetzt, die entweder

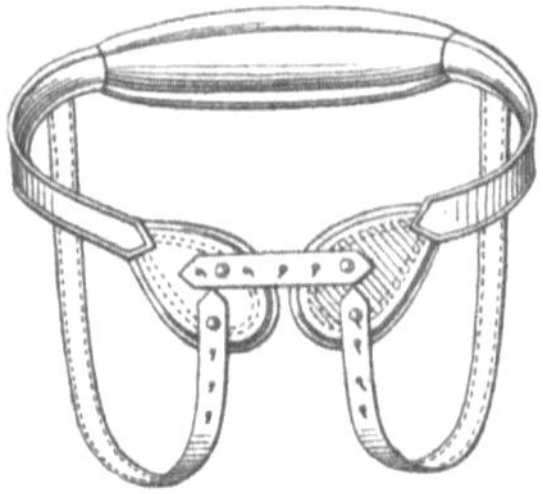

Fig. 178.
Doppelseitiges Leistenbruchband.

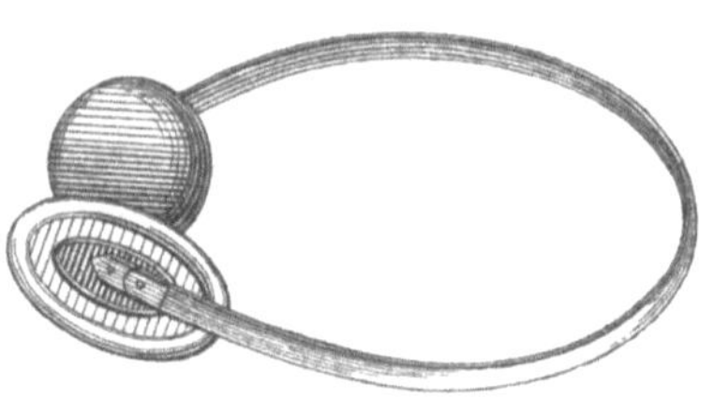

Fig. 179.
Englisches Bruchband.

mit Luft oder Wasser oder Glycerin gefüllt ist. Am meisten bewährt sich immer die althergebrachte Form, bei der die Polsterung aus Roßhaaren besteht.

Das englische Bruchband (Fig. 179) besteht aus der Feder und zwei Pelotten, einer am vorderen und einer am hinteren Ende der Feder. Der Schwanzriemen und der Schenkelriemen fehlen. Auch die Art der Anlegung (Fig. 180) ist von der des deutschen verschieden. Die vordere Pelotte wird auf die Bruchpforte gesetzt; die Feder läuft aber nicht um die kranke Seite nach dem Rücken, sondern über die Mittellinie um die gesunde Seite nach dem Rücken, über die Wirbelsäule hinüber und endet auf der kranken Seite neben der Wirbelsäule. Der Kreis wird hier nicht abgeschlossen wie beim deutschen, sondern die Strecke von der hinteren Pelotte um die kranke Seite bis zur vorderen Pelotte bleibt frei. Bei uns wird dieses Bruchband nicht angewandt.

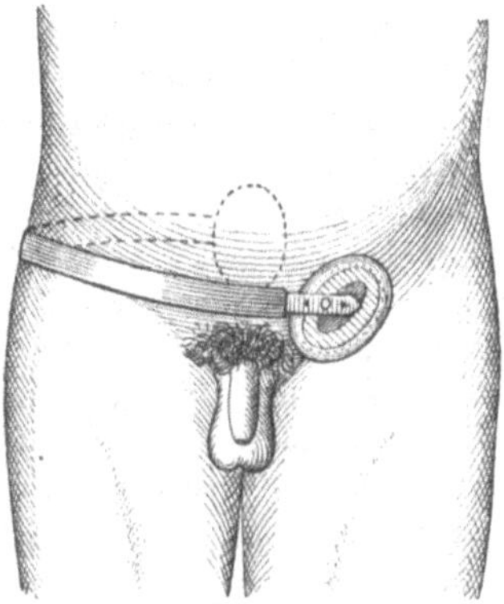

Fig. 180.
Englisches Bruchband angelegt.

Grundbedingung für die Anlegung eines federnden Bruchbandes ist, daß das Eingeweide sich völlig in die Bauchhöhle zurückschieben läßt. Auf einen nicht oder nicht völlig reponierten Bruch, auf einen angewachsenen oder gar entzündeten oder eingeklemmten Bruch darf man niemals ein Bruchband anlegen. Hat ein Bruch einen sehr großen Umfang erreicht, so daß die Bruchgeschwulst durch ihre Größe Beschwerden verursacht, so ist ein sicherer Tragbeutel nach Art eines Suspensoriums anzuraten, falls die Kranken zu keiner Operation zu bewegen sind.

Die *Reposition* des Bruches geschieht in folgender Weise: Man umfaßt mit Daumen und ein oder zwei Fingern der einen Hand die Bruchgeschwulst am Bruchringe, so daß ein Überlegen des Bruchsackinhaltes über die Ränder der Bruchpforte verhindert werden kann; mit der anderen Hand faßt man die Hauptmasse des Bruches mit der vollen flachen Hand und drückt den Inhalt gegen die Bruchpforte zu. Derselbe entweicht, wenn er reponibel ist, unter gurrendem Geräusch in die Bauchhöhle zurück. Durch Eingehen mit dem Zeigefinger überzeugt man sich, ob der Bruchkanal frei von Eingeweiden ist. Erst dann darf man das Bruchband anlegen.

Bei weiten Bruchpforten und großen Bruchgeschwülsten sind die Bruchbänder in der Regel nutzlos: Entweder die Feder ist zu schwach und die Eingeweide gleiten nach Zurückdrängung der Pelotte unter derselben hervor, oder falls die Feder stark genug gemacht würde, würden die Kranken den Druck nicht aushalten. Kommt die Bruchgeschwulst unter dem Bruchbande zum Vorschein, so ist dasselbe nicht nur nutzlos, sondern sogar schädlich. Für die genannten Fälle ist die operative Beseitigung des Bruches das richtigste und, unter den gegenwärtigen Verhältnissen, nahezu gefahrlose Mittel.

Der Nabelbruch ist bei Kindern ziemlich häufig, bei Erwachsenen seltener. Der Nabelbruch der Kinder verschwindet häufig in den ersten Lebensjahren vollständig oder nahezu vollständig; mit seinem Bestehen ist meist keine Gefahr verbunden. Um die Heilung zu begünstigen, wird das Tragen eines passenden Bruchbandes meist empfohlen. Sie sind aber in ihrer Wirkung alle unsicher. Fig. 181 und 182 zeigen einfache Formen von Nabelbruchbändern. Die Pelotte in der Mitte ist

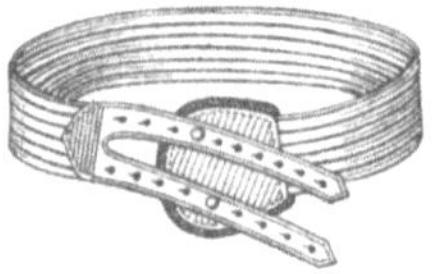

Fig. 181. Nabelbruchband I.

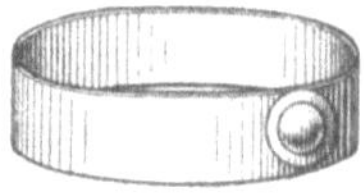

Fig. 182. Nabelbruchband II.

konvex; sie wird auf den Bruchring gelegt und soll das Austreten von Eingeweiden verhindern. Das Band wird um den Leib herumgeführt und geschlossen.

Fig. 182 stellt einen geschlossenen Gummiring dar, der übergezogen wird.

Den besten Verschluß bildet folgender Verband: Ein fester Gegenstand von Größe und Form des Bruchringes (am einfachsten ein Geldstück) wird mit Heftpflaster umwickelt, um die scharfen Ränder abzustumpfen, nach Reposition des Darmes auf den Bruchring fest aufgelegt und in dieser Lage durch einen oder mehrere Heftpflasterstreifen befestigt, die den Unterleib ringförmig umgeben und deren Enden sich zur vollen Sicherheit auf der Hinterfläche kreuzen.

Dieser Verband bleibt je nach Umständen 8—14 Tage liegen und wird dann erneuert.

Noch unsicherer wie bei Kindern, sind die Nabelbruchbänder bei Erwachsenen. Sie sind oft vielmehr eine Plage und dauernde Beängstigung für die Patienten, als ein Nutzen. Man soll deshalb in jedem Falle sich reiflich überlegen, ob der bestehende, vielleicht geringfügige Bruch, oder das Bruchband das größere Übel ist.

Bei angewachsenem Nabelbruch darf ebenso wie beim Leisten- und Schenkelbruch kein Druck ausgeübt werden. Macht der Bruch durch seine Größe Beschwerde, oder liegt die Absicht vor, eine Vergrößerung des Bruches nach Möglichkeit zu verhindern, so muß ein Bruchband mit konkaver Pelotte angelegt werden, die gerade Raum genug bietet für die Bruchgeschwulst. Anderenfalls kann man auch eine breite Gummibandage anlegen, die nach Art einer Bauchbinde gefertigt ist. Bei angewachsenem Bruch ist die operative Beseitigung desselben zu empfehlen, bei eingeklemmtem Bruch die Operation dringend geboten. Für Bauchbrüche, Brüche der Linea alba, sind ebenso wie für den Hängebauch elastische Leibbinden dringend zu empfehlen. Sie

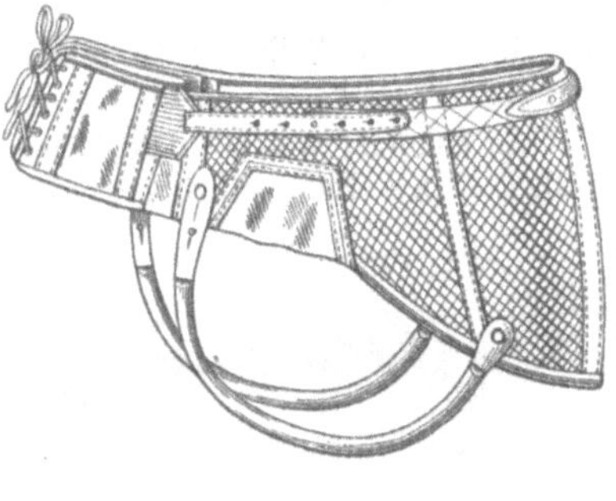

Fig. 183. Elastische Leibbinde.

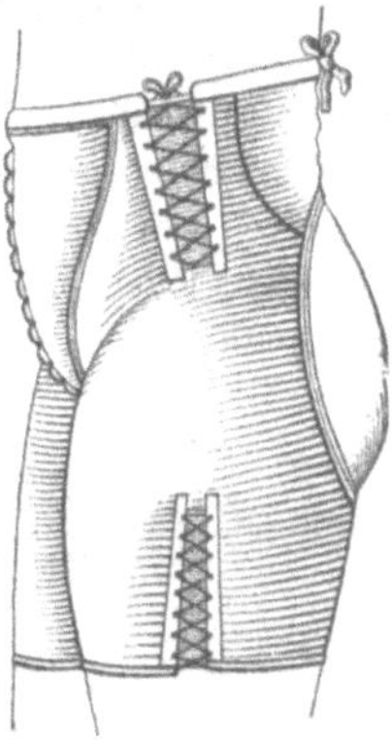

Fig. 184. Elastische Leibbinde in Form einer Schwimmhose.

erleichtern die Patienten in der Regel außerordentlich. Fig. 183 zeigt eine gewöhnliche Leibbinde, Fig. 184 eine elastische Leibbinde in Form einer Schwimmhose angelegt. Letztere sitzt sehr sicher.

4. Bäder. Umschläge.

Der Gebrauch des Wassers ist in der Chirurgie der Gegenwart sehr ausgedehnt und vielfältig. Peinlichste Reinlichkeit und Sauberkeit gilt als die Grundlage jeder regelrechten Krankenpflege. Die Anschauung, daß Bäder und Waschungen bei gewissen Krankheiten schädlich wirken, ist völlig veraltet. Kein Kranker, der überhaupt aus dem Bett genommen werden darf, wird durch ein vorsichtig gewähltes Bad irgend einen Schaden erleiden. Für alte und schwache Leute ist besonders die Temperatur des Bades von Wichtigkeit. Bei Kranken dieser Art läßt man nur warme Bäder von annähernd Körpertemperatur zu.

Die arzneilichen Bäder sind für chirurgische Zwecke im großen und ganzen zu entbehren. Sie gehören in das Gebiet der inneren Medizin. Der Hauptfaktor der Bäder ist, abgesehen von dem Reinigungserfolge, die Temperatur des Wassers. Man unterscheidet kalte, warme und heiße Bäder. Sie werden in allen Abstufungen von 15—40° verabreicht. Die kalten Bäder sind hauptsächlich für schwere Fieberkranke bestimmt, um für eine Zeit lang die Temperatur herabzusetzen und die Lungenthätigkeit zu heben.

Die warmen Bäder, die sich nur einige Grade unter der Körpertemperatur bewegen, sind für sehr schwache und alte Leute anzuwenden.

Für chirurgische Zwecke sind die Lokalbäder (Armbäder, Fußbäder) von großer Wichtigkeit. Man kann ein Fußbad und Armbad in jedem beliebigen Gefäße nehmen, welches dem Körperteile genügenden Raum gewährt. Der Bequemlichkeit halber

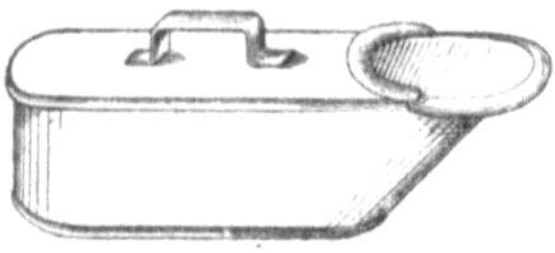

Fig. 185. Armbadewanne.

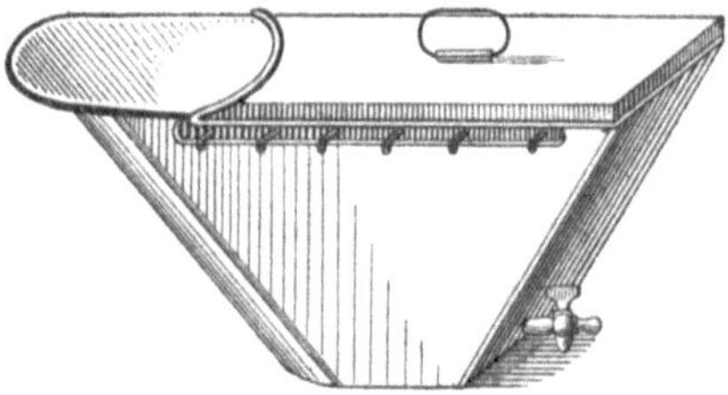

Fig. 186. Fußbadewanne.

hat man besondere Formen von Badewannen für die genannten Körperteile konstruiert. Fig. 185 zeigt den Typus einer Armbadewanne, Fig. 186 stellt eine Fußbadewanne dar.

Die Bäderbehandlung ist für chirurgische Zwecke besonders empfehlenswert für alle akuten entzündlichen Erkrankungen der genannten Körperteile (Lymphgefäßentzündung, Sehnenscheidenentzündung, Entzündung des Periostes) und ganz besonders empfehlenswert, wenn die genannten Erkrankungen zur Absceßbildung geführt haben, der Absceß geöffnet ist und der Eiter Abfluß nach außen hat. Für diese Fälle werden warme Bäder von Körpertemperatur oder darüber verordnet. Die Dauer des Bades beträgt 15—20 Minuten. Das Bad wird täglich zweimal wiederholt; während des Bades wird der Körperteil im Wasser mit einem weichen Läppchen oder Verbandwatte ganz sanft abgewaschen, wenn nötig, unter Zuhilfenahme von Seife (Seifenbad). Regelmäßige Fußbäder und Beinbäder sind bei der Behandlung von Beingeschwüren, solange dieselben noch nicht völlig gereinigt sind, von großem Nutzen.

Eine dritte Art Lokalbäder, die sehr häufig Anwendung finden, sind die Sitzbäder. Die Sitzbäder müssen so eingerichtet sein, daß die Flüssigkeit mindestens die ganze Beckengegend bis zur Höhe des Hüftkammes und das obere Drittel der Oberschenkel bespült. Sie können ebenfalls in jedem Gefäße verabreicht werden, das dem genannten Körperteile Raum bietet. Die besonders konstruierten Sitzbadewannen (Fig. 187) sind so eingerichtet, daß sie eine hohe Rücklehne haben zur Unterstützung des Rückens, um vor Ermüdung zu schützen.

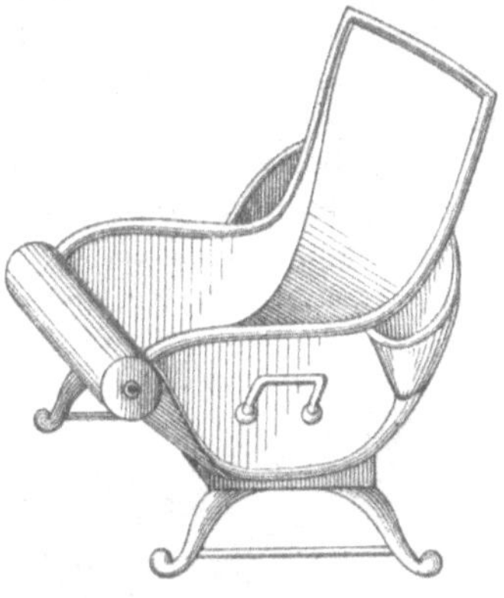

Fig. 187. Sitzbadewanne.

Die Sitzbäder finden hauptsächlich Verwendung bei den akuten und chronischen Erkrankungen der männlichen und weiblichen Geschlechtsteile, der Harnblase und des Mastdarmes. Obenan stehen die entzündlichen Erkrankungen der Gebärmutter und ihrer Anhänge. Von den Erkrankungen der Harnblase erfordert hauptsächlich die akute und chronische Entzündung Bäderbehandlung. Unter den Erkrankungen des Mastdarmes sind es hauptsächlich die Hämorrhoiden, die Rhagaden und Fissuren nebst den entzündlichen Erkrankungen in der Umgebung des Mastdarmes.

Bei den Erkrankungen der weiblichen Geschlechtsteile werden häufig mit Vorteil Ausspülungen der Scheide hinzugefügt.

Die Temperatur der Sitzbäder ist in der weit überwiegenden Mehrzahl der Fälle annähernd Körpertemperatur.

Die Berieselung der Wunden, wie sie in früherer Zeit sehr gang und gäbe war, erübrigt sich gegenwärtig durch die bequemere und ebenso vorteilhafte Art der Behandlung mit warmen Bädern und feuchten Kompressen.

Die Berieselung wird hauptsächlich angewandt bei ausgedehnten Eiterungen, und der Zweck ist die ununterbrochene Fortschaffung des Eiters aus den Wunden. Man bringt die Rieselflüssigkeit in einem Gefäße an, das etwa 0,5 m höher steht, als der erkrankte Körperteil. Man taucht einen Gummischlauch mit seinem Ende in die Flüssigkeit und leitet das andere Ende des Gummischlauches, nachdem man die Flüssigkeit aspiriert hat, in die Wunde. Es fließt nun unablässig, nach dem Gesetz der Heberwirkung, Flüssigkeit auf die Wunde und durch die Wunde. Der Körperteil liegt auf einem wasserdichten Stoffe, und es muß für die Ableitung der Flüssigkeit nach unten hin in einen Eimer Sorge getragen werden, damit Bett und Umgebung nicht verunreinigt werden.

Zur Berieselung der Wunden nimmt man entweder sterilisiertes (gekochtes) Wasser (das ist das Beste), oder eine ganz dünne Lösung eines der beim Kompressenverband angegebenen Verbandwässer. Unter allen Umständen sind stärkere chemische Mittel zu vermeiden, weil bei der dauernden Überschwemmung der Wunden mit denselben die Gefahr der Vergiftung besteht. Die feuchten Wasserumschläge (Priessnitz-Umschläge) für einzelne Körperteile werden nach ganz denselben Grundsätzen angelegt wie die im Kapitel: „Wundbehandlung“ beschriebenen Kompressenverbände.

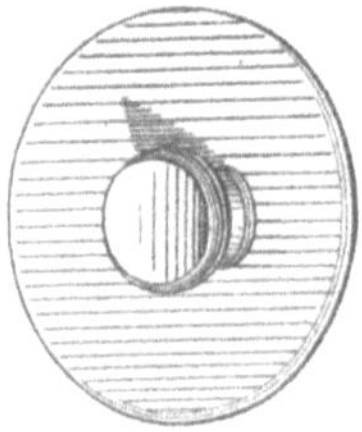

Fig. 188. Eisbeutel.

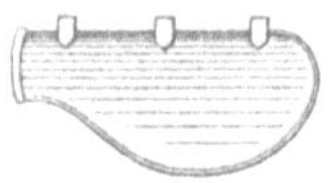

Fig. 189. Eisbeutel für das Auge.

Will man das Wasser hauptsächlich durch seine niedere Temperatur einwirken lassen, so bedient man sich entweder des Eisbeutel oder der Leiter'schen Kühler. Die Eisbeutel sind in der Regel von Gummi von verschiedener Form und Größe, je nach dem Körperteil, für den sie bestimmt sind. Die gebräuchlichste Form zeigt Fig. 188 im ungefüllten Zustande. Fig. 189 stellt einen Eisbeutel, wie er bei Augenerkrankungen gebräuchlich ist, dar. Für Erkrankungen des Halses und Rückenmarkes werden Eisschläuche verwendet, d. h. Gummischläuche von fünf bis sechs Centimeter Durchmesser, die man sich in der gewünschten Länge zurechtschneiden kann. Sie werden an einem Ende fest zugebunden, dann mit Eis gefüllt, und dann ebenfalls am anderen Ende fest zugebunden.

Die Füllung der Eisschläuche und der Eisbeutel soll nicht vollständig mit großen Eisstücken geschehen, diese sind empfindlichen Patienten unangenehm, sondern man soll sie ungefähr zur Hälfte mit Eiswasser, zur Hälfte mit kleingeschlagenen Eisstücken füllen, sodaß der Eisbeutel überall gleichmäßig anliegt und die Eisstücke in dem Eiswasser schwimmen. Die Flüssigkeit bleibt so lange kalt, bis das Eis vollständig geschmolzen ist. Die Füllung muß dann von neuem wiederholt werden. Der Eisbeutel darf niemals unmittelbar auf die bloße Haut zu liegen kommen, sondern man lege immer unter den Eisbeutel eine sechs bis achtfache Schicht Mull oder eine entsprechend dicke Lage gebrauchter Leinwand. Wird der Eisbeutel unmittelbar auf die Haut gelegt und bleibt er lange ununterbrochen liegen, so kann die Abkühlung leicht so stark sein, daß die Haut an umschriebener Stelle abstirbt. Dies kommt zuweilen am Hodensack vor, und man sollte deshalb niemals einen Eisbeutel dahin legen, wenn man ihn nicht ständig unter Aufsicht hat.

Unangenehm ist beim Eisbeutel, wenn die Kälte längere Zeit ununterbrochen einwirken soll, die fortwährende Erneuerung des Inhaltes. Es sind deshalb von Leiter in Wien Kühlapparate angegeben worden, die im wesentlichen aus einem System von verschieden angeordneten und vielfach gewundenen Bleiröhren bestehen. Der Apparat ist so eingerichtet, daß aus einem höher stehenden Gefäße die Flüssigkeit durch Heberwirkung abfließt, in das eine Ende des Röhrensystems vermittelst einer Gummiröhre geleitet wird, das Röhrennetz in seiner ganzen Länge durchfließt, am anderen Ende wieder heraustritt und durch ein zweites Gummirohr in ein neben dem Bett stehendes Gefäß abfließt. Der obere Eimer ist mit Eiswasser gefüllt, in dem zur Erhaltung der Temperatur Eisstücke schwimmen. Das Wasser aus dem oberen Eimer fließt je nach der Menge im Verlauf von mehreren Stunden durch den Kühlapparat in den unteren Eimer. Ist in diesem genügend Eis vorhanden, so wird das Wasser, das bei dem Durchfließen des Röhrensystems eine kaum merkliche Temperaturerhöhung erlitten hat, auf Eistemperatur erhalten. Ist der obere Eimer nahezu geleert, so wird er durch den unteren nunmehr gefüllten ersetzt und der Kreislauf vollzieht sich von neuem u. s. w.

Ich führe von den verschiedenen Arten nur den für den Kopf angegebenen und einen für verschiedene Körperteile konstruierten flachen Apparat an (Figg. 190 u. 191).

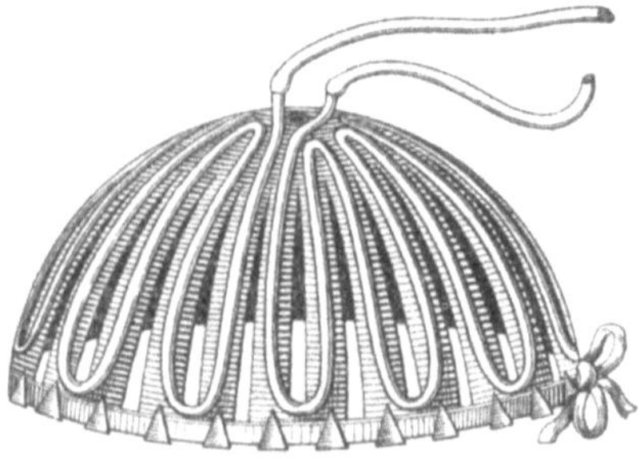

Fig. 190.
Kühlapparat für den Kopf (Eishelm).

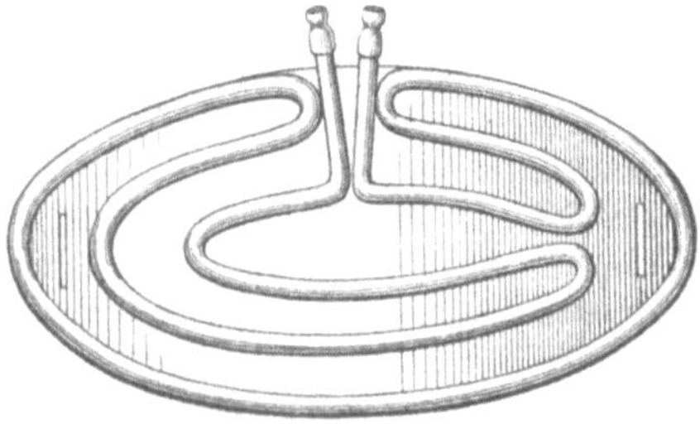

Fig. 191. Flacher Kühlapparat.

Die Kälte wird noch vielfach angewandt bei örtlichen akuten Entzündungsprozessen. Ihre Hauptwirkung ist die Herabsetzung der Schmerzempfindlichkeit. Ob sie den Entzündungsprozeß in merklicher Weise günstig zu beeinflussen im stande ist, ist noch eine unentschiedene Streitfrage. Bei Entzündungskrankheiten sollte man die Anwendung der Kälte möglichst einschränken und an ihrer Stelle die Behandlung mit feuchter Wärme setzen — warme Bäder und Kompressenverbände.

Der Kompressenverband ist in dem Kapitel über Wundbehandlung beschrieben. Er ersetzt für chirurgische Zwecke die in früherer Zeit so beliebten Kataplasmaverbände vollständig. Die letzteren sind aus der Chirurgie verschwunden, ihre Beschreibung erübrigt sich demgemäß.

5. Massage.

Die Massage ist ein Heilmittel, das Jahrhunderte lang als Volksmittel allgemein bekannt gewesen, jedoch erst in der neuesten Zeit, besonders durch die Verdienste von Metzger, in ausgedehnterem Maße in die ärztliche Praxis eingeführt worden ist. Unter Massage versteht man eine Anzahl mechanischer

Eingriffe, die bezwecken und geeignet sind, pathologische Ablagerungen in Geweben auf rein mechanischem Wege fortzuschaffen, d. h. wieder zur Resorption zu bringen, damit sie auf dem Wege des Kreislaufes eliminiert werden können.

Die Handgriffe wechseln nach den verschiedenen Körperteilen und der Gestalt der pathologischen Produkte in großer Mannigfaltigkeit. Es genügt zu unserem Zweck, sich drei Handgriffe zu merken, die bei den einzelnen Fällen mit einander kombiniert werden und auf die sich die anderen zurückführen lassen.

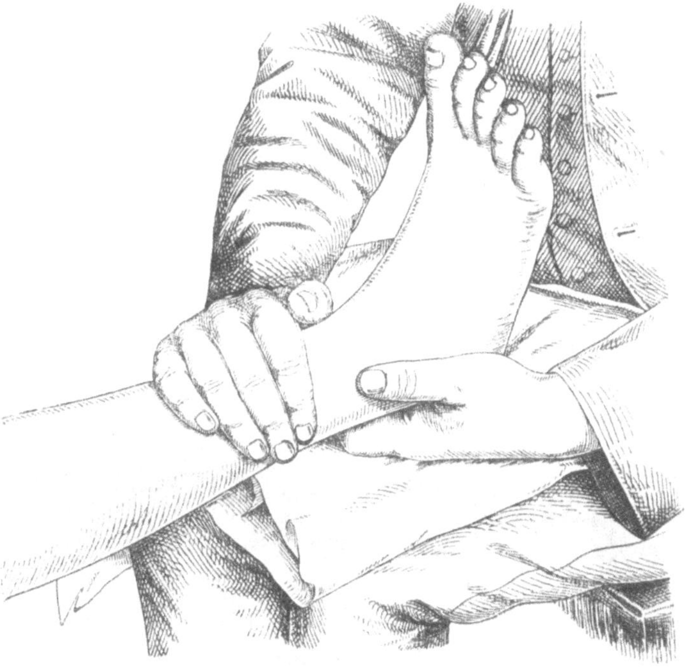

Fig. 192. Streichmassage mit der flachen Hand.

1. *Das Streichen (Effleurage)* (Fig. 192). Es ist der sanfteste Handgriff. Man streicht mit der flachen Hand, vor allem mit dem kleinen Fingerballen und dem Daumenballen, unter gelinderem oder schärferem Drucke über die pathologische Stelle hin. Das Streichen geschieht immer in der Richtung des Venen- und Lymphstromes, d. h. von der Peripherie nach dem Centrum.

Man beginnt peripher im gesunden, streicht über die kranke Stelle hin und endet central im gesunden. Ist die pathologische Stelle umfangreich, z. B. Fuß und Unterschenkel, so kann man nicht mit einem Male die ganze Fläche bearbeiten, sondern man geht stückweise vor, beginnt in der Peripherie und endet central im gesunden. Handelt es sich um sehr unebene Stellen, so kann man mit der flachen Hand in die Vertiefungen nicht eindringen, z. B. in der Umgebung der Knöchel. Hier empfiehlt es sich, die Massage mit der Beugeseite der Endglieder der

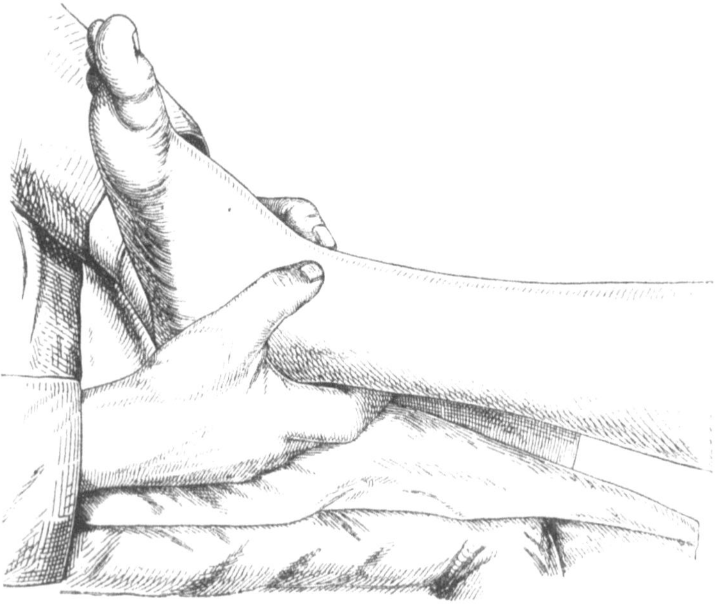

Fig. 193. Streichmassage mit den Daumenkuppen.

Daumen auszuführen (Fig. 193). Die Flächen sind klein genug, um in alle Vertiefungen einzudringen. Weniger geeignet sind die Fingerbeeren der übrigen Finger, sie ermüden zu leicht. Doch auch sie verwendet man zuweilen mit Vorteil.

2. *Das Kneten* oder *Walken (Petrissage)* (Fig. 194). Man faßt den Teil, der der Bearbeitung unterworfen werden soll,

je nach seiner Größe und Ausdehung zwischen Daumen und Zeigefinger oder zwischen Daumen einerseits und Zeige- und Mittelfinger andererseits, oder zwischen Daumen und die übrigen Finger, oder in derselben Weise mit beiden Händen, und läßt

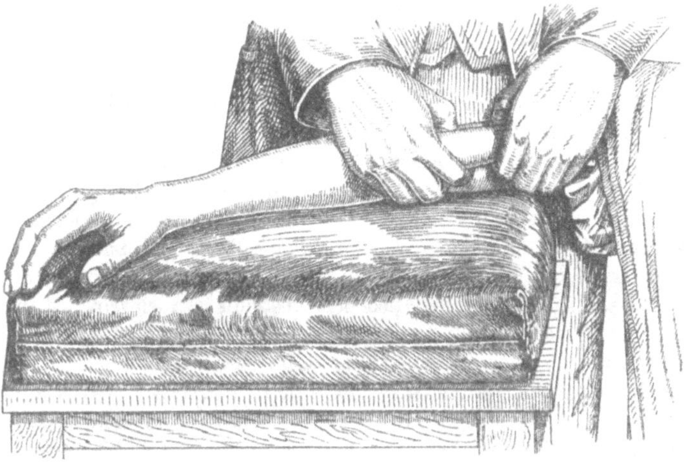

Fig. 194. Das Walken des Musc. biceps.

ihn dann unter gelinderem oder stärkerem Druck zwischen den Fingern durchgleiten. Für diese Art der Massage eignen sich besonders einzelne Muskeln und umschriebene pathologische Ergüsse, jedoch nicht die diffusen Infiltrationen und Ergüsse.

3. *Das Klopfen (Tapotement).* Man führt diesen Handgriff am besten so aus, daß man sich neben den Kranken stellt, die Vorderarme rechtwinklig im Ellbogengelenk gebeugt nach vorn gestreckt, so daß die Kleinfingerseiten der Hände nach unten schauen, die beiden Hohlhände einander zugekehrt sind. Nach diesen vorbereitenden Bewegungen wird das Klopfen in der Hauptsache mit dem Kleinfingerrande der Mittelhand ausgeführt, und zwar sollen die Bewegungen im Handgelenk geschehen, der Vorderarm dabei ruhig stehen. Geschehen die Bewegungen nicht ausschließlich im Handgelenk, sondern teilweise oder ganz im Ellbogengelenk, so sind sie ungeschickt und verursachen Schmerzen. Weniger empfehlenswert ist das Klatschen mit der flachen Hand oder mit dem Handrücken. In seltenen Fällen, wenn man ein sehr starkes und eindringliches Klopfen ausführen will, kann

man auch die Hand zur Faust ballen und dann in der oben beschriebenen Weise mit dem Kleinfingerrande der Faust aufschlagen. Das Klopfen ist nur an den Körperteilen auszuführen, wo dicke Weichteilmassen über dem Knochen liegen, aber niemals da, wo Knochen unmittelbar unter der Haut liegen oder höchstens von Sehnen und Fascien bedeckt sind. Also vor allem nicht am Handrücken, am Fußrücken und auf der Vorderseite des Unterschenkels.

Diese drei Handgriffe können nun entweder kombiniert oder jeder für sich angewandt werden.

Der Massierende muß reine Hände und kurze Nägel haben. Mit langen Nägeln kann man sehr leicht eine Verletzung hervorrufen, wenn sie in der Regel auch oberflächlich und harmlos ist, so ist sie doch unangenehm und gilt als Zeichen der Ungeschicklichkeit des Massierenden.

Das zu massierende Glied soll ebenfalls sauber sein; ist der Haarwuchs sehr stark, so thut man unter Umständen gut, es zu rasieren. Es wird sorgfältig mit Olivenöl bestrichen, um die Reibung zu vermindern und auf eine weiche, aber widerstandsfähige Unterlage gelegt. Die Muskeln müssen schlaff, jedenfalls darf keine Spannung vorhanden sein. Der Massierende setzt oder stellt sich bei Extremitäten an die Peripherie, am Rumpfe und Kopfe so, wie es für die Ausführung der Massage immer am bequemsten erscheint.

Die Intikationen zur Massage sind außerordentlich mannigfaltig und die Spezialisten haben die Methoden für die einzelnen Fälle vielfach bis in die kleinsten Einzelheiten durchgeführt. Für die chirurgische Praxis kommt sie in erster Linie in Betracht für die Bewegungsstörungen, die nach akuten und chronischen Entzündungen und nach Verletzungen zurückbleiben. Sehr vorteilhaft ist hier die Prophylaxe. Man beginnt deshalb bei frischen Verletzungen, bei akuten Entzündungen der Gelenke und ihrer Umgebung wenigstens mit den passiven und aktiven Bewegungen so früh als möglich. Manche schlagen vor, bei Verstauchung, Quetschung und auch Knochenbrüchen unmittelbar nach der Verletzung mit der Massage zu beginnen. Es muß sehr sanft und mit langsam zunehmendem Drucke geschehen. Es wird in der Hauptsache nur Streichmassage angewandt. Die Massage bei frischen Verletzungen hat zum Zwecke, den Bluterguß auf eine größere Fläche zu verteilen und dadurch die schnellere Resorption zu begünstigen. Die Massage darf dem Kranken keine übertriebenen Schmerzen verursachen. Bei schwereren Verstauchungen ist die Ruhigstellung des verletzten Gelenkes in der ersten Zeit dem Kranken sehr angenehm; es verträgt sich auch ganz gut mit der Massage. Die Massage wird täglich zweimal ausgeführt, in der Zwischenzeit ruht das verletzte Glied auf einer Schiene. Die Massageenthusiasten verlangen, daß jede frische Verletzung von Anfang an mit Massage behandelt wird. Es giebt jedoch Leute, die in den ersten Tagen nach einer Verletzung gegen jede Berührung so empfindlich sind, daß es besser für sie ist, die ersten Tage mit einfacher Ruhiglagerung und Eisbeutel verstreichen zu lassen, als dem Kranken die unsäglichen Schmerzen zu bereiten. Nach vier bis fünf Tagen kann man eine gelindere Massage beginnen. Es ist ein Fehler, dem man noch häufig begegnet, verletzte Gliedmaßen unnötig lange in einem feststellenden Verbande zu lassen, z. B. eine schwerere Verstauchung vier bis sechs Wochen lang in einem Gypsverbande, oder eine Verrenkung ebenfalls einige Wochen lang. Bei Verstauchungen, auch wenn sie noch so schwer sind, soll man spätestens nach Ablauf der ersten Woche mit Massage, aktiven und passiven Bewegungen beginnen. Bei Verrenkungen mit ausgedehntem Kapselriß, bei denen eine länger dauernde Ruhigstellung zuweilen erwünscht ist, soll man wenigstens alle Wochen einmal den Verband wechseln und die verletzte Gliedmaße vorsichtig, aber ausgiebig bewegen. Bei Knochenbrüchen beginnt man mit Massage, aktiven und passiven Bewegungen, sobald der Bruch geheilt ist, oder die Heilung doch soweit vorgeschritten ist, daß eine Verschiebung der Knochenstücke ausgeschlossen erscheint. Nun giebt es aber Fälle, in denen die frühzeitige Massage aus zufälligen Gründen oder aus Grundsatz nicht angewandt werden darf. In diesen Fällen tritt eine mehr oder minder bedeutende Steifigkeit der betroffenen Gliedmaßen ein und es muß der normale Zustand durch langdauernde Massage wieder herbeigeführt werden. Als Schulfall für die Massage, bei dem man alles beobachten und lernen kann, betrachte ich immer eine Steifigkeit der Finger, der Mittelhand und des Handgelenkes, wie sie zuweilen nach längeren ruhigstellenden Verbänden, nach Verletzungen oder Entzündungen der oberen Extremität zurückbleibt. Nach Verletzungen beginnt man so zeitig als möglich mit Massage und Bewegungen, nach akuten Entzündungen erst dann, wenn die Entzündungserscheinungen bis auf die Schwellung sämtlich geschwunden sind. Man muß dann im Beginn der Massage sehr vorsichtig zu Werke gehen. Man beginnt ganz sanft und nimmt von Tage zu Tage langsam an Stärke zu. Treten von neuem entzündliche Erscheinungen (Fieber, starke Schmerzhaftigkeit, Anschwellung, eventuell Hautrötung) ein, so setzt man die Massage sofort, je nach der eingetretenen Reaktion, für einige Tage oder Wochen aus und beginnt dann von neuem. Wir wollen einen bestimmten Schulfall eingehend besprechen. Es handelt sich um eine monartikuläre, rheumatische oder gonnorhoische Erkrankung des Handgelenkes. Die akuten Entzündungserscheinungen haben zwei Monate gedauert. Das Handgelenk ist steif geworden, die Fingergelenke fast unbeweglich, entweder in Streckstellung oder in halber Beugestellung. Der Fall ist soweit abgelaufen, daß die Massage beginnen kann. Die Hand war bisher ruhig gestellt.

Zu einer regelrecht durchgeführten Massagebehandlung gehört nicht bloß die Massage im engeren Sinne, sondern sie wird zweckmäßig mit mehreren anderen Heilmitteln verbunden. Sie besteht:

1. *Aus warmen, lokalen oder allgemeinen Bädern,*
2. *aus der eigentlichen Massage,*
3. *den passiven* und *aktiven Bewegungen*, und
4. kann man zweckmäßig in einer großen Anzahl von Fällen den *elektrischen Strom* anwenden.

Die warmen Bäder haben den Zweck, die Gliedmaßen geschmeidig zu machen und die Zirkulation in denselben zu begünstigen.

Die aktiven und passiven Bewegungen beseitigen die Gelenksteifigkeit und machen die Weichteile der Umgebung dehnbarer und nachgiebiger.

Die Elektrizität soll die Muskeln kräftigen und stärken. Bei der langen Ruhigstellung sind dieselben häufig atrophisch geworden. Kehren wir zu unserem Beispiel zurück. Man setzt sich auf einen Stuhl vor den Kranken, welcher ebenfalls sitzt, lagert den kranken Arm auf ein Tischchen (Fig. 195) von etwa 70 bis 80 cm Höhe, so, daß der Kranke bequem sitzen kann ohne sich nach seinem Arm beugen oder strecken zu müssen. Man ölt nun die ganze zu massierende Stelle gründlich ein. Vorher hat der Kranke ein warmes Armbad von 15 bis 20 Min. Dauer und einer Temperatur von 40° C. genommen.

Nun beginnt man mit der Streichmassage. Um systematisch die ganze Behandlung durchzuführen, gewöhne man sich von Anfang an an eine bestimmte Reihenfolge. Man beginne entweder immer mit dem Daumen oder dem kleinen Finger. Man faßt (Fig. 196) die Mittelhand mit der linken Hand fest, um

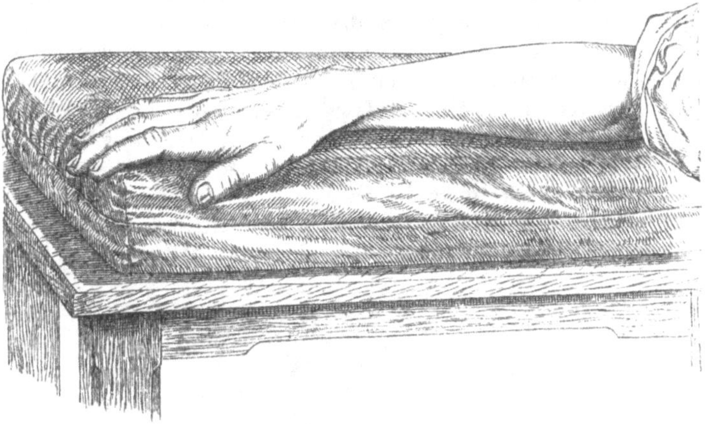

Fig. 195. Lagerung von Hand nnd Vorderarm zur Massage.

einen bestimmten Widerstand bei den Bewegungen zu finden, streicht dann mit Daumen und Zeigefinger der rechten Hand auf

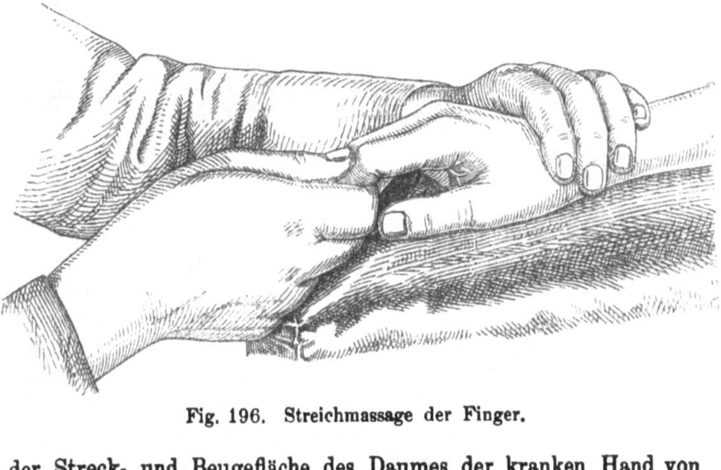

Fig. 196. Streichmassage der Finger.

der Streck- und Beugefläche des Daumes der kranken Hand von der Spitze bis an die Basis, führt die Finger wieder zurück und wiederholt dieselbe Bewegung zwölf- bis fünfzehnmal, dann faßt man den Daumen in dem anderen Durchmesser von außen und innen mit Daumen und Zeigefinger und wiederholt dieselben Bewegungen in derselben Zahl. Dann kommt der zweite, dritte, vierte und fünfte Finger an die Reihe und wird ganz in derselben Weise wie der Daumen bearbeitet. Hierauf werden die Zwischenfingerräume (Fig. 197) mit dem Endgliede des rechten Daumens massiert. Hierauf folgt die Massage der Mittelhand, das geschieht am besten in folgender Weise: Man legt die Beugeflächen des zweiten bis fünften Fingers beider Hände von beiden Seiten her unter die Hohlhand, so daß die Daumen auf den Handrücken zu liegen kommen, und streicht mit den Endgliedern der beiden Daumen über die ganze Mittelhand und die

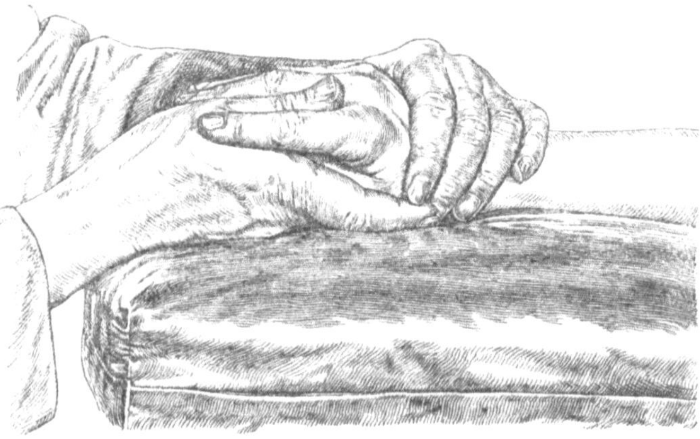

Fig. 197. Streichmassage der Zwischenfingerräume.

Handwurzel. Man beginnt an einem Rande des Handrückens und rückt nach und nach weiter bis an den anderen Rand, indem man mit den übrigen vier Fingern von der Hohlhand aus einen gewissen Gegendruck ausübt. Hierauf folgt Streichmassage der Handgelenksgegend und des Vorderarmes. Damit ist die eigentliche Massage beendet. Man trocknet mit einem trockenen Tuche die eigenen Hände und die Hand des Kranken sorgfältig ab. Hierauf folgen die passiven Bewegungen. Bei den passiven Bewegungen ist es ebenfalls wieder von großer Wichtigkeit, daß sie regelmäßig, gleichmäßig und sorgfältig ausgeführt werden.

Es muß jedes der vielen in Betracht kommenden einzelnen Gelenke in folgenden vier Richtungen bewegt werden:

1. *Beugung* und *Streckung*.
2. *Abduktion* und *Adduktion*.
3. *Rotation*.
4. *Distraktion*.

Dies geschieht in folgender Weise (Fig. 198). Nehmen wir der Einfachheit halber den Zeigefinger. Man faßt das Mittelglied desselben fest mit Daumen und Zeigefinger der linken

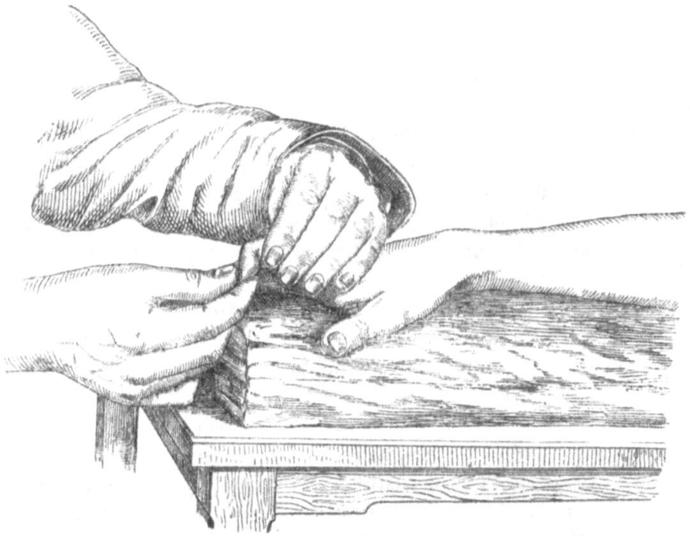

Fig. 198. Passive Bewegung der Fingerglieder.

Hand, faßt das Endglied mit Daumen und Zeigefinger der rechten Hand und, indem man das Mittelglied mit der linken Hand ganz ruhig und fest hält, führt man nun mit der rechten Hand im Endgelenke die oben angegebenen vier Bewegungsarten systematisch aus. Ist das ordnungsmäßig geschehen, so faßt man mit der linken Hand ebenso wie vorher das Grundglied des Zeigefingers, mit der rechten Hand das Mittelglied und bewegt in ganz derselben Weise das Mittelgelenk u. s. w. bei jedem einzelnen Fingergelenke. Der centrale Teil wird immer festgehalten, mit dem peripheren werden die Bewegungen ausgeführt. Um nur einen Anhalt zu geben, wie lange die Massage fortgesetzt werden soll, nenne ich als mittlere Zahl die Wiederholung jeder einzelnen Bewegung zwölf- bis fünfzehnmal, ohne damit für den individuellen Fall nach oben oder unten ein Abweichen auszuschließen. Nach Beendigung der passiven Bewegungen folgen die Versuche der aktiven Bewegungen, die der Kranke auch im Laufe des Tages öfters wiederholen soll. Hierauf endlich folgt die elektrische Behandlung der einzelnen Muskeln oder Muskelgruppen. Die ganze Prozedur muß täglich ein-, wenn möglich zweimal wiederholt werden.

Bei starker Empfindlichkeit der Kranken ist es zuweilen geraten, sich bei der ersten Sitzung damit zu begnügen, den Kranken nur an die Berührung zu gewöhnen und erst allmählich zu einem stärkeren Druck überzugehen.

Sämtliche Anzeigen für die Massage aufzuzählen, würde zu weit führen; sie wird bei so vielen Krankheitszuständen empfohlen und angewandt, daß die ausführliche Besprechung derselben ein ganzes Buch füllen würde. Ich begnüge mich hier, nur die allgemeinen und für alle Fälle giltigen Gegenanzeigen festzustellen.

Die Massage darf nicht angewandt werden:

1. Bei allen akuten und chronischen Entzündungsvorgängen, also namentlich Lymphgefäßentzündung, Venenentzündung, akuten Abscessen, tuberkulösen Abscessen, Erysipel. Es wird gerade in neuerer Zeit der Versuch gemacht, auch bei akuten Entzündungsprozessen die Anwendung der Massage zu empfehlen, es ist dringend vor derartigen Versuhen zu warnen. Eine gelinde ganz sanfte Massage (eine Art cheinmassage) mag vielleicht ungefährlich sein, sie ist aber dann jedenfalls unnötig und unnütz. Eine irgendwie stärkere Massage aber kann durch die Verbreitung der Entzündungserreger ins gesunde Gewebe und unter Umständen in den Kreislauf die schwersten Folgen ja den Tod verursachen. Der erste chirurgische Grundsatz bei allen akuten Entzündungen ist die Ruhe des rkrankten Körperteiles. Die Massage bezweckt gerade das Gegenteil davon. Ein vorsichtiger Chirurg vermeidet jeden Druck und jede nicht unbedingt nötige Berührung bei akuten Entzündungen. Erst wenn die Entzündung vollständig abgelaufen ist und Folgeerscheinungen (Bewegungsstörungen) zurückgeblieben sind, tritt die Massage in ihr Recht.

2. Bei allen bösartigen Neubildungen (Carcinom, Sarcom).

Da die genannten Krankheiten immer zuerst als örtliche Übel beginnen und auf dem Wege des Lymphstromes, seltener des Blutstromes fortschreiten, so könnte die Massage nur den Erfolg haben, die Verschleppung der Keime in die Lymphbahnen und die entfernteren Organe zu beschleunigen.

Die Wirksamkeit der Massage ist auch experimentell geprüft worden. Man brachte Auflösung von Farbstoffen in parallele Gelenke, massierte das eine, das andere nicht, und fand einen ganz auffallenden Unterschied in der Aufsaugungsschnelligkeit der Stoffe im massierten und nicht massierten Gliede. Außer der schnelleren Aufsaugung bewirkt die Massage eine Beschleunigung des Blutstromes, sowohl des arteriellen Zuflusses wie des venösen Abflusses, und begünstigt somit die Ernährung des Körperteiles.

6. Einlauf.

Unter *Einlauf (Klystier, Klysma, Lavement)* versteht man die Einfüllung von flüssigen Substanzen in den Mastdarm. Dies geschieht entweder mit einer Klystierspritze oder mittelst einer Pumpvorrichtung (Klysopomp) oder mittelst eines Irrigators.

Die gewöhnliche Form der Klystierspritze zeigt Fig. 199. Die Ausführung eines Einlaufes wird unter Umständen sehr ungeschickt ausgeführt und kann dann zu häßlichen Verletzungen des Mastdarms führen. Die gewöhnlichen Klystierspritzen haben in der Regel Hornansätze. Die Einführung fester Ansätze in den Mastdarm soll man vollständig vermeiden, weil bei ungeschickter Einführung dem Kranken Schmerzen bereitet werden und leicht Verletzungen des Mastdarmes hervorgerufen werden können, die unter Umständen zu schweren septischen Erkrankungen führen. Die sicherste, einfachste und ganz und gar ungefährliche Art ist die Einführung eines weichen Gummikatheters (Nelaton) in den Mastdarm: Man ölt den Schnabel eines weichen Katheters Nr. 20 bis 24 gut ein, setzt das blinde Ende auf die Afteröffnung und schiebt, indem man kurz faßt, den Katheter weiter vor, so daß er ungefähr in einer Länge von 10—15 cm

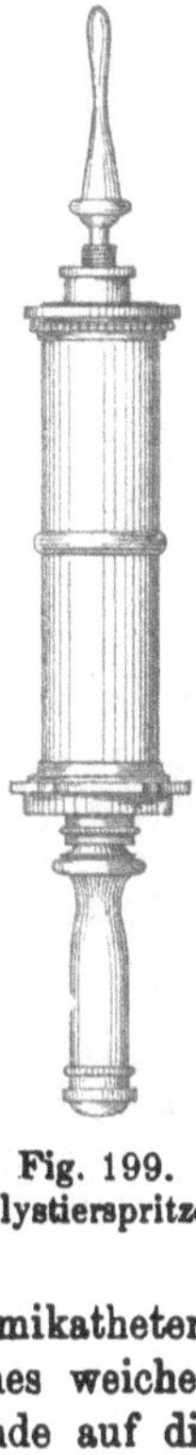
Fig. 199.
Klystierspritze.

im Mastdarm liegt. In das Pavillonende des Katheters kann man nun die Klystierspritze, die Kanüle des Clysopompe, eine gewöhnliche Wundspritze, das Ansatzstück des Irrigators oder ähnliche Vorrichtungen einsetzen und vermittelst dieser Verbindung die Flüssigkeit in den Mastdarm einfließen lassen. Diese Art ist völlig ungefährlich und leicht auszuführen. Es kommt dabei gar kein fester Teil mit der Afteröffnung und dem Mastdarm in Berührung und jede Verletzung ist ausgeschlossen. Der Nelatonkatheter ist so weich und schmiegsam, daß er jedem Hindernisse ausweicht und keine Verletzungen hervorzurufen im stande ist.

Der Klysopomp (Klystierpumpe) (Fig. 200) ist eine Vorrichtung zum bequemen Selbstklystieren. In einem Metallcylinder ist ein Stempel eingefügt. Dieser Stempel wird durch eine innen angebrachte Feder nach oben geschoben. An dem Cylinder befindet sich ein Gummirohr von verschiedener Länge und an dem Ende des letzteren ein gewöhnlich rechtwinklig gebogener Ansatz von hartem Material. Der rechtwinklig abgebogene Teil ist dazu bestimmt, in den Mastdarm eingeführt zu werden; man soll dies jedoch nicht thun, sondern den harten Ansatz in einen weichen Katheter einschieben, welcher in den Mastdarm eingeführt wird. Wird nun der Cylinder in ein Gefäß mit Wasser gesetzt, so wird er beim Aufsteigen des Stempels mit Wasser gefüllt, beim Niederdrücken wird das Wasser durch den Schlauch in den Mastdarm entleert.

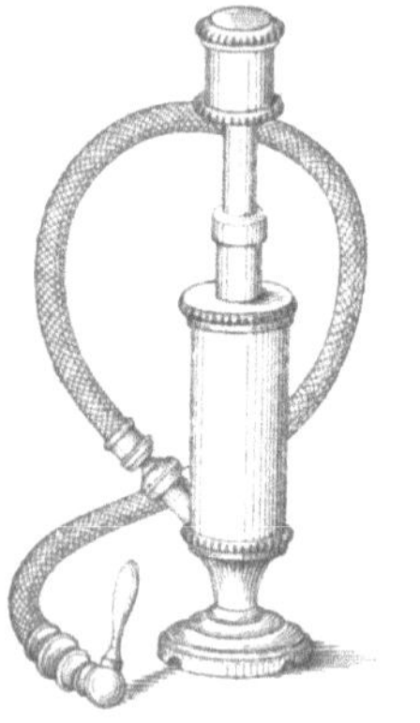

Fig. 200. Klysopomp.

Macht man die Eingießung mit dem Irrigator, so braucht man in der Regel ein Gummirohr von 0,5—1 m Länge, und der Irrigator wird je nach Bedarf 0,5—1 m höher gestellt als die Afteröffnung.

Die Eingießung in den Mastdarm geschieht in folgender Weise: Man legt den Kranken auf die rechte oder linke Seite auf den Bettrand, beugt seine beiden Beine im Hüft- und Kniegelenk rechtwinklig und führt in dieser Lage den Katheter in den Mastdarm ein. Es ist die bequemste Art, weil Gesicht und Gefühl gleichzeitig zur Geltung kommen. Ist aus irgend welchen

Gründen eine Veränderung der Rückenlage des Kranken nicht statthaft, so werden die Beine in Rückenlage im Hüft- und Kniegelenk rechtwinklig gebeugt und die Einführung des Katheters in den Mastdarm ist ebenfalls leicht. Ist überhaupt eine Lageveränderung des in gestreckter Rückenlage befindlichen Patienten nicht angängig, was zuweilen bei Darreichung von Nährklystieren der Fall ist, so tastet man mit dem rechten oder linken Zeigefinger zwischen den Beinen bis zur Afteröffnung hin und schiebt mit Daumen und Zeigefinger den Katheter in den Mastdarm ein. Gerade für diese Fälle ist die Anwendung des Katheters von großem Vorteile. Mit den gewöhnlichen Klystierspritzen ist die Eingießung der Flüssigkeit gar nicht auszuführen.

Der Zweck des Klystiers ist ein doppelter. Einmal soll es eine Entleerung des Darmes bewirken (abführendes Klystier), das anderemal soll es zur Aufnahme von Nähr- oder Reizmitteln in flüssigem Zustande dienen.

Zum abführenden Klystier wird in der Regel warmes Wasser benutzt, zuweilen auch Seifenwasser. Beide annähernd von Körpertemperatur. Um eine Entleerung des Darmes herbeizuführen, führt man in der Regel 0,5—1 Liter Flüssigkeit ein, zuweilen bis zwei Liter, ja in vereinzelten Fällen, z. B. bei Darmverschluß, kann man bis zu drei und vier Liter Wasser in den Dickdarm füllen. Die Entleerung erfolgt in allen Fällen kurze Zeit nach der Einfüllung. Das abführende Klystier ist das mildeste und gelindeste Abführmittel, weil es nur den untersten Abschnitt des Darmes in Mitleidenschaft zieht.

Die *Nährklystiere* haben den Zweck, geringe Mengen von Flüssigkeit, Nahrung in flüssigem Zustande, oder Reizmittel vom Mastdarme aus zur Aufsaugung und Einführung in den Kreislauf zu bringen, wenn der normale Weg durch Mund und Magen vorübergehend ausgeschaltet werden muß. Der wesentlichste Unterschied gegenüber dem abführenden Einlauf besteht in der Flüssigkeitsmenge, die auf einmal in den Mastdarm eingeführt wird. Man füllt jedesmal nur 60—100 cbcm höchstens ein. Ist häufiger Darreichung nötig, so liegt zwischen den einzelnen Einführungen immer eine Pause von zwei Stunden. In dieser Weise kann man dem Körper im Laufe eines Tages sehr bequem 500—1000 cbcm Flüssigkeit einverleiben und dies bei vorsichtigem Vorgehen tagelang fortsetzen, ohne den Mastdarm zu reizen oder eine Abführung zu veranlassen. Das Wesentlichste am Nährklystiere ist jedenfalls die Flüssigkeit. Die Ernährung durch den Mastdarm hat ihre Grenzen und ist immer nur als Notbehelf zu betrachten; in Fällen von vorübergehender Ausschaltung des natürlichen Nahrungsweges kann das Nährklystier doch von außerordentlichem Nutzen sein, z. B. nach Operationen am Magen- und Darmkanal, nach Magen- und Darmresektion, bei an und für sich schon geschwächten Leuten. Ein sonst gesunder und kräftiger Mensch kann, zumal bei Bettruhe, tagelang ohne jede Gefahr ohne Nahrung bleiben. Stellt sich Durst ein, so sind Wasserklystiere von Nutzen.

Handelt es sich nur darum, dem Körper Flüssigkeit zuzuführen, so verwendet man zum Klystier gewöhnliches Wasser oder 0,6 $^0/_0$ Kochsalzlösung. Beabsichtigt man einem Menschen Alkohol als Reizmittel zu geben und ist die Aufnahme durch den Magen als ausgeschlossen zu betrachten, z. B. bei Collaps nach langdauernder Operation in Narkose, so verwendet man zum Nährklystier mit Vorteil 20—30 $^0/_0$ Alkoholmischung:

Alcohol absolutus 20,0 (—30,0),
Aqua destillata 80,0.

Von dieser Mischung giebt man in Verlauf von mehreren Stunden 100—200 cbcm je nach Bedarf. Das Alkoholklystier verursacht manchmal Brennen im Mastdarm.

Für die eigentlichen Nährklystiere sind Zusammensetzungen verschiedenster Art angegeben worden. Ich führe nur folgende Arten als Beispiele an:

1. Kemmerich's Fleischpepton. 100 g Fleischpepton, in 24 Stunden eingeführt, sollen genügen, den ruhenden Körper im Ernährungsgleichgewicht zu halten. Man löst die 100 g Fleischpepton in 300—500 cbcm Wasser auf und giebt von dieser Auflösung zweistündlich 60—100 cbcm.

2. Beliebt ist folgende Form der Nährklystiere:

Rp. Vitell. ovor. 2
Spiritus dilut. 20,0
Amyl. tritici 3,0
Sol. sach. uvar. (50 $^0/_0$) ad. 100.

3. Ewald empfiehlt folgende Mischung: „Zwei bis drei Eier werden mit einem Eßlöffel kalten Wassers gequirlt; eine Messerspitze bis zu einem kleinen Eßlöffel Kraftmehl wird mit einer halben Tasse einer 20 $^0/_0$igen Traubenzuckerlösung gekocht und ein Weinglas Rotwein zugesetzt. Dann wird die Eierlösung langsam eingerührt, wobei darauf zu achten ist, daß die Flüssigkeit nicht mehr so warm sei, daß das Eiweiß gerinnt.“

7. Katheterismus.

Zur Untersuchung der Harnröhre und Harnblase bedienen wir uns der *Bougies* und *Katheter*. Der letzteren auch zur Entleerung des Harnes aus der Harnblase, wenn sie in der natürlichen Weise nicht möglich ist.

Wir gebrauchen drei Arten Katheter, weiche oder Gummikatheter, elastische (MERCIER'sche) Katheter und starre Katheter. Unter den starren Kathetern unterscheiden wir wieder männliche und weibliche, d. h. für die männliche und für die weibliche Harnröhre bestimmte. Der starre Katheter stellt den Typus dar; er ist geformt nach der Form der Harnröhre, und zwar beim männlichen Katheter aus Zweckmäßigkeitsgründen nach dem Verlauf der Harnröhre bei erigiertem Penis. Man unterscheidet drei Teile an dem Katheter (Fig. 201): den Schnabel, das Mittelstück und den Pavillon. Das längere Mittelstück ist gerade, der Schnabel setzt sich daran mit sanfter Krümmung nach der einen, der Pavillon an der entgegengesetzten Seite nach der anderen Richtung hin. Der Schnabel ist vorn geschlossen, muß gut abgerundet sein; abwärts davon finden sich zwei einander gegenüberstehende seitliche Öffnungen, für den Abfluß des Harnes bestimmt. Der Pavillon ist vorn etwas verbreitert, und zu seinen beiden Seiten finden sich zwei Ösen, welche die Bestimmung haben, die Befestigung des Katheters durch Fäden zu erleichtern, wenn man einmal genötigt ist, ihn

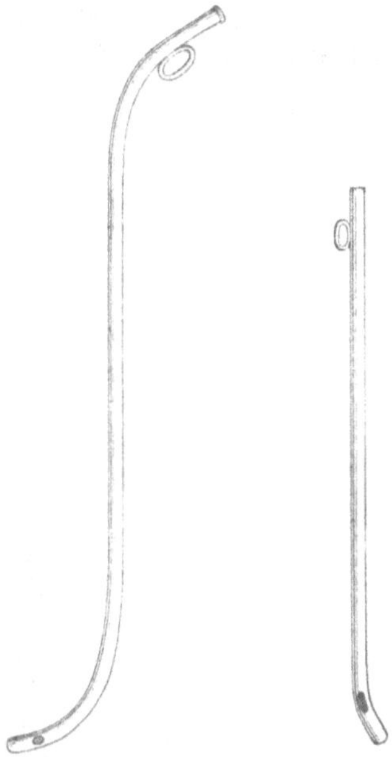

Fig. 201. Männlicher Katheter. Fig. 202. Weiblicher Katheter.

für längere Zeit in der Harnröhre liegen zu lassen. Außerdem dienen sie mit zur Orientierung über die Verlaufsrichtung des Schnabels. Die Krümmung am Pavillonende hat nur den Zweck, den Harnstrahl bei horizontaler Bettlage direkt nach unten zu lenken.

Die harten Katheter sind in der Regel aus Silber, Neusilber oder Glas gefertigt, seltener aus anderen Stoffen. Die Länge des Katheters beträgt etwas mehr als die Länge der Harnröhre, durchschnittlich 25 cm oder etwas darüber.

Der weibliche Katheter (Fig. 202) hat eine durchschnittliche Länge von 14 cm. Er ist im ganzen gerade und hat entsprechend dem Verlaufe der weiblichen Harnröhre nur am Schnabel eine ganz sanfte und kurze Krümmung nach aufwärts. In den kleinen Verbandtaschen findet man in der Regel einen zerlegbaren Katheter (Fig. 203), der für die männliche und weibliche

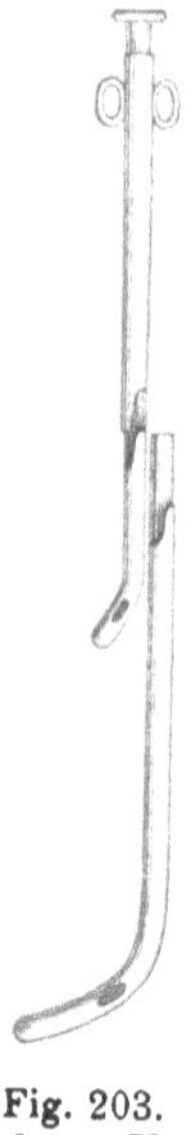

Fig. 203.
Zerlegbarer Katheter.

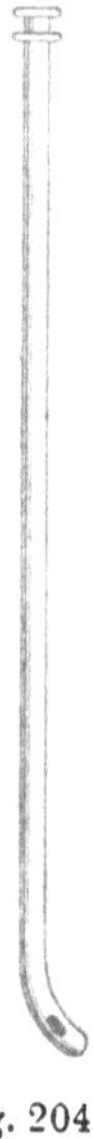

Fig. 204.
Elastischer Katheter
(MERCIER).

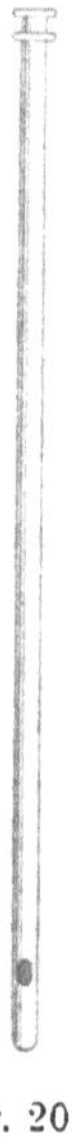

Fig. 205.
Gummikatheter
(NELATON).

Harnröhre zugleich verwendet werden kann. Es wird nur das Schnabelende gewechselt und dies mittelst eines hohlen Schraubengewindes, das vom Pavillonende her eingeführt wird, befestigt.

Man kann übrigens für die weibliche Harnröhre auch den männlichen Katheter verwenden.

Der elastische Katheter (Fig. 204) hat seinen Namen als MERCIER'scher Katheter von seiner Krümmung am Schnabelende. Er ist im ganzen gerade und ungefähr 2 cm vor dem Schnabelende biegt er im stumpfen Winkel nach oben um. Der elastische Katheter ist gewöhnlich aus einem festen Gewebe hergestellt, das mit einem wasserdichten Überzug versehen ist. Dieser Überzug wird unter Umständen spröde und brüchig, man muß sich deshalb immer vor dem Gebrauch des Katheters von neuem überzeugen, ob sich beim Biegen des Katheters auf der konvexen Seite Einrisse zeigen. Ist dies der Fall, so ist der Katheter unbrauchbar, weil durch die Unebenheiten und scharfen Ränder der Risse leicht Verletzungen der Schleimhaut der Harnröhre hervorgerufen werden können.

Der weiche oder Gummikatheter (Fig. 205) wird in der Regel nach NELATON genannt. Die guten französischen Fabrikate sind gewöhnlich von roter Farbe, sehr geschmeidig, weich und allseitig leicht biegsam. Sie stellen einen einfachen, geraden Hohlcylinder dar mit dicker Wand, am Pavillon befindet sich eine leichte Verbreiterung, das Schnabelende ist auf die Länge von 0,5—1 cm solid gearbeitet, das Lumen ausgefüllt, damit hierdurch wenigstens ein geringer Widerstand gesetzt wird. Unmittelbar vor dem blinden Schnabelende findet sich eine seitliche Öffnung.

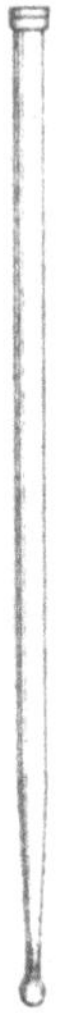

Fig. 206. Harnröhrenbougie.

Die Bougies (Fig. 206) oder Sonden sind solide oder hohle Stäbchen, ungefähr von derselben Elastizität und Schmiegsamkeit, wie die elastischen Katheter. Sie sind ungefähr in dreiviertel Länge gleichmäßig dick gearbeitet, dann folgt nach dem Blasenende hin eine Verschmälerung, der Hals der Bougie, auf dem sich am äußersten Ende eine kleine knopfförmige Anschwellung aufsetzt. Dieser Knopf oder Kopf der Bougie ist jedenfalls schmäler, als das Mittelstück. Die Bougies können niemals zur Harnentleerung benutzt werden, weil, wenn sie auch hohl sind, sie keine Öffnungen haben. Sie dienen nur als Untersuchungsmittel für die Harnröhre und als Mittel zur Erweiterung der Harnröhre bei Verengerung derselben. Der

Dickendurchmesser der Katheter und Bougies ist sehr verschieden, je nach der Räumlichkeit der Harnröhre, ob es eine enge oder eine weite ist, die eines Kindes oder eines Erwachsenen, und ob sich pathologische Veränderungen in ihr befinden. Wir sind es gewohnt, die Katheter und Bougies nach ihrem Durchmesser mit Nummern zu belegen. Gewöhnlich folgen wir dem von CHARRIERE angegebenem Maße. Es enthält die Nummern 1 bis 30, und zwar so, daß No. 1 einen Durchmesser von $^1/_3$ mm hat. Jede folgende Nummer einen um $^1/_3$ mm dickeren Durchmesser, so daß Bougie No. 3 1 mm, No. 6 2 mm im Durchmesser faßt u. s. w., bis schließlich der Durchmesser von No. 30 1 cm beträgt. Die Katheter und Bougies von No. 21 bis 30 sind im großen und ganzen überflüssig. Namentlich die Nummern 25 bis 30 sind nur in sehr seltenen Ausnahmefällen anzuwenden.

Katheter und Bougie müssen vor jedesmaliger Anwendung sehr sorgfältig gereinigt und desinfiziert werden, damit man keine Infektion der Harnblase (Blasenkatarrh) verursacht. Ein Blasenkatarrh ist sehr rasch entstanden, aber sehr schwer wieder beseitigt, er ist immer die Folge einer von außen eingedrungenen Schädlichkeit, und diese Schädlichkeit ist in der weit überwiegenden Mehrzahl der Fälle ein nicht genügend desinfizierter Katheter (Bakterieneinwanderung). Die Heilung des Blasenkatarrhes erfordert eine langwierige Kur, die häufig genug die Geduld des Kranken und des Arztes auf das äußerste spannt. Die Desinfektion der Metall- und Glaskatheter ist leicht zu bewerkstelligen: Man kocht sie fünf Minuten lang in kochendem Wasser oder 1 $^0/_0$ iger Sodalösung; sie sind dann sicher sterilisiert. Die Glaskatheter muß man von Anfang an vor dem Erhitzen in die Flüssigkeit legen, bringt man sie direkt in das kochende Wasser, so zerspringen sie. Überhaupt haben die Glaskatheter keinerlei Vorzüge vor den Silberkathetern, sondern nur Schattenseiten. Ihre Anwendung ist gegenwärtig Modesache und entspricht dem augenblicklich herrschenden Geist der Zeit, alles nur mögliche aus Glas herzustellen, in erster Linie der Sauberkeit halber. Bricht ein Glaskatheter beim Katheterisieren in der Hand eines Ungeschulten ab, so kann unter Umständen ein Teil desselben in der Harnblase zurückbleiben und zu all' den Beschwerden und Gefahren Veranlassung geben, die im Gefolge der Fremdkörper in der Harnblase einzutreten pflegen. Wird ein Katheter längere Zeit hindurch bei ein und demselben Kranken regelmäßig gebraucht, so thut man am besten, ihn nach jedesmaligem Gebrauch in einem Gefäß mit Sublimatlösung (1,0 : 1000,0) oder in 5 %iger Karbolsäurelösung aufzubewahren. Vor dem Gebrauch wird der Katheter mit einem sterilisierten Tupfer oder Läppchen äußerlich abgetrocknet, um das ätzende Desinfiziens zu entfernen; will man auch die letzten Tropfen der Lösung aus dem Inneren entfernen, so spült man mit sterilisiertem Wasser den Katheter durch. Die Entfernung des Sublimates und der Karbolsäure ist nötig, weil diese starken Lösungen die Schleimhaut der Harnröhre ätzen.

Die Gummikatheter lassen sich ebenfalls zu wiederholten malen auskochen, ohne ernsteren Schaden zu erleiden; im übrigen gilt für sie dasselbe wie für die Silberkatheter.

Die elastischen Katheter sind nicht so sicher zu desinfizieren, sie vertragen das Auskochen nicht. Man wäscht sie äußerlich gründlich mit einem Tupfer und Sublimatlösung ungefähr ein bis zwei Minuten lang ab und trocknet dann mit einem sterilisierten Tupfer das Sublimat wieder weg. Der Innenraum wird schon vorher durch mehrmaliges kräftiges Ausspülen mit Sublimatlösung desinfiziert.

Damit die Katheter bequem durch die Harnröhre gleiten, werden sie sorgfältig eingeölt oder man spritzt vorher einige Kubikcentimeter Öl in die Harnröhre ein. Man verwendet dazu am besten durch Kochen sterilisiertes Öl. Dasselbe wird immer frisch sterilisiert. Man schüttet in ein Reagensgläschen 5—10 cbcm gutes Olivenöl und kocht es unmittelbar vor dem Gebrauche über einer Flamme. Natürlich muß es wieder mindestens bis auf Körpertemperatur abgekühlt sein.

Die Bougies werden ebenfalls in der Hauptsache mechanisch gereinigt, und zwar durch gründliches Abwaschen mit Sublimatlösung.

Die Bakterien, die etwa in der normalen Harnröhre vorhanden sind, können wir, wie die Erfahrung gelehrt hat, ignorieren. Befindet sich jedoch die Harnröhre im Zustande einer eitrigen Entzündung, so wird man das Bougieren und Katheterisieren unbedingt unterlassen und, wenn die Harnentleerung nicht spontan von statten geht, lieber den Blasenstich ausführen.

Die Ausführung des Katheterismus: Man bringt den Kranken immer in horizontale Bettlage, überzeugt sich, daß keine akute Entzündung der Harnröhre vorhanden ist, stellt sich auf die linke Seite des Kranken, nimmt den wohl desinfizierten und gut geölten Katheter (ich demonstriere hier des Typus halber den Katheterismus mit dem starren Katheter) in die rechte Hand, legt ihn so auf die Hohlhandseite der vier Finger und hält ihn mit dem Daumen lose, nur so fest, daß er gerade nicht heruntergleitet. Der Schnabel sieht nach unten. Nun hält man den Katheter so, daß das Mittelstück parallel der Linea alba zu liegen kommt, der Schnabel ungefähr in der Höhe der Symphyse und gegen diese gerichtet. Mit der linken Hand faßt man den Penis und schiebt die Harnröhre über den Katheter nach oben, nicht den Katheter in die Harnröhre hinein, erst zuletzt wird der Katheter sanft etwas nachgeschoben, und dann, indem man die Harnröhre angespannt erhält, der Pavillon gehoben und im Bogen nach unten zwischen die Beine geschlagen. Damit gleitet der Schnabel von selbst um die Symphyse herum, in die Harnblase hinein und der Harn fließt im vollen Strahle heraus. Beim Katheterisieren mit dem harten Katheter darf man keinerlei Gewalt anwenden, es entsteht ein falscher Weg, ehe man sich es versieht, und alle weitere Mühe ist in der Regel vergebens. Beim Entfernen des Katheters werden die Bewegungen in der umgekehrten Reihenfolge und Richtung gemacht. Man hält dabei die Öffnung am Pavillon zu, damit der Harn, welcher immer den Katheter noch ausfüllt, nicht heraustropft und den Kranken und das Bett beschmutzt.

Das Katheterisieren mit dem weichen Katheter oder mit dem elastischen Katheter geschieht am besten ebenfalls von der linken Seite des Kranken aus, doch kann man es auch von der rechten Seite her bewerkstelligen. Der Katheter wird in die Harnröhre hineingeschoben, man zieht Penis und Harnröhre am Eichelteile mäßig an, um die Falten der Harnröhre zum Verstreichen zu bringen, und schiebt den Katheter sanft mit einem gleichmäßigen Drucke in die Harnröhre hinein. Der Nelaton'sche Katheter bequemt sich dem Verlauf der Harnröhre vollständig an, man kann ihm seinen Gang nicht vorschreiben. Beim Mercier'schen Katheter hat man nur darauf zu achten, daß die Mercier'sche Krümmung beim Einführen nach dem Rücken des Penis oder nach der Harnblase zu schaut.

Welchen Katheter wählen wir zum Katheterisieren? Die Antwort ist kurz folgende: In jedem Falle an erster Stelle den Gummikatheter (Nelaton). In allen Fällen von einfacher Harnverhaltung, von Blasenlähmung, von Prostatahypertrophie, kurz in allen den Fällen, in denen sich keine organische Veränderung der Harnröhre findet, kommt man mit dem Gummikatheter zum Ziele. Wichtig ist die Wahl der Stärke: Man wählt lieber eine stärkere als eine zu schwache Nummer, bei Erwachsenen z. B. 20. Ein zu dünner Katheter ist nicht im stande, stärkere Widerstände, z. B. eine stark vergrößerte Prostata, zu überwinden. Dringt der Katheter in der Harnröhre schlecht vorwärts, so empfiehlt es sich nicht, den Katheter mit einer geringen Menge Öl zu bestreichen, sondern einige (5) Gramm Öl in die Harnröhre einzuspritzen; die Falten der Harnröhre werden ausgeglichen, die Harnröhrenwand weit inniger mit dem Öl befeuchtet, und der Katheter gleitet ungehindert und leicht weiter. Damit das Öl nicht unmittelbar nach der Einspritzung wieder herauslaufe, muß der Eichelteil der Harnröhre fest zugedrückt werden.

Der weiche (Gummi-) Katheter verdient vor dem elastischen und dem starren Katheter aus folgenden Gründen den Vorzug: 1. Mit dem weichen Katheter ist es fast unmöglich einen falschen Weg zu bahnen. Dies ist namentlich für den Ungeübten sehr beachtenswert. 2. Für den Kranken ist der weiche Katheter das sanfteste Instrument. Einführen des Katheters ist immer mit geringeren oder stärkeren Schmerzen verbunden. Diese sind beim weichen Katheter am gelindesten.

Gelingt es nicht, mit dem weichen Katheter in die Harnblase zu gelangen, so kommt zuerst der elastische und zuletzt endlich der starre Katheter an die Reihe. Während man beim weichen Katheter beim Vorwärtsschieben einige Gewalt anwenden darf, ist sie beim elastischen und starren Katheter sehr gefährlich. Es darf hier keinerlei Gewalt angewendet werden, der Katheter muß sozusagen spielend vorwärts dringen. Gelangt er an ein Hindernis, so kann man ihn vorsichtig etwas hin- und herschieben, aber immer unter Vermeidung jeglichen stärkeren Druckes.

In manchen Fällen gelingt es trotz aller Mühe nicht, den Katheter durch die Harnröhre in die Blase einzuführen. Dies gilt namentlich für sehr starke Verengerungen und für Verletzungen der Harnröhre, sei es von außen bei einem Unglücksfalle, sei es von innen beim Katheterisieren. Die falschen Wege verhütet man am besten durch ausgiebiges Einölen der Harnröhre und den Gebrauch eines weichen Katheters. Für alle die Fälle, in denen der Katheter nicht zum Ziele führt, giebt es zur Entleerung der gefüllten Harnblase ein unfehlbares Mittel: Die Punktion der Harnblase — Blasenstich — unmittelbar oberhalb der Symphyse. Diese kleine Operation ist leicht auszuführen, ungefährlich und beseitigt die Gefahr und Beschwerden des Kranken mit einem Schlage. Man hüte sich namentlich in Fällen von starken Verengerungen und von Verletzungen der Harnröhre vor jeder größeren Operation ohne genügende Assistenz und Erfahrung. Die Urethrotomie kann unter Umständen große Schwierigkeiten bieten, und wenn man nicht genügende Erfahrung, Übung und die nötige Assistenz hat, so kann es gar leicht geschehen, daß die Operation zu keinem Ziele führt. Die Blasenpunktion dagegen kann man ohne jede Assistenz an jedem Orte ohne Narkose und mit ganz geringen Mitteln leicht ausführen. Sie schließt weitere Operationen nicht aus, sondern beseitigt nur die augenblickliche Lebensgefahr. Es kann ihr jede andere nötige Operation folgen, sobald die Bedingungen günstiger geworden sind.

Der Blasenkatarrh ist fast ausnahmslos hervorgerufen durch Eindringen von Mikroorganismen von der Harnröhre aus, und zwar geschieht es in der großen Mehrzahl der Fälle gelegentlich der Einführung eines Instrumentes in die Blase. Die Fälle von Nieren- und Blasentuberkulose sind sehr selten. Die Fälle von akuter Eiterung der Niere und der Blase sind fast ausnahmslos Teilerscheinungen der Pyämie, die in wenigen Tagen zum Tode führt.

Wie man beim Katheterisieren den Blasenkatarrh zu verhüten sucht, ist früher schon angegeben.

In manchen Fällen ist es wünschenswert, den Katheter in der Harnblase längere Zeit liegen zu lassen, zum Zwecke der dauernden Ableitung des Harnes — Dauerkatheter, Verweilkatheter. In diesen Fällen benutzt man immer einen Gummikatheter, weil dieser die Harnröhre und Harnblase am wenigsten reizt. Der Dauerkatheter hat den Zweck, so lange er liegt die Harnblase leer von Harn zu halten. Um dies sicher zu erreichen und den Kranken vor fortwährender Beschmutzung durch Harn zu schützen, befestigt man an das äußere Ende des Katheters einen festen Gummischlauch, der seitlich am Bett herabgeführt wird und in ein tiefer stehendes Gefäß mündet. In diesem Gefäß befindet sich eine sterilisierte Flüssigkeit, die ungefähr 2—3 cm hoch steht. Das Ende des Gummischlauches mündet in der Flüssigkeit. Nun fließt nach dem Gesetz der kommunizierenden Röhren die Flüssigkeit aus dem höher gelegenen Behälter — der Harnblase — stetig in den tiefer stehenden Behälter — das Harnglas — und die Blase bleibt dauernd leer. Damit der Katheter nicht herausrutscht, befestigt man ihn am besten mittelst Heftpflasterstreifen an der Haut des Penis: Man sticht unmittelbar vor der Harnröhrenmündung eine Sicherheitsnadel quer durch den Katheter, ohne dabei den Patienten zu verletzen. Hierauf werden schmale Heftpflasterstreifen von 10—15 cm Länge mit ihrer Mitte zu beiden Seiten des Katheters auf die Sicherheitsnadel gelegt und nach oben hin umgeschlagen, so daß sie auf der vorderen und hinteren Fläche der Penishaut festhaften. Da die Befestigung nur eine lose ist, so werden zur Sicherung auf die ersten längsverlaufenden Streifen noch kreisförmige um den Penis gelegt. Der Katheter darf nicht zu weit in die Harnblase hineinreichen, er inkrustiert sich leicht und reizt die Schleimhaut der Blase. Angezeigt ist der Verweilkatheter: Bei allen plastischen Operationen an der Harnblase, sei es zur Beseitigung angeborener Mißbildungen, sei es nach vollzogener Blasennaht im Anschluß an eine anderweite Operation. Außerdem aber auch im Anschluß an Verletzungen der Harnröhre, bei denen es noch gelingt, den Katheter in die Harnblase einzuführen. Der Katheter hat hier den Zweck, das Einfließen des Harnes in die Harnröhrenwunde zu verhindern. Bei den Blasenoperationen soll die Ausdehnung der Harnblase und die damit verbundene Gefahr des Reißens der Naht verhindert werden.

Die *Blasenausspülung* ist bei akutem und chronischem Blasenkatarrh häufig wünschenswert und vorteilhaft. Die doppelläufigen Katheter sind dazu vollständig zu entbehren. Die Ausspülung wird in folgender Weise ausgeführt: Man führt einen Gummikatheter in der gewohnten Weise in die Harnblase ein und läßt den Harn ablaufen. Hierauf spritzt man mit einer gewöhnlichen reinen Wundspritze die Spülflüssigkeit ein, ganz langsam und allmählich und unter sanftem Druck. Man spritzt jedesmal nur 80—100 cbcm ein und läßt dann die Flüssigkeit wieder vollständig ablaufen. So spült man hintereinander durchschnittlich $^1/_2$—1 Liter hindurch, bis die Flüssigkeit ganz klar abläuft. Die Temperatur der Spülflüssigkeit soll annähernd die Körpertemperatur erreichen (37—40° C.). Man soll kein stark ätzendes Mittel verwenden, weil die Blasenschleimhaut sehr empfindlich ist, zumal im entzündeten Zustande und zuweilen unmittelbar nach einer Ausspülung Blutharn folgt. Am besten ist frisch sterilisierte 0,6 $^0/_0$ige Kochsalzlösung oder frich abgekochtes und auf 40° abgekühltes Wasser. Nächstdem kann man Salicylsäurelösung (1,0:500,0—1000,0), Borsäurelösung (1,0—2,0:100) verwenden. Beim Einspritzen der Flüssigkeit soll man sich hüten, Luft in die Harnblase mit einzuführen. Ich glaube zwar nicht, daß einer geringen Menge Luft die Gefährlichkeit beizumessen ist, die ihr oft zugeschrieben wird, aber es ist immerhin eine Fehlerquelle mehr.

Eine sehr bequeme Art der Blasenausspülung ist folgende: Man bringt mit dem Katheter vermittelst eines Glasröhrchens einen 0,5—1 m langen Gummischlauch in Verbindung. An das freie Ende des Gummischlauches befestigt man einen Glastrichter, der ungefähr 100 cbcm Flüssigkeit faßt. Man gießt nun etwas Spülflüssigkeit in den Glastrichter, so daß der Gummischlauch und der Katheter völlig von Luft befreit und mit Spülflüssigkeit gefüllt werden. Jetzt erst führt man den Katheter in die Harnblase ein. Das Abfließen der Flüssigkeit wird dadurch verhindert, daß man den Gummischlauch entweder mit Daumen und Zeigefinger oder mit einem Quetschhahn zusammendrückt. Ist der Katheter eingeführt, so hält man den Glastrichter hoch, füllt ihn mit Flüssigkeit, läßt sie in die Harnblase einfließen bis der Trichter gerade geleert ist, senkt dann Trichter und Gummischlauch in ein neben dem Bett stehendes Gefäß und die Flüssigkeit fließt durch Heberwirkung wieder ab. Hierauf wird der Glastrichter emporgehoben, wieder gefüllt u. s. w.

8. Ätzmittel.

Die Ätzmittel haben die Bestimmung, Gewebe, in der Regel pathologische, zu zerstören. Das geschieht durch chemische Mittel; und im gewöhnlichen Sinne des Wortes versteht man nur sie unter der Bezeichnung Ätzmittel. Die chemischen Ätzmittel bringen die unter ihrer Einwirkung stehenden Gewebe zum Absterben durch die Koagulation der Eiweißkörper. Die der Nekrose verfallenen Gewebe werden nach kürzerer oder längerer Zeit abgestoßen.

Eine ganz ähnliche Wirkung auf die Gewebe, nur meist viel rascher, übt das Glüheisen aus. Es bringt die Gewebe ebenfalls zum Absterben und die abgestorbenen Gewebe werden der selbständigen Abstoßung überlassen.

Die chemischen Ätzmittel werden entweder in fester oder in flüssiger Form angewandt. Unter den festen Ätzmitteln nimmt das salpetersaure Silber (argent. nitric.) die erste Stelle ein. In zweiter Linie ist zu erwähnen das Kali causticum. Mit diesen beiden Mitteln kommt man für chirurgische Zwecke fast stets aus. Für Schleimhäute wird das schwefelsaure Kupferoxyd häufig angewandt.

1. *Argentum nitricium* (salpetersaures Silberoxyd). Der Ätzstift wird in der Regel in runden Stäbchen von 2—4 cm Länge und 2—3 mm Durchmesser angewandt. Er ist von weißlicher Farbe, muß im Dunkeln aufbewahrt werden, durch Licht wird das Silber reduziert und die Außenfläche des Stiftes überzieht sich mit einer silbergrauen Schicht. Man befestigt den Ätzstift in einem sogenannten Ätzmittelträger. Diese sind so eingerichtet, daß man sie zugleich als Aufbewahrungsort für den Ätzstift benutzen kann. Nach dem Gebrauch wird eine Hülse über den Stift hinweggeschoben, die sich an dem Ätzmittelträger durch ein Schraubengewinde befestigen läßt. Der Silberstift wird in der Regel für granulirende Flächen angewandt. Man führt ihn so, daß der Stift mit der Seitenfläche über die Granulationsfläche hingleitet. Führt man ihn einmal langsam über die Fläche, so daß er mit all ihren Teilen in unmittelbare Berührung gekommen ist, so ist die Ätzung genügend. Stillschweigende Voraussetzung ist dabei, daß die Wundfläche vorher durch Abtupfen oder Abspülen von Eiter und Borken gereinigt ist. Die Granulationsfläche überzieht sich in wenigen Augenblicken mit einer weißlichen Schicht. Ist ein Überschuß des Ätzmittels vorhanden, so fließt es leicht auf die Umgebung und ruft hier braune Verfärbung hervor, die sich erst nach einigen Tagen durch Abstoßung wieder verliert.

Die Nekrosierung des Gewebes ist in der Regel ganz oberflächlich. Will man nach geschehener Ätzung den etwaigen Überschuß des Silbersalpeters unschädlich machen, so bespült man die Fläche mit einer dünnen Kochsalzlösung. Es bildet sich eine indifferente Verbindung, Chlorsilber.

Die Spitze des Stiftes soll man nur anwenden in den Fällen, wo es sich um die Ätzung einer kleinen ganz umschriebenen Stelle handelt, oder man in die Tiefe, in Fisteln u. s. w., ätzen muß.

Den Silberstift wendet man niemals an auf Geschwüre, die noch nicht gereinigt sind, sondern nur auf granulierende Flächen. Wie oft die Ätzung stattfinden soll, hängt von den Erscheinungen des einzelnen Falles ab. Durchschnittlich wird eine Ätzung jeden dritten Tag genügen. In manchen Fällen noch seltener und nur in wenigen Fällen von besonders üppigen Granulationen kann für kurze Zeit eine häufigere Ätzung nötig sein.

Ebenso wie die Anwendung von Ätzstiften auf Geschwürsflächen fehlerhaft ist, ist sie es auch bei bösartiger Neubildung. Beginnende Hautkrebse werden häufig mit Geschwürsflächen verwechselt. Es ist eine alte Erfahrungsthatsache, daß alle mechanischen Eingriffe: Ätzen, Brennen, Kratzen, nur eine raschere Ausbreitung der Neubildung zur folge haben. Ebenso darf man ganz dürftige Granulationen, die gar keine Neigung zum Wachstum haben, nicht mit Ätzmitteln behandeln, sondern möglichst indifferent.

Welchen Grundleiden die Granulationen ihre Entstehung verdanken, ist für die Anwendung der Ätzmittel gleichgültig. Ob sie also infolge einer Verbrennung, einer Verletzung, einer akuten oder chemischen Entzündung entstanden sind, ob sie auf syphilitischer oder tuberkulöser Grundlage beruhen, ist im wesentlichen gleichgültig.

Zum Verbande wählt man nach Ätzung in der Regel einen feuchten Verband oder einen Salbenverband. Der Silbersalpeter wird auch in Lösungen (in der Regel 1,0 : 100,0) als gelindes Ätzmittel angewandt, bei bestimmten Entzündungen von Schleimhäuten, in erster Linie bei der Tripperérkrankung der Harnröhre und der Bindehaut des Auges.

2. Das *Kali causticum* (Ätzkali). Es wird ebenfalls in runden Stangen zur Anwendung gebracht, die in der Regel etwas dicker und etwas länger sind, als die des Silbersalpeters. Die Farbe ist ebenfalls weißlich, und es zerfließt, der Luft ausgesetzt, sehr leicht, indem es begierig die Feuchtigkeit anzieht. Man bewahrt es deshalb in luftdicht abschließenden Gefäßen auf. Das Ätzkali wirkt rascher und tiefer als der Silberstift. Man wendet es bedeutend seltener an, in der Regel nur dann, wenn man eine tiefer gehende Zerstörung der Gewebe beabsichtigt. Aus diesem Grunde wird das Ätzkali verwandt bei Lymphdrüseneiterung, bei denen, nach der Erfahrung, eine bösartige Infektion zu grunde liegt, Der Typus dieser Entzündung zeigt sich in der Lymphdrüsenvereiterung, wie sie beim weichen Schanker (Ulcus molle) vorkommt. Sobald ein deutlicher Abszeß festzustellen ist, spaltet man die Eiterhöhle in der ganzen Länge, drückt sanft den Eiter heraus und führt den Ätzkalistift in die Höhle ein, so daß die ganze Wand der Eiterhöhle und insbesondere alle Ausbuchtungen mit dem Ätzstifte in innige Berührung kommen. Diese Ätzung ist sehr schmerzhaft und man thut deshalb gut, sie gewöhnlich in Narkose vorzunehmen. Die Wunde wird mit einem trockenen antiseptischen Verbande ver-

bunden, der in der Regel eine Woche liegen bleibt. Die Gewebe, welche der Einwirkung des Ätzmittels ausgesetzt gewesen sind, stoßen sich nach 10 bis 14 Tagen in dicken Fetzen ab, und es tritt eine granulierende Fläche zu Tage, die meistens ohne Zwischenfall zur Heilung gelangt.

Ätzmittel in flüssiger Form kommen für chirurgische Zwecke kaum zur Verwendung. Im Grunde genommen haben fast alle antiseptischen Mittel eine zuweilen recht unwillkommene ätzende Nebenwirkung.

Es sind ferner noch zu erwähnen die Ätzpasten, die immer mehr und mehr in Abnahme kommen. Sie werden zuweilen noch angewandt bei inoperabelen Neubildungen und gelegentlich bei stärkeren entzündlichen Drüsenwucherungen, deren Entfernung durch Operation sich durch irgend welche Nebenumstände verbietet. Für diese Zwecke eignet sich besonders die Chlorzinkpaste und die Arsenikpaste.

Mit Paste bezeichnet man eine bestimmte Form der Anwendung eines Arzneimittels. Sie hat in der Regel die Konsistenz eines dicken Teiges. Die Pasten werden entweder in Messerrückendicke auf die Stelle, auf die sie einwirken sollen,

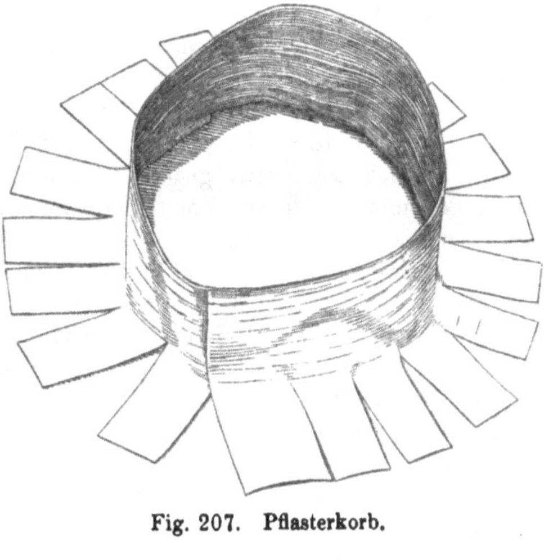

Fig. 207. Pflasterkorb.

gestrichen, oder vermittelst des sogenannten Pflasterkorbes befestigt. Ersteres thut man, wenn man eine oberflächliche Ätzwirkung beabsichtigt, letzteres, wenn eine tiefer gehende Ätzung vorgenommen werden soll. Bei der ersteren Art erfolgt der Verband ganz in der Art der Salbenverbände. Der Pflasterkorb (Fig. 207) wird am einfachsten und besten in folgender Weise hergestellt: Man schneidet einen Heftpflasterstreifen zurecht, der einige Centimeter länger ist, als der Umfang der Stelle, die der Einwirkung des Ätzmittels ausgesetzt werden soll. Der Heftpflasterstreifen hat die Breite von 4—6 cm. Er wird entsprechend einer Langseite bis in die Mitte seiner Breite durch Scherenschnitte in ungefähr 1—2 cm breite Blätter geteilt, so daß er in der ganzen Länge zur Hälfte ungeteilt, zur anderen Hälfte in schmale Blättchen zerlegt ist.

Der Heftpflasterstreifen wird nun derart um die kranke Stelle herumgelegt, daß die ungeteilte Hälfte sie wie ein Stehkragen umgiebt, während die einzelnen Fächer ringsum auf die Haut aufgeklebt werden und so strahlenförmig den aufrechten Teil umgeben und an der Haut befestigen. Zur Sicherung werden die Strahlen noch mit einer Lage kurzer Heftpflasterstreifen überdeckt, so daß sie ganz fest haften. Dies ist die Vorbereitung. In das Innere schüttet man nun die Masse der Paste, die inzwischen frisch angerührt worden ist, in ungefähr 1—2 cm Höhe hinein, überdeckt das Ganze mit einer Heftpflasterscheibe und legt zur Sicherung einen trockenen Deckverband darüber. Die Masse bleibt eine Woche oder länger liegen; darauf wird der Heftpflasterkorb entfernt; es hat sich unterdessen ein tiefgehender Brandschorf gebildet, der sich im Laufe der nächsten Woche abstößt. Die Ätzpasten sind gegenwärtig fast vollständig außer Gebrauch gekommen. Ich erwähne deshalb nur zwei Pasten, die zuweilen noch angewandt werden:

1. Die *Chlorzinkpaste*(Paste von Canquoin). Die Paste wird in folgender Weise hergestellt: Man nimmt eine konzentrierte Lösung Chlorzink und Weizenmehl (Amylum tritici) nnd mischt sie zu einem dicken Teige untereinander. Es giebt stärkere und schwächere Pasten. Die Konzentration wechselt zwischen 1 Teil Chlorzink auf 2 Teile Weizenmehl und 1 Teil Chlorzink auf 4 Teile Weizenmehl. Die Paste ist sehr schmerzhaft. Die Schmerzen erstrecken sich oft über Tage. Die nähere Umgebung der Einwirkungsstelle wird zuweilen in einen ziemlich heftigen Entzündungszustand versetzt.

2. Die *Arsenikpaste.* Die Form ist ebenfalls wechselnd. Eine gangbare Form ist folgende:

Calcaria usta 30,0
Gummi arabici 60,0
Auripigm. 4,0.
M. f. p.

Während die Chlorzinkpaste außer den Schmerzen keine unangenehmen Nebenerscheinungen verursacht, kann die Arsenikpaste, wenn die Wundfläche groß ist, durch Resorption des Arseniks die Erscheinungen der allgemeinen Arsenikvergiftung hervorrufen. Es ist deshalb Vorsicht zu gebrauchen.

9. Glühhitze.

Das glühende Eisen (Ferrum candens) ist ein Jahrhunderte altes, bewährtes und besonders in der vorantiseptischen Zeit ein sehr beliebtes Heilmittel. Es hat in den letzten Jahrzehnten viel von seiner früheren Berühmtheit eingebüßt. Die Glühhitze wird gegenwärtig fast nur noch in zwei Formen angewandt:

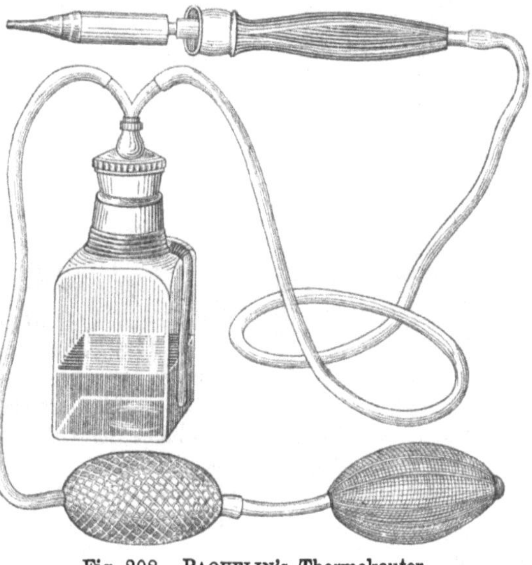

Fig. 208. PAQUELIN's Thermokauter.

im Thermokauter von PAQUELIN und in der galvanokaustischen Schlinge. Beide haben vor dem einfachen Glüheisen den Vorzug, daß sich ihre Glut auch während ihrer Anwendung immer wieder von neuem herstellt, während die Glüheisen nach ganz kurzer Einwirkung auf die Gewebe des Körpers erkalten und von neuem an der Flamme glühend gemacht werden müssen. Die Wirksamkeit des PAQUELIN'schen Apparates beruht auf der Eigenschaft des Platin's, daß es, einmal erhitzt, glühend bleibt, wenn dauernd ein Gemisch von atmosphärischer Luft und Kohlenwasserstoff zugeführt wird. Zu dem Apparate (Fig. 208) gehört ein Doppelgebläse, ein Glasgefäß zur Aufnahme des Kohlenwasserstoffes und der eigentliche Brennapparat nebst Griff. Diese drei Teile werden durch Gummischläuche miteinander verbunden vermittelst eines doppelt durchbohrten Pfropfens der Flasche. In die Flasche füllt man Benzin oder Petroleumäther. Will man den Apparat in Thätigkeit setzen, so erhitzt man den Platinbrenner über einer Spiritusflamme. Ist er bis zum Rotglühen oder wenigstens nahe daran erwärmt, so bläst man durch das Doppelgebläse Luft zum Brenner. Die Luft streicht über den Petroleumäther in der Flasche und mit ihm gemischt durch den zweiten Schlauch zum Stiele des Brenners. Der Stiel und der Thermokauter selbst sind innen hohl, und durch diese Röhre steigt das Gasgemisch bis zur Spitze des Brenners empor. Der Brenner ist von Platin und enthält in seinem Innern Platinschwamm. Bringt man den Brenner mit der Wundfläche in Berührung, so verschwindet die Glühfarbe, kehrt aber bei weiterem Zuführen des Gasgemisches sofort wieder zurück. Für die verschiedenen Zwecke hat man sehr verschiedene Formen von Brennern angegeben. Es genügt im allgemeinen drei Formen zu unterscheiden: Den *Stichbrenner* oder *Spitzbrenner*, den *Messerbrenner* oder *Schnittbrenner* und den

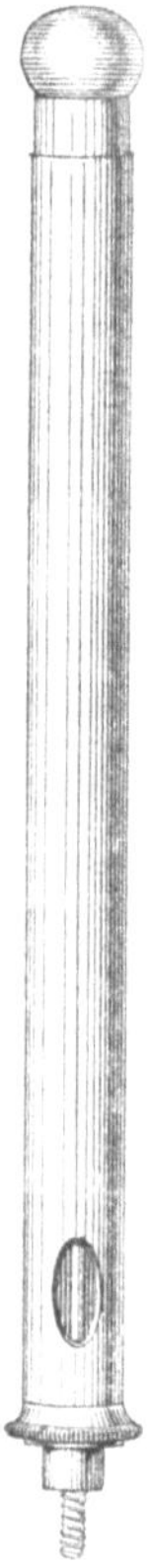

Fig. 211. Kugelbrenner.

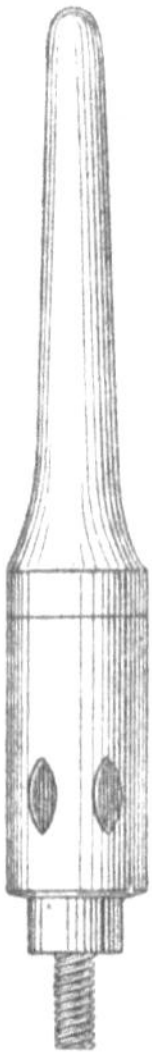

Fig. 210. Schnittbrenner.

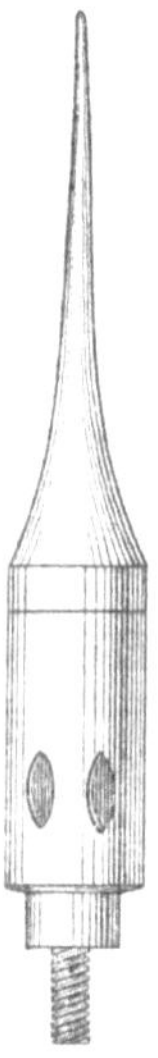

Fig. 209. Stichbrenner.

Kugelbrenner (Figg. 209, 210, 211). Die drei Bezeichnungen erklären sich von selbst.

Der PAQUELIN'sche Glühapparat findet gegenwärtig die ausgedehnteste Anwendung.

Man wendet ihn an zur Blutstillung in besonders schwierigen Fällen, zum Verschorfen der Hämorrhoidalknoten, zum Verschorfen jauchiger, geschwüriger Neubildungen, zur Verödung von Angiomen.

Galvanische Glühapparate. In derselben Weise, wie man sich beim Thermokauter von PAQUELIN ein dauerndes Glüheisen schafft, kann man dies auch erreichen vermittelst des konstanten (galvanischen) Stromes. Die konstanten Batterien, die

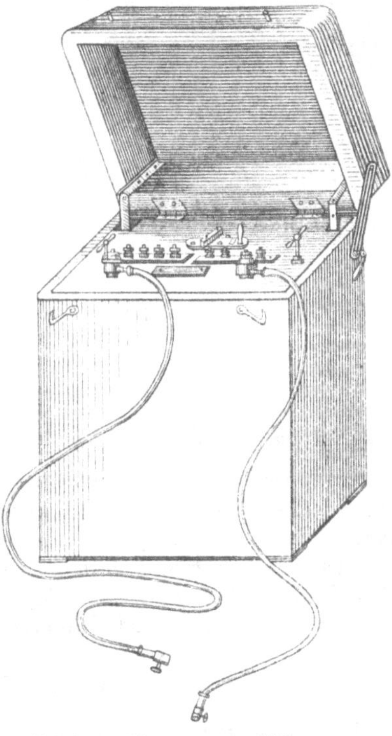

Fig. 212. VOLTOLINI's Glühapparat.

dazu verwendet werden, sind außerordentlich verschieden konstruiert. Am gebräuchlichsten sind gegenwärtig die Tauchbatterien nach VOLTOLINI (Fig. 212) und BÖCKER (Fig. 213). Diese Apparate sind so eingerichtet, daß in ein oder zwei Glaströge, die mit einer dünnen Schwefelsäurelösung gefüllt sind, die

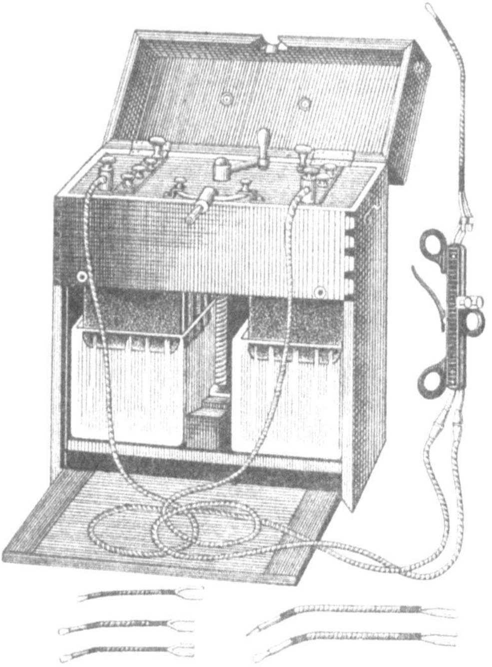

Fig. 213. Galvanischer Glühapparat von BÖCKER.

Elemente durch Schrauben- oder Hebelvorrichtungen eingetaucht und bequem wieder emporgehoben werden können. Die eigentlichen Glühapparate (Stich-, Schnitt-, Kugelbrenner) stehen mit der Batterie in gewöhnlicher Weise durch Leitungsdrähte in Verbindung. Am Griffe selbst ist in der Regel eine einfache Vorrichtung zum bequemen Öffnen und Schließen des Apparates angebracht.

Zur Füllung des Apparates ist folgende Flüssigkeit sehr geeignet:

Kal. bichromic.	120,0
Aq. destillat.	1800,0
Acid. sulf. crud.	270,0
Hydrarg. sulf. neutr.	12,0.

10. Punktion. Einspritzungen.

Unter Punktion versteht man die Eröffnung einer normalen oder pathologischen Höhle, in der sich Flüssigkeit angesammelt hat, durch ein hohles Instrument (Trokart oder Kanüle einer Spritze). Man kann die Flüssigkeit durch die Röhre entweder abfließen lassen oder absaugen (Aspiration). Unter Probepunktion versteht man eine Punktion zu diagnostischen Zwecken, d. h. die Ansaugung einer kleinen Menge Flüssigkeit durch ein feines Röhrchen, wenn es sich darum handelt, im Zweifelsfalle festzustellen, welcher Art die angesammelte Flüssigkeit ist. Die gebräuchlichsten Instrumente zur Punktion und Probepunktion sind folgende:

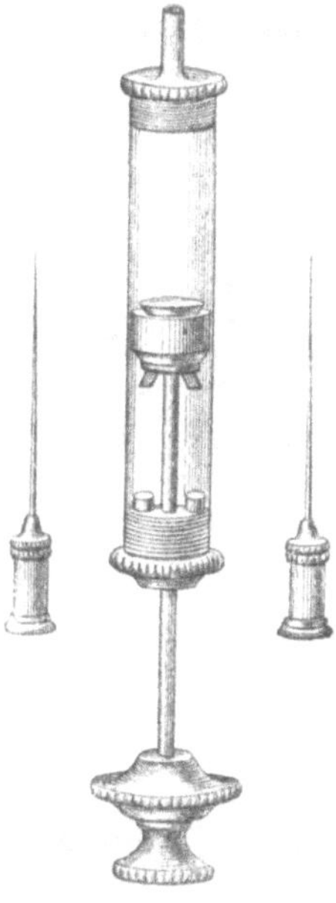

Fig. 214.
PRAVAZ'sche Spritze.

1. *PRAVAZ'sche Spritze* (Fig. 214). Es ist eine Stempelspritze, das Rohr ist von Glas, die Einfassung in der Regel von Hartgummi oder von Silber. Der Stempel ist von Gummi, der Kolben ist durch Querstriche in zehn gleiche Teile geteilt, an denen man ablesen kann, wie viel Flüssigkeit sich in der Spritze befindet. Der Innenraum der Spritze ist so groß, dass er gerade durch 1 cbcm Flüssigkeit völlig ausgefüllt wird. Die Kanüle ist entweder von Stahl, am oberen Ende mit einem Hartgummiansatz oder sie besteht völlig aus Metall. Bei jeder Spritze befinden sich in der Regel zwei Kanülen von verschiedener Länge und Dicke, die stärksten etwa 0,5 mm Durchmesser. An dem freien Ende ist die Kanüle schräg zugeschnitten und endet in einer scharfen Spitze. Für jede Spritze hat man in der Regel ein einzelnes Etui, in diesem befinden sich außer den genannten Bestandteilen noch mehrere Metalldrähte, die etwas länger sind als die Kanüle, und so dünn, daß sie bequem durch die Kanüle durchgesteckt werden können. Je ein solcher Stift soll nach jedesmaligem Gebrauch in die Kanüle gesteckt werden, damit die Kanüle nicht durch Rost oder anderweite Ablagerungen undurchgängig wird.

2. Die *KOCH'sche Spritze* (Fig. 215). Sie besteht aus drei Teilen, einer silbernen Kanüle, einem Glasrohr und einem Gummiballon nebst metallenem Ansatzstück. Die drei Teile lassen sich sehr bequem zerlegen. Die Glasröhre ist durch Striche, ähnlich wie die Spritze von PRAVAZ, in zehn gleiche Teile geteilt. Sie faßt ebenfalls 1 cbcm. Auf der Höhe des Gummiballons befindet sich eine runde Öffnung, an dem Ansatzstück ein stellbares Ventil. Die Spritze ist sehr leicht zu sterilisieren, die Glasröhre und die Kanüle werden ausgekocht, der Gummiballon kommt mit der Flüssigkeit nicht in Berührung. Will man die Spritze füllen, so öffnet man das Ventil, drückt den Ballon so mit dem Daumen zusammen, daß er die runde Öffnung auf der Höhe desselben verschließt, die Spritze selbst wird zwischen Zeige- und Mittelfinger an der Glasröhre festgehalten. Läßt man nun mit dem Druck des Daumens langsam nach, ohne indes der Luft unter dem Daumen in die runde Öffnung Zutritt zu gestatten, so dehnt sich der Ballon allmählich wieder aus, und es würde in der Glasröhre ein luftverdünnter Raum entstehen. In demselben Maße, wie die Luft verdünnt wird, steigt durch die in die Flüssigkeit eingetauchte Kanüle Flüssigkeit in die Glasröhre hinein. Wenn sie bis zu dem erwünschten Grade gefüllt ist, schließt man das Ventil, läßt den Daumen los, so daß sich der Ballon durch seine eigene Öffnung mit Luft füllt. Will man die Spritze entleeren, so wird die Kanüle zuerst in der gewöhnlichen Weise eingestoßen, man öffnet dann das Ventil und drückt den Ballon unter Verschluß der runden Öffnung zusammen. Die Luft wird dadurch komprimiert sowohl im Ballon als in der Glasröhre und die Flüssigkeit durch den entstehenden Druck durch die Kanüle aus der Glasröhre herausgepreßt.

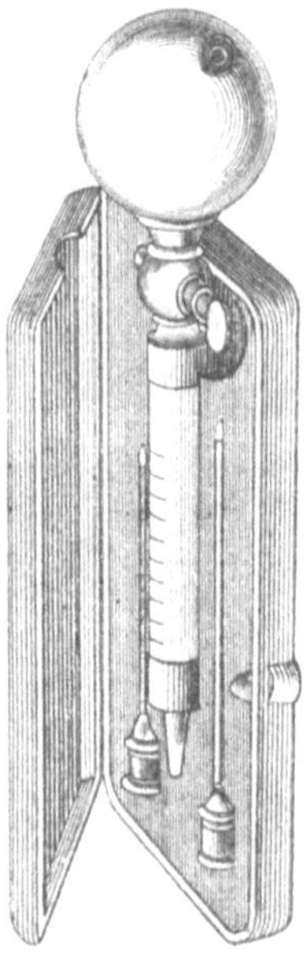

Fig. 215.
KOCH's Spritze.

3. Die Spritze von STROHSCHEIN. Sie besteht ebenfalls aus drei leicht zerlegbaren Teilen: einer silbernen Kanüle, einer Glasröhre zur Aufnahme der Flüssigkeit und einer zweiten Glasröhre, die von dem der Kanüle entgegengesetzten Ende aus über die

erste Glasröhre hinweg gestülpt wird, über ihr wie eine Hülse verschieblich ist, aber durch einen Gummiring luftdicht abschließt. Am Grunde der ersten Röhre befindet sich eine runde Öffnung, während die zweite Röhre blind endet. Will man die Spritze mit Flüssigkeit füllen, so zieht man, nachdem die Spitze der Kanüle in die Flüssigkeit eingetaucht ist, die äußere Glashülse langsam empor und es entsteht nun im Innern ebenso wie bei der Koch'schen Spritze ein luftverdünnter Raum. In geradem Verhältnis zur Luftverdünnung strömt die Flüssigkeit in die innere Röhre ein. Die letztere ist durch quere Striche in zehn Teile geteilt.

Diese drei Formen von Spritzen stellen die Grundtypen aller Spritzen, die wir zur Punktion, Probepunktion und Einspritzung gebrauchen, dar. Sie sind sämtlich zur Aufnahme von 1 cbcm Flüssigkeit gearbeitet, alle größeren Spritzen sind nach denselben Grundsätzen angefertigt.

Die Spritze von Pravaz stellt den Grundtypus einer Saug- und Druckspritze dar. Beim Anziehen des Stempels entsteht im Innern — die Undurchlässigkeit der Wandungen vorausgesetzt — ein völlig luftleerer Raum, bei dem Hinabschieben des Stempels kann man den Druck nach Belieben verstärken, da der Druck durch den Stempel direkt auf die Flüssigkeit einwirkt. Sie ist in ebenso einfacher, bequemer und sicherer Weise zur Einspritzung wie zur Probepunktion verwendbar. Aber sie hat vor den anderen genannten Spritzen einen Nachteil, sie läßt sich nicht so sicher sterilisieren. In dieser Beziehung ist bei jeder Spritze, mag sie eingerichtet sein wie sie will, die Kanüle das Wichtigste, derjenige Teil der in den Körper eingestochen wird. Die sicherste Art, die Kanüle zu sterilisieren, ist das Ausglühen oder das Auskochen. Das Ausglühen verdirbt die Kanülen sehr rasch und macht sie stumpf; das Auskochen vertragen die Kanülen mit Kautschukgefüge nicht. Ebensowenig verträgt der Kautschukstempel das Auskochen. Die Desinfektion der Pravaz'chen Spritze geschieht deshalb in der Regel in der Weise, daß man die Spritze mehreremal mit Äther füllt und wieder entleert, nachher mit der gewöhnlichen Sublimatlösung füllt und 1—2 Stunden in Sublimatlösung liegen läßt. Diese Vorschrift gilt nur für den Fall, daß die Spritze mit septischen Stoffen in Berührung gekommen ist. Es ist deshalb dringend anzuraten, diejenigen Spritzen, die man zur Probepunktion und diejenigen, die man zur Einspritzung von Flüssigkeiten anwendet, streng zu trennen.

Bei den Injektionsspritzen kommt in die Spritze selbst nur die sterile Flüssigkeit, sie bleibt also stets aseptisch, und es braucht nur die Kanüle in der oben angegebenen Weise sterilisiert zu werden.

Die STROHSCHEIN'sche und die KOCH'sche Spritze sind durch Auskochen der Kanüle und der Glasröhre sehr leicht und bequem zu desinfizieren. Zur Probepunktion sind sie kaum zu verwenden, weil ihre Saugkraft zu gering ist. In ihrem Innern stellt sich nur ein luftverdünnter Raum ein, gegenüber einem luftleeren bei der PRAVAZ'schen Spritze. Aber zur Einspritzung in lockeres Gewebe eignen sie sich in vortrefflicher Weise, einmal wegen ihrer sicheren Sterilisierbarkeit, sodann wegen des sanften Druckes, der durch die komprimierte Luft ausgeübt wird. Allerdings ist die Technik etwas schwieriger als bei der PRAVAZ'schen Spritze, und gar mancher, dem es an der nötigen Geduld gebricht, wirft sie beim ersten Versuch in die Ecke um ihre Vorzüge niemals kennen zu lernen. Aus diesem Grunde ist und bleibt die Spritze von PRAVAZ die bevorzugte und allgemein gebräuchlichste.

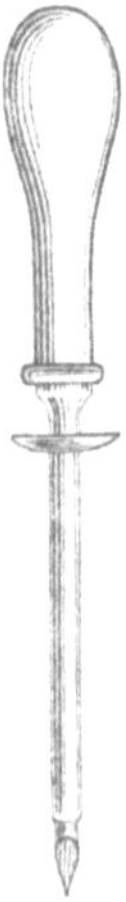

Fig. 216. Trokart.

Das gebräuchlichste Instrument zur Punktion, um Flüssigkeit in größerer Menge aus einer Körperhöhle zu entfernen, ist der Trokart (Fig. 216) (troisquarts). Dieses Instrument besteht im wesentlichen aus dem Stachel und der Hülse. Die Spitze des Stachels ist dreikantig, vorn scharf zugespitzt und an der Basis der Spitze im Durchmesser etwas stärker als das Mittelstück des Trokarts. Die Hülse ist so weit, daß sie bequem über die Spitze und das Mittelstück des Trokarts hinweggezogen werden kann, an dem der Spitze zugewandten Ende ist sie durch drei Einschnitte geteilt und die einzelnen Lamellen federn leicht nach innen, so daß sie sich, wenn die Hülse über dem Stachel emporgezogen ist, fest an das Stilet anlegen. Dies hat den Zweck beim Einstechen des Trokarts jedes Hindernis seitens der Hülse auszuschließen. An dem dem Griff zugewandten Ende trägt die Hülse ringsum eine durchschnittlich 1 cm breite Schutzplatte. Der Griff ist von Metall, Horn, Holz oder dergleichen. Der Form nach kann der Trokart gerade oder gebogen sein. Ebenso wechselt die Weite der Röhre von dem engsten Lumen bis zu 1 cm Durchmesser. Der gebräuchlichste Trokart ist der gerade mit mittlerem Durchmesser.

Die Technik der Punktion im allgemeinen ist folgende: Man faßt den Trokart mit der rechten Hand in die volle Faust, so daß die Kuppe des Zeigefingers ungefähr auf der Mitte der Röhre ruht, fixiert sich mit der Spitze des linken Zeigefingers den Punkt, an dem man einstechen will, setzt die Spitze des Trokarts unmittelbar vor der Spitze des linken Zeigefingers senkrecht auf die Haut auf und stößt den Trokart mit einer scharfen Gewalt in die zu öffnende Flüssigkeitshöhle hinein. Wie tief die Flüssigkeit sitzt, darüber muß man sich vorher wenigstens annähernd unterrichtet haben. Der Trokart wird nur so tief eingestochen, daß das federnde Ende der Kanüle in die Flüssigkeitshöhle hineinragt, dann wird der Stachel zurückgezogen und die Flüssigkeit fließt durch die Kanüle ab. Ist alle Flüssigkeit entleert, so wird die Kanüle ebenfalls zurückgezogen, die Wunde kann man mit einer Naht schließen oder mit trocknem Deckverband versehen.

Beabsichtigt man einen dauernden Abfluß zu unterhalten, z. B. nach Punktion eines Empyems oder nach Punktion der Harnblase, so legt man, ehe die Kanüle entfernt wird, durch dieselbe einen passenden Gummikatheter oder ein ebenfalls vorher abgepaßtes Gummirohr ein, dann zieht man die Kanüle heraus ohne den eingelegten Katheter zugleich mit zu entfernen. Am Pavillon des Katheters befindet sich in der Regel eine geringe Verdickung des Randes. Um Weiterungen zu vermeiden schneidet man ihn ab. Ist die starre Röhre entfernt, so schließen sich die Weichteile im Verlauf des Drainkanales fest an das Gummirohr an, sodaß es ziemlich fest liegt. Um aber auch die Möglichkeit des Herausgleitens auszuschließen, näht man das Rohr am besten mit einer Fadenschlinge an die Haut fest. Schon nach fünf bis acht Tagen ist der Kanal so weit geworden, daß man das Rohr der Sauberkeit halber bequem wechseln kann.

Unter *Aspiration* versteht man die Punktion einer Flüssigkeitshöhle in der Regel mit dünner Kanüle und nachfolgendem Ansaugen der Flüssigkeit mittelst einer Stempelspritze. Man kann sich dazu einer gewöhnlichen Stempelspritze bedienen, die mit einem passenden Ansatz versehen ist. Wenn durch Ansaugen die Spritze mit Flüssigkeit gefüllt ist, nimmt man sie von der Kanüle ab und entleert sie. Die Kanüle wird nicht mit entfernt, um den Patienten mit neuen Einstichen zu verschonen.

Um das lästige An- und Abnehmen zu ersparen, sind eine Anzahl Punktionsspritzen mit doppeltem stellbaren Hahne angegeben worden. Als Typen führe ich an den Aspirationstrokart nach Dieulafoy und den nach Potain.

Das Instrument von Dieulafoy (Fig. 217) besteht aus einer Glasspritze, an deren unterem Ansatze sich ein verstellbarer Hahn befindet. Die Kanüle, welche die Verlängerung der Spritze bildet, ist durch ein Gummirohr beweglich mit einer Punktionsnadel verbunden, auch an dieser befindet sich ein Hahn zum Öffnen und Schließen der Kanüle. An der ersten Röhre ist senkrecht zu der die Verlängerung der Spritze bildenden Kanüle eine kurze Ansatzkanüle eingefügt. An diesem Ansatze befindet sich ebenfalls ein Gummirohr. An der Vereinigungsstelle dieser beiden Kanülen befindet sich ein verstellbarer Hahn, der je nach seiner Stellung, bald das eine, bald das andere Ende der Kanüle verschließt. Hat man die Kanüle in die Flüssigkeitshöhle eingestochen, so wird der Hahn so gestellt, daß eine unmittelbare Verbindung zwischen der Flüssigkeit, die angesogen werden soll, und dem Innenraum der Spritze hergestellt ist. Zieht man nun den Stempel an das obere Ende der Spritze, so füllt sich der Innenraum derselben mit Flüssigkeit. Jetzt verstellt man den Hahn so, daß eine Kommunikation mit der frei in ein nebenstehendes Gefäß mündenden Röhre hergestellt und die Verbindung mit der Punktionskanüle verschlossen ist. Hierauf wird die Spritze durch den Druck des Stempels entleert, der Hahn umgestellt, von neuem angesogen und so fort, bis die Flüssigkeit entleert ist.

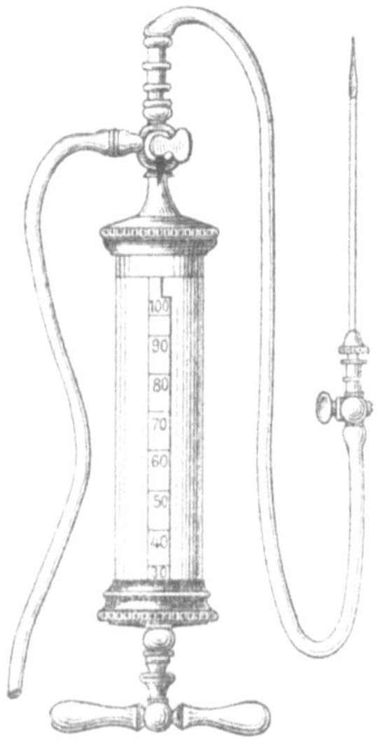

Fig. 217. Aspirationsspritze nach Dieulafoy.

Der Apparat von Potain (Fig. 218) besteht aus drei Teilen: aus der Punktionskanüle, einer Flasche und einer Saugspritze. Die Kanüle ist mit der Flasche, die letztere mit der Saugspritze durch Gummischlauch verbunden. Zum Zwecke der Entleerung einer Flüssigkeit wird die Aspirationskanüle in die Höhle eingestossen; dann zieht man mittelst der an der entgegengesetzten Seite der Flasche angebrachten Stempelspritze

Luft aus der Flasche. Dadurch wird in der Flasche ein luftverdünnter Raum geschaffen. In dem Maße, in dem die Luft in der Flasche verdünnt wird, fließt — die Durchgängigkeit der Kanüle vorausgesetzt — Flüssigkeit aus der Körperhöhle in die Flasche.

Die Gewalt ist bei dem Apparat von POTAIN eine sanftere, weil nur ein luftverdünnter Raum in Betracht kommt, während bei dem Apparat von DIEULAFOY die wirkende Kraft durch einen luftleeren Raum gesetzt ist.

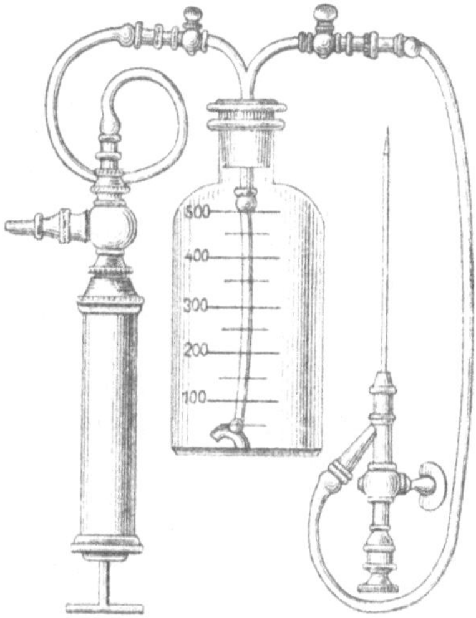

Fig. 218. Saugapparat von POTAIN.

Die *Probepunktion* wird in der Weise ausgeführt, daß man die PRAVAZ'sche Spritze geschlossen an der Glasröhre wie eine Schreibfeder faßt, die Spritze senkrecht der Haut nähert und dann mit einem kräftigen Ruck durch die Haut hindurch in die Flüssigkeitshöhle hineinstößt. Ist die Spitze in der Flüssigkeit frei beweglich, so wird der Stempel angezogen und die Flüssigkeit folgt ihm nach. Folgt keine Flüssigkeit bei guter Schlußfähigkeit der Spritze, so ist die Spritze entweder in keine Flüssigkeitshöhle eingedrungen oder die Kanüle ist durch ein Gewebstückchen, durch ein Gerinnsel oder dergl. verstopft, man zieht sie zurück, reinigt die Kanüle und versucht die Punktion von neuem.

Von den verschiedenen Punktionen führe ich als Typen die Punktion der Harnblase und die Punktion der Pleurahöhle an. Die übrigen lassen sich nach den gleichen Regeln leicht konstruieren.

Die Punktion der Harnblase wird in folgender Weise ausgeführt: Man steht an der rechten Seite des horizontal liegenden Kranken in der Höhe des Beckens. Durch Perkussion und Palpation hat man die starke Füllung der Harnblase nachgewiesen. Nachdem die Haare am Mons veneris rasiert und die Gegend desinfiziert ist, faßt man den Trokart in die volle rechte Hand setzt die Spitze des Zeigefingers auf die Mitte der Hülse, markiert sich den oberen Rand der Symphyse mit der Spitze des linken Zeigefingers und stößt den Trokart hart an der Spitze des linken Zeigefingers unmittelbar oberhalb der Symphyse senkrecht durch Haut- und Bauchdecken in die Harnblase hinein. Nach Zurückziehen des Stachels strömt der Harn sofort in kräftigem Strahle nach. Da es in der Regel angezeigt erscheint, dem Harn eine Zeit lang durch diese künstliche Öffnung Abfluß zu gestatten, wird ein passender Gummikatheter durch die Hülse in die Harnblase eingeschoben, die Hülse zurückgezogen, der Katheter an die Haut angenäht, damit er nicht herausrutscht, und zum Zwecke des dauernden Abflusses mit einer Hebervorrichtung versehen.

Von den Ergüssen in die Pleurahöhle werden die serösen in der Regel mit einfacher Punktion behandelt ohne nachfolgende Drainage oder Hebervorrichtung, während bei den eitrigen an die Punktion die einfache Drainage oder die Aspirationsdrainage angeschlossen wird.

Die Punktion eines freien pleuritischen Ergusses wird immer am Rücken vorgenommen und zwar ungefähr in der Skapularlinie im achten Intercostalraum: der Kranke sitzt oder liegt auf der Seite, man fixiert sich mit der Spitze des linken Zeigefingers den oberen Rand der neunten Rippe, setzt den Trokart senkrecht am oberen Rande desselben auf und sticht senkrecht zur äußeren Haut ein. Der untere Rand der höheren Rippe wird lieber vermieden, weil hier die Nerven und Gefäße laufen. Nachdem der Stachel zurückgezogen, fließt der pleuritische Erguß durch die Kanüle in eine bereit gehaltene Schale. Ist die Flüssigkeit entleert, so wird die Kanüle ebenfalls zurückgezogen und die kleine Wunde mit einem trocknen Deckverbande versehen.

Eür die Behandlung der eitrigen Ergüsse in dem Rippenfellraum eignen sich vor allen drei Methoden: die Punktion wird in derselben Weise ausgeführt wie vorhin beschrieben, und die Apparate zur dauernden Ableitung des eitrigen Ergusses werden durch die Kanüle eingeschoben, ehe sie zurückgezogen wird. Die drei Methoden sind folgende:

1. *einfache Drainage* und *trockner Deckverband,*
2. *die Heberdrainage* nach Bülau,
3. *die Aspirationsdrainage* nach Thiersch.

1. Das Verfahren der ersten Methode ist sehr einfach: durch die Kanüle wird ein längeres Drainrohr in die Eiterhöhle ein-

geführt, die Kanüle zurückgezogen, das Drainrohr entweder sicher angenäht oder noch besser durch eine Sicherheitsnadel fixiert. Es ist große Vorsicht nötig, weil es schon öfters vorgekommen, daß lose befestigte Drainröhren, in die Pleurahöhle gefallen, lange Zeit Beschwerde verursacht haben und ihre Entfernung große Schwierigkeiten bereitete. Nachdem der größte Teil des Eiters abgeflossen ist, wird ein großer aufsaugender trockner antiseptischer Deckverband aufgelegt, der je nach Bedarf in derselben Weise gewechselt wird wie bei gewöhnlichen Abszessen.

2. Das Verfahren von Bülau. Durch die Hülse des Trokarts wird ein passender Gummikatheter eingelegt und mittelst Heftpflasterstreifens sorgfältig befestigt, so daß jeder Lufteintritt neben dem Katheter unmöglich wird. Das äußere Ende des Katheters wird vermittelst einer verbindenden Glasröhre durch einen Gummischlauch mit einem tiefer stehenden Gefäß verbunden, dessen Boden einige Centimeter hoch mit einer unschädlichen antiseptischen Flüssigkeit bedeckt ist, so daß eine Hebevorrichtung hergestellt ist. Die verbindende Gummiröhre füllt sich von oben her sofort mit dem nachfließenden Eiter, so daß nach dem Gesetz der kommunizierenden Röhren der pleuritische Erguß in das tiefer stehende Gefäß fließt. Bei genesenden Kranken, die umhergehen können, wird das untere Ende der Gummiröhre in ein Fläschchen geleitet, welche die Kranken entweder in ihrer Hosentasche oder in einem eigens angebrachten Behälter in der Gesäßgegend tragen, so daß sie ohne Störung Spaziergänge unternehmen können und doch für einen dauernden Abfluß des Eiters gesorgt ist.

3. Das Verfahren von Thiersch. Die Punktion wird vorgenommen wie bei dem vorhergehenden Verfahren. Von sonstigen Apparaten braucht man nur einen Katheter, eine weiche Gummiplatte und ein Stück Abfüllschlauch. Der Katheter muß für den Trokart passend sein, er wird durch die Hülse desselben hindurch in die Eiterhöhle geschoben und die Hülse zurückgezogen. Darauf wird über den Katheter hinweg bis auf die Haut eine weiche Kautschukplatte geschoben von ungefähr 20 cm im Quadrat. In der Mitte dieser Platte wird nur eine ganz kleine Öffnung geschnitten oder gestochen, so daß sich der Gummi an den Katheter ringsum fest anschließt. Die Kautschukplatte wird vorgeschoben bis dahin, wo der Katheter sich in der Haut verliert und flach auf der umgebenen Haut ausgebreitet. Er

wird mit Heftpflaster- oder Bindenstreifen befestigt. An das freie Ende des Katheters wird ein Abfüllschlauch geschoben und mit einem Faden festgebunden. Die Länge des Abfüllschlauches ist beliebig, durchschnittlich 25—50 cm. Der Sinn der ganzen Vorrichtung ist folgender: Der Katheter bewerkstelligt den Abfluß des Eiters. Der Abfüllschlauch läßt alle Sekrete von innen nach außen abfließen, aber bei den Atembewegungen nichts zurückfließen, nicht einmal Luft nach innen treten. Tritt die Gefahr des Zurücksaugens ein, so legen sich die Wände des Abfüllschlauches luftdicht aneinander, so daß nichts in die Empyemhöhle zurückfließen kann. Der Apparat wirkt auch wohlthätig auf die Ausdehnung der Lungen, da bei Hustenstößen, bei tiefer Ausatmung Eiter aus der Höhle herausbefördert wird, während bei der Einatmung nicht, wie es bei der gewöhnlichen Heberdrainage geschieht, die Möglichkeit des Zurückfließens gegeben ist. Die umgelegte Gummiplatte, die am Katheter luftdicht abschließt, soll den Eintritt von Luft durch den Drainkanal an der

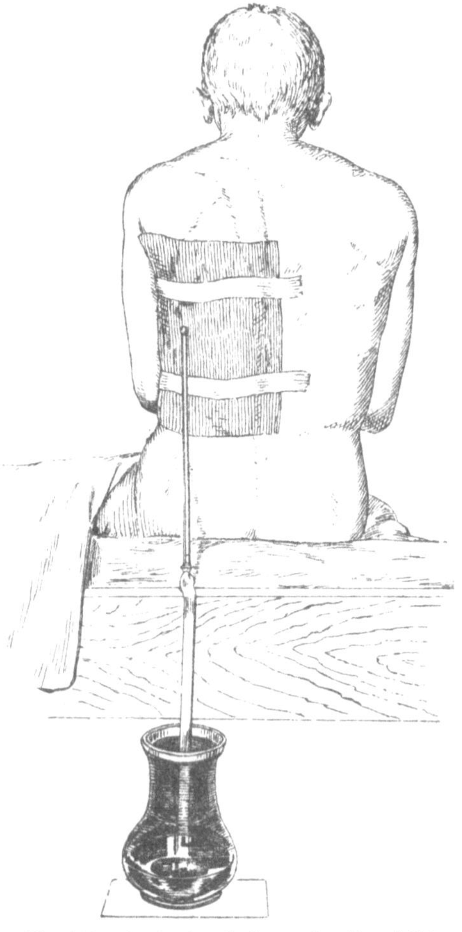

Fig. 219. Aspirationsdrainage der Brusthöhle nach THIERSCH. I.

Außenwand des Katheters sicher verhüten. Der Abfüllschlauch mündet außen in irgend ein Gefäß, in dem sich der Eiter ansammelt (Fig. 219). Später, wenn die Absonderung sehr spärlich ist, kann man ihn auch in einen Wattebausch münden lassen, der am Rücken befestigt ist, und den Kranken umhergehen lassen (Fig. 220).

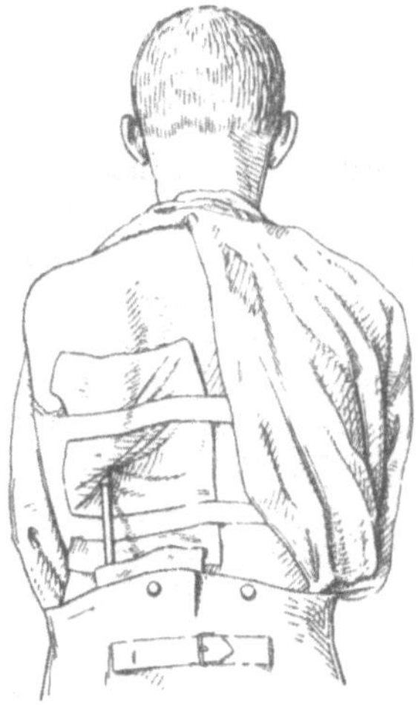

Fig. 220. Aspirationsdrainage nach THIERSCH. II.

Der Apparat eignet sich auch für Fälle, bei dem die Operation des Empyems durch Schnitt vollzogen worden ist. Der Katheter wird durch die Schnittöffnung in die Eiterhöhle eingeführt und die Schnittöffnung durch die Gummiplatte fest verschlossen. Es kann hier zwar Eiter neben dem Katheter herausfließen, aber beim Einatmen legt sich die Gummiplatte vor und schließt luftdicht ab.

Die Einspritzung von Flüssigkeit in die Körpergewebe ist eine der häufigsten Operationen der kleinen Chirurgie, gewöhnlich bedient man sich dazu der PRAVAZ'schen Spritze, seltner der von KOCH oder STROHSCHEIN. Die Einspritzungen werden vorgenommen in die Haut, unter die Haut, ins Unterhaut-Fettgewebe, in die Muskulatur, in die Gefäße und in das Parenchym der Organe.

1. *Einspritzung in die Haut:* Die Spritze wird mit der rechten Hand gefaßt und die Spitze der Kanüle im stumpfen Winkel in die Haut eingestochen. Die Spitze darf nicht die ganze Dicke der Haut durchdringen, sondern muß im Corium enden. Es läßt sich hier nur eine geringe Menge Flüssigkeit einspritzen und die Einspritzung selbst ist schmerzhaft. Diese Art wird angewendet bei der örtlichen Anästhesierung durch Cocain. Man macht es so, daß man die Kanüle in der Richtung, in der man den Einschnitt machen will, in der zukünftigen Schnittlinie, mehreremale einsticht, so daß jede Stichöffnung von der vorhergehenden ungefähr 2 cm entfernt ist. Nach 5 Minuten ist die Haut anästhetisch und die Operation kann beginnen. Zur Einspritzung verwendet man in der Regel eine Lösung von

Cocainum muriaticum 1,0 : 10,0. Man sollte von dieser Lösung nie mehr als 1 cbcm auf einmal einspritzen, da sonst leicht Vergiftungserscheinungen eintreten können.

2. *Einspritzungen unter die Haut:* Die Haut wird mittels Daumen und Zeigefinger zu einer Falte emporgehoben und die Spitze der Kanüle unmittelbar unterhalb der Daumenspitze senkrecht in die Haut eingestochen. Die Spitze der Kanüle muß die ganze Dicke der Haut durchdringen und frei im subcutanen Fettgewebe münden, dann wird die Falte losgelassen und die Spritze ihres Inhaltes entleert. Die Aufsaugung der Flüssigkeit kann man sich selbst überlassen, oder man verteilt die Flüssigkeit durch Reiben auf einen größeren Bezirk. Es ist vielfach Sitte, nach der Einspritzung auf die Öffnung ein kleines Heftpflaster zu kleben, wodurch die kaum sichtbare Stichöffnung nach außen hin hermetisch abgeschlossen wird. Vor der Einspritzung soll man die Haut an der Einspritzungsstelle mit Äther gründlich reinigen. Zur subcutanen Einspritzung werden je nach der vorliegenden Veranlassung die verschiedenartigsten Mittel verwandt: Morphium muriaticum in Lösungen von 1,0 : 30,0 oder 1,0 : 50,0. Man giebt von der Lösung je nach Bedarf eine viertel, eine drittel, eine halbe, dreiviertel, oder eine ganze PRAVAZ'sche Spritze voll. Nur muß man dabei bedenken, daß von der stärkeren Lösung der Inhalt einer ganzen PRAVAZ'schen Spritze die Maximaldosis überschreitet.

Kampfer spritzt man ein nach folgender Vorschrift: Sol. Camphorae oleosae 1,0 : 5,0. Ein bis zwei Spritzen bei Herzschwäche.

Äther wird ebenfalls bei Herzschwäche eingespritzt und zwar Aether sulfuricus ein bis zwei PRAVAZ'sche Spritzen voll, unter Umständen mehr. In gleicher Weise werden viele andere Mittel unter die Haut gespritzt.

3. *Einspritzungen in die Muskulatur:* Dieses Verfahren ist in erster Linie üblich für die Einspritzungen von Quecksilberlösungen bei Syphilis. Als Ort wird in der Regel die Gesäßgegend gewählt, weil hier die Weichteillage besonders dick ist. Die Spritze wird senkrecht zur Haut aufgesetzt, ungefähr 3 cm tief eingestochen und der Inhalt entleert. Eine der beliebtesten Lösungen ist gegenwärtig die Sol. hydrargyri asparaginici 1,0 : 100,0. Von dieser Lösung wird täglich oder aller zwei Tage 1 cbcm eingespritzt. 30 bis 40 Einspritzungen genügen zu einer Kur,

4. *Einspritzungen in die Gefässe:* Man spritzt in besondern Fällen Flüssigkeiten in die Venen ein. Es wird central zunächst eine geringe Umschnürung des Gliedes vorgenommen, um eine venöse Stauung hervorzurufen. Zur Einspritzung wählt man in der Regel eine der Venen der Ellbogenbeuge. Die Kanüle wird etwas schräg in die gespannte Vene eingestochen, die Kompression gehoben und der Inhalt der Spritze entleert. Die intravenösen Einspritzungen sind gegenwärtig durch die weit ungefährlicheren subkutanen Einspritzungen und Eingießungen verdrängt. Sie sind vollständig entbehrlich.

5. *Einspritzungen in das Parenchym der Organe:* Diese Einspritzungen haben den Zweck, durch häufig wiederholte, aber geringfügige chemische Entzündungen pathologische Gewebe zum Absterben oder zur Schrumpfung zu bringen. Man wendet sie z. B. häufig an bei Struma parenchymatosa, bei Angiomen und Lymphangionen.

Die Einspritzung in die vergrößerte Schilddrüse wird in der Art vorgenommen, daß die Kanüle der PRAVAZ'schen Spritze senkrecht auf die Haut aufgesetzt, durch Haut und subkutanes Fettgewebe hindurch in das Parenchym der Schilddrüse eingestochen wird. Ist man sicher, daß die Spitze der Kanüle in der Schilddrüse sitzt, so wird die Flüssigkeit hineingespritzt. Diese Einspritzungen werden je nach der Menge und dem Verhältnisse, in dem sie vertragen werden, täglich oder alle zwei Tage, oder alle drei Tage u. s. w. wiederholt. Zur Einspritzung werden in der Regel verwandt Tinctura jodi oder Alkohol. Bei jeder Einspritzung wechselt die Einspritzungsstelle. Bei Anwendung von Jodtinctur ist es immer geraten, sehr vorsichtig zu Werke zu gehen. Manche, namentlich ältere Leute, vertragen Jod sehr schlecht. Man spritzt am ersten Tage 0,2 bis 0,3 des Inhalts einer PRAVAZ'schen Spritze ein. Wird dies gut vertragen, so erhöht man die folgende Einspritzung auf eine halbe PRAVAZ'sche Spritze, die darauf folgende auf eine ganze. Bei der Alkoholeinspritzung verfährt man in ähnlicher Weise. Man beginnt zunächst mit schwächeren Lösungen (30 %) und steigt allmählich, je nachdem er vertragen wird, bis auf 70 % Lösung, ja bis zum absoluten Alkohol. Es ist ebenfalls geraten, in allen Fällen mit geringen Dosen anzufangen und allmählich zu steigen. Der Zeitverlust ist gering und man bleibt vor unangenehmen Überraschungen bewahrt.

Will man Angiome und Lymphangiome mit denselben oder ähnlichen Einspritzungsmitteln behandeln, so gebraucht man dieselbe Vorsicht wie bei der Schilddrüsenschwellung. Man beginnt mit geringen Gaben und steigt je nach Alter und Körperbeschaffenheit langsam oder rascher. Gewöhnlich beginnt man die Einspritzung bei diesen Geschwulstformen am Rande und schreitet nach der Mitte zu fort. Die Heilung oder genügende Besserung hält man für erreicht, wenn das Gewebe, das vorher weich und schlaff war, fest und derb geworden ist. Sind vereinzelte weichere Stellen übrig geblieben, so werden diese gesondert behandelt.

Bei beweglichen Brüchen, namentlich Nabel- und Leistenbrüchen, wendet man zuweilen ebenfalls Alkoholeinspritzungen mit gutem Erfolge an. Das Verfahren ist folgendes: Man reponiert den Bruch, führt ein oder zwei Finger in die Bruchpforte ein, um sicher zu sein, dass kein Darm mehr ausserhalb der Bauchhöhle liegt, schiebt dann die Kanüle der Spritze durch die Haut dem Finger entgegen bis zum Rande des Bruchringes. Der Alkohol wird in die Nähe des Bruchringes gespritzt. Die Menge des auf einmal eingespritzten Alkoholes hängt von der Konzentration der Lösung und der Empfindlichkeit des Kranken ab. Man beginnt ebenfalls mit schwächeren Lösungen, 30—40 %, und steigt bis zu 80 %. Die Menge der auf einmal eingespritzten Lösung steigt von 1—5 cbcm. Die Einspritzung wird wiederholt, wenn die Reaction in der Hauptsache vorüber ist, also nach ein, zwei bis drei Tagen. Bildet sich eine stärkere Infiltration, so wird einige Tage ausgesetzt. Auf diese Weise kann in günstigen Fällen die Bruchpforte im Verlaufe von Wochen völlig verschlossen werden.

11. Blutstillung.

Bei zufälligen Blutverlusten, sei es nach Eröffnung von Gefäßen durch eine Verletzung oder durch eine zerstörende Entzündung, ist es die erste Pflicht des Arztes, sobald er an die Wunde herantritt, jeden weiteren Blutverlust zu verhüten. Ebenso soll man jeden, auch den geringsten, unnötigen Blutverlust bei Operationen auf das Peinlichste vermeiden. Wenn auch einem kräftigen jungen, gesunden Menschen selbst ein größerer Blutverlust kaum wesentlichen Schaden bringt, so ist namentlich bei schwächlichen Personen, insbesondere auch bei Kindern und alten Leuten, selbst ein geringerer Blutverlust zuweilen verhängnisvoll.

Wir unterscheiden in der Regel drei Arten von Blutungen: Arterielle, venöse und kapillare. Die Worte erklären sich von selbst. Die arterielle Blutung erkennt man daran, daß das Blut im Strahle hervorspritzt, oft in weitem Bogen, und der Strahl rhythmisch, dem Pulsschlage gleich, sich verstärkt. Das Blut ist hellrot. Dieses Hervorspritzen im Strahle ist nur dann deutlich ausgesprochen, wenn das Gefäßlumen frei in der Wunde zu Tage liegt. Andernfalls ist die Stärke und Kraft und die Farbe des hervorschießenden Blutes Ausschlag gebend.

Bei der venösen Blutung quillt das Blut dunkelblau aus der Wunde hervor. Es ist weder ein eigentlicher Strahl, noch vor allem die pulsatorische Verstärkung zu bemerken.

Die Menge des hervorschießenden Blutes ist bei der arteriellen und venösen Blutung von der Größe des Gefäßes abhängig.

Bei der kapillaren Blutung ist die Menge des Blutes, die auf einmal zum Vorschein kommt, in der Regel gering und man merkt nicht eine einzelne größere Öffnung, sondern das Blut dringt aus dem Gewebe an zahlreichen Stellen punktförmig hervor. Die Blutpunkte stehen näher oder weiter voneinander entfernt und fließen bei weiterem Nachsickern in eine Fläche zusammen. Tupft man das Blut ab, so sickert es von neuem punktförmig nach. Bei allen Verletzungen und Operationswunden ist neben der etwa vorhandenen arteriellen oder venösen Blutung stets eine kapillare zu finden. Die Grenzen der kapillaren Blutung sind klinisch nicht scharf zu ziehen.

Neben diesen drei Arten unterscheidet man in der Regel noch die parenchymatöse Blutung. Sie ist klinisch von der kapillaren Blutung nicht zu trennen. Sie entsteht dadurch, daß sich in einem Organe Blut zu gleicher Zeit aus einer größeren Anzahl kleinster Arterien und Venen ergießt.

Die kapillaren Blutungen hören, auch wenn nichts gethan wird, in gesundem Gewebe nach kurzer Zeit von selbst auf: die Blutung steht. Diese spontane Blutstillung kommt durch die Elasticität des verletzten Gewebes zu Stande. Die Gewebe ziehen sich zusammen und verdecken die Gefäßöffnungen. Hat das Gewebe durch krankhafte Veränderungen seine Elasticität eingebüßt, so kann jedoch auch die kapillare Blutung einen bedeutenderen Umfang erreichen.

Die Blutung aus kleineren Arterien steht in der Regel auch nach kurzer Zeit von selbst. Die Arterie zieht sich in das verletzte Gewebe zurück und das geöffnete Gefäßlumen wird durch die Kontraktion der umgebenden Gewebe und der Gefäßwand geschlossen. Die endgiltige Blutstillung geschieht durch Thrombenbildung. Eine Blutung aus großen Arterien steht nicht von selbst und wenn nicht sofort Hilfe zur Hand ist, so tritt der Tod durch Verblutung ein.

Die Blutung aus den kleineren und mittleren Venen steht am häufigsten durch Zusammenfallen der Gefäßwandungen.

Ähnlich wie in pathologisch veränderten Geweben die spontane Blutstillung sehr verzögert werden kann, so giebt es eine Krankheit, bei der selbst nach geringfügigen Verletzungen die Blutstillung größere Schwierigkeiten verursacht: die Bluterkrankheit — Hämophilie — ist eine konstitutionelle Erkrankung, die nach allgemeiner Annahme auf einer mangelnden Elasticität der Gewebe und einer verminderten Gerinnungsfähigkeit des Blutes beruht.

Die künstliche Blutstillung muß sich an die Vorgänge bei der spontanen Blutstillung anlehnen. Sie verfolgt den Zweck, entweder die Gerinnung des Blutes zu beschleunigen oder die Gefäßöffnungen in anderer Weise zu schließen.

Blutstillende Mittel sind in alter und neuerer Zeit so viel und so verschiedener Art angegeben worden, zum Teil von recht zweifelhaftem Werte, daß für unseren Zweck nur eine geringe Auswahl der besten und zweckmäßigsten getroffen werden kann. Unter den Mitteln, die die Gerinnung des Blutes beschleunigen sollen, stehen die Säuren obenan. Ihr Wert ist in vielen Fällen ein eingebildeter und ihre Anwendung hat vielfach nur den Wert des bekannten „*ut aliquid fecisse videamur*“. Dies gilt namentlich für chirurgische Zwecke. Es ist wohl das Richtige, sie in das Kapitel der Geschichte der Medizin zu verweisen.

Einen weit höheren Wert haben die kalten und heißen Douchen. Für freiliegende Wunden sind sie für die Zwecke der Blutstillung ebenfalls zu verwerfen, da uns stets weit bessere Mittel zur Verfügung stehen. Aber bei Flächenblutungen aus tief gelegenen Organen können sie zuweilen von Nutzen sein. Hier sind gerade die parenchymatösen Blutungen aus dem Inneren der Gebärmutter in erster Linie zu erwähnen. Es wird eine regelrechte Uterusdouche vorgenommen. Von Wichtigkeit ist die Temperatur der Flüssigkeit. Die Irrigationsflüssigkeit muß entweder heiß oder kalt sein. Der Temperaturunterschied gegenüber den lebenden Geweben bewirkt eine Kontraktion der Gewebe und dadurch einen Verschluß der Gefäßöffnungen. Die gewöhnlichen warmen Spülflüssigkeiten von annähernd Körpertemperatur setzen keinen nennenswerten Reiz. Die heiße Douche verdient vor der kalten den Vorzug. Außer dem Reiz, den sie auf das Gewebe ausübt, beschleunigt sie die Gerinnung des Blutes, während die kalte sie verzögert. Die Temperatur der kalten Spülungen hat nach unten hin die Grenze erst im Gefrierpunkte. Die Grenze der heißen Spülungen liegt nach oben hin bei 50°, im allgemeinen zwischen 45 bis 50° C. Bei höheren Temperaturen würde man leicht Verbrühungen erzielen. Weit weniger wichtig als die Temperatur der Flüssigkeit ist die chemische Zusammensetzung derselben; als Grundregel gilt auch hier wie bei der ganzen Wundbehandlung stark Antiseptica nach Möglichkeit zu vermeiden. Den Vorzug von allen verdient meines Erachtens gekochtes (sterilisiertes) Wasser, bis auf den oben angegebenen Grad abgekühlt.

Ganz bekannt ist die Sitte, bei Nasenbluten kaltes Wasser in die Nase einzuziehen.

Eines der vortrefflichsten Mittel zur Stillung von kapillaren Blutungen, die allen anderen Mitteln widerstehen, ist das glühende Eisen. Gegenwärtig in der Regel in der Form des Thermokauter von Paquelin angewandt. Das Glüheisen darf für diese Zwecke nicht weißglühend, sondern nur rotglühend sein. Bei Blutern versagen zuweilen alle anderen sonst sicheren Mittel: die Naht, die Tamponade, der Kompressionsverband u. s. w.; wenn man glaubt, die Blutung gestillt zu haben, tritt sie nach einigen Stunden und selbst nach Tagen wieder von selbst auf und die Gefahr der Verblutung ist die frühere. Handelte es sich z. B. um eine einfache Schnittwunde oder Rißwunde, so glaubt man zuweilen die Schwierigkeiten der Blutstillung durch eine exakte Wundnaht zu überwinden. Weit gefehlt. Das Blut sickert nun aus den Stichkanälen aus, wird von Tag zu Tag wässeriger und schließlich erfolgt der Tod. Für diese Fälle ist das rotglühende Eisen das letzte Zufluchtsmittel: die ganze blutende Fläche wird mit dem Glüheisen langsam und allmählich vollständig verschorft. Tritt an einer einzelnen Stelle von neuem ein Blutstropfen auf, so wird das Glüheisen von neuem aufgesetzt und so fort, bis die Blutung vollständig steht. Wiederholt sie sich in den nächsten Tagen auch nur im allergeringsten Umfange, so wird von neuem das Glüheisen angewandt. Bei rechtzeitiger Anwendung läßt es uns nur sehr selten im Stiche. Glücklicherweise sind derartige schwere Fälle nicht häufig.

Ein sehr wichtiges Blutstillungsmittel ist die Tamponade. Sie ist ebenfalls mit seltenen Ausnahmen nur für kapillare und Flächenblutungen anzuwenden. Jedes größere faßbare Gefäß wird gegenwärtig durch Unterbindung geschlossen. Ist man genötigt, nach einer Operation die Blutung durch Tamponade zu stillen, so ist nicht die Menge des aufgelegten Verbandstoffes entscheidend, sondern der regelrechte, gleichmäßige und feste Druck der Verbandstoffe auf die Wundfläche, wie es des näheren beim Kompressionsverband auseinander gesetzt worden ist. Werden bei beträchtlichen Flächenblutungen, wie sie z. B. nach einer ausgedehnten Knochenoperation bei Nekrose vorkommen, auch sehr viel Verbandstoffe aufgelegt und diese nicht mit Binden in genügender Stärke angedrückt, so werden sie sehr bald vollständig durchtränkt und das Blut kommt sowohl auf der Oberfläche als auch am oberen und unteren Ende des Verbandes zum Vorschein.

Von großer Wichtigkeit ist die Tamponade bei Blutungen aus zwei natürlichen Körperöffnungen: der Nase und der Scheide.

Die Häufigkeit des Nasenblutens ist eine allgemein bekannte Thatsache, ebenso bekannt ist es, daß diese Blutungen in der großen Mehrzahl der Fälle wieder von selbst zum Stehen kommen oder doch nur unter ganz geringer Hilfe.

Die beiden allbekannten Mittel sind:

1) das Einziehen von kaltem Wasser in die Nase,

2) das Zusammendrücken der Nasenöffnungen von beiden Seiten her.

Erst wenn die spontane Blutstillung und die beiden genannten Mittel versagen und die Blutung stunden- oder tagelang anhält, wird in der Regel die Hilfe des Arztes in Anspruch genommen. Manchmal ist der Blutverlust schon sehr stark, so daß Gefahr im Verzuge ist; dann tritt die Tamponade der Nasenhöhle in ihre Rechte. Die Nasenöffnung, aus welcher das Blut ausfließt, wird mit einem aufsaugenden Stoffe (Verbandwatte oder Mull) von vorne her fest ausgestopft, so daß der ganze Nasengang von vorn bis hinten und von unten bis oben vollständig ausgefüllt ist. Dies bewirkt in vielen Fällen die endgültige Blutstillung. In manchen Fällen kann das Aufhören der Blutung jedoch vorgetäuscht sein. Die Quelle der Blutung sitzt im hintersten Teile der Nase. Dem Blut ist der Austritt durch die vordere Nasenöffnung verlegt, es sickert, vielleicht vom Patienten unbemerkt, in den Nasenrachenraum und wird reflektorisch verschluckt. Man muß also auch in diesen Fällen darauf achten, ob der Kranke Blut ausspukt. Ist dies der Fall, so muß man den Tampon entfernen und die Nasenöffnung von hinten und vorn verstopfen. Dies geschieht am einfachsten und bequemsten mit der BELLOCQ'schen Röhre (Fig. 221). Diese ist ein hohles Instrument nach Form, Länge und Durchmesser dem weiblichen Katheter ähnlich. Im Innern der Röhre befindet sich ein starrer Stab von der gleichen Länge wie die Röhre, der an dem äußeren Ende einen Ring hat, dick genug, um das Hineinschlüpfen des Stabes zu verhüten. An der entgegengesetzten Seite, die eine geringe Krümmung zeigt, ist an das Ende des Stabes eine elastische Feder angebracht. Diese Feder ist ungefähr ebenso lang wie die BELLOCQ'sche Röhre selbst und endet am freien Ende in einen glatten Knopf, der in der Mitte durchbohrt ist. Die Öffnung muß groß genug sein, um einem mittelstarken oder starken Faden Durchtritt zu gestatten. Der Stab und die Feder bilden ein Ganzes und lassen sich bequem in der Röhre hin- und herschieben. Zur Tamponade braucht man außer dieser Röhre nur noch einen starken Faden von ungefähr 0,5 m Länge und einen Wattebausch. Es ist am bequemsten, ein in Mull oder Gaze eingehülltes Stück Verbandwatte dazu zu benutzen, der in ganz derselben Weise vorbereitet wird wie die Tupfer, die gegenwärtig zur Wundbehandlung allgemein gebräuchlich sind. Dies Bäuschchen wird mit seiner Mitte in die Mitte des Fadens festgebunden. Der Faden muß fest und widerstandsfähig sein, damit man den Bausch fest in den Nasenrachenraum einklemmen kann. Die Tamponade selbst wird in folgender Weise ausgeführt: Der Kranke sitzt oder liegt. Bei sitzender Stellung ist es zu empfehlen, den Kopf durch einen Gehilfen gut zu stützen. Der Stab der BELLOCQ'schen Röhre wird am Ringe hervorgezogen, so daß die Feder in der Röhre verschwindet und das Knopfende der Feder das freie Ende der BELLOCQ'schen Röhre verschließt. Man faßt nun die Röhre mit der rechten Hand nach Art einer Schreibfeder, schiebt

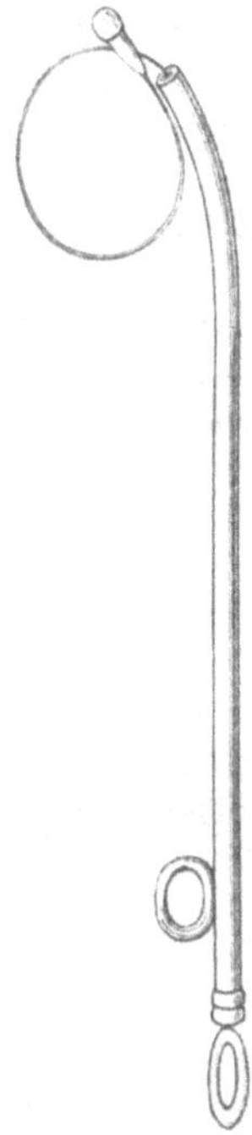

Fig. 221.
BELLOCQ'sche Röhre.

sie in die Nasenöffnung, die verstopft werden soll, und am Boden des Nasenganges hin bis sie mit dem Knopf durch die hintere Nasenöffnung an die hintere Rachenwand anstößt, dann zieht man sie um einige Millimeter zurück und schiebt den Stab in der Röhre vor; die Feder ist nun so gekrümmt, daß das Knopfende derselben um den weichen Gaumen herumgeht und in der Mundhöhle zum Vorschein kommt. Selbstverständliche Voraussetzung ist dabei, daß die leichte Krümmung in der Nasenhöhle nach unten schaut. Nun wird ein Fadenende des Bausches durch die Öffnung in dem Knopf der Feder hindurchgezogen und geknüpft. Das andere Fadenende bleibt frei herunterhängen. Zieht man zunächst den Griff und dann die BELLOCQ'sche Röhre im Ganzen wieder aus der Nase heraus, so folgt ihr das befestigte Fadenende. Kommt der Faden vor der vorderen Nasenöffnung zum Vorschein, so wird er von der BELLOCQ schen Röhre abgeschnitten und man zieht ihn mit der Hand weiter heraus. Der Bausch verschwindet in der Mundhöhle, nimmt seinen Weg unter dem weichen Gaumen in die Rachenhöhle und wird bei starkem Anziehen des Fadens fest in die hintere Nasenwand geklemmt. Ist der Bausch groß genug, so ist er zugleich im Rachenraum festgeklemmt und das Herabfließen des Blutes nach hinten ist ausgeschlossen. Das andere Ende des Fadens bleibt zu einem Mundwinkel heraushängen, damit man später den Tampon an demselben herausziehen kann. Unterläßt man diese Vorsichtsmaßregel, so kann man bei der Entfernung des Tampons leicht auf Schwierigkeiten stoßen. Ist die hintere Nasenöffnung fest verschlossen, so wird auch der Nasengang von vorne her fest mit Watte ausgefüllt und es kann weder Blut zur vorderen noch zur hinteren Nasenöffnung abfließen. Man läßt den Tampon 24 Stunden liegen, zuweilen auch länger. Ist es nötig, so vollzieht man die ganze Tamponade von neuem.

Die Verstopfung der hinteren Nasenöffnung in der angegebenen Weise ist oft auch bei blutigen Operationen an und in der Nase zumal bei narkotisierten Kranken, von großem Vorteil.

Die Tamponade der Scheide und der Gebärmutter gehört ausschließlich in das Gebiet der Geburtshilfe und der Frauenkrankheiten, findet demnach hier keine Besprechung.

Zur Tamponade des Mastdarmes wird man nur selten Veranlassung haben, am häufigsten noch nach operativen Eingriffen. Man reinigt den Mastdarm mittelst steriler Flüssigkeit so gut als möglich von Kot und stopft ihn dann fest und sorgfältig entweder mit Verbandwatte oder mit Mull oder Gaze aus. Liegt die blutende Stelle im Bereiche des Mastdarmes, so kommt die Blutung zum Stehen, sitzt die Quelle der Blutung in unerreichbarer Höhe, so ist die Tamponade nutzlos und unnötig.

Für chirurgische Zwecke ist bei allen irgend nennenswerten Blutungen die Unterbindung der blutenden Gefäße das sicherste und einfachste Mittel. Zur Unterbindung der Gefäße braucht man Gefäßzangen oder Gefäßpinzetten und Unterbindungsmaterial.

Instrumente zum Fassen der Gefäße sind im Laufe der Zeit in außerordentlich großer Menge angegeben worden. Sie zerfallen in zwei Gruppen: Scherenartige Instrumente und pinzettenartige. Von den scherenartigen Instrumenten ist das von KOEBERLE (Fig. 222) angegebene augenblicklich wohl das gebräuchlichste und handlichste. Es sieht ähnlich aus wie eine kleine schlankgebaute Schere, nahe an den Ösen hat sie Widerhaken, das entgegengesetzte Ende läuft, ähnlich wie bei einer Kornzange, in zwei platte geriffte Flächen aus, die aufeinander passen müssen. Die Ränder und Riffen dieser Platten sind stumpf; sind sie scharf, so schneiden sie leicht die Gewebe durch. Der Verschluß durch Widerhaken muß fest und doch leicht zu lösen sein, die Branchen etwas federn.

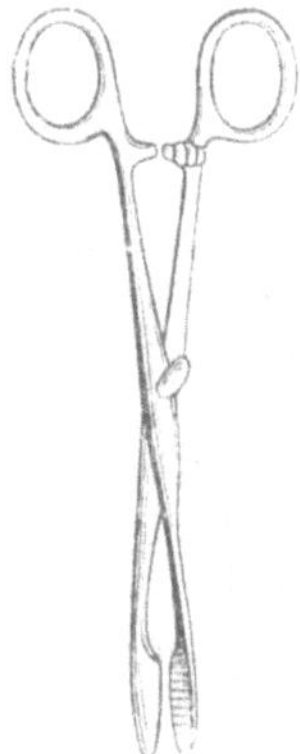

Fig. 222. Gefäßzange nach KOEBERLE.

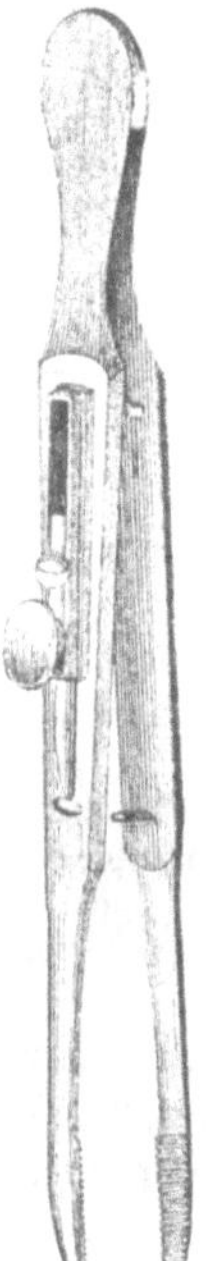

Fig. 223. Gefäßpinzette nach LANGENBECK.

Von den pinzettenartigen Instrumenten gebe ich in Abbildung die von LANGENBECK (Fig. 223) und FERGUSSON (Fig. 224). Die Instrumente erklären sich von selbst, der Verschluß geschieht bei beiden durch eine Schiebevorrichtung. Sie sind schwerer und massiger, als die vorhin beschriebenen Gefäßzangen. Die letztere von beiden, die zwei scharfe Zähne an der Spitze hat, eignet sich vorzüglich zum Fassen von Gefäßen in dicken schwartigen Geweben, z. B. an der Kopfschwarte. Hier ist es manchmal mit einem gewöhnlichen zangen- oder pinzettenartigen Instrumente schwer die Gefäße ohne Zeitverlust zu fassen. Die drei angegebenen Instrumente bilden nur den Typus der gebräuchlichsten. Jeder Chirurg und jeder Arzt bedient sich in der Regel nur einer Art. Es kommt in der Hauptsache auf Übung und Gewohnheit an.

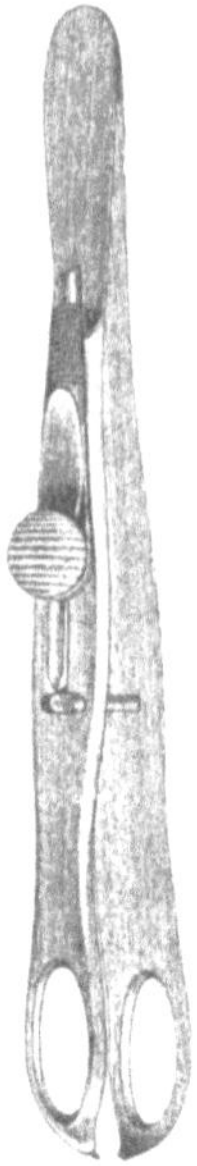

Fig. 224. Gefäßpinzette nach FERGUSSON.

Als Unterbindungsmaterial benutzen wir in der Regel sterilisiertes oder desinfiziertes Katgut oder Seide. Das Katgut hat vor der Seide den Vorzug, daß es in kurzer Zeit (sechs bis zehn Tagen) in der Regel aufgelöst und aufgesogen wird und somit aus dem Gewebe vollständig verschwindet, während die Seide als Fremdkörper liegen bleibt und eingekapselt wird. Die Seide hat dagegen vor dem Katgut den Vorzug der leichten und sicheren Sterilisierbarkeit.

Die Unterbindung der Gefäße wird in der Regel so ausgeführt, daß man während der Operation jedes blutende Gefäß mit einer Gefäßzange faßt. Die größeren Gefäße sollen von dem umgebenden Gewebe mittelst einer Pinzette befreit werden, sodaß das Gefäß isoliert zur Unterbindung gelangt. Vernachlässigt man diese Regel, so kommt man leicht in die Gefahr einen Nerven mit einzubinden. Dies verursacht dem Kranken unnötige Beschwerden und hebt die Leitung des Nerven auf. Wenn man eine Anzahl von Gefäßen gefaßt hat, so unterbindet man eines nach dem andern. In der Regel richtet man es so ein, daß man die Operation in der Hauptsache zu Ende führt, z. B. eine Geschwulst entfernt und dann, ehe man die Wunde durch die Naht schließt, die Gefäße unterbindet. Macht sich die Anlegung sehr vieler Instrumente nötig, so daß sie für die weitere Operation hinderlich sind, so wird die Operation unterbrochen, die gefaßten Gefäße sämtlich unterbunden und dann die Operation fortgesetzt. Man muß sich hüten beim Unterbinden die Spitze der Gefäßzangen mit zu fassen. Der Faden reißt in dem Falle beim festen Zuziehen durch. Reißt er nicht durch, so ist nach Entfernen der Gefäßzange die Schlinge locker und geht ab. Um diesen Übelstand leichter zu vermeiden, ist es häufig von Vorteil, die Gefäßzange nicht senkrecht gegen die Wunde zu halten, sondern das freie Ende herabhängen zu lassen oder herabzudrücken, so daß die Spitze der Gefäßzange etwas über die Wundfläche erhoben wird. Beim Knüpfen des Fadens darf die Gefäßzange nicht angezogen werden, es wird sonst das zu unterbindende Gewebe gespannt und die Schlinge läßt sich nicht fest zuziehen. Hat man den Knoten geknüpft, so nimmt man zunächst die Gefäßzange ab, zieht dann sanft an den Fadenenden, um zu proben, ob die Schlinge fest sitzt; ist dies der Fall, so schneidet man die Fadenenden kurz (1—2 mm lang) ab.

Die Unterbindung der großen Gefäße in der Kontinuität gehört in das Gebiet der Operationslehre.

Die geschilderte Art der Blutstillung nennt man die definitive im Gegensatz zur provisorischen.

Man ist nicht immer in der Lage, jedes blutende Gefäß sofort zu unterbinden, oder es ist unter Umständen vorteilhafter, wo es angängig ist, eine Operation unter Vermeidung des Blutverlustes und des immerhin zeitraubenden Fassens jedes einzelnen Gefäßes in der sogenannten Blutleere auszuführen. Man wird z. B. zu einem Unglücksfalle gerufen und es handelt sich um eine schwerere blutige Verletzung, so daß man nicht augenblicklich oder nicht an dem vorliegenden Orte u. s. w. in der Lage ist, die Wunde nach den Regeln der Kunst zu behandeln, sowie es im Interesse des Kranken geboten ist. Man thut dann das Wichtigste: Man verhütet jeden weiteren Blutverlust durch die provisorische Blutstillung. Dies kann auf drei Arten geschehen:

1. durch Tamponade wie sie oben beschrieben ist;
2. durch Fingerdruck auf die großen zuführenden Gefäße, und
3. durch Abschnürung des ganzen Gliedes central von der Verletzungsstelle mittelst einer Gummibinde.

Die Tamponade zum Zwecke der provisorischen Blutstillung bei frischen Verletzungen geschieht mittelst eines hydrophilen und sterilen Verbandstoffes, sei es nun Mull, Gaze, Verbandwatte oder eines dieser Stoffe mit einem antiseptischen Mittel imprägniert. Sehr häufig werden die Verbandstoffe und zwar in der Regel von Laien zunächst in Karbolsäure getaucht und in angefeuchtetem Zustande auf die Wunde gelegt. Dies ist ein Mißverständnis. Für jede frische Wunde ist es das beste und vorteilhafteste möglichst trocken behandelt zu werden. Außerdem ist ein feuchter Verband eher geeignet die Blutung zu unterhalten.

Der Fingerdruck ist im allgemeinen nur für größere Gefäße geeignet. Man sucht durch den Fingerdruck den Blutzufluß zu der blutenden Stelle abzuschneiden. Dies geschieht dadurch, daß man central von der Verwundung die zuführende Arterie mittelst eines oder zweier Finger auf den unterliegenden Knochen fest andrückt. Diese Art der provisorischen Blutstillung eignet sich vor allem für die Extremitäten und zwar auch hier nur an bestimmten Stellen, an denen sich die Gefäße leicht zusammen drücken lassen. Für längere Dauer läßt sich das Verfahren nicht durchführen, weil die Finger leicht ermüden. In der Regel wird das Endglied des einen oder beider Daumen zum direkten Druck benutzt, während die Hohlhand und die übrigen Finger die Gliedmaße umspannen und von der entgegengesetzten Seite durch Gegendruck unterstützend mitwirken.

Ich gebe in folgendem die geeignetsten Stellen zur Fingerkompression an Arm und Beinen und am Halse.

I. Oberextremität.

1. *Kompression der Arteria radialis* und *ulnaris* unmittelbar oberhalb des Handgelenkes. Der komprimierende steht central, der Vorderarm wird in Supination gebracht. Man setzt je einen Daumen auf die Arteria radialis und ulnaris, die hier beide leicht zu fühlen sind, umfaßt mit den Händen die Streckfläche des Armes und drückt mit beiden Daumen die beiden Arterien gegen die unterliegenden Knochen. Dadurch ist mit einem Schlage die Blutzufuhr zur ganzen Hand im wesentlichen abgeschnitten und man kann Operationen in Blutleere ausführen oder ein blutendes Gefäß aufsuchen und unterbinden ohne durch Blutüberrieselungen gestört zu werden.

2. *Kompression der Arteria brachialis.* Man setzt beide Daumen in der Mitte des Oberarmes in der inneren Bicipitalfurche auf die Arterie, die man hier ebenfalls deutlich pulsieren fühlt, schlägt die Hände um die Streckfläche des Oberarmes und drückt das Gefäß fest an den Oberarmknochen an.

3. *Kompression der Arteria subclavia.* Man steht am Kopfende des Kranken, setzt an der rechten Seite den rechten Daumen, an der linken Seite den Daumen der linken Hand unmittelbar oberhalb des Schlüsselbeines und seitlich vom m. sterno-cleidomastoideus ein, drückt den Daumen fest nach unten und somit die Arterie hier gegen die erste Rippe an der Stelle, wo sie hinter den M. scalenus anticus hervortritt und über der ersten

Rippe und unter dem Schlüsselbeine nach dem Arm zu verläuft. Die anderen Finger werden zur Unterstützung in der Regel auf den M. cucullaris gelegt.

II. Hals.

Die Fingerkompression der Arteria carotis kann unter Umständen ein direkt lebensrettender Handgriff sein. Es kommt manchmal vor, daß die Carotis interna bei Operation an der Mandel oder im Rachen verletzt wird, z. B. schon bei einer einfachen Abtragung der vergrößerten Mandel oder durch eine zufällige Verletzung durch einen Fremdkörper u. s. w. Die Gefahr für das Leben des Verunglückten ist eine außerordentlich große, wenn nicht augenblicklich sachkundige Hilfe zur Hand ist. Wird in dem Falle die Carotis der blutenden Seite in der Mitte des Halses zusammengedrückt, so hört sofort die Blutung auf und die Gefahr ist vorläufig beseitigt bis sie durch Unterbindung des Gefäßes endgiltig aufgehoben wird. Die Kompression geschieht auf der rechten Seite mit dem Daumen der rechten Hand, auf der linken Seite mit dem linken Daumen. Ungefähr in der Mitte der Länge des Halses an der medialen Seite des M. sterno-cleido-mastoideus fühlt man in der Tiefe den Querfortsatz des sechsten Halswirbels. Hier setzt man den Daumen auf und drückt die Arterie, die man deutlich pulsieren fühlt, gegen den Querfortsatz des sechsten Halswirbels. Die anderen Finger werden zur Unterstützung um den Hals nach hinten geschlagen.

III. Unterextremität.

Hier wählt man bei dem Fingerdruck fast ausnahmslos die Arteria femoralis communis aus anatomischen Gründen. Man steht an der Seite des Rumpfes entweder an derselben oder an der entgegengesetzten Seite, setzt beide Daumen auf die Arterie, die man deutlich pulsieren fühlt unmittelbar unterhalb des ligamentum Poupartii und drückt sie fest gegen den Oberschenkel oder Beckenknochen an. Die Finger werden zur Unterstützung des Druckes um die beiden Seitenflächen des Oberschenkels herumgeschlagen.

Das gebräuchlichste und beliebteste Mittel, um während der Operation jeden unnötigen Blutverlust zu vermeiden und das störende Überfluten der Wundfläche mit Blut zu verhüten, ist die elastische Abschnürung der Körperteile, an denen operiert wird. Zu dieser Abschnürung verwendet man am besten eine breite feste Gummibinde (5—8 cm breit) (Fig. 225). Außer der Gummibinde kann man auch einen Gummischlauch (Fig. 226) verwenden. Die Gummibinde verdient vor dem Schlauch den Vorzug, weil sie eine breitere Fläche faßt und somit sanfter wirkt. Die Vorschrift Esmarch's geht dahin, die Gliedmaße, z. B. den Arm von der Peripherie aus bis über die Operationsstelle hinauf mit einer Gummibinde ganz fest einzuwickeln, so daß durch den elastischen Druck nahezu alles Blut nach dem Centrum zurückgetrieben wird. Am oberen Ende dieser elastischen Einwickelung wird eine zweite Gummibinde in mehrfachen Rundgängen um den Arm gelegt, weit genug von der Operationsstelle entfernt, um während der Operation keine Störung zu bereiten.

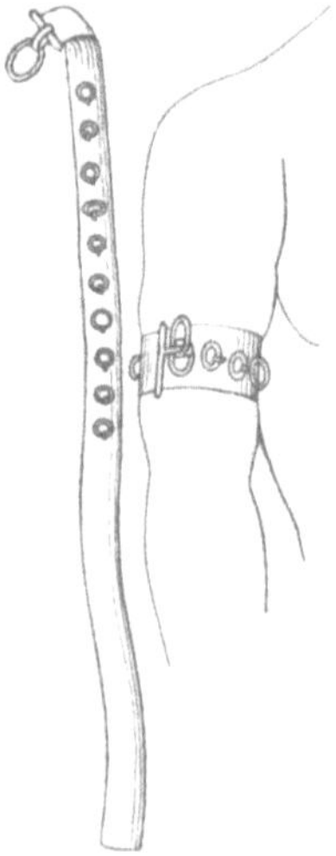

Fig. 225. Blutleere mit Binde.

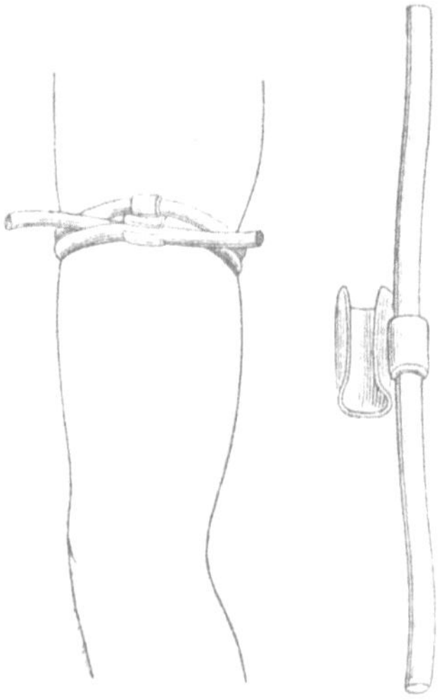

Fig. 226. Blutleere mit Schlauch.

Hierauf wird die erste Binde wieder entfernt. Hat man die zweite Binde fest genug angezogen, so ist jeder Blutzufluß zu dem peripheren Teil abgeschlossen und der abgeschnürte Teil ganz leichenblaß. Das Anlegen der abschnürenden Binde muß mit einer mittleren Gewalt geschehen, sechs bis acht Bindengänge genügen bei straff angezogener Binde um die zuführenden Arterien vollständig zu komprimieren. Ist die Abschnürung fest genug, so verschwindet der Puls im abgeschnürten Teile. Ein ganz unangenehmer Fehler ist es, die elastische Binde zu lose anzulegen, sie wirkt dann nach Art der Aderlaßbinde, d. h. sie verhindert den Rückfluß des Blutes aus der Extremität durch Zusammendrücken der Venen, aber nicht den Zufluß. Die Arterien werden nicht vollständig zusammengedrückt. Der Erfolg ist dem Gewünschten entgegengesetzt. Die Extremität ist hyperämiseh, nicht anämisch. An den Extremitäten kann man die Binde in jeder beliebigen Höhe anlegen, man vermeidet jedoch die Gegend der Gelenke. Für die Oberextremität ist die untere Hälfte des Oberarmes zu vermeiden. Hier verläuft der N. radialis spiralig um den Oberarm zwischen Haut und und Knochen nur spärlich von Weichteilen bedeckt. Es sind schon öfter Fälle vorgekommen, daß nach einer festen elastischen Einschnürung an dieser Stelle der N. radialis gelähmt war. Es ist eine Drucklähmung und Drucklähmungen der Nerven brauchen bis zu ihrer vollständigen Beseitigung erfahrungsgemäß durchschnittlich drei Monate. Beim Anlegen der Gummibinde kann man den überschüssigen Teil, der nicht aufgerollt wird, zweckmäßig zur Verstärkung des Druckes auf die zuführende Arterie in der Art verwenden, daß man den letzten Bindengang aufhebt und die noch übrige Bindenrolle, entsprechend dem Verlauf der Arterie, darunter schiebt. Die Rolle wird durch den letzten Bindengang fest angedrückt und wirkt so nach Art einer Pelotte oder eines Tourniquet. In einer großen Anzahl von Fällen ist es nicht geraten, ja in vielen Fällen sogar nicht einmal statthaft die Extremität durch elastische Einwickelung blutleer zu machen. Sobald es sich um eine entzündliche Erkrankung handelt (akute oder chronische) oder um bösartige Neubildungen ist die elastische Einwickelung zu vermeiden, weil man leicht septische oder maligne Bestandteile durch die Blut- und Lymphbahn in benachbarte gesunde Teile pressen könnte. Es gilt hier derselbe Satz wie bei der allgemeinen Behandlung dieser Krankheiten: Keine mechanischen Insulte. In Fällen dieser Art hilft man sich dadurch, daß man die betreffende Extremität, Arm oder Bein, kurze Zeit (ein bis zwei Minuten) senkrecht in die Höhe hält, damit der Blutreichtum verringert wird. Unterstützend kann man noch ein mäßiges Streichen von der Peripherie nach dem Centrum mit Umgehung der krankhaften Stelle hinzufügen, sodann wird ohne weiteres die Kreisbinde angelegt. Dies ist in unserer Klinik in allen Fällen die Regel. Die Abschnürung der Extremitäten kann bis auf mehrere Stunden (zwei Stunden und darüber) ausgedehnt werden ohne

Nachteil. Nach Beendigung der Operation wird die abschnürende Binde entfernt und das Blut schießt nun mit großer Gewalt in den bisher blutleeren Teil.

An Stelle der bisherigen Anämie tritt eine sehr starke Hyperämie. Der ganze abgeschnürte Teil färbt sich gleichmäßig lebhaft rot. Die Rötung endet nach dem Centrum zu an der Abschnürungsgrenze mit einer scharfen Linie. Die Hyperämie dauert nur kurze Zeit an. Wenn man sicher ist, daß nach der Art der Operation die Verletzung nennenswerter Gefäße ausgeschlossen ist und der Anlegung eines ganz festen Druckverbandes kein Bedenken im Wege steht, so kann man an die Operation unmittelbar die Naht der Wunde anschließen, einen festen Druckverband anlegen und erst am Schluß die abschnürende Gummibinde entfernen.

Man bringt die Extremität zunächst für eine oder mehrere Stunden in vertikale Suspension um die Gefahr der Blutung möglichst zu verringern. Ist jedoch die Möglichkeit, daß größere Arterien verletzt sind, nicht ausgeschlossen und ist man nicht unbedingt in der Lage einen festen Druckverband anlegen zu können, so entfernt man die abschnürende Gummibinde, ehe man die Wunde verschließt und unterbindet sorgfältig alle blutenden Gefäße. Bei Amputation z. B. faßt und unterbindet man nach Absetzung der Gliedmaße alle größeren sichtbaren Gefäße, dann entfernt man die Gummibinde und faßt nun alle noch blutenden Gefäße kleineren Kalibers und unterbindet sie ebenfalls sorgfältig, so daß keinerlei Blutung mehr stattfindet. Erst dann wird die Wunde genäht und der Verband angelegt. Sorgfältigste Unterbindung auch der kleinsten blutenden Gefäße ist eine der Vorbindungen für die Erzielung guter Heilung. Die elastische Abschnürung hat vor den anderen Methoden den Vorteil voraus, daß man ohne alle Störung durch Blut längere Zeit operieren kann. Der wesentlichste Nachteil gegenüber dem Fingerdrucke ist der starke Blutreichtum des abgeschnürten Teiles nach Entfernung der Gummibinde.

Die Gummibinde muß immer noch als die Regel gelten. Wägt man die Vorteile und Nachteile beider Methoden gegeneinander ab, so stellt sich im wesentlichen die Frage folgendermaßen: Die Gummibinde legt man vor Beginn der Operation an und ist während der ganzen Operation vor Blutung geschützt. Zur Kompression mittelst Fingers muß man eine zuverlässige sachverständige Person haben. Diese ist während der ganzen Operation nur mit ihrer besonderen Aufgabe beschäftigt. Ein geringes Nachlassen des Druckes hat Blutverlust zur Folge. Für lange dauernde Operationen ist der Fingerdruck nicht zu empfehlen, da Fingerdruck sehr ermüdend ist. Die Abschneidung des Blutzuflusses durch Fingerdruck ist aber in zwei Fällen dringend zu empfehlen.

1. Wenn starke Arteriosklerose vorhanden ist, weil die Gefäßwand dann sehr brüchig ist und

2. wenn es sich um Thrombose der Gefäße handelt. Die Thromben können leicht losgedrückt und durch Blut fortgeschwemmt werden. Beim Fingerdruck ist die Gefahr geringer, weil der Druck nur auf die Arterie fällt.

Die Tourniquets sind durch die elastische Binde überflüssig geworden.

Für die Kompression der Aorta abdominalis sind eine Anzahl komplizierter Apparate erfunden worden.

Die Abschließung der Aorta ist bei hohen Amputationen des Oberschenkels und bei Operationen am Hüftgelenk und seiner Umgebung von großem Werte. Man kann sich auch hier mit der Gummibinde sehr bequem helfen: Man nimmt einen festen haltbaren Kompotteller von mäßiger Größe, füllt das Innere fest mit Watte aus, sodaß sie über die Ränder emporragt. Diesen Teller legt man verkehrt auf den Unterleib in der Gegend des Nabels und bindet ihn mit einer elastischen Binde fest. Dieser nach Art einer untergelegten Faust wirkende Tampon drückt die Aorta gegen die Wirbelsäule und verschließt sie.

An Stelle des beschriebenen Tampon kann man auch beliebige andere Vorrichtungen von entsprechender Festigkeit und in der Größe einer Faust unter die Gummibinde legen.

12. Die Naht.

In der überwiegenden Mehrzahl von frischen Verletzungen und Operationswunden gilt gegenwärtig die genaue Vereinigung der äußeren Wundränder als Regel, nur in Ausnahmefällen sieht man davon ab.

Die Vereinigung der Wundränder geschieht durch die Naht. Von alters her hat man unterschieden zwischen blutiger und unblutiger Naht. Die letztere wird nur noch in seltenen Ausnahmefällen angewandt und auch dann ist sie zweckmäßiger durch die blutige Naht zu ersetzen.

Die *unblutige* oder *trockene Naht* ist keine Naht im eigentlichen Sinne des Wortes: die Wundränder werden sorgfältig aneinander gelegt und in der richtigen Lage durch Klebemittel erhalten. Ursprünglich wurde zu beiden Seiten der Wunde in einiger Entfernung von den Wundrändern je ein Heftpflasterstreifen von der Länge der Wunde festgeklebt. Durch die der Wunde zugekehrten Ränder wurden Fadenschlingen gelegt, die über die Wunde zusammengezogen und geknüpft wurden. Der Zug muß so stark sein, daß die Wundränder aneinander gehalten werden. Diese Art der unblutigen Naht war schon zur Zeit DIEFFENBACH's veraltet. Die gebräuchlichere unblutige Vereinigung der Wundränder wird folgendermaßen ausgeführt: Man klebt Heftpflasterstreifen in genügender Entfernung vom Wundrande einerseits auf, so daß sie festhaften, läßt durch einen Assistenten die Wundränder in genaue Berührung bringen und befestigt die Heftpflasterstreifen, indem man sie über die Wunde hinwegzieht auf der anderen Seite, so daß die Wundränder in innige und feste Berührung kommen. Der Regel nach wird zuerst ein Streifen in der Mitte der Wunde angelegt und dann die Wunde nach beiden Enden hin genau vereinigt. Ist die Spannung beträchtlich, so ist es zuweilen von Vorteil, die Heftpflasterstreifen in schräger Richtung über die Wunde zu legen, so daß sie sich mit anderen in umgekehrter Richtung schräg über die Wunde gelegten über ihr kreuzen. Stillschweigende Voraussetzung ist bei Gebrauch des Heftpflasters sorgfältige Blutstillung und Abtrocknung der umgebenden Haut, sonst klebt das Heftpflaster nicht.

Die blutige Naht (sutura cruenta) bezeichnet die Vereinigung der Wundränder durch Nadel und Faden.

Zum Nähen brauchen wir je nach Umständen folgende Materialien:

1. *Nadeln.* Die Nadeln können gerade oder gekrümmt sein. Die Größe derselben richtet sich nach dem Körperteile, an dem genäht wird, und dem Zwecke, den die Naht verfolgt. Für dickere Nähte werden starke Nadeln, für feine Nähte kleine Nadeln verwandt. Die geraden Nadeln müssen, wenn sie allen Anforderungen entsprechen, folgende Eigenschaften haben:

Die Spitze muß scharf und lanzenförmig geschliffen sein. Die Lanze breiter als der Schaft und die Lanze muß ein Drittel bis ein Viertel der ganzen Länge der Nadel betragen. Der Schaft der Nadel ist glatt und der Teil, an dem sich das Öhr befindet, darf nicht breiter oder dicker, als der Schaft sein. Ist die Lanze nicht breiter als der Schaft, so ist die Öffnung, die die Lanze für den Schaft und den folgenden Faden sticht, zu klein, der Schaft muß durchgezwängt werden, während er bei der Nadel, deren Lanze breiter als der Schaft ist, bequem durch den Stichkanal gleitet.

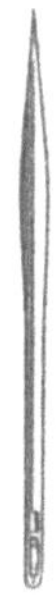

Fig. 227.
Gerade Nadel.

Die geraden Nadeln (Fig. 227) sind überall da zu verwerten, wo es sich um konvexe Oberflächen handelt, oder wo man bei ebener Fläche die Wundränder in einer Falte aufheben kann. Die krummen Nadeln (Fig. 228) lassen sich überall verwenden. Sie sind entweder halb gekrümmt oder ganz gekrümmt. Der Radius des Kreisteiles wechselt je nach der Bestimmung der Nadel, desgleichen die Größe. Die gewöhnlichen krummen Nadeln sind nach der Fläche gebogen und an der Spitze allseitig sanft zugeschliffen, so daß nur eine unmerkliche Lanzenform hervortritt. Eine besondere Art der gekrümmten Nadeln 'sind die HAGEDORN'schen (Fig. 229). Sie

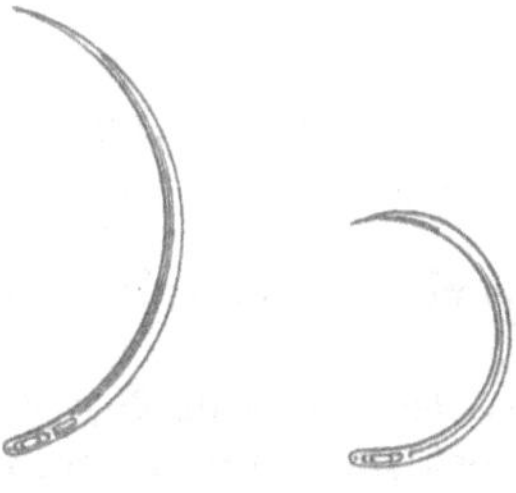

Fig. 228.
Verschiedene krumme Nadeln.

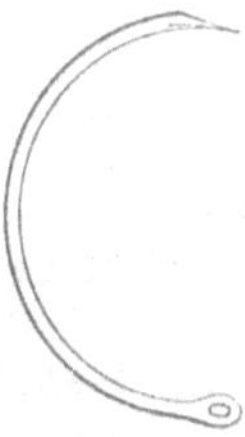

Fig. 229.
HAGEDORN's Nadel.

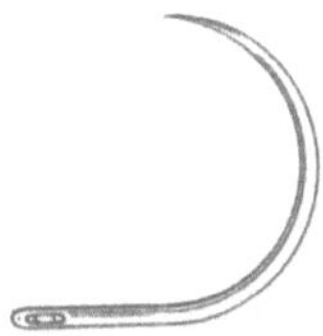

Fig. 230.
Krumme Nadel nach KÖNIG.

sind nach der Kante gebogen, die Spitze ist von der konvexen Fläche aus sanft zugeschliffen. Die Nadeln von KÖNIG (Fig. 230) sind hakenförmig gekrümmt mit langem, geradem Schaft und hakenförmig gekrümmter Spitze. Die von MADELUNG (Fig. 231) zur Darmnaht angegebenen sind halb gebogen und zwar im wesentlichen nur die Lanze nach der Fläche gegen den Schaft hin im sanften Bogen abgebogen. Die Karlsbader oder Insektennadeln (Fig. 232) sind eine Art langer Stecknadeln entweder mit runder oder mit lanzenförmiger Spitze.

2. *Nadelhalter.* Das Nähen geschieht mit oder ohne Nadelhalter, es kommt auf Übung und Gewohnheit an. Ich bediene mich des Nadelhalters nur in außerordentlich seltenen Ausnahmefällen. Es sind im Laufe der Zeit eine sehr große Anzahl der verschiedenartigst geformten Nadelhalter angegeben worden, sie alle oder auch nur eine große Anzahl davon zu kennen, ist vollständig überflüssig. Die beigegebenen Figuren zeigen einige Typen von Nadelhaltern. Der Nadelhalter von Wilms (Fig. 233) zeigt die annähernd einfachste Form ohne Schlußsicherung und ohne Feder, es ist ein zangenartiges Instrument.

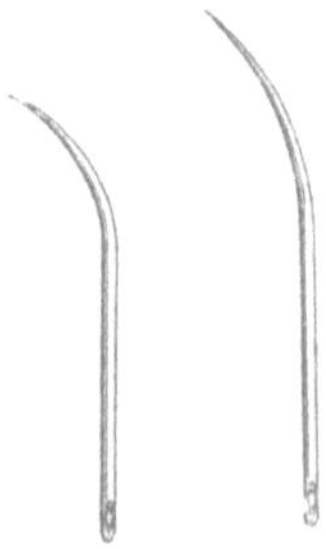

Fig. 231.
Madelung's Nadel.

Der Nadelhalter von Hegar (Fig. 234) ist ein scherenartiges Instrument mit langen Griffen und kurzen Faßstücken. In der Nähe der Ösen finden sich Widerhaken, die ineinander übergreifen und den Schluß des Instrumentes zu sichern bestimmt sind.

Der Nadelhalter von Hagedorn (Fig. 235) ist ganz eigenartig konstruiert mit Schlußsicherung und Sperrfeder, die Branchen zum Festklemmen der Nadel werden durch doppelte Hebelvorrichtung in der Längsrichtung und parallel zu einander verschoben.

3. *Nahtmaterial.* Von den vielen Stoffen, die zum Nähen der Wunden verwandt werden, nenne ich nur: Seide, Katgut und Silberdraht. Sämtliche Nähmaterialien müssen in verschiedener Stärke vorrätig gehalten werden, je nach dem Körperteile, an dem die Naht angelegt werden soll. Zu Situations- und entspannenden Nähten verwendet man stärkere, zu plastischen Nähten dünnere Sorten.

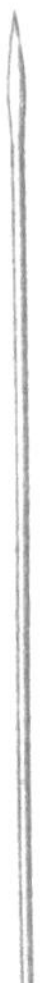

Fig. 232.
Insektennadel.

Die *Seide* ist das beliebteste und gebräuchlichste Nähmaterial, man kann sie überall verwenden, sowohl zu versenkten Nähten als oberflächlichen. In der Regel verwendet man jedoch zu versenkten Nähten Katgut. Die Herkunft der Seide ist bekannt. Die

Seide kann im Körper Wochen, Monate und jahrelang liegen, ohne resorbiert zu werden und ohne Reizerscheinungen zu veranlassen, sie wird von einem Bindegewebswall umgeben (abgekapselt). Zuweilen jedoch bildet sich noch wochenlang nach der Operation langsam und allmählich ein Infiltrationsherd,

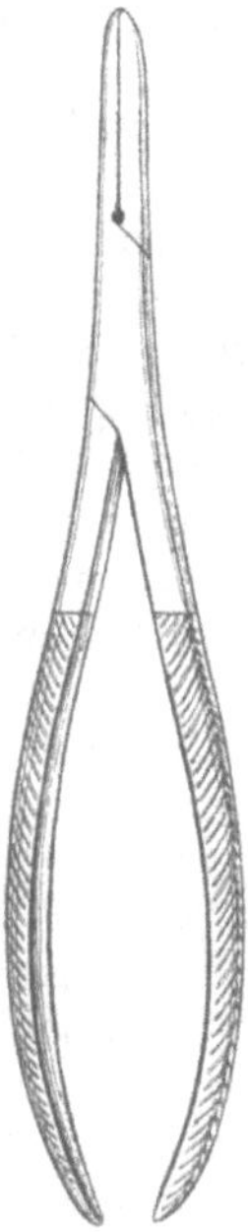

Fig. 233. Nadelhalter nach WILMS.

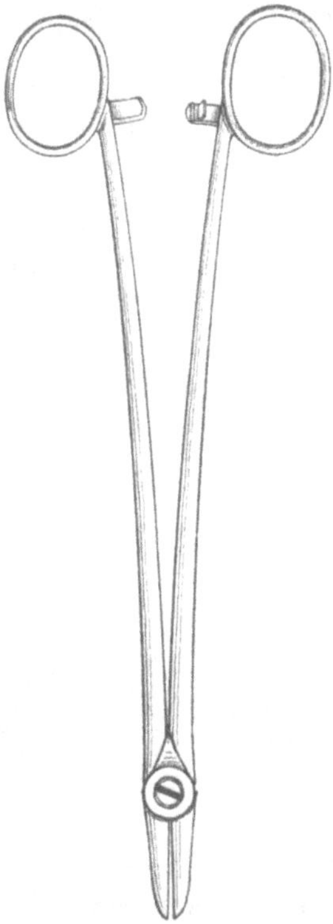

Fig. 234. Nadelhalter nach HEGAR.

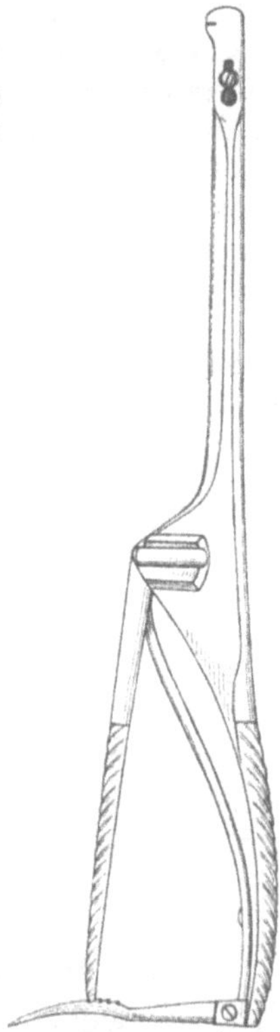

Fig. 235. Nadelhalter nach HAGEDORN.

namentlich wenn die Naht nahe der Oberfläche liegt, schließlich entsteht eine Fistel, die erst zur Heilung gelangt, nachdem man eine in der Tiefe der Fistel gelegene Seidennaht entfernt hat.

Das *Katgut* sollte, wie der Name sagt, aus Katzendarm hergestellt werden, wird jedoch gegenwärtig immer aus

Schafsdarm hergestellt. Sein größter Vorzug ist der, daß es nicht im Gewebe liegen bleibt (sich abkapselt), sondern nach kürzerer oder längerer Zeit vollständig aus dem Gewebe verschwindet (resorbiert wird). Die Resorption des Katguts geschieht je nach der Dicke und der vorhergehenden Zubereitung des Materiales in kürzerer oder längerer Zeit, durchschnittlich in 8 bis 10 Tagen. Auf der anderen Seite steht der Nachteil der schwierigen Desinfektion. In der Hauptsache wendet man das Katgut an bei allen Unterbindungen von Gefäßen, bei der großen Mehrzahl versenkter Nähte und nach Belieben bei der oberflächlichen Naht, nämlich in den Fällen, wo die Entfernung der Nähte mit besonderen Schwierigkeiten oder Schmerzen verbunden ist, z. B. am Praeputium oder an den Lippen. In den Fällen von oberflächlicher Naht wird nur der Teil des Katgut resorbiert, der im Gewebe verborgen liegt. Der außerhalb der Stichkanäle liegende Teil bleibt unverändert und läßt sich nach ungefähr einer Woche ohne jegliche Schwierigkeit abnehmen.

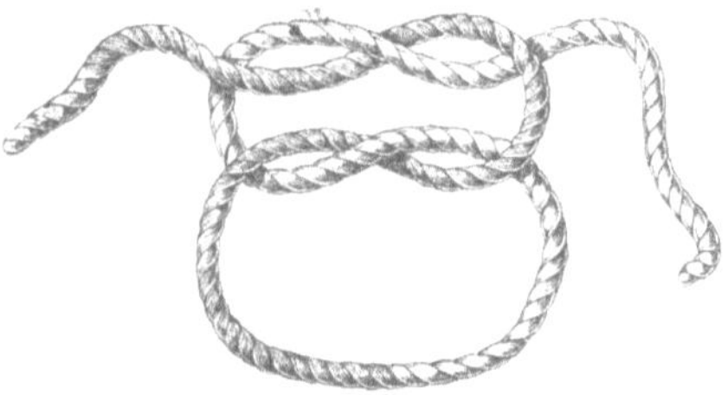

Fig. 236. Schifferknoten (Achter Knoten).

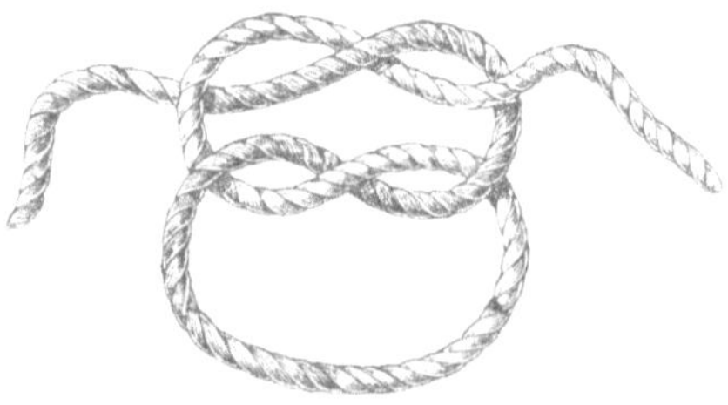

Fig. 237. Weiberknoten (Falscher Knoten).

Der *Silberdraht* wird teils zu entspannenden Nähten, teil zu exakten Nähten gebraucht. Die Wahl des Materiales hängt von dem Belieben des Operateurs ab. Man kann in der großen Mehrzahl der Fälle ebensogut Seide verwenden. Stets verwendet man Silberdraht zur Knochennaht. Der Draht muß geschmeidig und biegsam sein, er ist fester, als ein Seidenfaden von gleicher Stärke, schneidet bei starker Spannung weniger leicht durch und ist sehr einfach durch Glühhitze zu desinfizieren.

4. *Das Knüpfen.* Die Befestigung der Nähte geschieht in der Regel durch Knoten. Wir unterscheiden drei Arten von Knoten:

Der ächte oder Schifferknoten (Fig. 236). Man schlägt das erste Mal die beiden Enden des Fadens in der Weise übereinander, wie man es sonst im Leben thut. Beim Aufsetzen des zweiten Knotens schlägt man die Fadenenden in entgegengesetzter Richtung übereinander, so daß zwei Fadenschlingen entstehen, die einander parallel liegen und dem Knoten einen sicheren Halt gewähren. Der Knoten kann sich nicht um seine Achse drehen und kann sich nicht aufziehen.

Der falsche oder Weiberknoten (Fig. 237). Man schlägt die beiden Fadenenden bei beiden Knoten in derselben Richtung übereinander. Der Knoten kann sich um seine Achse drehen und zieht sich leicht auf.

Der chirurgische Knoten (Fig. 238). Es ist ein Doppelknoten. Man schlägt die Fadenenden sogleich zweimal umeinander, zieht diesen Knoten zu und setzt zur Sicherung noch einen einfachen Knoten darauf. Dieser Knoten hält sicher und fest, er ist nur massiger, als die beiden anderen.

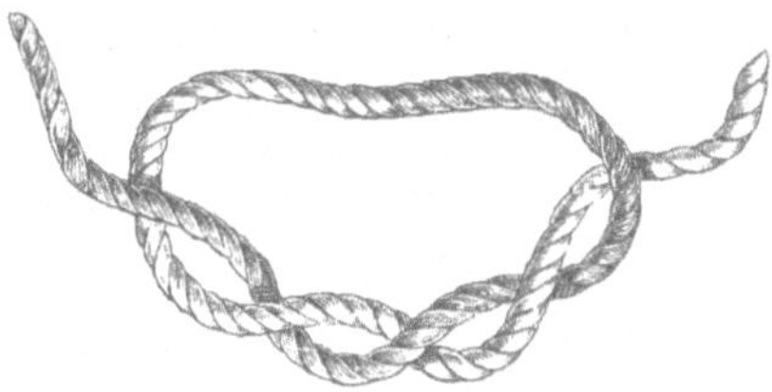

Fig. 238. Chirurgischer Knoten.

Den Silberdraht kann man mit einiger Geschicklichkeit ebenfalls knüpfen, es ist jedoch sicherer, die beiden Enden der Naht mittels eines Drahtschnürers umeinander zu winden. Er schließt dann fest und die Verknüpfung ist einfach und bequemer. Drahtschnürer sind in mehrfachen Modifikationen angegeben worden; ich gebe in Fig. 239 den von Thiersch. Durch jede der beiden Ösen am unteren Ende des Drahtschnürers wird je ein Ende des Silberdrahtes geführt, dann wird der Drahtschnürer so oft um seine Achse gedreht, bis die Schnürung fest genug ist.

5. *Technik der Naht.* Man unterscheidet Situations- oder Lagerungsnähte, Entspannungsnähte und exakte Nähte. Die Lagerungsnaht hat den Zweck, die Wundränder bei größeren Wunden an mehreren Stellen zunächst aneinander zu lagern, damit die Wundränder bei der exakten Naht genau auf einander passen und es nicht zu Winkeln oder Ungleichheiten kommt. Da sie in einer großen Anzahl von Fällen, zumal bei glatten Wunden, zugleich den Zweck der Entspannung haben, so werden sie in der Regel tiefer angelegt, als die gewöhnlichen Nähte.

Die Entspannungsnähte haben den Zweck, bei stärkerem Klaffen der Wunde die Wundränder einander zu nähern, damit die später anzulegende exakte Naht entlastet wird. In der großen Mehrzahl der Fälle genügen tiefgreifende Knopfnähte mit dicken Seidenfäden. In anderen Fällen, wo die Spannung eine sehr große ist, nach Laparotomien, bei Hasenschartenoperationen, großen Hautverlusten nach Entfernung von Neubildungen hat man es zweckmäßiger gefunden, Nähte anzuwenden, bei denen der Druck der Naht auf ein größeres Feld verteilt wird und nicht, wie es bei der Knopfnaht der Fall ist, einen kleinen umschriebenen Kreis zusammenschnürt. Die gebräuchlichste von diesen entspannenden Nähten ist gegenwärtig die Plattennaht. Sie hat den Vorteil, daß sie die Wundränder von beiden Seiten faßt und zusammenschiebt, ohne durch kreisförmige Umschnürung die Zirkulation an der Nahtstelle zu gefährden.

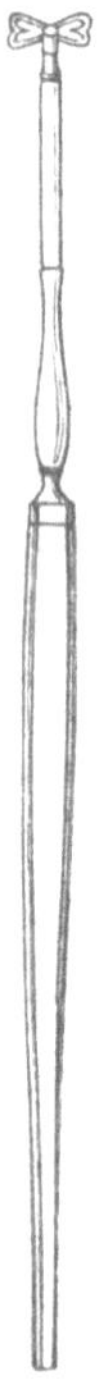

Fig. 239. Drahtschnürer nach THIERSCH.

Die exakte Naht dient zur genauen und sorgfältigen Vereinigung der Wundränder. Sie wird im Gegensatz zu den tief greifenden Situations- und Entspannungsnähten auch oberflächliche Naht genannt. Sie wird durch Knopfnaht oder fortlaufende Naht hergestellt. Von den vielen Modifikationen der Naht führe ich folgende vier Arten an, mit denen man für alle Fälle auskommt:

1. *Die Knopfnaht.*
2. *Fortlaufende Naht.*
3. *Die Matratzennaht.*
4. *Plattennaht.*

1. *Die Knopfnaht* (Fig. 240). Die Wundränder werden entweder mit zwei Hakenpinzetten oder an ihrer Statt mit Daumen- und Zeigefinger von dem Assistenten so aneinander gehalten, daß weder äußere Haut nach innen eingestülpt ist, noch Wundfläche frei zu Tage liegt. Der größere von beiden Fehlern ist das Einstülpen der Wundränder, weil es in diesem Falle zu keiner festen Verlöthung kommen kann und die Wundränder nach Entfernung der Nähte wieder auseinander weichen. Die einzelnen Knopfnähte liegen durchschnittlich 1 cm voneinander entfernt und die Stichkanäle werden im Mittel 0,5—1,0 cm vom

Wundrande entfernt gelegt. Die Fläche der Lanzennadel liegt parallel dem Wundrande und der Stich wird immer so geführt, daß die Nadel senkrecht zur äußeren Oberfläche der Haut steht und der Stichkanal nicht schräg unter der Haut hinläuft, sondern die ganze Wundlippe in senkrechter Richtung durchzieht, so daß derselbe parallel zum Wundrande liegt. Wenn sich die Wundränder gut aneinander legen lassen, so kann man beide Wundränder zugleich durchstechen. Ist eine Spannung vorhanden, so sticht man am bequemsten durch jede Wundlippe einzeln und zwar durch die eine von außen nach innen, d. h. von der äußeren Haut nach der Wundfläche hin, durch die andere von innen nach außen. Nach jedesmaligem Durchstechen der beiden Wundränder werden die beiden Fadenenden geknotet und beide Fadenenden ungefähr 0,5—1,0 cm vom Knoten entfernt mit der Schere abgeschnitten, so daß jede Durchstechung für sich ein abgeschlossenes Ganzes bildet. Die Fadenenden werden beim Knüpfen so fest angezogen, daß sich die Wundränder innig aneinander legen und etwas gegeneinander aufstülpen. Je inniger die Wundränder aneinander geschnürt werden, desto zarter und glatter wird die Narbe. Die dicken callösen Narben kommen in der Hauptsache da zustande, wo die Wundränder nur lose aneinander gelagert werden. Die Knoten werden bei der Knopfnaht sämmtlich auf dieselbe Seite der Wundlinie gelegt und zwar weder auf den Stichkanal, noch auf die Wundlinie, sondern mitten zwischen beide auf die unverletzte Haut. Man beginnt sowohl die Knopfnaht als die fortlaufende Naht, von dem Nähenden aus gerechnet, am linken Wundwinkel und schreitet nach rechts fort; desgleichen ist es geschickter, die Nadel von sich aus nach der entgegengesetzten Seite durch beide Wundlippen hindurch zu stoßen als umgekehrt.

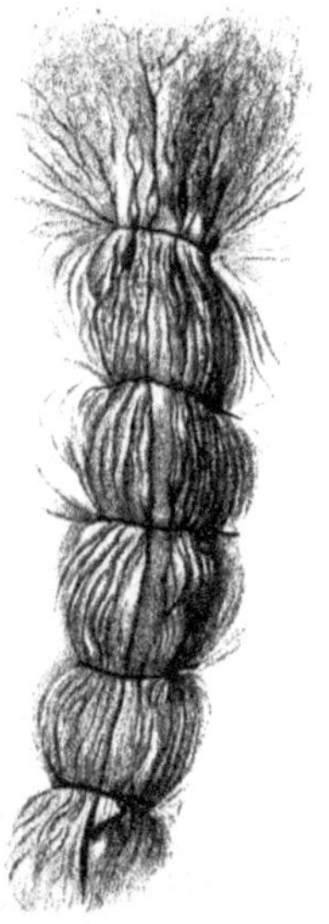

Fig. 240. Knopfnaht.

Die Knopfnähte werden je nach der größeren oder geringeren Spannung der Hautränder nach vier bis sieben Tagen entfernt. Läßt man sie sieben Tage liegen, so wird man niemals fehlgehen. Das Entfernen der Nähte muß sanft geschehen, ohne dem Kranken Schmerzen zu verursachen. Man faßt die freien Enden mit einer

Riffpinzette, schiebt die spitze Branche einer kleinen krummen Schere unter die Naht zwischen Knoten und nächstgelegenen Stichkanal und schneidet die Fadenschlinge unmittelbar am Eintritt in den Stichkanal durch. Beim Herausziehen zieht man den Faden über die Wundlinie hinweg, weil beim entgegengesetzten Zuge die Wundränder leicht auseinander gezogen werden können. Der Faden wird immer dicht am Eintritt in den Stichkanal abgeschnitten, damit man nicht unnötig zu viel Faden durch den Stichkanal hindurchzuziehen braucht. Ein ganz grober Fehler ist es, wenn man die Fadenschlinge so anfaßt und durchschneidet, daß man den Knoten mit durch den Stichkanal zieht.

2. Die *fortlaufende Naht* (Fig. 241). Sie soll nur da angewandt werden, wo keine Spannung der Wundränder besteht. Der Beginn der fortlaufenden Naht, die Entfernung der Stichkanäle voneinander und von der Wundlinie ist denselben Regeln unterworfen wie die Knopfnaht. Desgleichen näht man am bequemsten von links nach rechts, von dem Nähenden aus gerechnet.

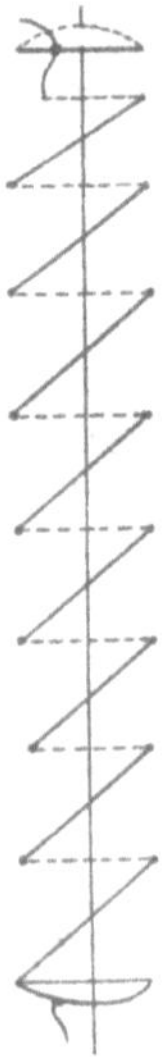

Fig. 241. Fortlaufende Naht.

Man beginnt mit einer gewöhnlichen Knopfnaht. Die Fadenenden werden aber nicht abgeschnitten, sondern man geht mit derselben Nadel und demselben Faden unmittelbar zum zweiten Stich über, von diesem zum dritten u. s. w., soweit der Faden reicht. Die Nadel wird in der Tiefe immer senkrecht zur Wundlinie hindurchgeführt, so daß der Faden unter der Haut direkt quer verläuft, während er von der Ausstichsöffnung bis zur nächsten Einstichsöffnung außen schräg über die Wundlinie verläuft. Ist der Faden zu Ende oder die Wunde vollständig geschlossen, so wird die fortlaufende Naht so beendet, daß man entweder das Ende des Fadens zweimal unter der letzten äußeren Nahtschlinge hindurchführt und fest anzieht, oder die letzte Nahtschlinge nicht zuzieht, sondern mit dem eigentlichen Ende des Fadens zur Knüpfung eines gewöhnlichen Knotens benutzt.

Die Entfernung der fortlaufenden Naht geschieht zur selben Zeit wie bei der Knopfnaht. Man beginnt an einem Ende, faßt den Knoten und durchschneidet die Schlinge wie bei der Knopfnaht, hebt dann die äußere Fadenschlinge bis zum Eintritt in den nächsten Stichkanal auf und schneidet sie hart am Eintritt in denselben ab. Hierauf faßt man die nächste freiliegende Fadenschlinge, zieht das freie Ende des Fadens aus dem Stichkanal heraus und schneidet den Faden ebenfalls wieder beim Eintritt in den nächsten Stichkanal ab u. s. w.

3. Die *Matratzennaht*. Sie hat den Zweck, Weichteile mit breiter Fläche in unmittelbare, dauernde, feste Berührung zu bringen. Sie wird folgendermaßen ausgeführt: Man sticht durch die eine Wundlippe hinein, durch die andere hinaus, dreht die Nadel um und sticht sie ungefähr 0,5—1,0 cm von der Ausstichsöffnung entfernt durch die zweite Wundlippe wieder ein, durch die erste Wundlippe heraus, so daß die erste Einstichsöffnung und die zweite Ausstichsöffnung ebenfalls 0,5—1,0 cm voneinander entfernt sind. Nun knüpft man die beiden Fadenenden fest zusammen, so daß die Wundflächen in der Tiefe vereinigt werden.

Das Entfernen der Matratzennaht: Man führt die spitze Branche einer kleinen krummen Schere unter die Fadenschlinge auf die entgegengesetzte Seite des Knotens, schneidet die Fadenschlinge durch und zieht den Faden am Knoten heraus.

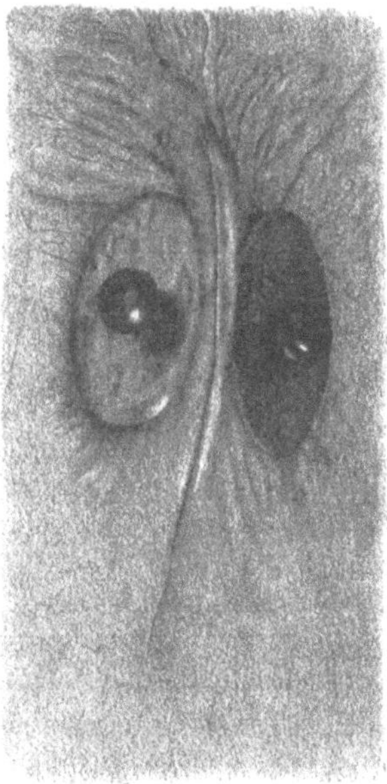

Fig. 242. Plattennaht.

4. Die *Plattennaht* (Fig. 242). Zu jeder Plattennaht braucht man eine große starke Nadel, einen dicken Faden von ungefähr 40—50 cm Länge, zwei Bleiplatten und zwei Perlen. Die Bleiplatten haben ovale Gestalt, und je nach dem Zwecke, den sie zu erfüllen haben, im längeren Durchmesser 1—3 cm. In der Mitte befindet sich eine Öffnung, die groß genug sein muß, um der breiten Lanze der Nadel bequem Durchgang zu gestatten. Die Perlen dürfen an ihren Öffnungen keine scharfen Kanten haben. Das Wesentliche an der Naht ist die Platte, sie verteilt den Druck

der Naht auf eine größere Fläche. Die Perle hat nur den Zweck, den Faden an der Platte zu befestigen. Würde man den Faden um die Platte herumschlingen, so ist die Gefahr vorhanden, daß er von den Rändern der Platte zerschnitten wird.

Die Plattennaht wird in folgender Weise vorbereitet: Man führt die Perle über ein Ende des Fadens bis in die Mitte desselben; damit sie sich nicht verschiebt, wird ein einfacher Knoten darüber geknüpft. Nun führt man beide Fadenenden durch die Öffnung der einen Platte. Die Platte sinkt bis auf die Perle herab und hat hier einen festen Halt. Hierauf führt man die beiden Fadenenden durch das Öhr der Nadel. Nun ist die Plattennaht zum Gebrauch fertig. Man sticht durch die eine Wundlippe von außen nach innen, durch die andere von innen nach außen. Einstichs- und Ausstichsöffnung müssen mindestens 2 cm vom Wundrande entfernt sein. Man läßt die beiden Wundränder fest aufeinander halten, schiebt die zweite Bleiplatte über die Nadel und beide Fadenenden, entfernt die Nadel und schiebt die zweite Perle über ein Fadenende. Nun werden beide Fadenenden über der Perle durch chirurgischen Knoten geschlossen. Ehe man den Knoten knüpft, zieht man beide Fadenenden nochmal kräftig an, versichert sich noch einmal, daß die Wundränder gut aneinander liegen und entspannt sind. Versucht man es, beim Knüpfen eine stärkere Anspannung zu erzielen, so wird der Faden leicht durchrissen. Die Plattennähte werden durchschnittlich nach 7 Tagen entfernt: Man schiebt die Branchen einer Schere geöffnet zwischen Platte und Perle und schneidet die Perle ab. Die Fäden sind dadurch am Eintritt in den Stichkanal durchschnitten, man zieht sie auf der andern Seite mit der Perle zugleich heraus und hebt die beiden Platten ab. Bei Laparotomiewunden genügen durchschnittlich drei solcher Plattennähte. Nur wenn eine sehr große Bauchwunde angelegt worden ist, bedarf es vier bis sechs. Die genaue oberflächliche Naht wird durch Knopfnaht oder fortlaufende Naht darüber gelegt. Bei Laparotomiewunden ersetzt man für die zweite Woche die Plattennähte durch die oben angeführten elastischen Heftpflasterstreifen.

13. Künstliche Glieder.

Verloren gegangene Gliedmaßen, Arme oder Beine, werden teils aus kosmetischen Gründen wieder ersetzt, teils zur Wiedererlangung oder Erhöhung der Geh- oder Arbeitsfähigkeit. Verlorene Teile von Gliedmaßen auf organischem Wege zu ersetzen, ist bisher noch nicht geglückt. Wir müssen uns immer mit dem Ersatz durch Maschinen begnügen.

Weitaus am wichtigsten sind die künstlichen Beine. Sie ermöglichen es dem Kranken, nach geringer Übung sich annähernd mit derselben Sicherheit wie Gesunde fortzubewegen, während sie vorher mühsam auf Krücken dahinwankten. Die Anfertigung künstlicher Beine erfordert seitens des Fabrikanten eine bedeutende Sachkenntnis und geschickte Hand.

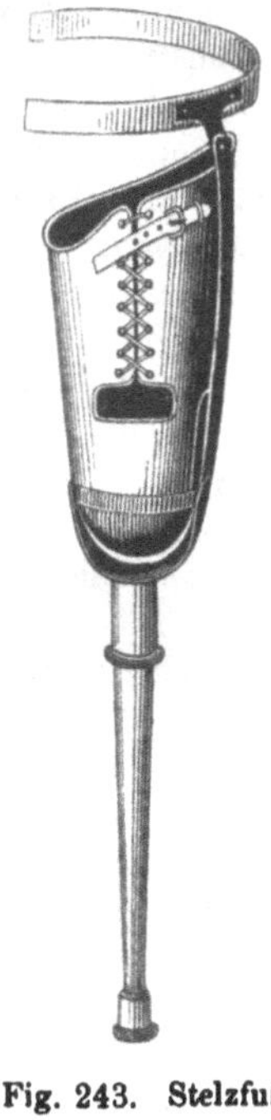

Fig. 243. Stelzfuß.

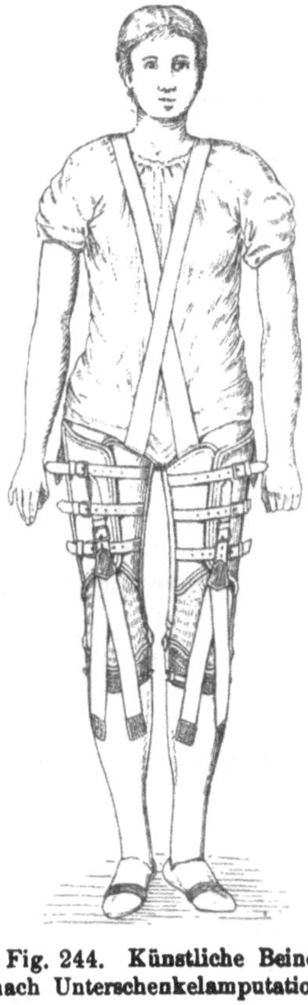

Fig. 244. Künstliche Beine nach Unterschenkelamputation.

Der Ersatz eines verloren gegangenen Beines geschieht entweder durch eine Beinstelze — Stelzfuß — (Fig. 243) oder durch ein künstliches Bein (Fig. 244) mit beweglichen Gelenken. Einer der Hauptfehler der Ersatzstücke für verloren gegangene Beine ist die unrichtige Anbringung des Stützpunktes. Mag es sich um eine Unterschenkel- oder Oberschenkelamputation handeln, ist das Ersatzstück ein künstliches Bein oder eine Beinstelze, in jedem Falle soll die Hauptstütze unter dem Sitzbeinhöcker liegen. Der Verstümmelte sitzt in seiner Prothese. Der Amputationsstumpf dient nur zum Vorwärtsbewegen der Prothese und ruht in einer Lederkapsel, die ringsum gut gepolstert sein muß. Ganz zu verwerfen sind die Beinstelzen, bei denen der Verstümmelte die Körperlast auf dem Amputationsstumpfe oder, wie es bei Unterschenkelamputation häufig der Fall ist, auf dem rechtwinklig gebeugten Knie ruhen läßt. Es ist ein Notbehelf, der sich aus Sparsamkeitsrücksichten rechtfertigen läßt. Man darf sie jedoch niemals empfehlen, wenn man einen guten Ersatz anraten soll und will. Ob man ein künstliches Bein oder eine Beinstelze für den einzelnen Fall wählt, ist in der Hauptsache von dem Kostenpunkte abhängig. Während sich eine Beinstelze für 30—60 ℳ herstellen läßt, beträgt der Preis eines künstlichen Beines 130—200 ℳ. Im allgemeinen wird man alten, schon etwas gebrechlichen Leuten eine Beinstelze lieber empfehlen, weil ihre Handhabung weniger Geschicklichkeit erfordert. Der Gang ist bei der Stelze steif. Jüngeren und kräftigeren Leuten rät man Beinstelzen nur an, wenn die Summe für ein künstliches Bein nicht zu erschwingen ist. In allen anderen Fällen ist immer das mit Gelenken versehene Bein vorzuziehen. Die Sicherheit der Bewegung wird sehr bald erworben und manche bringen es in der Geschicklichkeit bald so weit, daß man selbst bei Männern kaum merkt, daß sie ein künstliches Bein haben.

Der wesentliche Teil der Prothese ist dem Stelzfuße und dem künstlichen Beine gemeinsam:

1) Eine Lederkapsel, die den Stumpf bis zum oberen Ende des Oberschenkels gleichmäßig umgiebt und gut gepolstert ist, so daß das Bein allseitig anliegt, aber nirgends einem Drucke ausgesetzt wird.

2) Zwei Stahlschienen, eine auf der Innenseite, eine auf der Außenseite des Beines. Die innere reicht bis annähernd in die Höhe des Sitzbeinhöckers und endet hier in dem massiven, gut gepolsterten oberen Rande der dicken Lederkapsel. Dieser Stützpunkt am Sitzbeinhöcker ist der wesentlichste Teil der ganzen

Prothese. Ist der Rand scharf oder ungenügend gepolstert, so sitzt sich der Kranke auf und das Bein giebt zu fortwährenden Beschwerden Veranlassung. Als Ideal für diesen Stützpunkt denke man sich einen in der Mitte von vorn nach hinten gespaltenen Sattel eines Velocipedes. Sowie der Radfahrer mit seinen beiden Sitzbeinhöckern auf den beiden Seiten des Sattels sitzt, so soll auch der Verstümmelte auf dem ebenso gearbeiteten Stützpunkte sicher und gut sitzen.

Die äußere Seitenschiene reicht bis zur Höhe der Darmbeingräte und schließt sich hier an den dritten wesentlichen Teil, an den massiv gearbeiteten und gut gepolsterten Beckengürtel, der das Becken ringförmig umspannt.

Im übrigen ist der Bau der künstlichen Beine und Beinstelzen aus den beigegebenen Abbildungen ersichtlich. Die Bewegung in dem Fußgelenk bei Unterschenkelamputation und dem Fuß- und Kniegelenk bei Oberschenkelamputation geschieht durch zweckentsprechend angebrachte elastische Züge. Die künstlichen Beine und Beinstelzen sollen in der Regel erst acht bis zwölf Wochen nach der Amputation angefertigt werden, weil in den ersten Wochen nach der Operation der Stumpf und der ganze noch vorhandene Teil des Gliedes häufig seine Form noch etwas verändert und die Prothese nicht mehr vollständig paßt, so daß sie bald geändert oder durch eine neue ersetzt werden müßte.

Nach Amputation eines Beines können die Kranken in der Regel schon 10 bis 14 Tage später das Bett verlassen. Sie sind natürlich unfähig, ohne anderweite Hilfe sich auf einem Beine fortzubewegen. Die gesündeste und sicherste Hilfe ist ein Begleiter, auf dessen Schulter sich der Kranke mit dem Arme der kranken Seite stützt. Dies reicht für die ersten Tage aus, später, wenn der Kranke nach einigen Tagen einige Sicherheit im Gebrauch des gesunden Beines erlangt hat, ist es vorteilhafter, ihm Stützapparate an die Hand zu geben, vermittels deren er sich selbst fortbewegen kann, ohne immer auf die Hilfe anderer angewiesen zu sein.

Ich führe zwei der zweckmäßigsten an:

1. Die *Krücke* (Figg. 245 und 246). Sie ist allgemein bekannt und verbreitet. Sie muß der Größe des Kranken entsprechen und von der Achselhöhle bis zur Fußsohle reichen. In der einfachsten Form ist sie ein starrer Stab von der angegebenen Länge, an dessen oberem Ende eine leicht nach oben konkav gekrümmte und gut gepolsterte Stützfläche angebracht

ist. Empfehlenswerter sind die Krücken, die einen doppelten Stab besitzen, zwischen denen sich ein bequemer Griff zum Anfassen mit der Hand befindet. Sie sind elastischer und sanfter, zumal wenn am unteren Ende ein Gummipuffer angebracht ist. Je nachdem die Kranken rüstig oder gebrechlich sind, verwendet man eine oder zwei Krücken.

2. Das *Volkmann'sche Gehbänkchen* (Fig. 247). Es ist der Krücke wohl in allen Fällen vorzuziehen. Seine Form erhellt aus der beigegebenen Abbildung. Es ist leicht von jedem Tischler anzufertigen, wird quer vor den Kranken gestellt, dieser

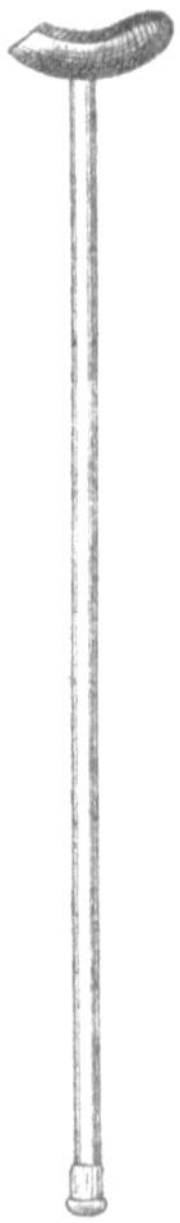

Fig. 245.

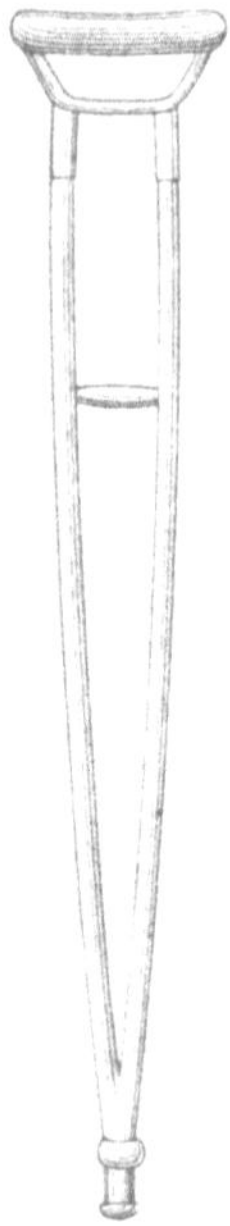

Fig. 246.

Krücken.

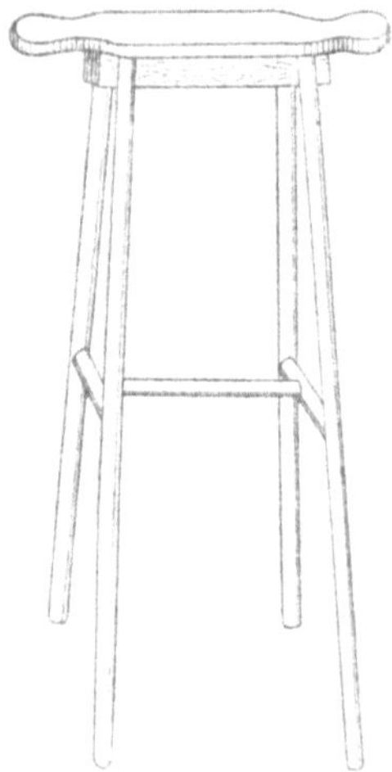

Fig. 247. Gehbänkchen.

faßt es an den beiden Seiten der schmalen Deckfläche an, schiebt es vor sich her und folgt ihm nach. Es muß so groß sein, daß es der Kranke bequem mit den Armen, die im Ellbogengelenk leicht gebeugt sind, faßt und festhält. Im allgemeinen wird es die richtige Größe haben, wenn es vom Fußboden bis in die

Höhe der Symphyse oder des großen Trochanter reicht. Die Breite des oberen Querbrettes beträgt 6—10 cm, die Länge desselben 40—50 cm.

Die angeführten Apparate lassen sich natürlich in derselben Weise für jeden anderen Kranken verwenden, der die ersten Gehversuche macht und einige Unterstützung bedarf. Also namentlich nach Verletzungen und Entzündungen der unteren Extremitäten.

Die *künstlichen Arme* (Fig. 248) haben weniger wirklichen Wert als die künstlichen Beine. Sie erfüllen in der Hauptsache nur kosmetische Zwecke. So können z. B. verlorene Finger durch hölzerne ersetzt werden, sie werden durch einen handschuhartigen Bandapparat an ihrer Stelle befestigt. Sind noch gesunde Finger vorhanden, so wird für diese in dem Handschuh der Raum frei gelassen. Bei der Arbeit ist diese Prothese nur störend und wird abgenommen. Sie hat in der Regel lediglich einen kosmetischen Wert. Fehlt die ganze Hand und wird sie durch eine künstliche ersetzt, so kann man dem Daumen durch eine Feder eine Stellung verleihen, die ihn befähigt, eine Zangenwirkung auszuüben, so daß man kleinere Gegenstände zwischen dem Daumen und Zeige- oder Mittelfinger vorübergehend festklemmen kann. Ist das Ellbogengelenk mit verloren gegangen, so wird der künstliche Arm im Ellbogengelenk in der Regel rechtwinklig gestellt, man kann ihm jedoch auch Scharnierbewegung verleihen, dann ist es aber angezeigt, mechanische Vorrichtungen anzubringen, die ihn in verschiedenen Stellungen sichern. Gut gearbeitete künstliche Arme, bei denen verschiedene Einzelbewegungen durch Federvorrichtungen ausführbar sind, stellen sich im Preise ganz unverhältnismäßig hoch und der Nutzen ist relativ gering, so daß man wohl in der Mehrzahl der Fälle auf die mechanischen Vorrichtungen an denselben in der Regel verzichten kann.

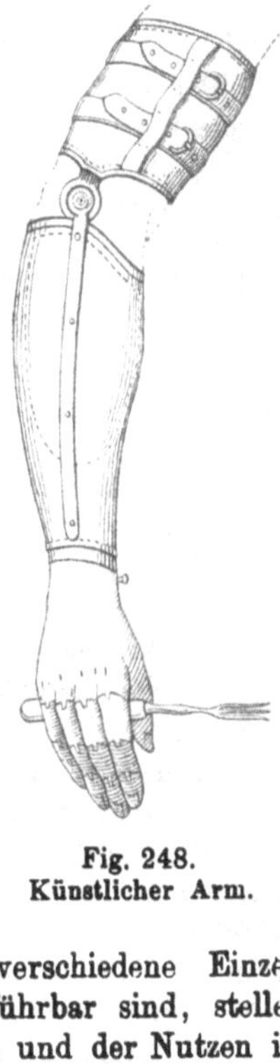

Fig. 248.
Künstlicher Arm.

Für Schlottergelenke sind von den Bandagisten und Chirurgen eine solche Menge von Schienenapparaten angegeben worden, daß es zu weit führen würde, sie hier auch nur kurz zu besprechen.

14. Hautverpflanzung.

Es giebt zwei Arten der Hautverflanzung: Die Verpflanzung gestielter und ungestielter Lappen. Die Verpflanzung gestielter Lappen gehört im Großen und Ganzen nicht in das Gebiet der kleinen Chirurgie. Wir beschreiben deshalb hier nur die Verpflanzung — Transplantation — ungestielter Lappen. Die Methode ist in ihrer gegenwärtigen Gestalt von Thiersch ausgebildet worden. Die frühere Methode war von Reverdin angegeben.

Reverdin verpflanzte kleine, dicke Hautstückchen, die gewöhnlich 0,5 cm Durchmesser hatten, auf granulierende Flächen. Die Stückchen wurden in der Art gewonnen, daß man mit einer Hakenpinzette die Haut in einer Falte emporhob und das gefaßte Stück unmittelbar unterhalb der Pinzette mit einer Schere abschnitt. So wurde Stück für Stück mit der Wundfläche auf die granulierende Fläche gesetzt, sodaß für ein Geschwür von der Größe eines Handtellers 30—50 und mehr Stücke nötig waren. Von diesen Stücken heilte nur immer eine geringe Anzahl an.

Die Methode von Thiersch unterscheidet sich von der von Reverdin durch folgende zwei Hauptpunkte:

1. Als Grundlage für die aufzusetzende Haut muß stets eine frische Wundfläche geschaffen werden. Sind Granulationen vorhanden, so werden sie abgetragen.

2. Die zu überpflanzenden Hautstücke werden so dünn als möglich genommen.

Bei der Ausführung der Operation werden alle Antiseptica vermieden, als Verbandwasser wird nur 0,6 $^0/_0$ sterilisierte Kochsalzlösung verwandt. Alle zur Verwendung kommenden Instrumente, Verbandstoffe u. s. w. sind durch Hitze sterilisiert.

Operationsverfahren. Das erste ist die Schaffung einer frischen Wundfläche. Hat man im Verlauf einer Operation z. B. bei Entfernung einer Neubildung eine frische Wundfläche mit größerem Hautverluste erhalten, so ist diese Wundfläche ohne weiteres füs das Aufsetzen von Haut geeignet. Besteht jedoch eine granulierende Fläche, so muß durch Abtragen der Granulationen eine frische Wundfläche hergestellt werden. Nicht jede granulierende Fläche ist für die Ausführung der Operation geeignet. Die erste Forderung ist die Ausscheidung aller septischen Komplikationen.

Auf einer septischen Wunde heilt die Haut nicht an, sondern sie wird durch Eiterung abgestoßen.

Eine granulierende Fläche, die sich zur Hautverpflanzung eignet, muß folgende Eigenschaften haben:

1. Es müssen alle entzündlichen Erscheinungen in der Umgebung der Granulationsfläche verschwunden sein.

2. Die Eiterabsonderung ist sehr gering und alle etwaigen toten Gewebsfetzen sind vollständig abgestoßen.

3. Die Granulationen sind fest und grobkörnig, nicht schwammig.

4. Vom Rande her ist überall Epithelneubildung im Gange. Ein Weiterschreiten des Geschwüres darf an keiner Stelle mehr zu bemerken sein.

Das Entfernen der Granulationen geschieht mit dem scharfen Löffel oder mit dem Messer. Mit dem scharfen Löffel werden die Granulationen bis auf festen Untergrund abgekrazt. Der Rand wird, soweit das neugebildete hinfällige Epithel reicht, ebenfalls entfernt. Sauberer ist es die Granulationen mit dem Messer abzutragen. Es geschieht mit flach geführter Klinge, so daß eine 2—4 mm dicke Schicht von Weichteilen weggenommen wird. Die Führung des Messers ist der für die Gewinnung der Hautstreifen ähnlich.

Ist die frische Wundfläche hergestellt, so muß die Blutung sorgfältig gestillt werden. Unterbindung von Gefäßen ist nicht nötig. Nur spritzende Arterien und klaffende Venenlumina werden durch Ligatur geschlossen. Im übrigen wird die Blutung durch Kompression gestillt: Man bedeckt die Wundfläche mit Protektiv, legt eine Schicht Verbandwatte darauf, die am zweckmäßigsten in Mull oder Gaze eingehüllt ist, und befestigt diese Verbandstücke durch eine komprimierende Binde. In zehn Minuten ist die vollständige Blutstillung in der Regel erreicht. Legt man keinen glatten Stoff unter, sondern einen porösen als unterste Lage, so werden beim Abnehmen desselben die Gefäßlumina, die durch die Kompression verschlossen worden sind, wieder geöffnet, und die Blutung beginnt von neuem. Hat sich unter dem Protektiv, wie es gewöhnlich der Fall ist, etwas geronnenes Blut angesammlt, so wird es mit einem weichen

Pinsel entfernt oder mit einem angefeuchteten Tupfer abgetupft. Jedenfalls muß man jedes stärkere Wischen vermeiden, um die Blutung nicht von neuem hervorzurufen.

Während die Blutung gestillt wird, reinigt man, um keine Zeit zu verlieren, den Körperteil, von dem man die Haut nehmen will. Man kann die aufzusetzende Haut von allen Körperstellen nehmen. Der Bequemlichkeit halber nimmt man sie in der Begel vom Oberarm oder vom Oberschenkel. Wenn man eine größere Hautfläche zu besetzen hat, zieht man den Oberschenkel vor, weil man hier auch für größere Hautverluste an einem Körperteile genügenden Ersatz findet. Die Haut wird nach den Regeln der Antiseptik gereinigt. Die Entnahme derselben geschieht mit einem gewöhnlichen, doppelt hohlgeschliffenen Rasiermesser. Die einzige Bedingung ist, daß es haarscharf ist. Die Haut wird straff gespannt und das Rasiermesser möglichst flach aufgesetzt, damit der Schnitt gleichmäßig dünn wird. Das Spannen geschieht an wenig umfangreichen Körperteilen mit einer Hand. An voluminöseren Teilen mit zwei Händen von beiden Seiten her. Auf die Breite und Länge der Hautstücke kommt es nicht an, in der Regel nimmt man 1—2 cm breite und 5—10—20 cm lange Hautstücke, je nach der Länge der zu besetzenden Fläche. Legt man Gewicht darauf, breite zusammenhängende Hautstreifen zu erhalten, so spannt man am Oberschenkel die Haut der Länge nach, indem man eine Hand central, die andere peripher auflegt. Auf die Weise erhält man Hautstücke von 5—6 cm und größerer Breite. Die Hautstreifen werden auf die frischen Wundflächen aufgelegt, so daß sie die Ränder der Wundflächen allseitig um mindestens 1—2 mm überragen und die Ränder der Hautstreifen einander dachziegelförmig um etwa 1 mm decken. Jedenfalls muß am Schluß der Operation die Wundfläche vollständig mit Haut bedeckt sein. Stillschweigende Voraussetzung ist, daß die Hautstreifen mit der wunden Fläche auf der Wundfläche aufsitzen. Sind irgendwo Lücken übrig geblieben, so werden sie nachträglich durch kleinere Hautstücke ausgefüllt. Bei ebenen Wundflächen bringt man die Hautstücke direkt von dem Rasiermesser auf die Wundfläche. Ist sie jedoch uneben, so empfiehlt es sich häufig, die Hautstreifen zunächst auf einen gewöhnlichen Mikroskopierspatel von entsprechender Breite zu entfalten und von diesem auf die Wundfläche zu bringen. Man hat vor allem darauf zu achten, daß die Hautstreifen gut ausgebreitet sind. Überall da wo die Hautränder eingerollt sind, mißlingt die Anheilung.

Ich halte es für wichtig, die Hautstücke mit einem angefeuchteten aber gut ausgedrücktem Tupfer in der ganzen Ausdehnung fest anzudrücken, so daß sie mit der Wundfläche überall in innige Berührung kommen.

Der Verband ist ein feuchter Kompressenverband mit psysiologischer — 0,6 $^0/_0$ — Kochsalzlösung. Er wird in folgender Weise hergestellt:

1. Eine Lage von Protektivstreifen, deren Ränder unmittelbar an einander grenzen. Sie werden in der Regel mit ihrem Längsdurchmesser senkrecht zum Längsdurchmesser der Hautstreifen gelegt. Ihre Breite beträgt gewöhnlich 1 cm.
2. Eine Lage gut angefeuchteter Kompresse.
3. Eine Lage wasserdichten Stoffes — Protektiv — der den Rand der Kompresse allseitig um mindestens 1 cm überragt.
4. Eine Schicht trockener Watte.
5. Die befestigende Binde.

Will man ganz sicher gehen, so erneuert man diesen Verband die ersten sieben Tage in ganz derselben Weise täglich oder wenigstens aller zwei Tage. Beim Abnehmen des Verbandes soll man wenigstens die unteren beiden Schichten unter fortwährendem Anfeuchten einzeln entfernen und zwar so, daß man sie abrollt und nicht abhebt. Man verhütet so sicher jedes Unglück. Nach Ablauf von sieben Tagen macht man einen einfachen Öl- oder Heftpflasterverband, und nach zehn Tagen läßt man jeden Verband fort und ölt die frische Haut täglich ein bis zwei mal vorsichtig ein. Dies gilt für die Fälle, in denen die Haut ausnahmslos regelrecht angeheilt ist. Sind einzelne Hautteilchen nicht angeheilt, so sind die zurückgebliebenen Wundflächen nach Ablauf von zehn Tagen im Zustande der Granulation und werden nach den für granulierende Flächen geltenden Regeln behandelt. Befinden sich die Wundflächen an der unteren Extremität, so müssen die Kranken selbstverständlich mehrere Wochen Bettruhe in horizontaler Lage einnehmen. Befindet sie sich an Rumpf, Kopf oder Oberextremität, so kann von vornherein eine ambulante Behandlung stattfinden.

Die Hautverpflanzung nach der Methode von Thiersch ist eine einfache, kleine und bequeme Operation, die jeder Arzt, der sich überhaupt mit Chirurgie beschäftigt, im gegebenen Falle an jedem Orte und ohne alle Assistenz ausführen kann. Wird sie regelrecht vorgenommen, ist der Fall geeignet und genügend zur Hautverpflanzung vorbereitet, so gelingt sie fast ausnahmslos.

Heilt die Haut nicht an, so liegt fast stets ein Versehen vor. Das Versehen kann liegen in der Auswahl des Falles, in der Ausführung der Operation oder in der Nachbehandlung.

Was die Auswahl des Falles betrifft, so ist die Grundbedingung, daß wir es mit einer reinen, frischen aseptischen Wundfläche zu thun haben. Septische Wunden, bei denen noch nicht jede Spur von Entzündung geschwunden ist, bedingen immer die Gefahr des Mißlingens. Ist der Defekt durch Lues bedingt, so gelingt die Anheilung der Haut erst, wenn das luetische Geschwür vollständig in Heilung begriffen ist. Bekommt man einen sehr großen syphilitischen Hautverlust zur Behandlung, so soll man immer der Hautverpflanzung eine allgemeine Behandlung von mindestens vier- bis sechswöchentlicher Dauer vorausschicken. Da die hier in Betracht kommenden Geschwüre immer Erkrankungen der tertiären Periode der Syphilis sind, so genügt in der Regel eine einfache Jodkalikur. (Täglich 1,0 bis 1,5 Jodkalium innnerlich.)

Tuberkulöse Geschwüre geben ebenfalls eine schlechte Prognose, da sich bei ihnen fast immer sekundäre Entzündungsprozesse etabliert haben, die die weitere Umgebung des Geschwüres in Mitleidenschaft ziehen.

Ist ein Hautverlust durch brandiges Erysipel erzeugt oder hat ein Erysipel die Wundfläche überzogen, so ist die Gefahr eines Mißlingens einer Hautverpflanzung auf Monate lang nach Ablauf des Erysipels noch vorhanden. In ähnlicher Weise gestaltet es sich bei den übrigen entzündlichen Prozessen.

Als Grundlage für die aufzusetzende Haut eignet sich jedes lebensfähige Gewebe unter der Voraussetzung, daß eine frische Wundfläche hergestellt worden ist. Gewebe, die von lebensfähigen Weichteilen entblößt, der Nekrose verfallen, eignen sich zur Hautverpflanzung nicht. Man kann die Haut aufsetzen: Auf Bindegewebe, auf Fettgewebe, auf Fascien, auf Muskeln, auf Gefäßscheiden, auf alle drüsigen Gewebe und ihre Kapseln, auf frische blutende Knochenflächen der Spongiosa. Dagegen gelingt die Anheilung nicht auf bloßliegenden Knorpel und bloßliegende Knochenrinde. Ist ein in einer Wundfläche freiliegender Knochen von Periost entblößt, so muß man entweder die Abstoßung der nekrosierenden Knochenrinde abwarten oder die Knochenrinde bis in die Spongiosa abmeißeln.

Unter den Fehlern, die während der Operation begangen werden, erwähne ich folgende:

1. Ungenügende Blutstillung. Jedes Blutgerinnsel auf der Wundfläche ist als Fremdkörper zu betrachten. Ist es nur eine ganz dünne Schicht, etwa 0,5 mm oder geringer, und nicht zu umfangreich, so braucht es die Anheilung nicht zu stören. Ist die Blutung nicht genügend gestillt und sickert nach Aufsetzen der Haut Blut weiter heraus, so schiebt es sich zwischen die Wundfläche und die aufgesetzte Haut ein und gefährdet die Ernährung der Hautstreifen.

2. Schon die Behandlung der Wunde oder der Hautstreifen mit stärker wirkenden chemischen Mitteln — Karbolsäure, Sublimat — ist als eine Schädlichkeit zu betrachten. Sie sind ganz und gar unnötig. Mit sterilisiertem Verbandwasser — frisch gekochter 0,6 $^0/_0$iger Kochsalzlösung — erreicht man alles, was sich erreichen läßt. Die chemisch wirkenden Desinfizientien sind überflüssig.

3. Die Hautstreifen müssen so dünn als möglich genommen werden; es ist nicht die Absicht, die Haut als ganzes Organ zu übertragen, sondern nur für die wunde Fläche einen widerstandsfähigen Epithelüberzug herzustellen. Freilich wäre es besser und erwünschter in manchen Fällen die Haut als ganzes Organ, d. h. mit sämtlichen drüsigen Gebilden zu übertragen. Es ist auch Thatsache, daß unter besonders günstigen Verhältnissen Hautstücke, die in ihrer ganzen Dicke übertragen werden, anheilen können. Aber die Erfahrung hat gelehrt, daß bei sonst gleichen Verhältnissen die Haut um so sicherer anheilt, je dünner die Streifen sind, und daß mit der zunehmenden Dicke der Streifen die Heilung in gleichem Grade gefährdet wird.

4. Daß die Haut sorgfältig und ebenmäßig ausgebreitet werden muß und mit der wunden Fläche auf die frisch geschaffene Wundfläche zu liegen kommt, ist ohne weiteres verständlich. Es sichert die Heilung beträchtlich, wenn man jeden Hautstreifen, wenn er sorgfältig ausgebreitet ist, mit einem angefeuchteten, aber wieder gut ausgedrückten Tupfer fest andrückt, ohne ihn im geringsten zu verschieben.

5. Beim Anlegen des Verbandes muß man ebenfalls jede Verschiebung der Verbandstücke mit peinlichster Sorgfalt vermeiden.

Bei der Nachbehandlung ist die größte Sorgfalt auf die behutsame Entfernung der Verbandstücke zu legen. Die tiefsten Verbandstücke müssen gut aufgeweicht und abgerollt, nicht abgehoben werden, sonst bleiben weniger fest angelötete Stücke am

Verbande hängen. Ist beim ersten Verbandwechsel nach 24 Stunden die Haut rosarot und überall fest verlötet, so ist die Heilung als gesichert zu betrachten, trotzdem kann aber bis nach Ablauf der ersten sieben Tage eine ungeschickte oder unsanfte Behandlung der Wunde noch Schaden anrichten. Es kommt gelegentlich am zweiten oder dritten Tage zu vereinzelten kleinen Pustelbildungen unter der Haut. Es ist am besten, die Haut über der Eiteransammlung mit einer kleinen Schere zu zerschneiden, und wenn eine größere Anzahl Pusteln vorhanden sind, kann man schon am dritten oder vierten Tage zur einfachen Kompressenbehandlung übergehen.

Wenn ich im Eingange die kleine Operation einfach leicht und bequem genannt habe, so darf es nicht dem Mißverständnis Raum geben, als ob sie ohne alle Sorgfalt ausgeführt werden dürfte. Im Gegenteil! Will man gute Erfolge erzielen, so muß man die ganze Behandlung mit der größten Sorgfalt und Genauigkeit führen.

Von besonderer Wichtigkeit für den praktischen Arzt sind die Granulationsflächen, wie sie bei größeren Substanzverlusten nach Verletzung und Verbrennung vorkommen und insbesondere die chronischen Unterschenkelgeschwüre. Die Nachbehandlung der Unterschenkelgeschwüre erfordert eine besondere Geduld. Um gute Dauererfolge zu erzielen, müssen die Kranken nach der Operation mindestens noch vier bis sechs Wochen im Bett zubringen. Auch bei kleineren Unterschenkelgeschwüren darf man unter vier Wochen die horizontale Bettlage nicht verlassen. Die Kranken dürfen sich im Bett aufsetzen, aber weder die Beine zum Bett heraushängen noch für kurze Zeit das Bett verlassen, um Harn oder Stuhl zu entleeren.

Anhang.

In dem Anhange eines Buches bringt man dasjenige unter, welches mit dem übrigen Inhalte nicht für gleichwertig erachtet wird, aber doch aus Zweckmäßigkeitsgründen einen Platz finden soll. Damit ist meine Anschauung über die Bedeutung der folgenden Mittel von vornherein gekennzeichnet.

Ich teile sie in drei Gruppen:

1. *Eiterbildende Eingriffe* (Fontanelle, Moxa, Haarseil).
2. *Blutentziehende Mittel* (Aderlaß, Schröpfen, Blutegel).
3. *Hautreizende Mittel* (spanische Fliege, Senf, Jodtinktur).

Ehe ich die Bedeutung der Mittel bespreche, beschreibe ich ihre Anwendungsweise.

1. Eiterbildende Eingriffe.

Das Wesen dieser Gruppe ist die Erzeugung einer eiternden Fläche, Höhle oder Fistel zum Zwecke der Ableitung kranker Säfte aus dem Körper. Man glaubte damit die Natur nachzuahmen, weil man beobachtete, daß sich häufig Geschwüre und Fisteln spontan bildeten, um krankhaften Produkten des Körpers den Austritt zu gestatten. Die drei genannten Eingriffe sind im großen und ganzen gleichwertig; ihre Anwendung geschah nach bestimmten Regeln, die herkömmlich waren.

I. Fontanelle.

Unter Fontanelle versteht man ein künstliches Geschwür, das in der Haut gemacht wurde, um den schädlichen Säften des Körpers den Austritt zu gestatten. Der Ausdruck kommt von *fons,* die Quelle. Man betrachtet diese Öffnung als eine Quelle, aus der die Krankheit erregenden Produkte aus dem Körper heraus traten. Eine Fontanelle kann in ganz verschiedener Weise angelegt werden.

Ich führe folgende Arten an.

1. *Der Schnitt.* Man machte in die Haut einen Einschnitt von 1—2 cm Länge, entweder indem man in eine aufgehobene Hautfalte einschnitt oder durch Schnitt aus freier Hand. Die Wunde wurde 1—2 cm lang gemacht, in dieselbe eine Erbse oder Bohne eingelegt und diese durch Pflaster oder Binden befestigt. Der eingelegte Fremdkörper hatte den Zweck, ein Verkleben der Wundränder zu verhüten, die Eiterung zu erregen und im Gange zu halten. Die Erbse quoll auf und erweiterte die Öffnung. Hatte man ein Interesse daran, die Fontanelle zu erweitern, so wurden am nächsten Tage zwei Erbsen und am folgenden Tage noch mehr, je nach Bedarf, eingelegt. Der Verband wurde täglich gewechselt, die Wunde ausgewaschen und eine neue Erbse eingelegt. Wurde die Entzündung zu stark, so wandte man eine Zeit lang Verbandwässer oder reizlose Salben an.

2. *Das Glüheisen.* Die Methode fand da Anwendung, wo man zugleich durch die Operation einen starken Reiz setzen und eine größere Entzündung hervorrufen wollte. Sie fand besonders Anwendung bei chronischen Entzündungen der Wirbel bei Gehirn- und Rückenmarksleiden. Das Glüheisen hatte kegelförmige Gestalt und wurde tief eingedrückt.

Weitere Methoden waren die mit einem Vesicator. Die Fontanellen konnten oberflächlich und tief sein. Man legt sie an alle Körperstellen, die einzige Bedingung war, daß unter der Haut reichlich Zellgewebe vorhanden war. Es durften unmittelbar unter der Haut kein Knochen und keine Sehnen liegen. Für die allgemeine Praxis waren bestimmte Stellen an den einzelnen Körperteilen ausgewählt, an denen die Fontanelle mit Vorliebe angelegt wurde. Für die Brustorgane wurde sie in der Regel an den linken Oberarm, zwischen den M. deltoideus und biceps angelegt. Der linke Arm wurde bevorzugt, weil der rechte mehr gebraucht wird. Am Brustkorbe wurde sie zwischen zwei Rippen, auf dem Rücken zu beiden Seiten der Dornfortsätze angelegt, am Unterschenkel zwischen den beiden Köpfen des Gastrocnemius. Die Nachbehandlung war bei allen Arten der Fontanellenbildung die gleiche.

Diese eiternden Geschwüre blieben oft Jahre lang bestehen, und man glaubte, daß sie in gewissen Fällen überhaupt nicht zur Heilung gelangen dürfen. Eine Annahme, die sich bis zum heutigen Tage im Volke noch für gewisse Geschwüre erhalten hat. Noch vor 50 Jahren waren die Ärzte von der großen Bedeutung der Fontanelle vollständig überzeugt. DIEFFENBACH (die operative Chirurgie) sagt: „die Operation ist klein. Der Bedeutung nach ist eine Fontanelle etwas Großes und Leben und Tod hängen oft von ihr ab, ob sie gemacht wird oder nicht, ob man sie heilt oder offen erhält." Die Anzeigen für die Anlage einer Fontanelle sind nach DIEFFENBACH: chronische Exantheme, chronische Augenentzündung, Lungen- und Herzfehler, organische Gehirnleiden, Gelenkkrankheiten und allgemeine Skropheln. Beim Krebs wurden ebenfalls sehr häufig Fontanellen angelegt, doch verwirft sie DIEFFENBACH hier.

II. Moxa.

Unter Moxa versteht man ein Stück Lunte, oder Feuerschwamm, oder Zunder, oder Flachs oder einen ähnlichen brennbaren Stoff, der in Form eines Kegels verarbeitet wird. Dieser Kegel wird mit seiner Basis auf die ausgewählte Hautstelle gesetzt, an der Spitze angezündet und brennt allmählich bis zur Basis nieder. Beim Verbrennen der Basis des Kegels wird eine oberflächlichere oder tiefere Brandwunde hervorgerufen, die in derselben Weise weiter behandelt wird wie oben bei der Fontanelle beschrieben.

III. Haarseil.

Das Haarseil (*Setaceum*, Eiterband) (Fig. 4) besteht in seiner ursprünglichen Form aus einem Bündel Haare, in der Regel Pferdehaare. In der späteren Zeit wurde es ersetzt durch einen Docht oder durch einen zarten, schmalen (1—2 cm breiten) Leinwandstreifen, dessen Ränder ausgefasert waren und der eine beliebige Länge haben konnte, in der Regel bis zu einem Meter. Während bei der Fontanelle der Eiter durch ein Geschwür abgesondert wurde, ist die Absonderungsfläche bei dem Haarseil eine Fistel.

Haarseil und Fontanelle sind keine grundsätzlich verschiedenen Mittel, sondern sie sind gleichbedeutend und unter Umstände kann man eine Haarseilfistel, wenn der abgehobene Lappen abstirbt, in eine Fontanelle verwandeln. Das Haarseil kann man an ganz verschiedenen Körperstellen anlegen, am häufigsten wurde es in der Nackengegend angewandt.

Die Anzeige für seine Anwendung war dieselbe, wie bei der Fontanelle. Außerdem wurde es noch angewandt bei nicht geheilten Knochenbrüchen, um durch den Reiz der Entzündung Knochenneubildung anzuregen, bei serösen Geschwülsten, z. B. große Hygromen, Wasserkropf und dergleichen Erkrankungen, bei denen eine Operation aus anderen Gründen unthunlich erschien.

Außer dem Haarseile selbst braucht man zu der Operation eine Haarseilnadel.

Die kleine Operation wird in folgender Weise ausgeführt: Man hebt eine Hautfalte mit Daumen und Zeigefinger der linken Hand in die Höhe, gegenüber faßt ein Gehülfe in derselben Weise, so daß die Hautfalte zwischen den Fingern des Operateurs und des Assistenten gespannt ist. Nun sticht man die Haarseilnadel quer durch die Falte durch und zwar so, daß Einstich- und Ausstichöffnung, wenn man die Falte losläßt, ungefähr 2 bis 3 cm von einander entfernt sind. Der Anfang des Eiterbandes bleibt in dem neugebildeten Kanal liegen und ragt an einer Seite des Kanales um 1—2 cm hervor. Auf der anderen Seite bleibt der Rest des Eiterbandes aufgerollt liegen, wird bedeckt und befestigt. Nach ein bis zwei Tagen beginnt die Eiterung, und man zieht am zweiten oder dritten Tage den Teil des Eiterbandes, der in der Wunde gelegen hat, nach der Ausstichöffnung heraus, so daß ein frischer Theil des Bandes in die Wunde zu liegen kommt. Von nun an wird täglich der mit Eiter verunreinigte Teil herausgezogen, so daß frisches Eiterband in die Wunde zu liegen kommt. Der hervorgezogene Theil wird täglich abgeschnitten und entfernt. Treten stärkere Entzündungen ein, so werden Umschläge von Bleiwasser gemacht. Ist die Eiterabsonderung zu gering, so bestreicht man das Eiterband mit einer reizenden Salbe, am häufigsten mit Kanthariden.

Wie lange die Eiterabsonderung unterhalten wird, hängt von dem einzelnen Falle ab. In manchen Fällen galt es überhaupt für unstatthaft und lebensgefährlich, die Eiterabsonderung aufhören zu lassen.

2. Blutentziehende Mittel.

Hierher gehören die Blutegel, das Schröpfen und der Aderlaß. Die ersten beiden sind mehr in Gebrauch, wenn wir eine örtliche Blutentziehung und zugleich einen örtlichen Reiz haben wollen. Der Aderlaß mehr dann, wenn es sich um eine rasche

Verminderung der allgemeinen Blutmenge handelt. Diese althergebrachten Anschauungen sind bei dem gegenwärtigen Stande der Wissenschaft nicht mehr genügend zu begründen. Die blutentziehenden Mittel haben fast zu allen Zeiten die eifrigste Verteidigung und zugleich die schärfste Anfeindung erfahren. Auf beiden Seiten standen Männer von erster Bedeutung.

I. Blutegel. Hirudines.

Wir wenden den deutschen und den ungarischen Blutegel an. Sie sind gewöhnlich in den Apotheken vorräthig. Nach der Vorschrift der Pharmacopoea germanica soll ein Blutegel, der einmal an einem Menschen gesogen hat, nicht wieder angewandt werden. Die Blutegel werden in klarem, kühlem Wasser aufbewahrt. Beim Transportieren und beim Ansetzen dürfen sie nicht mechanisch gereizt (zu fest angefaßt, zu heftig geschüttelt u. s. w.) werden. Man kann sie an alle möglichen Körperstellen ansetzen, hat jedoch im Laufe der Zeit verschiedene Stellen ausgewählt, an denen man sie mit Vorliebe ansetzt, z. B. bei Augenentzündung in der Schläfengegend, bei Gehirnerkrankung in der Gegend des Warzenfortsatzes, bei Menstrualbeschwerden in der Kreuzbeingegend u. s. w. Man soll sie niemals an Körperstellen ansetzen, bei denen das subkutane Fettgewebe sehr locker ist, z. B. an den Hodensack, an die Augenlider, weil es hier sehr leicht zu stärkeren Blutungen in das lockere Gewebe kommt.

Die Stelle, an der man die Blutegel ansetzt, muß besonders ausgesucht werden. Die Haut soll frei von Haaren, von Krusten, Borken, Salben und Verunreinigungen sein, sonst beißt der Egel nicht an. Ist die Haut nicht ganz sauber, so muß man sie vorher gründlich abwaschen, am besten mit Wasser und Seife und einem weichen Läppchen. Dann nimmt man den Blutegel entweder auf ein weiches Läppchen und hält ihn an die Haut oder man bringt ihn in ein Glas — Weinglas, Schröpfkopf, Reagensgläschen —. Größere Gläser sind namentlich zu empfehlen, wenn man mehrere Tiere an einem Orte anbringen will. Man setzt die gewünschte Anzahl Egel in das Glas, stülpt dasselbe wie einen Schröpfkopf auf die Haut und wartet, bis sie alle angebissen haben. Im Augenblick des Anbeißens fühlt der Kranke einen stechenden Schmerz. Der Blutegel beißt nicht an, wenn er entweder matt oder krank ist oder schon einmal gesogen hat und nicht mindestens Monate vergangen sind, oder wenn die Haut behaart, hart, unsauber oder mit Salben bedeckt ist, oder wenn vorher Salz oder Säuren angewandt worden sind, oder wenn der Ansetzende ihn unsanft behandelt. Beißt er nicht an, so hilft in manchen Fällen das Reiben der Haut bis sie roth wird oder betupfen mit Milch, mit Zuckerwasser oder Blut. Hat er angebissen, so saugt er begierig Blut auf; das merkt man an der Zunahme seines Volumens. Hat er sich vollgesogen, was in der Regel 10 bis 15 Minuten erfordert, so fällt er von selbst ab. Geschieht dies nicht, so bestreut man den Kopf mit Kochsalz, der Blutegel läßt rasch los und fällt herab, dabei erbricht er einen Teil des aufgesogenen Blutes. Die Anzahl der Blutegel, die man aufsetzt, wechselt zwischen 1 bis 12. Um die Nachblutung zu erhalten, betupft man die Stelle mit einem durch heißes Wasser angefeuchteten Bäuschchen oder Schwamm. Betupfen mit kaltem Wasser stillt die Blutung. Soll die Blutung aufhören, so wird ein trockener antiseptischer Deckverband aufgelegt. Die kleine Wunde heilt in der Regel ohne Zwischenfall in wenigen Tagen. Blutegel wurden auch vielfach angesetzt in natürlichen Körperöffnungen, z. B. an das Gaumensegel und an die Portio vaginalis uteri. Zum Ansetzen bediente man sich längerer Glasröhren und des Speculums. Wollten sie nicht loslassen, so wurde eine Kochsalzlösung eingespritzt. Um durch wenig Blutegel möglichst viel Blut abziehen zu können, ist es empfohlen worden, dem Egel, wenn er angebissen, das Schwanzende abzuschneiden, und der Egel soll dann in der Mehrzahl der Fälle ungestört weiter saugen; das Blut, was er mit dem Kopfende einsaugt, fließt am Schwanzende wieder ab. Ein mindestens höchst eigentümliches Verfahren. Nachdem die Blutegel ihre Schuldigkeit gethan, werden sie am besten vernichtet. Da das Ansetzen der Blutegel ein unsauberes Verfahren ist, so hat man künstliche Blutegel herzustellen versucht, die nach Art von Schröpfköpfen wirken.

II. Schröpfen.

Das Schröpfen (Applicatio cucurbitarum) ist ebenfalls ein Heilmittel, welches aus dem Altertume stammt. Man unterscheidet ein trockenes Schröpfen und ein blutiges Schröpfen.

Das trockene Schröpfen ist nichts weiter als die Erzeugung einer örtlichen Blutfülle, hervorgerufen durch die Schaffung eines abgeschlossenen luftverdünnten Raumes über einer umgrenzten Hautstelle.

Das blutige Schröpfen besteht in der Entziehung von Blut

aus einer Anzahl kleiner oberflächlicher Einschnitte in die Haut, ebenfalls durch Schaffung eines luftverdünnten Raumes.

Zum Schröpfen braucht man:

1. *einen Schröpfschnepper* (Fig. 249);
2. 6 bis 12 *Schröpfköpfe* (Figg. 250 u. 251);
3. eine *Schröpflampe* (Fig. 252).

Der *Schröpfschnepper* ist ein Instrument in Form eines viereckigen Kastens in der Regel aus Messing, in dem eine Anzahl, meistens 12 bis 16, kleiner Messer enthalten sind, die auf einen Federdruck durch spaltförmige Öffnungen am Boden des Instrumentes hervorschnellen, und wenn der Apparat auf die Haut aufgesetzt worden ist, ebensoviele Schnittwunden erzeugen. In der oberen Wand desselben befindet sich der Hebel zum Aufziehen der Messer, daneben eine Schraube, durch welche die Messerhöhe kleiner und größer gestellt werden kann. An einer Seite ein Knopf. Druck auf diesen Knopf setzt das aufgezogene Instrument in Thätigkeit. Die Messer sind so geordnet, daß sie auf der einen Seite des Spaltes hervortreten und rasch wieder auf der anderen verschwinden.

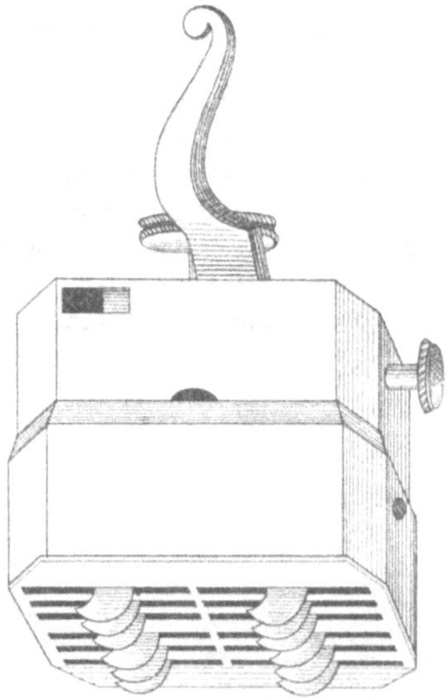

Fig. 249. Schröpfschnepper.

Schröpfköpfe giebt es in verschiedener Form, in verschiedener Konstruktion und von verschiedenem Material (Glas, Gummi, Metall). Die gläsernen sind schon der Sauberkeit halber allen übrigen vorzuziehen. Die gebräuchlichste Form ist aus der beistehenden Fig. 250 zu ersehen.

Die Lampe ist in der Regel schnabelförmig. Man braucht sie bei den festen Schröpfköpfen, um durch Erhitzen des Innenraumes die Luft im Innern zu verdünnen. Bei den Gummiköpfen wird die Luftverdünnung dadurch erzeugt, daß man den Kopf seitlich zusammendrückt und dadurch die Luft aus dem Innenraum möglichst entfernt. Man läßt den Kopf erst los, nachdem der freie Rand des Kopfes ringsum fest auf der Haut aufsitzt. Für die gläsernen Schröpfköpfe ist es für Ungeübte empfehlenswert die Luftverdünnung durch Abbrennen eines mit Alkohol durchtränkten Fließpapierstreifens zu erzeugen. Man legt einen Streifen Fließpapier von der Länge des Schröpfkopfes und ungefähr 1 cm Breite, den man mit Alkohol getränkt hat, in das Innere des Schröpfkopfes, zündet ihn an und setzt den Schröpfkopf noch brennend auf die Haut auf. Die Flamme erlischt sehr bald, die Luftverdünnung ist in der Regel eine sehr bedeutende. Wer Übung besitzt, wird von diesem Mittel keinen Gebrauch machen, weil das Erhitzen mit der Lampe weniger umständlich ist.

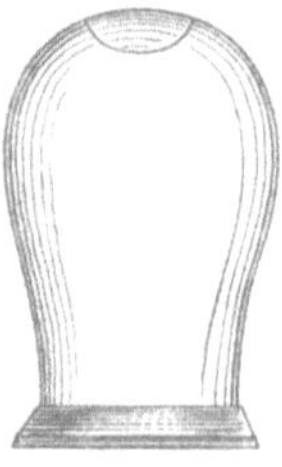

Fig. 250. Schröpfkopf.

Zum trockenen Schröpfen braucht man weiter nichts als Schröpfköpfe und die Lampe. Nachdem man die Stelle zum Schröpfen ausgewählt hat, hält man die Höhlung des Schröpfkopfes einige Sekunden in die Spiritusflamme und zwar in unmittelbarer Nähe der erwähnten Stelle und setzt dann rasch den

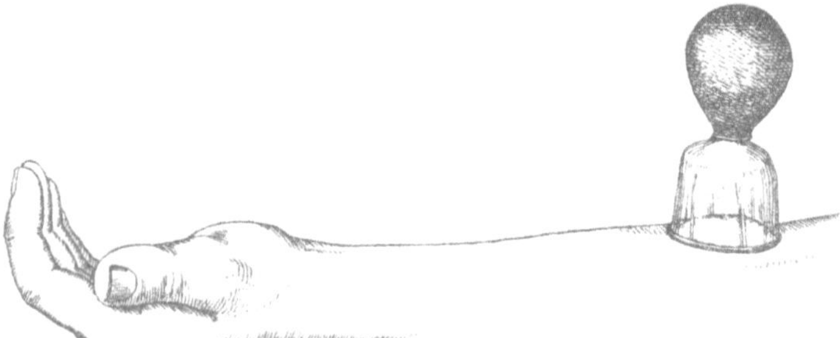

Fig. 251. Schröpfkopf, aufgesetzt.

Schröpfkopf auf die Haut, um das Erkalten der Luft zu verhüten. Sitzt der Schröpfkopf gut, so wird die Haut sehr bald in das Innere des Schröpfkopfes hineingetrieben bis zu 1 cm Höhe und zugleich wird sie blutrot. Ein solcher Schröpfkopf haftet sehr fest und lange Zeit. Man läßt ihn in der Regel 10 bis 15 Minuten liegen. Will man ihn entfernen ohne dem Kranken Schmerzen zu bereiten, so drückt man an einer Stelle am Rande mit dem linken Zeigefinger die Haut etwas ein, es entsteht eine kleine Öffnung, die Luft fährt unter zischenden Geräusch in das Innere und der Kopf läßt sich leicht abheben.

Dem blutigen Schröpfen geht das unblutige zweckmäßig in allen Fällen voraus. Man hat dadurch eine starke Blutfülle der zu schröpfenden Stelle hervorgerufen und beschleunigt den Blutaustritt. Gegenwärtig muß bei blutigem Schröpfen eine gründliche Desinfektion der Hautstelle nach den Regeln der Antiseptik, wie sie bei allen blutigen Operationen vorgeschrieben ist, vorausgehen. Alsdann wird der trockene Schröpfkopf aufgesetzt und nach Abnahme desselben der Schröpfschnepper auf die gerötete Stelle, nachdem er vorher gespannt ist. Sind die kleinen Wunden geschlagen, so wird der Schröpfkopf, nachdem der Innenraum von neuem erwärmt ist, wieder aufgesetzt, und das Blut dringt nun sehr rasch aus den Einschnitten hervor. Auch der Schröpfschnepper muß nach den Regeln der Antiseptik desinfiziert werden, sonst kann man leicht Krankheiten von einem Menschen auf den andern übertragen, z. B. Syphilis oder Tuberkulose. Am einfachsten ist es, ihn ebenso wie alle chirurgischen Instrumente auszukochen. Hat man genügend Blut entzogen. so werden die Schröpfköpfe abgenommen und zwar der Sauberkeit halber, so daß das Blut in der Hauptsache in ihrem Innern bleibt. Die Wunden werden mit einem dünnen, trockenen, antiseptischen Deckverbande versehen.

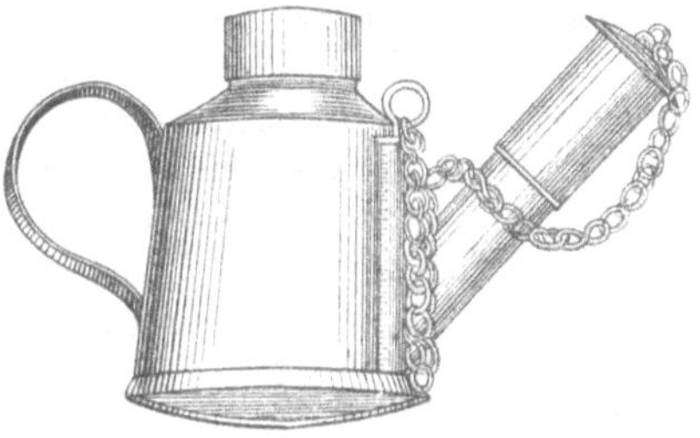

Fig. 252. Schröpflampe.

Falls nach dem Aufsetzen des Schröpfschneppers nicht genügend Blut abfließt, rät man, den Schnepper noch einmal aufzusetzen und zwar so, daß die zweiten Schnitte die ersten kreuzen. Schröpfköpfe und Schnepper müssen nach dem jedesmaligen Gebrauche ebenso sorgfältig gereinigt werden, wie alle chirurgischen Instrumente. Die Stelle, an der man Schröpfen will, muß weich und nachgiebig sein und zwischen Haut und Knochen muß eine genügend dicke Schicht Weichteile liegen. Man schröpft niemals an Stellen, an denen die Haut dick und unnachgiebig ist, wie an den Fußsohlen, niemals da, wo unmittelbar unter der Haut

Knochen liegt, wie auf der Vorderfläche des Schienbeines, ebenso vermeidet man Stellen, an denen unmittbar unter der Haut Sehnen und größere Venen verlaufen. Die bevorzugteste Stelle ist der Rücken, namentlich zu beiden Seiten der Wirbelsäule, in zweiter Linie die Vorderfläche des Rumpfes, die Oberschenkel, die Arme.

III. Aderlaß.

Unter Aderlaß versteht man die Eröffnung einer Vene, um Blut aus ihr abzulassen. Die Menge des bei einem Aderlaß abgelassenen Blutes beträgt, je nach der Leibesbeschaffenheit des Kranken und nach der Art der Krankheit, 150—500 cbcm, ja in einzelnen Fällen sollen bis zu 1 Liter auf einmal entleert worden sein. Die Geschichte des Aderlasses reicht bis in die ältesten Zeiten zurück. In der früheren Zeit wurde er an ganz

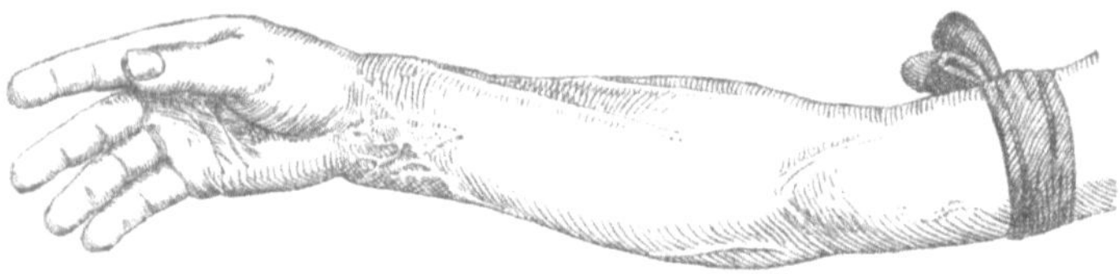

Fig. 253. Aderlaßbinde.

verschiedenen Körperstellen vorgenommen: an der Stirn, an den Schläfen, am Halse, unter der Zunge, am Arm, an der Hand, am Fuße u. s. w. Man war es gewöhnt bei bestimmten Krankheiten an bestimmten Stellen zur Ader zn lassen. Gegenwärtig wird fast nur eine der Venen in der Ellenbogenbeuge geöffnet, es kommt hier in Betracht die Vena cephalica, die Vena basilica, die Vena mediana. Zum Aderlaß braucht man:

1. *Eine Aderlaßbinde* (Fig. 253).
2. *Eine Fliete* oder *Aderlaßschnepper* (Fig. 254).
3. *Ein Gefäß,* in dem das Blut aufgefangen wird.
4. *Tupfer* und *Verbandmaterial* wie zu jeder Operationswunde.

Die *Aderlaßbinde* war in der Regel ein roter wollener Gurt von 4—5 cm Breite und 1 m Länge. Sie wird zentral von der Ellenbogenbeuge einige Centimeter oberhalb der Stelle, an der man die Vene öffnen will, derart angelegt, daß sie den Oberarm umkreist und auf der Außenfläche in eine Schleife geknüpft wird.

Sie muß so fest liegen, daß der Rückfluß des Venenblutes gehindert, aber der Zufluß des Arterienblutes nicht abgeschnitten ist. Ist sie zu locker, so füllen sich die Venen nicht genügend und der Blutabfluß ist unzulänglich. Ist sie zu fest angezogen, so wird der arterielle Blutzufluß unterbrochen und die gewünschte Blutüberfüllung des abgeschnürten Teiles bleibt aus.

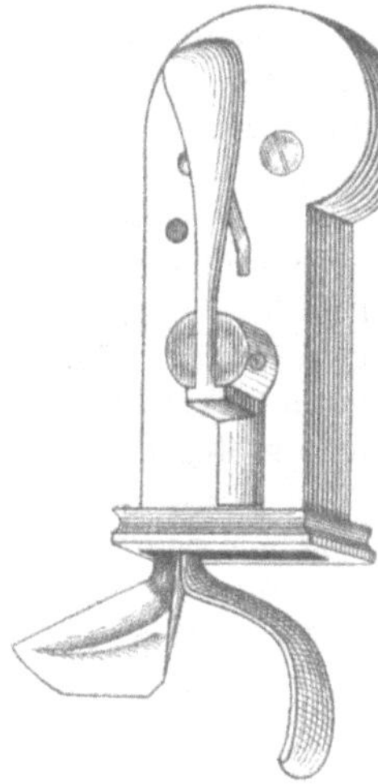

Fig. 254. Aderlaßfliete.

Der *Aderlaßschnepper* ist nach demselben Grundsatze eingerichtet, wie der Schröpfschnepper. Allein es ist hier nur ein Messer vorhanden. Die Einrichtung ergiebt sich aus der nebenstehenden Figur: am oberen Ende ragt das Messerchen hervor, daneben der Hebel. Auf der Vorderfläche findet sich ein zweiter Hebel. Ist der Schnepper aufgezogen und drückt man nun auf das untere Ende des zweiten Hebels, so wird die Sicherung gelöst und das Messerchen fliegt mit großer Gewalt nach der entgegengesetzten Seite. Hat man das Instrument vorher auf die blutüberfüllte Vene aufgesetzt, so wird sie mit großer Sicherheit durch den Schnitt geöffnet. Das Blut springt zu Anfang in der Regel in starkem Bogen hervor, weil es infolge der Stauung unter einem gewissen Drucke steht. Nachher fließt es in schwächerem Strahle ab. Ist genügend Blut entleert, so drückt man die Vene peripher von der Öffnung zu, löst die Aderlaßbinde, reinigt das Operationsfeld vom Blut und bedeckt die Wunde mit einem trockenen Deckverbande. Die Wunde heilt in wenig Tagen in der Regel ohne Zwischenfall. Der Arm wird bis zur vollendeten Heilung in einer Mitella getragen. Die ganze kleine Operation muß selbstverständlich unter strengster Antisepsis ausgeführt werden. Sepsis der Wunde kann zu den schwersten Komplikationen, ja selbst zum Tode durch Pyämie führen. Während der Operation wird der Arm im Ellbogengelenk leicht gebeugt gehalten. Der zu Operierende sitzt entweder in einem Lehnstuhle oder liegt in einem Bett. Üble Ereignisse können während und nach der Operation in großer Anzahl eintreten:

1. Der Kranke wird ohnmächtig. Hier gelten die für die gewöhnliche Ohnmacht üblichen Mittel. Legt man den Kranken horizontal, so geht die Ohnmacht sehr bald vorüber. Daneben ist es Sitte, dem Kranken starke Riechmittel vor die Nase zu halten oder das Gesicht mit kaltem Wasser zu besprengen. Beides giebt einen starken Nervenreiz.

2. Man trifft die Vene nicht oder die Venenwunde ist zu klein. Man nimmt dann ein Messer und hilft nach. Überhaupt ist ein scharfes, gewöhnliches Weichteilmesser, von sicherer Hand geführt, allen gekünstelten Instrumenten vorzuziehen.

3. Die Arterie wird verletzt. Dies erkennt man an der roten Färbung des Blutes und an dem stoßweisen pulsierenden Blutstrahle. Legt man einen festen Kompressionsverband an, so heilt auch diese Wunde in der Mehrzahl der Fälle glatt. Bildet sich ein Aneurysma, so muß es nach den für diese Anomalie geltenden Regeln behandelt werden.

4. Es wird ein größerer Hautnerv verletzt. Auch Verletzung der Lymphgefäße, der Sehnen und Fascien kommen vor. Die Gefahr der Sepsis ist schon früher erwähnt. Nachblutung wird am besten verhindert durch einen sorgfältig angelegten Kompressionsverband.

Der Aderlaß galt in früherer Zeit bei der großen Mehrzahl der Krankheiten für angezeigt. Gegenwärtig ist seine Anwendung sehr eingeschränkt. Er wird noch von manchen empfohlen, namentlich bei Gehirn- und Lungenkrankheiten, bei Gehirnblutung (Gehirnschlag), bei Hirnhautentzündung, bei Lungenblutung, Lungenentzündung und ähnlichen Zuständen.

3. Hautreizende Mittel.

Die hierher gehörigen Mittel haben das Gemeinschaftliche, einen erhöhten Blutzufluß zu dem unter ihrer Einwirkung stehenden Körperteile hervorzurufen und bei starker oder länger dauernder Einwirkung eine wässerige Ausschwitzung unter die Oberhaut zu bewirken. Das letztere, die Erzielung einer Serumblase, bildet die spezifische Wirkung des Blasenpflasters.

I. Spanisches Fliegenpflaster.

Von den blasenziehenden Mitteln führe ich nur das spanische Fliegenpflaster (Cantharidenpflaster) an. Es ist wohl in seiner Wirkung das stärkste von den blasenziehenden Mitteln. Der wirksame Bestandteil dieses Mittels ist das Kantharidin. Es ist in den Kanthariden enthalten; dies sind kleine grün und goldgelb schimmernde Käfer, sie werden gestoßen und mit anderen Substanzen zu einer Pflastermasse vermengt.

Das gewöhnliche spanische Fliegenpflaster (Empl. cantharidum ordinarium) besteht aus 50 Teilen gepulverten Käfern, 25 Teilen Olivenöl, 100 Teilen Wachs und 25 Teilen Terpentin. Die Pflastermasse sieht grünschwarz aus. Die Zubereitung des Blasenpflasters geschieht in der Regel in der Weise, daß man die Pflastermasse auf die klebende Fläche eines Heftpflasterstreifens in der Dicke eines Messerrückens aufstreicht. Das Pflaster hat in der Regel einen Flächendurchmesser von 2—4 cm. Das Heftpflaster überragt den Rand des Blasenpflasters allseitig um 2—3 cm. Der freie Rand des Heftpflasters hat den Zweck, das Blasenpflaster, welches an sich nicht klebt, an den Körper zu befestigen. Bei der Anwendung desselben hat man die Absicht, an einer bestimmten Stelle eine Blase zu erzeugen, in früherer Zeit unterhielt man in manchen Fällen an Stelle der abgetragenen Blase eine Eiterung, dies geschah durch weiteres Auflegen von reizenden Salben oder Pflastern. Vielfach legt man das Blasenpflaster abends auf und läßt es über Nacht liegen. Unter Umständen hat es schon nach zwei bis vier Stunden seine Wirkung gethan und eine Blase erzeugt. Kurze Zeit nach Auflegung des Pflasters beginnt ein prickelndes und brennendes Gefühl, es entstehen eine ganze Anzahl kleiner Bläschen, die nach und nach in eine einzige große Blase zusammenfließen. Nachdem sich die Blase gebildet hat, sticht man sie auf, läßt das Serum abfließen und verbindet die Stelle mit einer indifferenten Salbe. Die Wunde heilt in wenigen Tagen. Das Kantharidenpflaster hat unter Umständen eine sehr unangenehme Nebenwirkung. Es kann eine akute Nierenentzündung hervorrufen. Man muß daher immer auf Krankheitserscheinungen seitens der Nieren achten, sobald die geringsten Andeutungen sich zeigen von einer ferneren Anwendung des Pflasters absehen und etwa noch vorhandene Teile desselben von der Haut entfernen. Im übrigen wird die Behandlung des Kranken streng nach den für die akute Nierenentzündung geltenden Regeln eingerichtet.

II. Senf.

Der Senf wird angewandt, um eine örtliche Rötung der Haut hervorzurufen. Blasenbildung ist in der Regel nicht erwünscht. Es findet Anwendung bei allen Arten von Schmerzen, für die sich eine bestimmte Ursache nicht nachweisen läßt: Bei Brustschmerzen, bei Rückenschmerzen, bei rheumatischen Schmerzen jeder Art.

In früherer Zeit wurde der Senfteig vielfach angewandt. Er wird bereitet aus Senfmehl und warmem Wasser. Dies wird untereinander gerührt und solange Senfmehl zugesetzt, bis ein dicker Teig entsteht. Dieser Teig wird in Leinwand oder Mull eingeschlagen, so daß ein platter Kuchen gebildet wird, der an die gewünschte Stelle aufgelegt wird.

In der neueren Zeit ist der Senfteig weit weniger im Gebrauch, weil sich viel handlichere Senfpräparate eingebürgert haben: das Senfpapier. Das Senfpapier sind Papierstreifen von der Größe einer halben oder ganzen flachen Hand, auf deren einer Seite gepulverter schwarzer Senf mit einer Kautschuklösung befestigt ist. Das Papier ist in der Regel dünnes Fließpapier. Will man ein Senfpapier auflegen, so taucht man es in warmes Wasser, legt es auf die ausgesuchte Körperstelle und drückt es mit der flachen Hand fest. Es haftet sehr bald und ruft in kurzer Zeit Jucken und Hautrötung hervor.

III. Jodtinktur.

Die Jodtinktur ist eine braune Flüssigkeit, die aus einem Teile Jod und zehn Teilen Weingeist besteht. Sie wird vielfach bei chronisch-entzündlichen Zuständen namentlich der Lymphdrüsen und der Gelenke in Form der Hautpinselung angewandt. Man bepinselt die ganze Stelle, soweit sie geschwollen oder gerötet ist, mit einem feinen Pinsel, so daß der ganze Bezirk braun angestrichen ist. Die Flüssigkeit verdunstet sehr rasch und der braune Satz bleibt auf der Haut zurück. Man darf diese Pinselung nur wöchentlich zweimal wiederholen. Wird sie täglich oder gar täglich zweimal wiederholt, so giebt es eine starke Hautreizung und die Epidermis stößt sich in großen Fetzen ab.

Zur Hautpinselung ist die Jodtinktur bei Erkrankung jeder Art zu verwerfen. Die vermeintliche Wirkung ist illusorisch.

Dagegen ist sie zu Einspritzungen bei Erkrankungen verschiedener Art mit Vorteil zu verwenden, z. B. um Cystensäcke, deren operative Entfernung auf große Schwierigkeiten stoßen würde, zu veröden. Man entfernt mittelst einer Saugspritze den größeren Teil der Flüssigheit und spritzt 0,5 cbcm Jodtinktur ein.

In gleicher Weise kann man die Jodeinspritzung anwenden bei parenchymatöser Struma, um das Gewebe durch wiederholte chronische Entzündung zum Schwinden zu bringen.

Die in der ersten Gruppe besprochenen — eiterbildenden — Mittel gehören der Vergangenheit an. Sie finden gegenwärtig keinerlei Anwendung mehr. Dieser Wechsel gründet sich auf die vollständige Änderung unserer Anschauungen über das Wesen mancher Krankheiten. Bei dem gegenwärtigen Stande der Wundarzneikunde bedarf dies keiner näheren Begründung. Das erste Bestreben des Wundarztes ist darauf gerichtet, jede Wundentzündung und jede Eiterung zu verhüten, und wenn eine Eiterung eingetreten ist, sie möglichst rasch zur Heilung zu bringen.

Schwieriger, als bei der ersten Gruppe, ist es bei der zweiten — den blutentziehenden Mitteln — ein zutreffendes Urteil zu fällen. Die Meinungen über ihren Wert sind noch sehr geteilt. Eines jedoch ist von vornherein zu bemerken: Das Gebiet der blutentziehenden Mittel ist gegen früher außerordentlich eingeschränkt. Darüber herrscht volles Einverständnis. Die große Mehrzahl der Chirurgen verwerfen die blutentziehenden Mittel gegenwärtig vollständig, während die inneren Ärzte ihnen doch für bestimmte Erkrankungszustände einen hohen, wenigstens palliativen Nutzen zuerkennen. Stichhaltige Gründe für die Anwendung der genannten Mittel lassen sich nicht beibringen, und so lange das nicht möglich ist, stehe ich persönlich auf dem Standpunkte derer, welche die blutentziehenden Mittel bedingungslos verwerfen. Die in der gewöhnlichen Weise entfernte Blutmenge ist in der Regel so gering, daß sie sich in ganz kurzer Zeit völlig wieder ersetzt. In der großen Mehrzahl der Fälle kann man sich mit anderen, weniger eingreifenden Mittel behelfen. In der neuesten Zeit ist der Aderlaß wieder empfohlen worden zur Behandlung der Bleichsucht; ob er sich hier behaupten wird, muß abgewartet werden. Für den Chirurgen sind die blutentziehenden Mittel vollständig entbehrlich. Der allgemein ärztliche Standpunkt ist der, daß zur Zeit keinem Arzte in irgend einem Krankheitsfalle der Vorwurf einer Unterlassung gemacht werden kann, wenn er von blutentziehenden Mitteln absieht.

Die dritte Gruppe, die hautreizenden Mittel, sind ebenfalls sehr in Abnahme gekommen. Ihre Wirkungsweise ist ebenfalls in vielen Beziehungen unklar und nicht näher zu begründen. Sie übertragen sich von dem einen auf den anderen und ihre Anwendung in bestimmten Krankheitsfällen unterliegt gewissen herkömmlichen Regeln. Da sie im großen und ganzen unschädlich sind und ein gewisser palliativer Nutzen sich in vielen Fällen nicht verkennen läßt, so ist gegen ihre Anwendung nichts einzuwenden, wenn man sich nur bewußt ist, daß man keine kausale, sondern stets nur eine symptomatische Indikation erfüllt.

Register.

Abduktionsschiene 53.
Achtergang 10.
Acidum salicylicum 133.
Aderlaß 324.
Äthernarkose 214.
Ätherspray 189.
Ätzkali 256.
Ätzmittel 254.
Ätzstift 255.
Anästhesie, allgemeine 192.
— örtliche 189.
Anästhetika 188.
Antiseptika 130.
Argentum nitricum 255.
Armbadewanne 226.
Arsenikpaste 258.
Asepsis 130.
Aseptisches Verfahren 141.
Aspiration 267.
Aspirationsdrainage nach THIERSCH 271.
Aspirationsspritze nach DIEULAFOY 268.
— nach POTAIN 269.
Assistenten 149.
Atmung, künstliche 217.
Augenbinde, einfache 44.
— doppelte 45.
Augenbund 50.

Bäder 225.
Baumwolle 2.
BAYNTON's Heftpflastereinwickelung 180.
Beckenbruch 121.
Behandlung, abwartende 168.
— operative 169.
BELLOCQ'sche Röhre 281.
Bewegungen, aktive 239.
— passive 239.
Binden 4.
Binde, einköpfige 6.
— zweiköpfige 6.
— dreiköpfige 6.
— vielköpfige 7.
— klaffende 11.
Bindengänge 8.
Bindengypsverband 66.
Binde, SCULTET'sche 6.
Binoculus 45.
Bindenwickeln 5.
Blasenausspülung 253.
Blasenkatarrh 248. 252.
Blutegel 319.
Blutleere durch Fingerdruck 286.
— ESMARCH'sche 287.
Blutstillung 276.
Bougie 245.
BREIGER's Gypswatteverband 73.

Bruchbänder 221.
Bruns'sche Watte 3.
Bülau's Heberdrainage 270.
Burow's Lösung 173.

Capistrum duplex 42.
— simplex 41.
Capiti triangulare 48.
Canthariden 326.
Catgut 137. 140. 144.
Charpie 1.
Cheirotheca 14.
Chloroformapparat Junker 193.
— Kappler 194.
— Esmarch 194.
— Skinner 194.
Chloroformieren mittelst Taschentuches 196.
Chloroformnarkose 192.
Chloroformtod 210.
Chlorzinkpaste 258.
Cocain 191.
Collaps 204.
Cystensäcke 328.

Dampfsterilisator nach Lautenschläger 145.
Dauerverband 129. 138.
Deckverband, trockner 170.
Desault's Kissen 33.
— Verband 33. 112.
Dextrinbinde 7.
Dorsalschiene Volkmann's 59.
Drahthose von Bonnet 64.
Drahtkörbe 142.
Drahtschienen 63.
Drahtschnürer 298.
Drainage 153.
Drainröhren 137. 140. 143.
Druckverband 96.
Dupuytren's Schiene 57.
— Verband für den Knöchelbruch 58.

Ebenen am Kopfe 39.
Einlauf 241.
Eisbeutel 228.
Einspritzungen 263. 273.
Eiterband 2. 317.
Erregungsstadium der Narkose 198.
Erschlaffungsstadium der Narkose 200.
Erwachen aus der Narkose 201.
Esmarch's Binde 288.
— Schlauch 288.
Essigsaure Thonerde 173.
Extensionsverband 88.
Extension, vertikale, bei Oberschenkelbruch der Kinder 119.

Fascia ad mammam comprimendam 32.
— oculi duplex 45.
— — simplex 44.
— pro fracta clavicula 33. 112.
— Velpeau 37.
Ferrum candens 259.
Flanellgypsschiene 72.
Fontanelle 315.
Fricke's Heftpflasterverband 181.
Funda capitis 46.
— frontis 46.
— maxillae 45.
— occipitis 46.
Furunkel 168.
Fußbadewanne 226.
Fußtuch 49.

Galvanische Glühapparate 261.
Gaze 3.
Gefäßpinzetten 283.
Gefäßzangen 283.
Gefensterte Kapselverbände 79.
Gehbänkchen 306.
Gelenke, Stellung in Verbänden 84.
Gittercharpie 2.
Glottiskrampf 205.
Glühhitze 259.
Gummibinde 8. 97.
Gummimantel 151.
Gummistrumpf 97.
Gyps 66.
— -Binden, Herstellung 66.
— — Maschine 67.
— -Brei 67.
— -Messer 81.
— -Säge 80.
— -Schere 81.

Gypsverband 66.
— für den Radiusbruch 105.
— für den Vorderarmbruch 106.
— für den Unterschenkelbruch 115.
— für den Knöchelbruch 113.
Gypswatte 73.

Haarseil 2. 317.
Halfterverband 41.
Hände, Desinfektion derselben 149.
Handbrett 51. 168.
Hasenscharte 184.
Hautverpflanzung 308.
Heberdrainage 270.
Heftpflaster 178.
Heftpflasterkreuz 184.
Heftpflasteroval 184.
Heftpflasterstreifen, elastischer 183.
Heftpflasterverband, BAYNTON's 180.
— FRICKE's 181.
— für die Finger 181.
— für Kniescheibenbruch 117.
— SAYRE's 112. 182.
Herzmassage nach KÖNIG 219.
Hiebwunden 160.
Hirudines 319.
Hochlagerung des Armes 122.
— des Beines 124. 126.
Hobelbinde 8.
Hydrar. bichlorat. corros. 132.

Infizierte Gewebe 166.
Initialstadium der Narkose 198.
Instrumente 137. 138. 141. 151.
Instrumentensterilisator 141.

Jodkalium 177.
Jodoform 133.
Jodoformdelirien 134.
Jodoformgaze 135.
Jodoformglycerin 135.
Jodoformverband 140.
Jodtinktur 328.
JUNKER's Chloroformapparat 193.

Kali causticum 256.
Kapseln, abnehmbare 84.
Kapselverbände, gefensterte 79.
Karbolgaze 138.
Karbolsäure 131.
Karbunkel 168.
Kataplasmen 230.
Kataplasma-Gypsverband 69.
Katgut 137. 140. 144.
Katheter 245. 249.
Katheterismus 245.
Kinnschleuder 45.
Klysopomp 242.
Klystier 241.
— -Spritze 241.
Kniekappe 97.
Kniescheibenbruch 116.
Knochenbrüche, komplizierte 161.
— Einrichtung 98.
Knochendrain 154.
Knochennaht bei Kniescheibenbruch 116.
Knopfnaht 228.
Knoten, chirurgischer 297.
— echter 296.
— falscher 296.
Knüpfen der Fäden 296.
Kochsalzlösung, sterile 173.
KOCH's Spritze 264.
Kokain 191.
Kollaps 204.
Kollodiumverband 184.
Kompressenverband 168.
Konjunktivalreflex 208.
Kopfmütze 40.
Kopftuch 48.
Kornähre 10.
Kravatte 49.
Kreisgang 8.
Kreuzgang 10.
Krücke 305.
Künstliche Glieder 302.

Lade HEISTER's 63.
— SCHEUER's 64.
Laden 63.
Lagerwatte 3.
Lagerung, provisorische, des gebrochenen Unterschenkels 124.
Leimverband 75.
Leibbinde 225.
Leinwand 1.

Leinwandmantel 141.
LEITER's Kühler 229.
Linimente 178.
LISTER's Wundbehandlung 129. 136.
Luft 136. 147.
Lymphangitis 167.
Lymphdrüsen 328.

Makintosch 138.
MALGAIGNE's Klammer 118.
— Stachel 116.
Malteserkreuz 184.
Massage 230.
— bei Kniescheibenbruch 118.
Matratzennaht 301.
Mattenleimverband 76.
MIDDELDORPF's Triangel 55.
Mitella 47. 168.
Mitella parva 37.
Mitra HIPPOCRATIS 40.
Monoculus 44.
Morphiumchloroformnarkose 211.
Moxa 317.
Mull 3.
Mullbinde 7.
Mundsperre 207.

Nadeln 292.
Nadelhalter 294.
Nägel 140. 144.
Nährklystiere 243.
Naht 155. 291. 297.
— fortlaufende 300.
Nahtmaterial 137. 140. 144. 294.
Narkose, Verlauf 197.
— gemischte 212.

Oberarmbruch, Einrichtung 100.
— Verband 107.
Oberschenkelbruch 102. 118.
Operateur 149.
Operationsfeld 137. 155.
Operationsmäntel 150.

Panaritium 167.
Panzerhandschuhe 14.
Pappschiene 62.
PAQUELIN's Thermokauter 259.
Pflasterkorb 257.
Pflasterverband 170. 178.
PIROGOFF's Gypsverband 69.
Plattennaht 301.
Plumbum aceticum 173.
Polsterung der Schienen 59.
PRAVAZ'sche Spritze 263.
PRIESSNITZ'sche Umschläge 173. 228.
Probepunktion 263. 269.
Pulververband 170. 171.
Punktion 263. 267.
Pupille, Verhalten derselben in der Narkose 208.

Quecksilbervergiftung 177.
Quetschwunden 160.

Radiusbruch 105.
Renversé 9.
Resektionsschiene für das Ellenbogengelenk 53.
— für das Fußgelenk 56.
— für das Handgelenk 52.
Rippenbruch 121.
Rißwunden 160.
Rohrgeflecht 75.
Rohrmattenleimverband 76.
Rundgang 8.

Salbenverband 170. 174.
Salicylsäure 133. 173.
Sandalium 20.
SAYRE's Heftpflasterverband 112. 182.
Scharpie 1.
Schenkelhalsbruch 102. 121.
Schiefe Ebene 126.
Schifferknoten 296.
Schienenapparate, Anfertigung einfacher 61.
Schienenverbände 51.
Schienenverband für den Oberarmbruch 107.
Schiene DUPUYTREN's 57.
— VOLKMANN's 55.
— nach TAYLOR 95.
— ZSIGMONDI's 71.

Schildkröte 10.
— des Ellenbogengelenks 16.
— des Kniegelenks 24.
Schlangengang 11.
Schleuder 45.
Schleuderverbände 45.
Schlüsselbeinbruch, Einrichtung 100.
— Verband 33. 37. 112. 182.
Schmierkur 175.
Schnittwunde 160.
Schröpfen 320.
SCHULTZE's Schwingungen 219.
Schutz gegen Infektion 186.
Schwämme 139. 143.
Schweinefett 174. 178.
Seide 137. 140. 144.
Senf 328.
Silberdraht 140. 144.
Sitzbadewanne 227.
Spanische Fliege 326.
Speichelfluß 177.
Spica 10.
— calcanei 22.
— coxae 25.
— — duplex 26.
— dorsi 28.
— humeri 17.
— manus 14.
— pectoris et dorsi 27. 28.
— pedis 19.
— pollicis 16.
Spray 137. 138. 147.
Stapes 21.
Steigbügel 21.
Stelzfuß 303.
Stichwunden 160.
Stickstoffoxydul 188.
Stirnbund 49.
Störungen im Wundheilungsverlauf 157.
Streckverband 88.
— für das Bein 89.
— für die Halswirbelsäule 93.
— für den Oberarm 93.
STROHSCHEIN's Spritze 264.
Strumpfbinde 78.
Sublimat 132.
Sublimatalkohol 144.
Sublimatantisepsis 138.
Sublimatverband 140.
Supinationsschiene 52.
Suspension des Beins 126. 127.
— vertikale des Vorderarms 123.
Suspensionsschiene VOLKMANN's 63.
Suspensorium mammae 29.
— — duplex 31.
Syphilis 175.

Tafelwatte 3.
Tamponade 280.
TAYLOR-Schiene 95.
T-Binde 6.
Tendovaginitis 167.
Testudo 10.
— cubiti 16.
— genus 24.
Thermokauter 259.
THIERSCH'sche Aspirationsdrainage 271.
Tourniquet 291.
Transplantation 308.
Triangel MIDDELDORPF's 55.
Tricotstrumpfbinde 78.
Trokart 266.
Tücherverbände 46.
Tuchverband für die Hand 48.
— für den Fuß 49.
Tupfer 140. 152.
Tupfmaterial 137. 139. 143. 152.

Umschlag Renversé 9.
— feuchter 225.
Unguentum cinereum 175.
— diachylon Hebrae 178.
— hydr. praecipit. albi 178.
— paraffini 174.
— zinci 178.
Uuterbindungsmaterial 137.
Unterschenkelbruch, Einrichtung 101.
— Notverband 125.
— provisorische Lagerung 124.
— Gypsverband 115.

Vaseline 174. 178.
VELPEAU's Verband 37. 112.
Verband, antiseptischer 145.
— LISTER's 138.

Verband, feuchter 170. 172.
— Systeme 170.
— Kasten 146.
Verbandkasten zum Transport 146.
Verbandregeln, allgemeine 11.
Verbandstoffe 1.
Verbandwatte 3.
Verbände bei Knochenbrüchen und Gelenkerkrankungen 102.
— Druck- 96.
— erhärtende 65.
— feststellende 51.
— Schienen 51.
— typische 13.
Verbrennung 162.
Verletzungen, frische 160.
Vinculum carpi 50.
— tarsi 51.
Volkmann's Dorsalschiene 59. 91.
Volkmann's Suspensionsschiene 53.
Voltolini's Glühapparat 262.
Vorderarmbruch, Einrichtung 98.
— Gypsverband 106.

Wasserglasverband 73.
Weiberknoten 297.
Wiederbelebungsversuche 216.
Wirbelbruch 121.
Wolle 3.
Wundbehandlung 128.
Wundentzündung 157.
Wundfieber 157. 158.
Wundverband 155.

Zsigmondi's Gypsschiene 71.
Zugverband 88.
Zungenzange 207.

MIX
Papier | Fördert gute Waldnutzung
FSC® C083411

Zeitfracht Medien GmbH
Ferdinand-Jühlke-Straße 7
99095 Erfurt, Deutschland
produktsicherheit@kolibri360.de